全国中医药行业高等教育"十二五"规划教材
全国高等中医药院校规划教材（第九版）

妇产科护理学

（新世纪第二版）

（供护理学专业用）

主　编　李京枝（河南中医学院）
副主编　邢立辉（黑龙江中医药大学）
　　　　刘贵香（河北医科大学）
　　　　杨　柳（湖北中医药大学）
　　　　谈　勇（南京中医药大学）

中国中医药出版社
·北　京·

图书在版编目（CIP）数据

妇产科护理学/李京枝主编 . − 2 版 . —北京：中国中医药出版社，2012.9
（2015.4 重印）

全国中医药行业高等教育"十二五"规划教材

ISBN 978 − 7 − 5132 − 0974 − 8

Ⅰ.①妇…　Ⅱ.①李…　Ⅲ.①妇产科学 − 护理学 − 中医药院校 − 教材　Ⅳ.①R473.71

中国版本图书馆 CIP 数据核字（2012）第 115959 号

中 国 中 医 药 出 版 社 出 版
北京市朝阳区北三环东路 28 号易享大厦 16 层
邮政编码　100013
传真　010 64405750
北京时代华都印刷有限公司印刷
各地新华书店经销

*

开本 787 × 1092　1/16　印张 25.75　字数 576 千字
2012 年 9 月第 2 版　2015 年 4 月第 3 次印刷
书　号　ISBN 978 − 7 − 5132 − 0974 − 8

*

定价　38.00 元
网址　www.cptcm.com

全国中医药行业高等教育"十二五"规划教材
全国高等中医药院校规划教材（第九版）
专家指导委员会

李连达（中国中医科学院研究员　中国工程院院士）

李金田（甘肃中医学院院长　教授）

吴以岭（中国工程院院士）

吴咸中（天津中西医结合医院主任医师　中国工程院院士）

吴勉华（南京中医药大学校长　教授）

肖培根（中国医学科学院研究员　中国工程院院士）

陈可冀（中国中医科学院研究员　中国科学院院士）

陈立典（福建中医药大学校长　教授）

陈明人（江西中医药大学校长　教授）

范永升（浙江中医药大学校长　教授）

欧阳兵（山东中医药大学校长　教授）

周　然（山西中医学院院长　教授）

周永学（陕西中医学院院长　教授）

周仲瑛（南京中医药大学教授　国医大师）

郑玉玲（河南中医学院院长　教授）

胡之璧（上海中医药大学教授　中国工程院院士）

耿　直（新疆医科大学副校长　教授）

徐安龙（北京中医药大学校长　教授）

唐　农（广西中医药大学校长　教授）

梁繁荣（成都中医药大学校长　教授）

程莘农（中国中医科学院研究员　中国工程院院士）

谢建群（上海中医药大学常务副校长　教授）

路志正（中国中医科学院研究员　国医大师）

廖端芳（湖南中医药大学校长　教授）

颜德馨（上海铁路医院主任医师　国医大师）

秘　书　长　王　键（安徽中医药大学校长　教授）

洪　净（国家中医药管理局人事教育司巡视员）

王国辰（国家中医药管理局教材办公室主任
　　　　全国中医药高等教育学会教材建设研究会秘书长
　　　　中国中医药出版社社长）

办公室主任　周　杰（国家中医药管理局科技司　副司长）

林超岱（国家中医药管理局教材办公室副主任
　　　　中国中医药出版社副社长）

李秀明（中国中医药出版社副社长）

办公室副主任　王淑珍（全国中医药高等教育学会教材建设研究会副秘书长
　　　　　　中国中医药出版社教材编辑部主任）

全国中医药行业高等教育"十二五"规划教材
全国高等中医药院校规划教材（第九版）

《妇产科护理学》编委会

主　　编　李京枝（河南中医学院）

副 主 编　邢立辉（黑龙江中医药大学）

　　　　　刘贵香（河北医科大学）

　　　　　杨　柳（湖北中医药大学）

　　　　　谈　勇（南京中医药大学）

编　　委　（以姓氏笔画为序）

　　　　　王丽霞（上海中医药大学）

　　　　　王艳波（甘肃中医学院）

　　　　　方海雁（安徽中医药大学）

　　　　　杜　静（山东中医药大学）

　　　　　邹小燕（河南中医学院）

　　　　　宋　阳（广州中医药大学）

　　　　　张银华（湖南中医药大学）

　　　　　郑　燕（成都中医药大学）

　　　　　侯小妮（北京中医药大学）

　　　　　姚　洁（陕西中医学院）

学术秘书　邹小燕（河南中医学院）

前　言

　　"全国中医药行业高等教育'十二五'规划教材"（以下简称："十二五"行规教材）是为贯彻落实《国家中长期教育改革和发展规划纲要（2010—2020）》《教育部关于"十二五"普通高等教育本科教材建设的若干意见》和《中医药事业发展"十二五"规划》的精神，依据行业人才培养和需求，以及全国各高等中医药院校教育教学改革新发展，在国家中医药管理局人事教育司的主持下，由国家中医药管理局教材办公室、全国中医药高等教育学会教材建设研究会，采用"政府指导，学会主办，院校联办，出版社协办"的运作机制，在总结历版中医药行业教材的成功经验，特别是新世纪全国高等中医药院校规划教材成功经验的基础上，统一规划、统一设计、全国公开招标、专家委员会严格遴选主编、各院校专家积极参与编写的行业规划教材。鉴于由中医药行业主管部门主持编写的"全国高等中医药院校教材"（六版以前称"统编教材"），进入2000年后，已陆续出版第七版、第八版行规教材，故本套"十二五"行规教材为第九版。

　　本套教材坚持以育人为本，重视发挥教材在人才培养中的基础性作用，充分展现我国中医药教育、医疗、保健、科研、产业、文化等方面取得的新成就，力争成为符合教育规律和中医药人才成长规律，并具有科学性、先进性、适用性的优秀教材。

　　本套教材具有以下主要特色：

　　1. 坚持采用"政府指导，学会主办，院校联办，出版社协办"的运作机制

　　2001年，在规划全国中医药行业高等教育"十五"规划教材时，国家中医药管理局制定了"政府指导，学会主办，院校联办，出版社协办"的运作机制。经过两版教材的实践，证明该运作机制科学、合理、高效，符合新时期教育部关于高等教育教材建设的精神，是适应新形势下高水平中医药人才培养的教材建设机制，能够有效解决中医药事业人才培养日益紧迫的需求。因此，本套教材坚持采用这个运作机制。

　　2. 整体规划，优化结构，强化特色

　　"'十二五'行规教材"，对高等中医药院校3个层次（研究生、七年制、五年制）、多个专业（全覆盖目前各中医药院校所设置专业）的必修课程进行了全面规划。在数量上较"十五"（第七版）、"十一五"（第八版）明显增加，专业门类齐全，能满足各院校教学需求。特别是在"十五""十一五"优秀教材基础上，进一步优化教材结构，强化特色，重点建设主干基础课程、专业核心课程，增加实验实践类教材，推出部分数字化教材。

　　3. 公开招标，专家评议，健全主编遴选制度

　　本套教材坚持公开招标、公平竞争、公正遴选主编的原则。国家中医药管理局教材办公室和全国中医药高等教育学会教材建设研究会，制订了主编遴选评分标准，排除各种可能影响公正的因素。经过专家评审委员会严格评议，遴选出一批教学名师、教学一线资深教师担任主编。实行主编负责制，强化主编在教材中的责任感和使命感，为教材质量提供保证。

　　4. 进一步发挥高等中医药院校在教材建设中的主体作用

　　各高等中医药院校既是教材编写的主体，又是教材的主要使用单位。"'十二五'行规教材"，得到各院校积极支持，教学名师、优秀学科带头人、一线优秀教师积极参加，凡被选中参编的教师都以高涨的热情、高度负责、严肃认真的态度完成了本套教材的编写任务。

5. 继续发挥教材在执业医师和职称考试中的标杆作用

我国实行中医、中西医结合执业医师资格考试认证准入制度，以及全国中医药行业职称考试制度。2004 年，国家中医药管理局组织全国专家，对"十五"（第七版）中医药行业规划教材，进行了严格的审议、评估和论证，认为"十五"行业规划教材，较历版教材的质量都有显著提高，与时俱进，故决定以此作为中医、中西医结合执业医师考试和职称考试的蓝本教材。"十五"（第七版）行规教材、"十一五"（第八版）行规教材，均在 2004 年以后的历年上述考试中发挥了权威标杆作用。"十二五"（第九版）行业规划教材，已经并继续在行业的各种考试中发挥标杆作用。

6. 分批进行，注重质量

为保证教材质量，"十二五"行规教材采取分批启动方式。第一批于 2011 年 4 月，启动了中医学、中药学、针灸推拿学、中西医临床医学、护理学、针刀医学 6 个本科专业 112 种规划教材，于 2012 年陆续出版，已全面进入各院校教学中。2013 年 11 月，启动了第二批"'十二五'行规教材"，包括：研究生教材、中医学专业骨伤方向教材（七年制、五年制共用）、卫生事业管理类专业教材、中西医临床医学专业基础类教材、非计算机专业用计算机教材，共 64 种。

7. 锤炼精品，改革创新

"'十二五'行规教材"着力提高教材质量，锤炼精品，在继承与发扬、传统与现代、理论与实践的结合上体现了中医药教材的特色；学科定位更准确，理论阐述更系统，概念表述更为规范，结构设计更为合理；教材的科学性、继承性、先进性、启发性、教学适应性较前八版有不同程度提高。同时紧密结合学科专业发展和教育教学改革，更新内容，丰富形式，不断完善，将各学科的新知识、新技术、新成果写入教材，形成"十二五"期间反映时代特点、与时俱进的教材体系，确保优质教材进课堂。为提高中医药高等教育教学质量和人才培养质量提供有力保障。同时，"十二五"行规教材还特别注重教材内容在传授知识的同时，传授获取知识和创造知识的方法。

综上所述，"十二五"行规教材由国家中医药管理局宏观指导，全国中医药高等教育学会教材建设研究会倾力主办，全国各高等中医药院校高水平专家联合编写，中国中医药出版社积极协办，整个运作机制协调有序，环环紧扣，为整套教材质量的提高提供了保障，打造"十二五"期间全国高等中医药教育的主流教材，使其成为提高中医药高等教育教学质量和人才培养质量最权威的教材体系。

"十二五"行规教材在继承的基础上进行了改革和创新，但在探索的过程中，难免有不足之处，敬请各教学单位、教学人员及广大学生在使用中发现问题及时提出，以便在重印或再版时予以修正，使教材质量不断提升。

国家中医药管理局教材办公室
全国中医药高等教育学会教材建设研究会
中国中医药出版社
2014 年 12 月

编写说明

为适应我国中医药高等教育发展的需要，全面推进素质教育，培养21世纪高素质创新人才，全国高等中医药教材建设研究会组织编写了"全国中医药行业高等教育'十二五'规划教材"。第二版《妇产科护理学》是护理学专业系列教材之一，由全国多所高等中医药院校临床及护理学院的专业人员，严格参照专业培养目标、教学大纲要求，并根据第一版教材的使用情况、反馈意见，认真总结，相互切磋，共同编写而成。

本教材是运用中医学和西医学两种理论与方法，根据临床实际需要，本着"以人为中心"的宗旨，对相关内容进行了补充和修订，在强化护理专业知识的同时，适当简化医疗知识，力求做到详略适度，使其更具有科学性、思想性、先进性、启发性、实用性。

全书共23章，其中1～5章，概述了妇产科护理学的定义范围、发展简史，中西医妇产科学的基础知识，即女性生殖系统解剖、生理病理特点、疾病诊断要点、护理要点、预防与保健等；6～23章，论述了孕期、产时、产后、生殖系统炎症、月经失调、滋养细胞肿瘤、腹部手术、外阴阴道手术、子宫内膜异位症、不孕、计划生育等的护理。在编写体例上，从病因及发病机制、临床表现、处理原则、护理评估、可能的护理诊断、预期目标、护理措施、结果评价等方面对妇产科病证护理进行了系统的介绍。病名以西医妇产科为主编目，尽可能中西医病名、病证对照。疾病归类既采用了中医妇科经、带、胎、产、杂的传统分类方法，又吸取了西医学按系统分类的方法。书后附有妇产科常用中医护理技术、妇产科诊疗技术、常用的护理诊断名称、妇产科常用方剂。本教材可供高等中医药院校妇产科护理专业本科学生及从事各层次护理专业教学人员使用。

中医护理学是一门年轻的学科，教材及参考书屈指可数，尽管该教材在编写过程中进行了一些改革和创新，但在探索过程中，由于编者水平所限，难免有不妥之处，殷切希望广大师生和同道提出宝贵意见，以便再版时修订提高。

《妇产科护理学》
编委会
2012 年 8 月

目　录

第一章 绪 言

一、妇产科护理学发展简史

中医学历史悠久，中医护理学因受到各方面因素的制约和影响，在相当长的时间内没有形成独立的专科，中医的护理方法、经验和理论都散在地记载在浩瀚的历代医籍中，其多以调理、调摄、将护、抚养、侍候、侍疾等方式表现，或仅以一个"护"字来表现。这表明历史上对中医护理工作是很重视的，具体仍是将护理与临床诊疗结合起来加以阐述，所以中医护理与中医诊疗有着密不可分的关系，受中医整体观与辨证论治理论的影响十分深刻，从而形成中医护理重视整体护理与个体化辨证施护特点的学说体系。

中医在临床各科的护理方面尤其重视妇产科的护理。早在夏商周时期（中医妇产科的萌芽时期）甲骨文中就有关于生育疾患和预测分娩时间的卜辞，所记载的 21 种疾病中就有"疾育"（妇产科病）。《史记·楚世家》中有剖宫产手术的记载："陆终生子六人，坼剖而产焉。"当时也有"扁鹊，过邯郸，闻贵妇人，即为带下医"的记载。《左传》隐公元年有"（郑）庄公寤生，惊姜氏"的难产的记载。这些历史记载，足以说明当时妇产科的护理工作已经起步。战国时期成书的医学巨著《黄帝内经》中的《灵枢·癫狂》云："治癫疾者，常与之居，察其所当取之处。"由此可以看出在与病人接触中应当详细观察和了解病人的病状、情绪、言谈、举止、饮食、起居等，用医疗和护理相结合的手段给予恰当的治疗。

汉代张仲景所著的《金匮要略》设有妇人三篇，其中妊娠病篇阐述了妊娠各类病证的诊断、鉴别诊断及辨证论治；产后病篇论述了新产妇人"三病"；杂病篇记载了除胎产疾患以外的妇科病证，其中突出的一点就是创立了外阴冲洗和阴道纳药的方法，开创了妇科外治法的先河。在《伤寒杂病论》中有用蜜煎导、猪胆汁灌肠排便法，这些方法在实施过程中需要有护理人员的介入。同一时期的《华佗传》中也记载了其对死胎和双胎的处理。当时宫廷里设有女医，由于医护未明确分工，故所载调护之事也同时由她们完成。

晋代王叔和所著《脉经》第九卷记载了妇女经、带、胎、产诸病，提出特殊的月经表现和"离经脉"等观点。南齐褚澄《褚氏遗书》中反对早婚早育，提倡节欲；北齐徐之才《逐月养胎法》叙述了胎儿逐月发育情况和孕妇各月饮食起居应当注意的问题和针灸禁忌，均与护理有很大关系。

隋唐时期，妇产科迅速发展，巢元方所著《诸病源候论》是当时中医病因病理学之巨著，书中有八卷专论损伤胞宫、冲任是妇产科疾病主要的病机。在《妊娠欲去胎候》中有堕胎法等内容。对于产后疾病的发生，其《妇人杂病诸候》中载有："妇人新产，未满十日起行，以浣洗太早……若居湿席，令人苦寒……生青瘕。"其次产后过早房事是应绝对禁止的，妇人产后一月，子宫、宫颈、阴道未恢复正常，若此时行房，极易引起出血和感染，所以《诸病源候论·八瘕候》着重指出："若生未满三十日，以合阴阳，络脉分胞门伤，子户失禁，关节散，五脏六腑精液流行阴道，腘动百脉……子积与血气相遇犯禁，子精化，不足成子，则为脂瘕之聚。"后来又有《经效产宝》就孕妇在妊娠期间的情志、房事、劳逸、胎教等问题，一一作了论述，并告诫说："所有产时看生人，不用意谨护而率挽胞系，断其胞，上掩心而夭命也。"意思是助产人员接生时，须细心谨慎护理，若马马虎虎，轻率地将胞衣取出，随便地断损脐带，致使胞衣残留在胞宫内，进而引起出血不止，瘀血上逆抢心，将会造成有伤性命的严重后果。孙思邈的《千金要方·妇人方上》指出：产妇临产时应保持产房安静，只需二三人一旁守护即可，切忌人多嘴杂而使产妇精神紧张，情志不安，容易因精力分散而造成难产。另在情志上，守护人员应及时给产妇作好调护，使其情志安定，无须着急害怕，不然亦会造成难产。《千金要方·妇人方中》亦认为：凡女子分娩后，须满百日方能行房，不然将使产妇虚弱羸瘦，滋长各种疾病，甚至会因病情恶化而危及生命。妇人所患风气病，脐部以下虚冷，大多是由于产后行房过早所致。书中还载有葱管导尿法，这是当时护理操作上的一大发明。

对于产后哺乳问题，《经效产宝》作了很有科学见地的阐述："产后宜裂去乳汁，不宜蓄积不出。恶汁（即变质的乳汁）内引瘀热（即引起发热），则（乳房）结硬坚肿，牵急疼痛，或渴思饮，其弥（即乳房）手近不得……若产后不曾乳儿，蓄积乳汁，亦结成痈。"这段文字告诉人们，不及时哺乳，时间长了乳汁将变质，还可导致发炎和滋生疮痈。

两宋时期，著名的《妇人大全良方》在其《调经门》有关经期护理曰："若遇经行，最宜谨慎，否则与产后症相类，若被惊怒劳役，则气血错乱，经脉不行，多致劳瘵等疾"。说明了经期护理对妇女的影响。对于孕妇的护理，为了满足孕妇本身和胎儿生长发育对营养物质的需要，为了调补气血，维护健康，必须注意并加强孕妇的饮食调护。《妇人大全良方》指出，妊娠前五月，胎儿吸收母体营养不多，孕妇膳食与常人无大差异；后五月，因胎儿发育加快，故孕妇的膳食，宜调五味，食甘美，以刺激食欲，增加食量，但仍须有节，勿大饱，以免体重过增，使胎儿发育过快，而致难产。该书还以"妊娠随月服药将息（即护理）法"、"将护孕妇论"及"产后将护法"为题，对妊娠期间逐月的饮食、生活、情志等方面的注意事项和针灸禁忌等，分别作了较为详细的论述。陈自明在《妇人大全良方》中强调孕妇临产时"若心烦，用水调服白蜜一匙，觉饥，吃糜粥少许，勿令饥渴，恐乏其力"；"产后虚羸者，皆由产后损伤气血所致，须当慎起居，节饮食、六淫七情，调养百日，庶得无疾。若中年及难产者，毋论日期，必须调平复，方可治事"。

对于难产的护理，宋代《十产论》的记载最为详细，其中包括多种难产及助产手法，如横产（肩产）、倒产（足产）、偏产（额产）、坐产（臀产）、碍产（脐带绊肩）等。在横产转正法中作者写道："凡推儿之法，先推儿身令直上，通以中指摩其肩，推其上而正，引指攀其耳正之。须是产母仰卧然后推儿直上，徐徐正之。候其身正，门路皆顺，煎催生药一盏，令产妇服下，方可使用力，令儿下生。"反映了当时对难产的处理已积累了相当丰富的经验。对产后护理，《妇人大全良方》作了详尽说明，指出产后需充分休息，助产者用手轻轻自上而下按摩腹部，以促进子宫复原，减少产后出血，防止发生产后血晕。饮食以易消化的半流质为宜，同时应尽力避免足以影响产妇身心健康的谈话和精神刺激。

金元时期，张子和《儒门事亲》中常用汗、吐、下三法，以驱邪为主，曾记载了"一妇人临产……子死于腹……急取秤钩，续以壮绳……钩其死胎"的病案，是其牵引助产的成功案例。朱丹溪在其《格致余论》和《丹溪心法》两书中大力宣传"养生"、"节欲"等观点，对于妊娠转胞，创"丹溪举胎法"以救其急；对于子宫脱垂，以五倍子作汤洗涤下脱之子宫，以皱其皮使其缩复的"皮工"疗法；对于因难产导致的"膀胱阴道瘘"，提出补气血治疗本病的理论。

明清时期，《景岳全书·妇人规》中有孕妇应"分床独宿，清心静养，则临盆易生，易育，得子少病而多寿，倘或房劳不慎，必致阴虚火旺，半产滑胎，可不谨钦"。为减少难产及维护产妇婴儿健康，《景岳全书·妇人规》中说："产妇产室，当使温凉得宜。若产在春夏，宜避阳邪风是也；产在秋冬，宜避阴邪寒是也。故于盛暑之时不可冲风取凉。"《沈氏女科辑要·养胎》中有记载："凡初妊娠后，最宜将息"；"有孕后，睡时须两边换睡，不可尽在一边，使小儿左右便利，则产时中道而易生矣。孕妇不可登高上梯，恐倾跌有损，不可伸手高处取物，恐胎伤而子啼腹中"。《寿世汇编·达生篇》亦认为"妊娠之妇，大宜寡欲"，"房中宜轻言低语，令得其睡为妙，产后上床，不宜高声急叫，以致有惊恐"。在《大生要旨·胎前》中为减少难产提出："凡妊娠至临月，当安神定虑，时常步履，不可多睡。"《医学心悟·妇人门》专门写了"妊娠药忌歌"，列出乌头、附子等30种代表药物，告诫孕妇忌用。《医宗金鉴·妇科心法要诀》特写了一首诗提醒人们注意："产室寒温要适时，严寒酷热总非宜，夏要清凉冬要暖，病者医人俱要知。"《幼幼集成·产要》云："产妇临盆，必须听其自然，勿宜催逼，安其神志，勿使惊慌。"《医学心悟·临产须知》云："不可食硬饭糍粽，恐产后有伤食之病。"《达生篇·卷上·宜忌》云："临产……饮食宜频频少与，或鸡、鸭、肚、肺等，清汤更妙。"《达生篇》还提出了临产六字真言"睡、忍痛、慢临盆"等为产妇临产注意事项。中医对妇女产后的护理同样很重视。王肯堂在《证治准绳·女科》中更是告诫："小产不可轻视，将养十倍于正产可也。"清代《王氏医存》中提出："凡妇人未孕之前有宿病者，若是气分小恙，乘产后一月内医治可愈；若是气分大病，由新产以至满月，必得良医，细心调理，又须家人小心照护，寒暑雨旸，毫不可懈，乃能保全。"这种认识大大提高了产后调护的重要性。

鸦片战争时期，在民族虚无主义思想的影响下，清政府排斥、压制、歧视中医药，这时出现了以唐容川、张锡纯为代表的中西医汇通学派，其代表作《血证论》、《医学衷中参西录》中也有许多中医妇产科的内容。此时期所创治疗瘀血证的血府逐瘀汤、少腹逐瘀汤以及治疗流产的寿胎丸，治疗月经多的安冲汤、固冲汤、理冲汤等都是在中医妇产科临床护理人员介入下完成的。

新中国成立后，政府制订了一系列中医政策，从此中医药事业得到蓬勃发展。各地中医院纷纷建立并且开始了严格的医护分工，在一些综合性医院的中医病房，中医专业护士已有了专门编制。他们严格执行中医护理职责，按中医学的特点进行辨证施护，中医妇产科的护理工作得到了很大的发展。随着各地中医医疗机构和中医院的成立，初步培养了一支中医护理专业队伍。20 世纪 60 年代初，一些中医学院校创办了中医护理班，为培养中医护理专业人才迈出了第一步。特别是 80 年代，全国中医护理工作得到了进一步发展。至 1990 年底，在 2100 多个中医医疗机构内，6 万余名从事中医护理工作的人员具有护士及以上技术职称，其中大部分都经过学校教育和多种方式的在职教育以及临床实践锻炼，他们学习并掌握了中医基本知识与技能，成为发展中医护理事业的一支必不可少的专业队伍。其中还涌现出一批既有丰富临床护理经验，又有一定科研能力和管理水平的中医护理技术骨干。

值得注意的是，一批中医护理专著的不断问世，改变了新中国成立前中医护理无专职人员、无系统专著的历史。特别是 1979 年卫生部颁布了"关于加强护理教育的意见"，明确提出了护理学是一门专门的学科，是医学科学的重要组成部分，这无疑对中医护理工作是一个强有力的推动。中医护理界总结了很多宝贵的临床护理经验，仅 1984 年 6 月在南京召开的中华护理学会中医、中西医结合护理学术会议上，就收到全国各省、市送来的学术论文 517 篇，内容丰富，涉及面广，包括临床各科护理、基础护理、病房管理、护理教学、护理科研、中医传统技术的临床应用、中医护理理论探讨及建设性意见等；会上还成立了中华护理学会中医、中西医结合学术委员会。从此，中医护理学正式成为一门独立的学科。

二、当代妇产科护理发展趋势

为适应医学模式转变和社会发展过程中人们对生育、健康及医疗保健需求的变化，妇产科护理模式势必随现代护理学发展趋势作出相应调整。同其他科护理一样，妇产科护理概念也从单纯的"疾病"的护理，发展为"保障人类健康"的护理。护士的工作范围不断地由医院扩大到家庭、社区乃至整个社会；工作内容也从传统机械地、被动地执行医嘱、完成分工的常规技术操作，以及对病人的躯体护理，扩大到提供整体化护理。可以说，开展"以家庭为中心的产科护理"（family centered maternity care）是现代护理学中最具典型意义的整体化护理，代表了目前妇产科护理的发展趋向。

"以家庭为中心的产科护理"被定义为：确定并针对个案、家庭、新生儿在生理、心理、社会等方面的需要及调适，向他们提供具有安全性和高质量的健康照顾，尤其强调提供促进家庭成员间的凝聚力和维护身体安全的母婴照顾。

开展"以家庭为中心的产科护理"，必要性如下：

对孕妇家庭而言，有利于建立养育和亲密的家庭关系；易于完成及扮演称职父母的角色；有助于产生积极的生育经验和满足感；在产后最初几个月内，父母及新生儿之间容易建立积极的养育经验和满足感；在产后最初几个月内，父母及新生儿之间容易建立积极的相互依附关系（亲子关系）；有助于父母建立自信心。

对医护人员而言，不仅能为护理对象提供连续性的健康照顾，还可以及时获得个案及家庭的反馈信息，真正落实"以病人为中心"的服务宗旨；能促进在职人员的继续教育活动，并有效地发挥工作人员的在职教育作用；便于促进工作人员间建立良好的协调关系；减少并发症；充分发挥护士独立性角色功能，提高护理人员的工作成就感。

大量资料表明，开展"以家庭为中心的产科护理"具有可行性。在开展"以病人为中心的护理"活动中，人们逐渐认识到：以"安全"为前提，孕妇家庭有权力选择自己所希望接受的生育照顾方式。当前，欧美一些国家对提供"以家庭为中心的产科护理"方式，在某些方面进行了改革。例如：

1. 积极参与　鼓励家庭成员，如孕妇的公婆、父母、配偶，甚至亲友积极参与孕妇的生育过程，包括自然分娩，甚至剖宫产的全过程。

2. 设立新颖的分娩环境　为加强家庭成员对分娩过程的直接参与，降低产妇与家庭成员的焦虑和恐惧，减轻成员间的"分离性焦虑"，建立了类似家庭环境的待产、分娩单位，设有单房间产科系统（single – room maternity system）、非固定式分娩中心（freestanding birth centers）等。

3. 改变分娩医疗技术　分娩时的一些医疗活动也日趋体现"以家庭为中心的产科护理"方式，依据具体情况作弹性调整。例如，结合具体情况对既往待产期间活动限制、分娩时的固定体位、分娩室的环境布置以及待产时例行的种种措施等均可按需求进行调整，予以满足。同时，强调产时父母及新生儿的早期接触和产后"母婴同室"（rooming – in）的护理方式。

4. 提倡早期出院的计划　为减少产妇住院可能造成的家庭成员间"分离性焦虑"，在产妇及新生儿无异常情况时，充分做好出院前指导，鼓励产妇尽早出院。当然，产妇早期出院前，护士应通过提供高质量的产科照顾和有效的健康教育，使产妇及家庭具备以下条件：①父母及责任护士间具有良好的相互信赖关系；②产妇无异常情况；③父母对护理新生儿具有自信心；④家庭中具有良好的相互信赖关系。

事实上，我国现代产科护理发展迅速，正逐渐与世界产科护理接轨，从国情出发正着手多种形式的改革和尝试。例如，当前开展的"爱婴医院"、"温馨待产"以及有关开展纯母乳喂养活动中的"母婴同室"等形式（尽管条件还有待改进和完善）均属提供类似家庭环境的待产和分娩机构，是贯彻执行"以家庭为中心的产科护理"的具体体现。

妇科护理和产科护理具有共同的基础。犹如生育一样，妇科护理也存在着家庭成员、治疗环境和出院指导等相似的问题。因此，在回顾产科护理发展和展望未来的同时，也孕育着妇科护理的发展与未来。

三、妇产科护理学的内容、学习目的及方法

妇产科护理学是一门诊断并处理女性对现存和潜在健康问题的反应，为妇女健康提供服务的科学，也是现代护理学的重要组成部分。

妇产科护理学的内容和妇产科护理的任务密不可分。妇产科护理学的研究对象包括生命各阶段不同健康状况的女性，以及相关的家庭成员和社会成员。学习妇产科护理学的目的在于学好理论和掌握技术，发挥护理特有职能，为病人提供解除病痛、促进康复的护理活动，帮助病人尽快获得生活自理能力；为健康女性提供自我保健知识、预防疾病并维持健康状态。因此，妇产科护理学内容包括孕产妇的护理、妇科疾病病人的护理、妇女保健及计划生育指导等内容。

由于当前妇产科护理工作的内容和范畴比传统的妇产科护理广泛得多，因此对专科护士的文化基础水平、专业实践能力、工作经验、责任心及职业道德等方面提出了更高的要求。学习妇产科护理学者必须具备前期的基础，除医学基础学科和社会人文学科外，还需具有护理学基础、内科护理学、外科护理学等知识；必须充分认识到妇产科护理学是一门实践性学科，在学习的全过程中强调理论联系实际。在临床实践中，坚持针对个体差异提供个体化整体护理原则，运用所掌握的护理程序等知识、科学管理方法为病人提供高质量的护理服务活动，最大限度满足护理对象的需求。

妇产科护理学不仅具有医学特征，而且还具有独立和日趋完整的护理及相关理论体系。诸如家庭理论、Orem 自我护理模式、Roy 的适应模式及 Maslow 人类基本需要层次论等，都是妇产科护理活动的指导理论。学员们应该熟悉、精通相关理论，在实践中运用并发展这些理论。在日常工作中，强调"针对个案不同需求提供不同层次的服务，最终使其具备不同程度的自理能力"是 Orem 护理模式的核心。妊娠是女性生命过程中的一个特殊生理阶段，为此，正常的孕产妇应该摆脱"病人"的角色，承担相应的自我护理活动。在个案所处环境发生变化时，护士应以 Roy 的适应模式为指导，充分认识环境中的主要刺激、相关刺激和固有刺激，运用有效的护理措施控制刺激强度，使其作用限于个案所能承受的范围内，从而使受作用者获得适应性反应。这是从作用（或刺激）因素考虑，也可从受作用因素（接受刺激的个体）考虑，通过护理措施扩大服务对象的适应范围，使全部刺激纳入机体的适应性范围之内，通过机体的适当反应，排除不良的干扰，达到新的前提下的平衡。

第二章 女性生殖系统解剖与生理

第一节 女性生殖系统解剖

解剖一词，最早见于《灵枢·经水》篇："若夫八尺之士，皮肉在此，外可度量切循而得之，其死可解剖而视之。其脏之坚脆，腑之大小，谷之多少，脉之长短，血之清浊，气之多少……皆有大数。"两千多年前的古人通过医疗和解剖实践，对女性生殖器官的解剖位置及功能已有一定的认识，并散载于历代医著中，与西医学内容基本相符，现归纳后分别予以介绍。

一、中医学对女性生殖系统解剖的认识

中医学认为女性在解剖上有胞宫、胞脉、胞络、子门、产道、阴户等器官或组织，在生理上有月经、胎孕、产育和哺乳等特点，故张景岳在《景岳全书·妇人规》中说："妇人诸病，本与男子无异，而其有异者，则惟经水、胎、产之属，故本门亦止列此九证。曰：经脉类，胎孕类，产育类，产后类，带浊类，乳病类，子嗣类，癥瘕类，前阴类。"

中医学对女性的解剖，了解到其内生殖器官与男子不同者主要为"女子胞"，其附有胞脉、胞络等，并且知道它的形态和所在位置等。女子胞即子宫，又名胞宫、胞脏、子脏、子处、血脏等，也有血室之称。子宫之名，早在《神农本草经·紫石英》条就记载了"主女子风寒在子宫"。以后历代医著多沿用子宫之名。明代《类经附翼·三焦包络命门辨》指出："子宫……居直肠之前，膀胱之后。"说明了子宫所在腹腔的位置以及与相邻脏器的关系。《景岳全书·妇人规》中亦引朱丹溪之言"阴阳交媾，胎孕乃凝，所藏之处，名曰子宫，一系在下，上有两歧，中分为二，形如合钵，一达于左，一达于右"，进一步形象地描述了其形态。《类经·藏象类》中说："女子之胞，子宫是也，亦以出纳精气而成胎孕者为奇。"表明其功能和作用。《内经》把子宫列为奇恒之府，一方面以其形态似腑而功能似脏，一方面因其对月经、妊娠有不同的定期藏泻作用，且不与其他脏腑表里相配，故称奇恒之府。子宫之中有胞脉，连系于子宫的还有胞络。《素问·评热病论》指出："胞脉者，属心而络于胞中"；"月事不来者胞脉闭也"。《素问·奇病论》谓："胞络者系于肾。"《诸病源候论》谓胞络损伤则阴挺下脱，《校

注妇人良方》谓冷入胞络则月水不通，说明胞脉、胞络是连系子宫的脉络，与月经的藏泻有关。胞宫、胞脉、胞络互相作用，协调地完成其主月经和胎孕的功能。

其他有关内外生殖器的解剖名词还有如子门，指子宫颈口。此名首见于《灵枢·水胀》篇："石瘕生于胞中，寒气客于子门，子门闭塞，气不得通，恶血当泻不泻，衃以留止，日以益大，状如怀子，月事不以时下，皆生于女子。"《类经》解释说："子门，即子宫之门也。"产道指阴道，意即胎儿生产时所经过之道路。子肠概指子宫及阴道壁。妇产科有"子肠不收"之证名，据临床所见，即子宫下脱或阴挺。阴器泛指男女之外生殖器官。毛际指男女外阴阴毛丛生之处。交骨即耻骨联合处，产科有"交骨不开"之证名。

二、西医学对女性生殖系统解剖的认识

西医学认为女性生殖系统包括内、外生殖器官及其相关组织与邻近器官。

1. 外生殖器　女性外生殖器又称外阴，是女性生殖器官的外露部分，包括耻骨联合至会阴及两股内侧之间的组织（图2-1）。

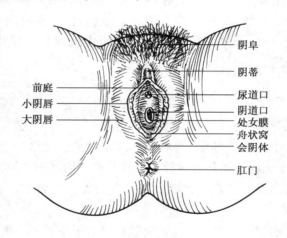

图2-1　女性外生殖器

（1）**阴阜**（mons pubis）　为耻骨联合前面隆起的脂肪垫。青春期该部皮肤开始生长阴毛，分布呈尖端向下的三角形。阴毛为女性第二性征之一，其疏密、粗细、色泽可因人或种族而异。

（2）**大阴唇**（labium majus）　为靠近两股内侧的一对隆起的皮肤皱襞，起自阴阜，止于会阴。大阴唇外侧面与皮肤相同，皮层内有皮脂腺和汗腺，青春期长出阴毛；内侧面皮肤湿润似黏膜。大阴唇有很厚的皮下脂肪层，内含丰富的血管、淋巴管和神经。当局部受伤时，易发生出血，可形成大阴唇血肿。未婚妇女的两侧大阴唇自然合拢，遮盖阴道口及尿道口。经产妇的大阴唇因受分娩影响向两侧分开。绝经后妇女的大阴唇呈萎缩状，阴毛也稀少。

（3）**小阴唇**（labium minus）　为位于大阴唇内侧的一对薄皱襞。表面湿润，色褐、无毛，富有神经末梢，故极敏感。

（4）阴蒂（clitoris）　位于小阴唇顶端的联合处，类似男性的阴茎海绵体组织，有勃起性。它分为三部分，前端为阴蒂头，中为阴蒂体，后为两个阴蒂脚。仅阴蒂头露见，富含神经末梢，极为敏感。

（5）阴道前庭（vaginal vestibule）　为两侧小阴唇之间的菱形区。在此区域内有以下各部：

①前庭球：又称球海绵体，位于前庭两侧，由具勃起性的组织构成，表面为球海绵体肌覆盖。

②前庭大腺：又称巴氏腺，位于大阴唇后部，大小如黄豆，左右各一。腺管细长，向内侧开口于前庭后方小阴唇与处女膜之间的沟内，于性兴奋时分泌黄白色黏液以滑润阴道。正常情况检查时不能触及此腺，遇有感染致腺管口闭塞，可形成脓肿或囊肿。

③尿道口：位于阴蒂头的下方及前庭的前部，为一不规则的圆形孔。女性尿道的后壁有一对尿道旁腺，其分泌物有润滑尿道口的作用，但此腺常为细菌潜伏之处。

④阴道口及处女膜：阴道口位于尿道口下方、前庭的后部，其形状、大小常不规则。阴道口覆盖一层较薄的黏膜，称为处女膜。膜中央有一小孔，孔的形状、大小及膜的厚薄因人而异。处女膜多在初次性交时破裂，受分娩影响而进一步破损，经阴道分娩后仅留有处女膜痕。

2. 内生殖器　女性内生殖器包括阴道、子宫、输卵管及卵巢，后二者常被称为子宫附件（图2-2）。

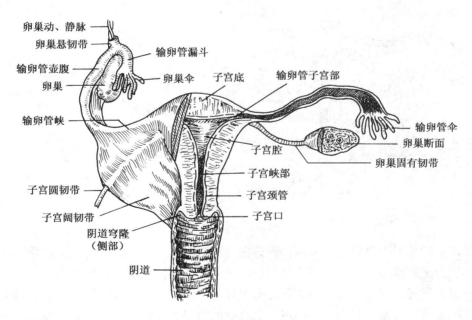

图2-2　女性内生殖器（前面观）

（1）阴道（vagina）　是性交器官，也是排出月经血和娩出胎儿的通道。阴道壁由黏膜层、肌层和纤维层构成。上端包绕宫颈，下端开口于阴道前庭后部，前壁与膀胱和尿道邻接，后壁与直肠贴近。环绕子宫颈周围的组织称为阴道穹隆，按其位置分为前、后、左、右四部分，其中后穹隆较深，其顶端与子宫直肠陷凹贴接，后者是腹腔的最低部分，当该陷凹有积液时，可经阴道后穹隆进行穿刺或引流，是诊断某些疾病或实施手术的途径。阴道壁有很多横纹皱襞及外覆弹力纤维，具有较大伸展性，平时阴道前后壁互相贴合。由于其富有静脉丛，故局部受损易出血或形成血肿。在性激素的作用下，阴道黏膜有周期性变化。幼女及绝经后妇女的阴道黏膜上皮甚薄，皱襞少，伸展性小，容易受创伤及感染。

（2）子宫（uterus）位于骨盆腔中央，直肠之前、膀胱之后，呈倒置的梨形，前面扁平，后面稍凸出，是产生月经和孕育胎儿的空腔器官。其大小、形态依年龄或生育情况而变化。成人的子宫约重50g，长7~8cm，宽4~5cm，厚2~3cm；宫腔的容积约5ml。子宫上部较宽，称子宫体；其上端隆突部分，称子宫底。子宫底两侧为子宫角，与输卵管相通。子宫的下部较窄，呈圆柱状，称子宫颈。成人子宫体与子宫颈的比例为2:1，婴儿期为1:2。子宫体与子宫颈之间形成的最狭窄部分，称子宫峡部，在非孕期约长1cm。子宫峡部的上端因解剖上较狭窄，称为解剖学内口；下端因黏膜组织在此处由宫腔内膜转变为宫颈黏膜，称为组织学内口。宫颈下端伸入阴道内的部分称宫颈阴道部，在阴道以上的部分称宫颈阴道上部（图2-3）。子宫颈管黏膜上皮细胞能分泌碱性黏液，并受性激素影响，也有周期性变化。子宫颈外口柱状上皮与鳞状上皮交界处，是子宫颈癌的好发部位。未产妇的子宫颈外口呈圆形；已产妇的子宫颈外口受分娩的影响呈大小不等的横裂口，并将子宫颈分成前后两唇。

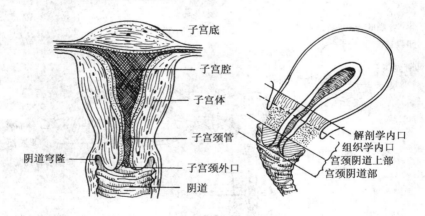

图2-3 子宫各部

子宫壁的外层为浆膜层，最薄，覆盖在子宫底及子宫的前后面，与肌层紧贴。子宫壁的中层为子宫肌层，是子宫壁最厚的一层，由平滑肌束及弹性纤维组成，大致分为三层，外层多纵行，内层环行，中层各方交织如网。肌层中含血管，子宫收缩时可以压迫贯穿肌纤维间质的血管起到止血作用。子宫壁的内层为黏膜层，即子宫内膜，它分为功能层（包括致密层与海绵层）和基底层两部分，基底层与子宫肌层紧贴；功能层从青春期开始，受卵巢激素影响，发生周期性变化。

子宫借助于四对韧带以及骨盆底肌肉和筋膜的支托作用，来维持正常的位置。这四对韧带是圆韧带、阔韧带、主韧带和宫骶韧带（图2-4）。

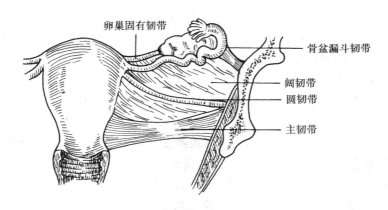

图 2 - 4　子宫各韧带

（3）输卵管（fallopian tube）　为一对细长而弯曲的管道，内侧与子宫角相连，外端游离，而与卵巢接近，全长为 8~14cm，是精子和卵子相遇受精的场所。根据输卵管的形态由内向外可分为四部分：①间质部：为通入子宫壁内的部分；②峡部：间质部外侧一段，管腔较狭窄的部分；③壶腹部：在峡部外侧，管腔较宽大，为正常情况下受精的部位；④伞部：形似漏斗，是输卵管的末端，开口于腹腔，有"拾卵"作用。

输卵管壁分三层：外层为浆膜层，是腹膜的一部分，即为阔韧带的上缘；中层由内环行和外纵行两层肌纤维组成；内层为黏膜层，由单层高柱状上皮组成，其中有分泌细胞及纤毛细胞，纤毛向宫腔方向摆动，协助孕卵的运行。输卵管黏膜受性激素的影响，也有周期性的组织学变化，但不如子宫内膜明显。

（4）卵巢（ovary）　为一对扁椭圆形腺体，是妇女性腺器官，产生卵子和性激素。其大小因个体及月经周期阶段的不同而不同，左右两侧卵巢的重量也不相同。成年女子的卵巢约为 4cm×3cm×1cm 大小，重 5~6g，呈灰白色，青春期开始排卵，卵巢表面逐渐变得凹凸不平；绝经后，卵巢萎缩变小、变硬。卵巢表面无腹膜，这样有利于成熟卵子的排出，但同时也易于卵巢癌的恶性细胞播散。卵巢组织分为皮质与髓质两部分，皮质在外，其中含数以万计的原始卵泡及致密的结缔组织；髓质在卵巢的中心部分，内无卵泡，含有疏松的结缔组织和丰富的血管、神经、淋巴管及少量的平滑肌纤维（图 2 -5）。

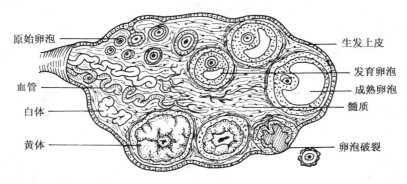

图 2 - 5　卵巢的构造（切面）

3. 邻近器官 女性生殖器官与盆腔各邻近器官不仅位置相邻，而且血管、神经、淋巴系统也相互有密切联系，在疾病的发生、诊断和治疗方面互相影响。当某一器官有病变时，如创伤、感染、肿瘤等，易累及邻近器官。

（1）尿道（urethra） 位于阴道前、耻骨联合后，从膀胱三角尖端开始，穿过泌尿生殖膈，止于阴道前庭的尿道外口。女性尿道长约4cm，短而直，邻近阴道，故易发生泌尿系统感染。

（2）膀胱（urinary bladder） 为一空腔器官，位于子宫与耻骨联合之间。其大小、形状因盈虚及邻近器官的情况而变化，膀胱壁由浆膜层、肌层及黏膜层构成。充盈的膀胱在手术中易遭误伤，并妨碍盆腔检查，故妇科检查及手术前必须排空膀胱。

（3）输尿管（ureter） 为一对肌性圆索状长管，约长30cm，粗细不一，最细部分的直径仅3～4mm，最粗可达7～8mm。输尿管在腹膜后，从肾盂开始，沿腰大肌前面偏中线侧下降，在骶髂关节处，经过髂外动脉起点的前方进入骨盆腔继续下行，至阔韧带底部向前内方行，于宫颈旁约2cm处，在子宫动脉后方与之交叉，然后再经阴道侧穹隆绕向前方进入膀胱。在施行子宫切除结扎子宫动脉时，应避免损伤输尿管。

（4）直肠（rectum） 上接乙状结肠，下接肛管，从左侧骶髂关节至肛门，全长15～20cm，前为子宫及阴道，后为骶骨。肛管长2～3cm，在其周围有肛门内、外括约肌和肛提肌。肛门外括约肌为骨盆底浅层肌肉的一部分。因此，妇科手术及分娩处理时均应注意避免损伤肛管、直肠。

（5）阑尾（vermiform appendix） 上连接盲肠，长7～9cm，通常位于右髂窝内。其位置、长短、粗细变化颇大，有的下端可达右侧输卵管及卵巢部位。妊娠时阑尾的位置可随妊娠月份的增加而逐渐向上外方移位。因此，妇女患阑尾炎时可能累及子宫附件。

4. 血管、淋巴及神经

（1）血管 女性内外生殖器官的血液供应，主要来自卵巢动脉、子宫动脉、阴道动脉及阴部内动脉。各部位的静脉均与同名动脉伴行，但在数量上较动脉多，并在相应器官及其周围形成静脉丛，且互相吻合，故盆腔静脉感染易于蔓延。

（2）淋巴 女性生殖器官具有丰富的淋巴管及淋巴结，均伴随相应的血管而行。淋巴液首先汇集进入沿髂动脉的各淋巴结，然后注入沿腹主动脉周围的腰淋巴结，最后汇入第二腰椎前方的乳糜池。女性生殖器官淋巴主要分为外生殖器淋巴与盆腔淋巴两组。当内、外生殖器发生感染或肿瘤时，往往沿各部回流的淋巴管传播，导致相应淋巴结的肿大。

（3）神经 支配外阴部的神经主要为阴部神经，系躯体神经（包括运动神经与感觉神经），由第Ⅱ、Ⅲ、Ⅳ骶神经的分支组成，与阴部内动脉取相同途径，在坐骨结节内侧下方分为三支，分布于肛门、阴蒂、阴唇和会阴部。内生殖器官主要由交感神经和副交感神经支配，交感神经纤维自腹主动脉前神经丛分出，下行入盆腔分为卵巢神经丛及骶前神经丛，其分支分别分布到输卵管、子宫、膀胱等部。但子宫平滑肌有自律活动，完全切除其神经后仍能有节律收缩，还能完成分娩活动。临床上可见下半身截瘫的产妇能顺利自然分娩。

5. 骨盆 骨盆（pelvis）为生殖器官所在之处，也是胎儿娩出的通道。女性骨盆除了支持上部躯体的重量使其均匀分布于下肢外，还具有独立支持和保护骨盆内器官的作用。其大小、形态对分娩有直接影响。

（1）骨盆的组成 骨盆由左右两块髋骨和骶骨及尾骨组成。每块髋骨又由髂骨、坐骨和耻骨融合而成；骶骨由5～6块骶椎合成；尾骨由4～5块尾椎组成（图2－6）。骨与骨之间有耻骨联合、骶髂关节及骶尾关节。以上关节和耻骨联合周围均有韧带附着，以骶、尾骨与坐骨结节之间的骶结节韧带和骶、尾骨与坐骨棘之间的骶棘韧带较为重要。妊娠期受激素的影响，韧带松弛，各关节的活动略有增加，尤其是骶尾关节，分娩时尾骨后翘，有利于胎儿的娩出。

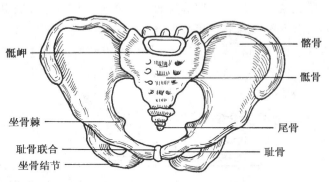

图2－6 正常女性骨盆（前面观）

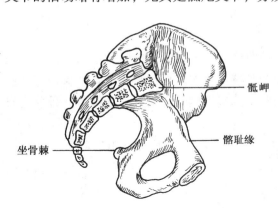

图2－7 骨盆的分界（侧面观）

（2）骨盆的分界 以耻骨联合上缘、髂耻缘、骶岬上缘的连线（即髂耻线）为界，分界线以上部分为假骨盆，分界线以下部分为真骨盆（图2－7）。测量假骨盆的某些径线，可作为了解真骨盆大小的参考。真骨盆的标记有：①骶岬，第一骶椎向前凸出，形成骶岬，它是骨盆内测量的重要依据点；②坐骨棘，坐骨后缘中点凸出的部分，可经肛诊或阴道诊触到；③耻骨弓，耻骨两降支的前部相连构成耻骨弓，正常角度为90°～100°。

（3）骨盆的平面 一般分为三个与分娩有关的假想平面：①骨盆入口平面，为真假骨盆的交界面，呈横椭圆形，前方为耻骨联合上缘，两侧为髂耻线，后方为骶岬前缘；②中骨盆平面，最狭窄，呈前后径长的纵椭圆形，其前为耻骨联合下缘，两侧为坐骨棘，后为骶骨下端；③出口平面，由两个不在同一平面的三角形组成，前三角形的顶端是耻骨联合下缘，两侧为耻骨联合降支，后三角的顶端是骶尾关节，两侧为骶结节韧带，

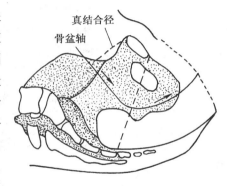

图2－8 骨盆轴

坐骨结节间径为两个三角形的共同底边。

连接骨盆腔各平面中点的假想曲线，称为骨盆轴，亦称产轴。此轴上段向下向后，中段向下，下段向下向前，胎儿即沿此轴娩出（图2－8）。

（4）骨盆的类型　骨盆的形态、大小，其个体差异性极大，即使骨盆外径线的测量值正常，其外形和肌肉发育亦不相同，因此，没有两个绝对相同的骨盆。造成差异的因素有遗传、营养、生长发育、疾病等。通常按 Callwell 与 Moloy 的骨盆分类法，分为四种类型（图2－9）：①女性型；②男性型；③类人猿型；④扁平型。其中女性型骨盆宽，骨盆腔浅，结构薄且平滑，有利于胎儿的娩出。

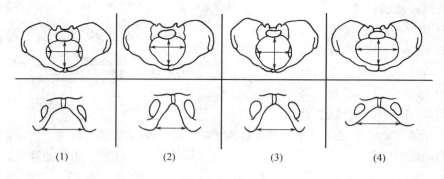

| (1) | (2) | (3) | (4) |

图2－9　骨盆的基本类型

6. 骨盆底　骨盆底（pelvic floor）由多层肌肉和筋膜组成，封闭骨盆出口，但有尿道、阴道及直肠贯穿。其主要作用是支持盆腔脏器并使之保持正常的位置。骨盆底的前面为耻骨联合下缘，后面为尾骨尖，两侧为耻骨降支、坐骨上支及坐骨结节。骨盆底有三层组织。

（1）外层　为浅层筋膜与肌肉。在外生殖器、会阴皮肤及皮下组织的下面，有一层会阴浅筋膜，深部有三对肌肉（球海绵体肌、坐骨海绵体肌及会阴浅横肌）和肛门外括约肌。这层肌肉的肌腱会合于阴道外口与肛门之间，形成中心腱（图2－10）。

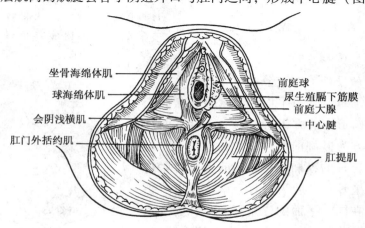

图2－10　骨盆底浅层肌肉

（2）**中层**　即泌尿生殖膈。由上、下两层坚韧的筋膜及一层薄肌肉形成。阴道和尿道穿过此膈。在两层筋膜间有一对由两侧坐骨结节至中心腱的会阴深横肌及位于尿道周围的尿道括约肌（图2-11）。

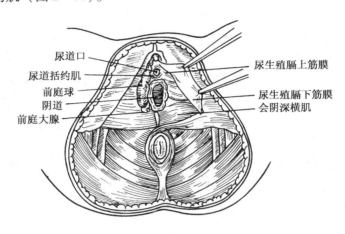

图2-11　骨盆底中层的肌肉及筋膜

（3）**内层**　即盆膈，为骨盆底的最内层，由肛提肌及其筋膜组成（图2-12）。肛提肌的主要作用是加强盆底的托力，其中一部分纤维与阴道及直肠周围密切交织，加强肛门与阴道括约肌的作用。

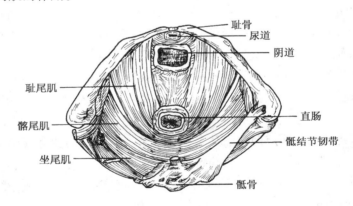

图2-12　骨盆底内层肌肉

会阴指阴道口与肛门之间的软组织，包括皮肤、肌肉及筋膜，也是骨盆底的一部分。妊娠期会阴组织变软有利于分娩。分娩时要保护此区，以免造成会阴裂伤。

第二节　女性生殖系统生理

一、中医学对女性生殖系统生理的认识

妇女主要的生理特点是经、带、孕、产、乳。这些特殊的生理功能，主要是脏腑、经络、气血、天癸协同作用于胞宫的表现。天癸、脏腑、气血、经络通过胞宫在女性的

生理功能中各有其重要的作用：天癸是一种促进人体生长、发育、生殖的阴精；血是行经、养胎、哺乳的物质基础；气是运行血脉的动力；脏腑是气血生化之源；经络内属脏腑，外络肢节，沟通内外，贯穿上下，运行气血。因此，可以认为它们是一个相互联系且相互影响的整体。

（一）月经的生理

月经（menstruation）是指有规律的、周期性的子宫出血。一般每月一次，经常不变，信而有期，故又称为"月汛"、"月信"或"月水"。李时珍在《本草纲目》中说："女子，阴类也，以血为主，其血上应太阴，下应海潮，月有盈亏，潮有朝夕，月事一月一行，与之相符，故谓之月信、月水、月经。"

1. 月经的生理现象　健康女子，一般到14岁左右月经便开始来潮，称为初潮。这是青春发育期的主要标志。初潮年龄可因地域、气候、风俗、种族、营养等而异，在我国可早至11岁或迟至18岁。妇女一生中有月经来潮时期，大约为35年；到49岁左右，月经便停止，称为绝经。

月经有正常的周期、经期、经量、经色和经质。出血的第一天称为月经周期的第一天。两次月经第一天的间隔时间称为月经周期，一般为28天，周期不应少于21天，也不应超过35天。经期，即月经持续时间，一般为3~7天。经量第一天稍少，第二、三天较多，第四天后逐渐减少，总量为50~80ml。经色多为暗红，开始时较浅，继而逐渐加深，最后又变成淡红。经质不稀不稠，不凝固，无血块，无特殊气味。

临经前或行经初期，可伴有轻微的小腹胀痛或腰部酸疼或乳房作胀或情绪不稳定等现象，月经过后便自然消失，这是正常的，不属病证，一般无须处理。另外，也有少数青年女子，初潮以后1~2年，月经却不按周期来潮，甚或停闭一段时间后才再来潮，这是由于肾气未盛、天癸初至而不稳定的关系，待身体发育成熟后，便可恢复正常。绝经期前后则常会出现月经紊乱，周期不定，量或多或少，然后逐渐终止不来。

此外，亦有身体无病而定期两个月来潮一次者，古人称为并月（bimonthly menstruation）；三个月一潮者，称为居经（trimonthly menstruation）或季经（quarterly menstruation）；一年一行者称为避年（annual menstruation）；还有终生不潮却能受孕者，称为暗经（latent menstruation）。受孕初期仍按月有少量月经而无损于胎儿者，称为激经（menstruation during pregnancy），亦称盛胎或垢胎。这些个别的特殊月经现象，应进行妇科检查，如无明显异常，一般可不视为病理现象。

2. 月经产生的机理　月经的产生，是天癸、脏腑、气血、经络协同作用于子宫的生理现象。《素问·上古天真论》云："女子七岁，肾气盛，齿更发长；二七而天癸至，任脉通，太冲脉盛，月事以时下，故有子……七七任脉虚，太冲脉衰少，天癸竭，地道不通，故形坏而无子也。"这说明肾气旺盛，天癸产生，任通冲盛对月经的来潮有着极为重要和直接的作用。月经的主要成分是血。薛立斋在《女科撮要》中说："夫经水，阴血也，属冲任二脉主，上为乳汁，下为月水。"说明月经的产生与调节，还受血的盛衰的直接影响。因此，要了解月经产生的机理，就必须从天癸、脏腑、气血、经络、子宫与月经的关系来阐述。

（1）天癸与月经的关系　天癸，男女皆有，是影响人体生长、发育和生殖的一种阴精。它来源于先天肾气，靠后天水谷精气的滋养、支持而逐渐趋于成熟，此后又随着肾气的虚衰而竭止。天癸在特定的年龄阶段，在肾气盛的前提下，蓄积而生，使任脉所司的精血津液旺盛，与冲脉相资，同时肾精充实冲脉，聚脏腑之血，依时由满而溢集于子宫，月经如期来潮，并具有受孕能力。当七七之年，肾气渐衰，任脉虚，太冲脉衰少，天癸竭，而出现绝经并丧失生育能力。

（2）脏腑与月经的关系　月经乃血所化生，而脏腑是气血生化之源，若五脏安和，则能分司气血的生化、贮藏、调节、统摄与运行等重要作用。在月经产生的机理中，与肾、肝、脾（胃）关系尤为密切。

①肾：《素问·奇病论》曰："胞络者，系于肾。"说明肾与胞宫之间通过经络有直接联系。肾脉与冲脉并行，与任脉交会于"关元"，与督脉"贯脊属肾"，因此肾脉又可通过冲、任、督三脉与胞宫相联系。在功能方面，肾为先天之本、元气之根，主藏精气。肾有肾精和肾气两个方面。一般而言，肾气是肾精的机能体现，肾精是肾气的物质基础。肾精足则肾气旺盛，精能生血，血能化精，精血同源而互相资生，成为月经的物质基础之一。肾精所化之肾气，包含着肾阴和肾阳两方面，当肾气达到充盛且阴阳相对平衡时，天癸成熟泌至，导致任通冲盛，月事以时下，故有"冲任之本在肾"之说。肾为天癸之源，天癸是由肾中精气所产生、随着肾气的旺盛而逐渐成熟、与人体生长发育和生殖功能有密切关系的一种阴精物质。肾气的盛衰，主宰着天癸的至与竭，而天癸的盛衰又主宰着月经的来潮与断绝。因此说，肾在月经的产生中起着主导作用。正如《傅青主女科》所说："经水出诸肾。"又肾藏精，精生髓，髓入脑海，肾与脑相通，共主人体的生理活动，包括月经的生理活动。这与西医学大脑皮层功能正常、内分泌调节有序，则月经正常的认识是一致的。

②肝：肝脉与冲脉交会于"三阴交"，与任脉交会于"曲骨"，又与督脉交会于"百会"。肝脉通过冲、任、督三脉与胞宫相联系。在功能方面，肝为藏血之脏，司血海，主疏泄，具有贮藏血液和调节血量的作用。脏腑所化生之气血，除营养周身以外，则贮藏于肝，其有余部分下注血海而化为月经，但有赖肝气条达，疏泄功能正常，与肝的藏血功能协调作用，才能经候如常。这相当于西医学所认识的，精神因素会导致"大脑皮层－下丘脑－垂体－卵巢"之间任何一个环节发生障碍，使卵巢功能紊乱，月经出现异常。

③脾（胃）：脾脉与冲脉交会于"三阴交"，与任脉交会于"中极"。脾脉通过冲、任二脉与胞宫相联系。在功能方面，脾胃为后天之本，有生血、统血作用，为月经生成之源。若脾气健运，胃中水谷充盛，气血生化有源，则冲脉之血亦盛，血海按时满盈，月事如期来潮。古人亦云："妇人经水与乳，俱由脾胃所生。"

④心：《素问·评热病论》曰："胞脉者属心而络于胞中。"又《素问·骨空论》说，督脉"上贯心入喉"，说明心不但与胞宫有直接的经络联系，而且通过督脉与胞宫相联系。在功能上，心主血，其充在血脉，若心血旺盛，心气下通，血脉流畅，入于胞

宫，则胞宫具行经、胎孕之功能；又心主神明，女性的精神、意识和思维活动对月经及胎孕的生理功能起着协调作用。

⑤肺：《灵枢·营气》曰："上额，循巅，下项中，循脊，入骶，是督脉也，络阴器，上过毛中，入脐中，上循腹里，入缺盆，下注肺中。"说明肺与任脉、督脉是相通的，并借任、督二脉与胞宫相联系。在功能上，肺主一身之气，居上焦，朝百脉而输布精微，体内精、血、津、液皆赖肺气运行，下达胞宫而成为胞宫经、孕、产、育的物质基础。

（3）气血与月经的关系　月经的主要成分是血，输注和蓄存于冲任的气血，在天癸的作用下化为经血。但必须在气足血旺、气顺血和的情况下，血海才能按时满溢，月经才能如期而至。

（4）经络与月经的关系　月经的产生与奇经八脉之中的冲、任、督、带关系密切，尤以冲、任二脉最为重要。其生理功能主要是对十二经脉的气血运行起着蓄溢调节的作用。

①冲脉：冲有要冲之义，是全身气血的要冲。冲脉起始于胞中，下出会阴，上行于脊柱之内，其外行者经气冲穴与足少阴肾经交会，沿腹部两侧，上达咽喉，环绕口唇。冲脉又与足阳明胃经之气冲穴相会，受后天水谷精微的供养；与肾经相并，受先天肾气滋润。先天之元气与后天水谷精微之气皆汇于冲脉，对女性生长发育以及生殖功能的完善起重要作用。冲脉既能调节十二经气血，也能资助十二经活动，故有"血海"之称，为月经的形成提供了物质基础，因而又有"冲脉为月经之本"之说。

②任脉：任有妊养、担任之义。任脉也起于胞中，下出于会阴，向前上行于毛际，沿腹内向上经过关元等穴，到达咽喉部，再上行环绕口唇，经过面部进入目眶下。因与肝、脾、肾三经分别交会于曲骨、中极、关元穴，三经之精血皆汇于此又与全身阴脉会于膻中穴，主一身之阴经，故有"阴脉之海"之称。其精、血、津、液又为妇女妊养之本，因此又有"任主胞胎"之说。只有任脉之气通，才能维持月经来潮和孕育功能的正常。

③督脉：乃总督之义，有总督诸阳经之功能，故有"阳脉之海"之称。其经络起始胞中，与任脉同出会阴，向后行于脊柱内，上达项后风府穴，入脑内，上巅顶与诸阳经交会后，沿前额下行鼻柱。又因其贯脊属肾，肾为先天之本、元气之根，所以督脉又能维系一身之元气。任脉行人身之前，主一身之阴，督脉行人身之后，主一身之阳，任督交会于龈交穴，循环往复，共同维持阴阳脉气的相对平衡，并调节月经的正常来潮。

④带脉：始于季肋，绕腰身一周，如束带，故名带脉。其主要功能为约束诸经，使经脉气血循行保持常度。

冲、任、督三脉同起源于胞中，一源而三歧，皆在带脉的约束下，又借十二经脉与脏腑联系，各司其职，且又相互协调，共同调节月经的产生和维持着女性的生理功能。

综上所述，月经是由肾气、天癸、冲任二脉协同作用于胞宫而产生的，其中肾气是主导，天癸泌至是必备的条件，冲任二脉引导气血直司胞宫。同时，以上环节的功能正常与否又与脏腑、气血、经络关系甚为密切。若肾精不足，癸水不充；或肝血虚衰，疏泄功能失调，或脾虚气血生化不足，统摄功能失常；或心气不通，诸经之血不能下达胞宫；或冲任二脉气血不能相资，任督二脉不能共同维持阴阳脉气的平衡，以及带脉失控不能总束诸经等，都可能导致胞宫蓄溢失常，月经失调。

（二）带下的生理

带下（vaginal discharge）一词，首见于《素问·骨空论》："任脉为病……女子带下瘕聚。"带下有广义、狭义之分。广义带下是泛指带脉以下之病，即女子经、带、胎、产诸病，《史记·扁鹊仓公列传》称妇科医生为带下医；狭义带下是指妇女阴道中流出的一种黏腻的液体而言，又有生理和病理之别。本节论述生理性带下的现象与产生机理。

1. **生理性带下** 生理性带下是肾气充盛、脾气健运、任脉总司、带脉约束、督脉温化而润泽于阴户、阴道内的一种无色、无臭的黏而不稠的液体，其量不多。正如《沈氏女科辑要》引王孟英说："带下，女子生而即有，津津常润，本非病也。"经间期氤氲之时，阳气内动，阴精充实，冲任气血旺盛，带下量可稍增多；月经前期冲任血海将溢及妊娠期血聚冲任以养胎元之时，润泽丰厚，带下量也可稍增多，此皆属正常现象，与病理性带下即带下量明显增多，色、质、味异常或伴局部、全身症状者有所区别。

2. **带下产生的机理** 《傅青主女科·带下》说"夫带下俱是湿证，而以带名者，因带脉不能约束而病此患，故以名之"；"然带脉通于任、督，任、督病而带脉始病"。此处之带下虽指病理性带下，却说明了带下的产生与任、督、带等奇经的功能有直接的关系。任脉为阴脉之海，主一身之阴精，凡人体精、血、津、液都由任脉主司；督脉为阳脉之海，对任脉总司的精、血、津、液起温化作用；带脉主司约束，使任脉所主之阴精不致滑脱而下。生理性带下是肾气充盛、脾气健运的表现。肾藏精，带下是肾精下润之液，故肾气盛则润滑如膏，充养和濡润前阴孔窍；脾主运化，具固摄提升之功，故脾气健运，则阴道、阴户"津津常润"而不得滑脱。

（三）妊娠的生理

从形成胚胎至分娩以前，称为妊娠（pregnancy），也称怀孕。

1. **妊娠的生理现象** 妊娠后母体之阴血下注冲任以养胎元，故首先表现为月经停止来潮。妊娠初期血聚于下则冲脉之气上逆，胃失和降则出现晨起头晕、饮食偏嗜、恶心作呕等现象，一般在孕三个月后消失。另外，孕妇可自觉乳房胀大或触痛，孕三个月后乳头乳晕着色。胎居胞宫，胎体增大则小腹逐渐膨隆，孕四个月可感胎动，孕五个月可闻及胎心音。正如孙思邈《备急千金要方》说："妊娠一月始胚，二月始膏，三月始胞，四月形体成，五月能动，六月筋骨立，七月毛发生，八月脏腑具，九月谷气入胃，十月诸神备，日满即产矣。"

在孕后两三个月至产前一般脉象平和滑利，尤以尺脉搏动有力。正如《素问·阴阳别论》曰："阴搏阳别，谓之有子。"《脉经》曰："尺中之脉，按之不绝，法妊娠也。"

2. **妊娠的机理** 女子肾气充盛，二七之年，天癸成熟，任通充盛，男女两精结合则可成孕，但必须"男精壮而女经调"则可谓"有子之道也"，且受孕必须有一定时机。《证治准绳·女科》引袁了凡语："天地生物，必有氤氲之时；万物化生，必有乐育之时……凡妇人一月经行一度，必有一日氤氲之候，于一时辰间……此的候也……顺而施之，则成胎矣。"此"氤氲之时"、"的候"即西医学之"排卵期"，是"两精结合"的最佳时期。

（四）产育与哺乳

1. 分娩　明代李梴在《医学入门》中曰："气血充实，可保十月分娩……凡二十七日即成一月之数。"与西医学计算为 280 天基本一致，即妊娠 280 天左右，胎儿及胎衣自母体胞宫、阴道娩出，此过程即分娩（delivery），又称临产。临产前，由于胎位下移，会出现腰腹阵阵作痛，小腹逼坠，有便意，或"见红"等征兆。《胎产心法》说："临产自有先兆，须知凡孕妇临产，或半月数日前，胎胚必下垂，小便多频数。"但此临产先兆须与"试胎"（mimetic labor）、"弄胎"（false labor）相区别。《医宗金鉴》说："妊娠八九个月时，或腹中痛，痛定仍然如常者，此名试胎……若月数已足，腹痛或作或止，腰不痛者，此名弄胎。"说明妊娠末期会出现不规则宫缩，不能与真正的分娩相混淆。临产前脉亦有所变化，所谓临产离经之脉即指孕妇双手中指两旁中节至指端，其脉应手搏动者。晋朝王叔和《脉经》中说："妇人怀妊离经，其脉浮，设腹痛引腰脊，为今欲生也，但离经者不病也。又法，妇人欲生，其脉离经，夜半觉，日中则生也。"不但提出了临产前离经脉，而且指出分娩必有腰腹痛的症状。其中"夜半觉，日中则生"即从规律宫缩至分娩大致为 12 小时，与西医学相一致。

对于临产调护，《达生篇》中就提出渐痛渐紧，一阵紧一阵，是正产，不必惊慌；还总结了"睡、忍痛、慢临盆"的六字要诀。这对帮助产妇正确认识分娩、消除恐惧心理和焦躁情绪以及顺利进行分娩具有重要意义。

2. 产褥　新产后 6 周内称为产褥期（puerperium）。由于分娩时的用力出汗和产创出血，耗气伤血，使"阴血骤虚，阳气易浮"，因此会有轻微的发热、自汗、恶风等症状。新产后胞宫复原过程中，会出现下腹轻微阵痛，至产后 6 周，胞宫才能恢复至孕前状态。新产后余血浊液自胞宫经阴道排出，称为恶露（lochia）。恶露应无臭味，先呈暗红色的血液，后则渐淡，量渐少，一般 2 周内淡红色血性恶露消失，3 周内黏液性的恶露应完全干净。

3. 哺乳　产妇产后 12 小时即有乳汁分泌。产后 1～2 天的乳汁呈浑浊淡黄色，约持续 7 天，称为初乳，含有丰富的蛋白质和抗体，易被婴儿吸收并增强抗病能力。哺乳还可反射性引起子宫收缩，利于子宫复旧。乳汁由产妇脏腑气血化生。《胎产心法》说："产妇冲任血旺，脾胃气壮则乳足。"脾胃生化之精微注于冲任，随冲脉与胃经之气上行，生化为乳汁，故哺乳期产妇必须营养充足，精神舒畅，才会乳汁充足。薛立斋说："血者，水谷之精气也，和调于五脏，洒陈于六腑……在妇人则上为乳汁，下为月水。"故哺乳期乳汁充足者，一般月经不来潮。但由于现代优裕的生活条件，营养供给充足，所以虽无月经来潮，亦可能会有排卵，故仍需注意避孕。另母乳喂养 6～12 个月时应适时断乳。

二、西医学对女性生殖系统生理的认识

西医学认为，女性生殖系统既有自己独特的功能，又与其他系统的功能相互联系、互相影响。

（一）月经的临床表现

月经是性功能成熟的一项标志。在内分泌周期性调节下，子宫内膜发生从增生到分泌的反应。如不发生受精和孕卵着床，内膜则衰萎而脱落伴有出血，如此周而复始发生的子宫内膜剥脱性出血，称为月经。

月经第一次来潮，称为初潮。初潮年龄为 11～18 岁，多数为 13～15 岁。月经初潮的迟早受遗传、营养、气候、环境等因素影响。两次月经第一日的间隔时间，称为月经周期。一般为 28～30 天，提前或延后 5 日左右仍属正常。周期的长短因人而异，但每位妇女的月经周期有自己的规律性。月经持续的天数称为月经期，一般为 3～7 日。月经量为 30～50ml，有人认为每月失血量多于 80ml 即为病理状态。

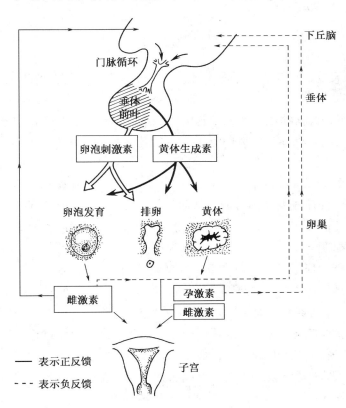

图 2－13　下丘脑－垂体－卵巢轴之间的相互关系示意图

月经除血液外，尚含有子宫内膜碎片、宫颈黏液及脱落的阴道上皮细胞等。月经血

呈暗红色，其主要特点是不凝固，但在正常情况下偶尔亦有些小凝块。通常，月经期无特殊不适，不影响妇女的日常生活和工作，但由于盆腔充血，可以引起腰骶部酸胀等不适。个别可有膀胱刺激症状（如尿频）、轻度神经系统不稳定症状（如头痛、失眠、精神忧郁、易于激动）、胃肠功能紊乱（如食欲不振、恶心、呕吐、便秘或腹泻）以及鼻黏膜出血、皮肤痤疮等，但一般并不严重，不影响妇女的正常工作和学习。

（二）月经周期的调节激素

女性生殖系统的生理特点之一就是周期性变化，月经则是这个周期性变化的重要标志。月经周期的建立不仅是青春期成熟的重要标志，同时也作为内生殖器已经发育成熟的指标。月经周期的调节主要通过下丘脑、垂体和卵巢的激素作用，称为下丘脑－垂体－卵巢轴。此轴又受中枢神经系统控制（图2－13）。与月经周期调节相关的主要激素如下：

1. 下丘脑性调节激素及其功能

（1）促性腺激素释放激素（gonadotropin releasing hormone，GnRH）　为下丘脑调节月经的主要激素。它主要使垂体合成和释放黄体生成素，还具有调节及促进释放卵泡刺激素的作用。

（2）催乳素抑制激素（prolactin inhibitory hormone，PIH）　下丘脑通过抑制作用调节垂体催乳素的分泌和释放。

2. 垂体性调节激素及其功能　垂体接受 GnRH 的刺激，合成并释放下列激素：

（1）卵泡刺激素（follicle stimulating hormone，FSH）　主要促进卵泡周围的间质分化成为卵泡膜细胞，又使卵泡的颗粒细胞增生及颗粒细胞内的芳香化酶系统活化。卵泡刺激素属糖蛋白激素，有刺激卵巢卵泡发育的功能，但须与少量黄体生成素协同作用，才能使卵泡成熟，并分泌雌激素。

（2）黄体生成素（luteinizing hormone，LH）　也是一种糖蛋白激素。其主要功能是与 FSH 协同作用，促使成熟卵泡排卵，从而促使黄体形成并分泌孕激素和雌激素。

（3）催乳素（prolactin，PRL）　是一种多肽激素，由腺垂体的催乳细胞分泌，具有促进乳汁合成的功能。

3. 卵巢的功能　卵巢具有排卵和分泌性激素的功能。

（1）卵巢的周期性变化　从青春期开始到绝经前，卵巢在形态和功能上发生周期性变化。新生儿出生时卵巢内有15万~50万个卵泡，但在妇女一生中仅400~500个卵泡发育成熟，其余的卵泡发育到一定程度即自行退化，这个退化过程称卵泡闭锁。

临近青春期，原始卵泡开始发育，形成生长卵泡。在许多生长卵泡中，每一个月经周期一般只有一个卵泡达到成熟程度，称成熟卵泡。随着卵泡发育成熟，其逐渐向卵巢表面移行并向外突出，当接近卵巢表面时，该处表面细胞变薄，最后破裂，出现排卵。排卵多发生在两次月经中间，一般在下次月经来潮之前14日左右，卵子可由两侧卵巢轮流排出，也可由一侧卵巢连续排出。

排卵后，卵泡壁塌陷，卵泡膜血管壁破裂，血液流入腔内形成黄体，继而卵泡的破口由纤维蛋白封闭，残留的颗粒细胞变大，在黄体生成素的作用下胞浆内积聚黄色的类脂质颗粒而成为黄体细胞。若卵子未受精，在排卵后 9～10 日黄体开始萎缩，血管减少，细胞呈脂肪变性，黄色消退，最后细胞被吸收，组织纤维化，外观色白，称为白体。

正常排卵周期黄体功能仅限于 14 日内，黄体衰退后月经来潮，卵巢中又有新的卵泡发育，开始新的周期。

（2）卵巢分泌的激素　卵巢在 LH 及 FSH 作用下分泌雌激素、孕激素及少量雄激素。

①雌激素（estrogen）：卵巢主要合成雌二醇（estradiol，E_2）及雌酮（estrone，E_1）。体内尚有雌三醇（estriol，E_3），系雌二醇和雌酮的降解产物。E_2 是妇女体内生物活性最强的雌激素。雌激素的主要生理功能有：促进卵泡及子宫发育，使子宫内膜增生，增强子宫对催产素的敏感性；增加输卵管上皮细胞的活动；促进阴道上皮的增生、角化，使细胞内糖原增加；促进乳腺管增生；并促进体内水钠潴留及骨中钙质沉着等。

②孕激素（progestin）：黄体酮是卵巢分泌的具有生物活性的主要孕激素。在排卵前，黄体酮主要来自肾上腺；排卵后，主要由卵巢内黄体分泌。孕二醇是黄体酮的主要降解产物，从尿中排出，因此测定尿中孕二醇的含量可了解黄体酮的产生情况。黄体酮的主要生理功能有：使子宫肌肉松弛，降低妊娠子宫对催产素的敏感性，有利于受精卵在子宫腔内生长发育；使增生期子宫内膜转化为分泌期内膜，抑制输卵管节律性收缩；促进阴道上皮细胞脱落；在已有雌激素影响的基础上，促进乳腺腺泡发育；孕激素通过中枢神经系统有升高体温作用，正常妇女在排卵后基础体温可升高 0.3℃～0.5℃，此特点可作为排卵的重要指标；此外，还能促进体内水与钠的排泄等。

③雄激素（androgen）：卵巢能分泌少量雄激素——睾酮。此外，卵巢合成雌激素的中间产物雄烯二酮，在外周组织中也能被转化为睾酮。近年来发现，雄激素不仅是合成雌激素的前体，也是维持女性正常生殖功能的重要激素。

月经周期的调节是一个复杂的过程。下丘脑的神经分泌细胞分泌 GnRH，通过下丘脑与垂体之间的门静脉系统进入垂体前叶，垂体在其作用下释放 FSH 与 LH，二者直接控制卵巢的周期性变化，产生孕激素和雌激素。卵巢所分泌的性激素可以逆向影响下丘脑和垂体前叶促性腺激素的分泌功能，这种作用称为反馈作用。其中，产生促进性作用的称为正反馈；产生抑制性作用的称为负反馈。雌激素既能产生正反馈，也能产生负反馈；孕激素通过对下丘脑的负反馈作用，影响垂体促性腺激素的分泌。雌、孕激素协同作用时，负反馈影响更显著。垂体的促性腺激素能在 GnRH 的调节下分泌，又可通过血液循环对下丘脑的 GnRH 产生负反馈作用。

（三）月经的周期性变化（图 2－14）

1. 调节激素的周期性变化

（1）卵泡刺激素的变化　在卵泡期的前半期维持较低水平，至排卵前 24 小时左右出现一低峰式分泌，持续 24 小时左右呈直线下降。在黄体期维持较低水平，月经来潮前达最低水平，月经来潮时开始略有上升。

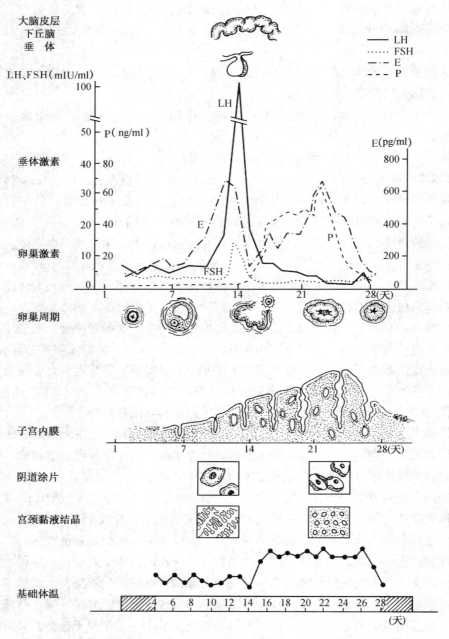

图 2-14　月经周期中激素、卵巢、子宫内膜、阴道涂片、宫颈黏液
及基础体温的周期性变化

（2）黄体生成素的变化　卵泡期的前半期处于较低水平，以后逐渐上升，在排卵前 24 小时左右出现一陡峰，较 FSH 更高，也于 24 小时左右骤降。在黄体期维持较 FSH 略高的水平，至黄体后期逐渐下降，至月经前达最低水平。

（3）雌激素的变化　在卵泡早期，雌激素分泌量很少，随卵泡的发育，分泌量逐渐增高，至排卵前达到高峰。峰式分泌波较 FSH 之分泌峰略早，以后降低。在黄体期分泌量又渐增加，于排卵后 7~8 天黄体成熟时达第二高峰，以后逐渐降低，在月经前急剧降至最低水平。

（4）孕激素的变化　在卵泡期，孕激素量极微；排卵后随黄体的发育分泌量显著增加，排卵后 7~8 天，黄体成熟时达高峰；以后逐渐下降，至黄体后半期急剧下降，月经前达最低水平。

2. 生殖器官的周期性变化

（1）子宫内膜的变化　卵巢激素的周期性变化，导致生殖器官发生相应的变化，其中以子宫内膜的变化最为明显。现将子宫内膜的连续性变化分期说明如下：

①增生期：月经周期的第 5~14 日。行经时子宫内膜功能层剥落，随月经血排出，仅留下子宫内膜的基底层。在雌激素影响下，内膜很快修复，逐渐生长变厚，细胞增生。子宫内膜的增生与修复在月经期即已开始。

②分泌期：排卵后，卵巢内形成黄体，分泌雌激素与孕激素，使子宫内膜在增生期的基础上，出现分泌期的变化。月经周期的第 15~24 日，即排卵后 1~10 日，子宫内膜继续增厚，腺体增大，腺体内的分泌上皮细胞分泌糖原，为孕卵着床做准备。至月经的第 25~28 日，为分泌期晚期，也是月经来临前期，子宫内膜厚达 10mm，呈海绵状，内膜腺体开口面向宫腔，有糖原等分泌物溢出，间质更疏松、水肿。

③月经期：月经周期的第 1~4 日。体内雌激素水平降低，已无孕激素存在。内膜螺旋小动脉开始节段性和阵发性收缩、痉挛，血管远端的管壁及所供应的组织缺血、缺氧，继而发生缺血性局灶性坏死，于是坏死的内膜剥落，表现为月经来潮。

（2）子宫颈的变化　子宫颈内膜腺细胞的分泌活动受雌、孕激素的影响，并有明显的周期性变化。月经过后，由于体内雌激素水平低，子宫颈黏液的分泌量也少。随激素水平不断增高，宫颈黏液分泌量也逐渐增多，并变稀薄透明，有利于精子通行。至排卵前黏液拉丝可长达 10cm 以上。取黏液涂于玻片，干燥后可见羊齿植物叶状结晶。这种结晶于月经周期的第 6~7 天即可出现，至排卵前最典型。排卵后，受孕激素影响，黏液分泌量减少，变浑浊黏稠，拉丝易断，不利于精子通过，涂片干后，可见成排的椭圆体。

（3）输卵管的变化　在雌、孕激素的影响下，输卵管黏膜也发生周期性变化，但不如子宫内膜明显。

（4）阴道黏膜的变化　在月经周期中，随体内雌、孕激素的变化，阴道黏膜也发生周期性改变，其中阴道上段黏膜改变更为明显。在卵泡期受雌激素影响，黏膜上皮增生，表层细胞角化，以排卵期最明显。细胞内有丰富的糖原，糖原被阴道杆菌分解为乳酸，使阴道保持酸性环境，可以抑制致病菌的繁殖。排卵后，受孕激素影响，阴道黏膜上皮大量脱落，脱落细胞多为中层细胞或角化前细胞。临床上常根据阴道脱落细胞的变化，间接了解卵巢的功能。

第三章 妇产科疾病的病因病机

人体各脏腑组织之间，以及人体与外在环境之间，既对立又统一，在不断地产生矛盾而又不断解决矛盾的过程中，维持着相对的动态平衡，从而保持人体的正常生理活动。当这种动态平衡由于某种原因遭到破坏而又不能自行调节恢复时，人体就会发生疾病。

破坏人体相对平衡状态而引起疾病的因素就是病因。致病因素多种多样，有气候异常的六淫，有互相传染的疫疠，有精神刺激的七情，有饮食劳倦的内伤，有跌仆闪挫的外伤，有体质因素的先天禀赋等。各种病因往往通过人体的证候体现出来，故有"辨证求因"、"审因论治"之说，朱丹溪著有《脉因证治》一书。病因、证候、舌象、脉象与治法是互相联系的，这是中医学长期积累下来的经验，是以整体观来洞察疾病情况的一种方法。

病因和病机是因与果的关系。在疾病过程中，原因与结果是相互作用的。病因固然可以引起病理变化，但在某一病理阶段中本来是结果的东西，而在另一阶段中反过来又可能成为原因。例如痰湿、瘀血等，既是脏腑气血功能失调所形成的病理产物，反过来又可成为某些病变的原因，可见此种因果关系，是足以互相影响的。

第一节 病 因

病因，是导致疾病的原因。病因有多种多样，如淫邪因素、情志所伤、饮食劳倦、房劳多产、跌仆外伤、体质因素和环境因素等，在一定条件下都能使人体发生疾病。凡能令人致病的因素，都属于邪气，《黄帝内经》将其归纳为阴邪与阳邪两大类。《素问·调经论》说："夫邪之生也，或生于阴，或生于阳。其生于阳者，得之风雨寒暑；其生于阴者，得之饮食居处，阴阳喜怒。"后世有分为内因、外因、不内外因的三因说。《金匮要略》云："千般疢难，不越三条：一者，经络受邪入脏腑，为内所因也；二者，四肢九窍，血脉相传，壅塞不通，为外皮肤所中也；三者，房室、金刃、虫兽所伤。以此详之，病由都尽。"宋代陈无择以此为依据，著有《三因极一病证方论》。总之，临床上没有无原因的证候，任何疾病都是在某种原因的影响和作用下，使病人机体出现一些特定的病态反应。因此，某种病因作为致病因素时，必然反映出某些特定的证候。医者通过分析这些证候以推求其病，这称为"辨证求因"。因为致病因素的性质、特点、作用或转归各不相同，如能深入而细致地掌握其特性和规律，便可以了解其原因。

但疾病的发生，除了病因之外，与人体的正气也有重要的关系。正气，是人体的正常生理活动，包括防御能力，亦即免疫力。邪气，乃致病的各种因素。疾病能否发生和发展，决定于正、邪之盛衰和双方抗争的情况。正气旺盛则防御力强，病邪不易入侵或不致发病，即或已入侵也不易深入或迅速扩散发展，且很快会被消除而恢复身体健康。正如《素问遗篇·刺法论》指出："正气存内，邪不可干。"若人体的正气相对虚弱，或在某一个时期相对虚弱，则病邪就容易乘虚而入。《素问·评热病论》说："邪之所凑，其气必虚。"病邪入侵以后，不一定成为虚证，只是说明机体一时抗病能力之不足而已。

导致妇产科疾病的常见致病因素，可概括为淫邪因素、情志因素、生活因素、病理产物、体质因素和环境因素等。

一、淫邪因素

风、寒、暑、湿、燥、火（热）等六淫之邪，皆能导致妇产科疾病。但由于经、带、胎、产诸疾以及杂病等有关生殖系统的病变，均以血为本，而寒、热、湿邪较易与血相搏结而致病，故妇产科疾病中，以寒、热、湿邪致病较为多见。

1. 寒邪　寒为阴邪，易伤阳气。寒为阴盛阳虚的表现，故有"阴胜则阳病"之说，阴气偏胜，则阳气受损。脏腑失于温煦，气化失常，便成为能量减退、热量降低的寒证。

寒性凝滞，主收引，易与血相搏结，使血脉运行不畅。《素问·举痛论》说："寒气入经而稽迟，泣而不行，客于脉外则血少，客于脉中则气不通。"

寒邪致病，有外寒与内寒之分。外寒是寒邪自外而入，伤于肌表，或由阴户侵于胞中。如妇女在经期、产后，血室正开，若气候寒冷，衣着不足，或冒雨涉水，一方面肌表受寒，一方面阴寒之邪由阴户上客，影响子宫冲任，因而发病。《妇人大全良方·月水不调方论》云："夫妇人月水不调者，由于劳伤气血致体虚，风冷之气乘也。若风冷之气客于胞内，伤于冲任之脉……冲任之脉皆起于胞内，为经络之海。"内寒是因脏腑阳气虚衰，寒从内生；或过食寒凉生冷之品，使阳气冰伏。《妇人规·血寒经迟》云："凡血寒者，经必后期而至，然血何以寒？亦惟阳气不足，则寒从内生，而生化失期，是即所谓寒也。"

寒则血结，故不论外寒、内寒，均可影响脏腑、气血、经络、子宫、胞脉的功能，致月经不调、闭经、痛经、带下增多、胎动不安、产后发热、癥瘕、不孕、阴冷等。《灵枢·水胀》说："石瘕生于胞中，寒气客于子门，子门闭塞，气不得通，恶血当泻不泻，衃以留止，日以益大，状如怀子，月事不以时下，皆生于女子。"这是内寒致病。寒能抑制阳气，故常形成"虚寒"之象，盖"精气夺则虚"也。内寒除出现上述妇产科特有疾病外，全身可伴有形寒怕冷、面色苍白、小腹冷痛、腰膝酸冷、四肢不温、舌淡苔白，脉象沉迟等症。妇产科病变，不论外寒或内寒，主要是影响到冲任二脉的功能。

2. 热邪　热为阳邪，其性炎上，易动血伤阴。火热使血脉沸腾，血流加快，甚或损伤血络，迫血妄行而出现血证。《素问·阴阳应象大论》说："阳盛则热。"阳盛可以耗阴，足以耗损津血，故妇产科血证，往往是热邪为害。

热邪也有外热、内热之分。《素问·调经论》说："阴虚生内热，阳盛生外热。"外热者，因感受火热之邪而出现发热、下血或带下如脓。如热入血室、产后发热或带下病之由于感染热毒者。内热，常由脏腑、阴阳、气血失调而致。如素体阳盛，或过食温燥、辛热、刺激之品，或七情过度，五志化火，或阴虚阳亢，虚热内生，血内蕴热，扰动冲任，可出现月经过多、崩中漏下、经行吐衄、经行发热、胎漏、胎动不安、子烦、恶露不绝等。

热邪致病，还可分为实热、虚热和热毒三种类型。实热者，邪热炽盛，而正气未虚，阴津未耗，因而邪正交争激烈。如产后发热之壮热口渴，烦躁不安；急性盆腔炎之高热腹痛；带下病之带下黄稠臭秽；阴疮、乳痈之焮热肿痛化脓；瘀热壅阻之痛经等均属之。实热者舌质深红或暗红，舌苔黄厚或黄干，脉数有力或洪数或弦数。虚热，是由于热邪伤阴，或"壮火食气"，以致气阴已虚，热邪稽留体内而不炽盛，邪正交争不剧。或素体阴虚，阳气偏亢，虚热内生。其证候往往不重，但迁延难愈。临床上可见产后感冒发热，阴虚内热之月经先期、经期延长或崩漏，经色鲜红而质稀，伴有烦躁不寐、口干、舌红少苔、脉虚数等。《妇人规·经不调》说："先期而至，虽曰有火，若虚而夹火，则所重在虚，当以养营安血为主。"热毒，乃邪热炽盛，蕴积于内，损伤血脉，化成脓毒，侵蚀脏腑，蔓延全身，重伤正气，属于危急重症。如产褥感染之高热神昏、全身斑疹、恶露臭秽、腹部膨胀、舌质红绛无苔或苔黄焦黑而干、脉洪大而数等。又如乳癌溃破，脓血滴沥，臭秽难闻；又或如子宫癌瘤，五色带下不止，恶臭不堪等，这多属热毒所致。

3. 湿邪　湿为阴邪，其性重浊黏腻。重，由于有形而沉重，湿与水同类。浊，由于黏腻滞碍而不畅。故湿邪容易阻遏气机，滞碍阳气，致升降失常，经络阻滞。湿与寒并，则成寒湿；湿郁日久而化热，则为湿热；聚液而经过煎熬，则为痰湿；湿邪浸淫日久，或兼感染热毒邪气，腐蚀肌体，或化为腐液、脓血，则成湿毒。《素问·六元正纪大论》说："湿胜则濡泄，甚则水闭胕肿。"泄泻和水肿多由水湿之邪所致。

湿邪也可分为外湿和内湿。如生活在湿度较大的环境或久居湿地，或冒雨涉水，或在水中浸泡过久，以致湿邪外侵，影响气机运化，尤其是在月经前后，容易出现肢体疲倦疼痛、头重纳呆，或低热难退，舌苔白腻，脉浮濡缓等，此属外湿。若湿毒之邪下注胞宫，浸淫冲任，以致生殖器官巉岩溃腐，排出臭秽脓液，这是湿毒。若素体脾胃虚弱，运化失职，以致水湿内留，停注下焦，影响任脉、带脉，症见带下增多，或经行泄泻、经行肿胀，或妊娠水肿、胎水肿满等，均属内湿。

湿邪停聚，往往责之于脾。《素问·至真要大论》指出："诸湿肿满，皆属于脾。"因脾主运化水湿，脾失健运，则水湿留聚，故曰"脾主湿"。形体肥胖者，脂膏壅积，脾虚气弱，聚液成痰，便成痰湿，症见月经不调、闭经、不孕等。

二、情志因素

七情，即喜、怒、忧、思、悲、恐、惊七种情志。情志是人体对外界刺激的反应，也是脏腑功能活动的外在表现。如属正常的精神活动，则不会致病。若突然、强烈或持久的情志刺激，则属于七情太过，能扰乱人体的正常生理活动，使脏腑气血功能紊乱，因而导致疾病的发生。

情志致病不同于六淫，六淫是从外而侵，而七情则在体内直接影响脏腑经络血气而发病，故称"内伤七情"。《素问·阴阳应象大论》说："人有五脏，化五气，以生喜怒悲忧恐。"心在志为喜，但过喜则伤心；肝在志为怒，大怒则伤肝；脾在志为思，过思则伤脾；肺在志为悲，过悲则伤肺；肾在志为恐，猝恐则伤肾。《灵枢·百病始生》篇说："喜怒不节则伤脏，脏伤则病。"情志异常之伤及脏腑，主要是影响脏腑之气机，使气机升降失常，气血紊乱。正如《素问·疏五过论》说："离绝菀结，忧恐喜怒，五脏空虚，血气离守。"脏腑气机失常的具体表现为：怒则气上，喜则气缓，悲则气消，恐则气下，惊则气乱，思则气结。这些情志变化除了干扰脏腑气血之外，若进一步影响冲任督带，则发生妇产科疾病。常见者如月经失调、闭经、痛经、崩漏、经行吐衄、经行头痛、经行乳胀、经行情志异常、不孕、胎动不安等。对于内伤七情致病，除药物调理外，更重要的是精神上的慰抚，即心理调治。《素问·宝命全形论》说："一曰治神，二曰知养身，三曰知毒药为真，四曰制砭石小大，五曰知腑脏血气之诊。"治神，即精神上的治疗，这对于七情所伤之病尤为重要，故放在首位，医者应对病人以言语开导，使其能从多方面配合，以增进疗效。因为"人之情莫不恶死而乐生"，所以对病人应该"告之以其败，语之以其善，导之以其所便，开之以其所苦，虽有无道之人，恶有不听者乎"（《灵枢·师传》）。《校注妇人良方·室女经闭成劳方论》中指出："积想在心，思虑过度，多致劳损……盖忧愁思虑则伤心，而血逆竭，神色先散，月水先闭。且心病不能养脾，故不嗜食，脾虚则金亏，故发嗽。肾水绝则木气不荣，而四肢干痿，故多怒，鬓发焦，筋骨痿，若五脏传遍则死。自能改易心志，用药扶持，庶可保生。"明确指出七情所致之妇科病，精神心理调治，比之药物治疗，更为重要。

情志因素之中，以怒、思、恐对妇产科病证的发生影响较大。

1. 怒　肝在志为怒，肝藏血，主疏泄。抑郁愤怒，则肝气郁结，疏泄失常，导致气滞或气逆，可致月经后期、闭经、崩漏、痛经、经行吐衄、妊娠恶阻、胎动不安、不孕、癥瘕等。《万氏妇科·一月而经再行》说："如性急多怒者，责其伤肝以动冲任之脉。"

2. 思　脾在志为思，脾为后天之本，气血生化之源，主运化、统血。忧思不解，则气结，《素问·阴阳应象大论》曰："二阳之病发心脾，有不得隐曲，女子不月。"脾失健运，血失统摄，可致月经不调、崩漏、闭经、胎动不安、妊娠肿胀、产后恶露不绝、缺乳等。《妇科玉尺·崩漏》云："思虑伤脾，不能摄血，致令妄行。"

3. 恐　肾在志为恐，肾为先天之本，主藏精，主水，为封藏之本。惊恐伤肾，则气下。封藏失职，冲任不固，可导致经、带、胎、产以及妇科杂病，如月经不调、闭经、崩漏、胎动不安、滑胎、不孕等。《素问·痿论》说："悲哀太甚，则胞络绝，胞络绝，则阳气内动，发为心下崩。"

情志因素既可直接致病，也可作为发病的条件，或在疾病过程中使病情加重。中医学的七情学说体现了"形神合一"的整体观，阐明了心身之间的辩证关系。

现代心理学研究表明，适度的心理刺激是成长、发育，尤其是心理健康的必要条件。但如果心理刺激的强度过大，或持续累计作用，或同时受到多个心理刺激，就会引起心理平衡失控，发生精神、心理疾病。心理因素也可通过神经系统，影响下丘脑－垂体－肾上腺或甲状腺、性腺的内分泌功能，发生各种内分泌紊乱，出现心身疾病，如妇科领域的月经失调、闭经、经前紧张综合征、妊娠高血压疾病、性功能障碍、不孕症、围绝经期综合征等。

随着社会的高速发展，人际交往与社会需要日益重要和复杂。信息的膨胀对人们的接受能力、适应能力与心理承受能力构成重大的挑战，工作与生活的压力倍增，容易引起心理障碍或心身疾病，从而促使原有的生物医学模式转变为社会－心理－生物医学模式。心理健康、行为模式与社会支持对疾病的发生、发展和治疗、转归有不可忽略的影响。深入研究中医学的七情学说，对于防治心理障碍和心身疾病，具有重要的意义。

三、生活因素

在饮食、起居、房事等生活细节上失于调摄，不知慎戒，影响脏腑、气血、冲任、子宫的正常功能，就可导致各种妇产科疾病。

1. **饮食不节**　饮食是摄取营养、维持身体功能活动的必要条件。若饮食失宜，则可影响脏腑、气血，是导致疾病发生的重要原因之一。饮食致病，主要有三方面：即饥饱失常、饮食偏嗜和饮食不洁。《素问·痹论》说："饮食自倍，肠胃乃伤。"《素问·生气通天论》说："膏粱厚味，足生大疔。"《灵枢·五色》云："女子在于面王，为膀胱子处之病，故为痛，抟为聚，方圆左右，各如其色形，其随而下，至胝为淫，有润如膏状，为暴食不洁。"这都是说明饮食不节可导致各种疾病，其中包括妇科疾病。

饮食过多过饱，膏粱厚味，足以损伤脾胃，引起胃肠病变；但饮食不足，甚或厌食、偏食，则营养不均衡，气血生化之源匮乏，冲任虚损，肾精失于补充、滋养，容易发生月经病及妊娠病，如月经后期、月经过少、闭经、不孕、胎萎不长等。同时，由于身体羸弱，卫外之气不足，易感外邪。

若饮食偏嗜，过寒过热，容易引起脏腑失调，阴阳的偏盛偏虚。如过食寒凉生冷，则易伤脾阳，导致寒湿内生，可使血凝气聚，出现带下病、崩漏、宫寒不孕、月经后期、闭经、痛经、经前泄泻等；若过食辛热助阳之品，或饮酒无度，致血内蕴热，热扰胞宫，损伤冲任，可致月经过多、月经先期、崩中漏下、经期吐衄、胎漏、胎动不安、子烦、恶露不绝等。

饮食不洁，不仅可导致胃肠疾病，且可感染诸虫，致血虚经闭、带下病等。

2. **劳逸失常**　生命在于运动。适当的活动、劳作和休息，有助于气血流畅，增强体质，减少疾病。但若过劳或过逸，亦往往成为发病的诱因。

过度劳累，则耗气伤津，足以影响脏腑气血的功能。尤其在月经期、妊娠期和产褥期，更应注意劳逸结合，特别要避免过度用力或过于疲劳，《素问·举痛论》说："劳则气耗。"气以摄血，气以载胎。经期、孕期、产后的妇女气血相对不足，若用力负重或过度劳累，则容易耗气动血，损伤脾肾。如发生月经过多、经期延长、崩漏、胎漏、胎动不安，甚或导致堕胎、小产，或阴挺下脱等。产后多虚，由于分娩时耗损气血，必须有一段时间休养生息，使气血得以恢复，方可操劳。若过早劳动或负重用力过度，则更耗损中气，易致恶露不绝、阴挺下脱等。

过度安逸，则血脉运行不畅，气机滞涩。尤其在妊娠中、晚期过于安逸而不做适当的活动，可导致气血不流畅。《素问·宣明五气论》说："久卧伤气，久坐伤肉。"故长期卧床者，站立时往往感到头晕。久坐而不活动，则肌肉痿软，躯体乏力，或下肢软弱麻痹。妊娠期间，一般不宜负重用力，但亦不宜长期卧床休息而完全不活动。《妇人规·产要》指出："凡富贵之家，过于安逸者，每多气血壅滞，常致胎元不能转动，此于未产之先，亦须常为运动，庶使气血流畅，胎易转动，则产亦易矣，是所当预为留意者。"孕妇缺乏适当的活动，可影响分娩，甚至发生难产。

总之，应根据妇女各个时期的生理特点，妥善安排生活和工作，注意劳逸结合，以保障妇女的身体健康。

3. 房劳多产　房事过度，孕产频多，均可耗伤肾气，损伤冲任、子宫，导致妇产科疾病。《褚氏遗书》指出："合男子多则沥枯虚人，产乳众则血枯杀人。"

女子早婚，过早、过频房事，或在经期、孕期、产后不知慎戒，房劳所伤，耗损肾气、肾精，直接损伤冲任，可导致月经病、妊娠病、产后病和杂病。古人强调"节欲以防病"，不论男女，均应注意。《陈素庵妇科补解·经行入房论》云："经正行而男女交合，败血不出，精射胞门，精与血搏，入于任脉，留于胞中，轻则血沥不止，阴络伤则血内溢，重则瘀血积聚，少腹硬其作痛。"由于经期、产后血室未闭，房事所伤，除了损伤肾气，邪气亦容易乘虚而入，直中胞宫，而孕期伤触胎气，则可致胎漏、胎动不安，甚或堕胎、小产。《妇人规·妊娠寡欲》云："妊娠之妇，大宜寡欲，其在妇人多所不知，其在男子而亦多有不知者，近乎愚矣。凡胎元之强弱，产育之难易，及产后崩淋经脉之病，无不悉由于此。其为故也，盖以胎神巩固之日，极宜保护宫城，使不知慎，而多动欲火，盗泄阴精，则藩篱由不固而伤，血气由不聚而乱，子女由元亏而夭，而阴分之病，亦无不由此而百生矣。"《妇人规·小产》中又说："凡受胎之后，极宜节欲，以防泛溢。"妊娠晚期不节房事，则容易发生早产。

妇女孕产过频、过多（包括堕胎、小产或人工流产），亦容易耗损气血，损伤冲任，往往成为经、带、胎、产诸病的因素。《经效产宝》云："若产育过多，复自乳子，血气已伤，若产后血气未复，胃气已伤，诸证蜂起。"可见我国古代医家已认识到生育过多的危害。我国目前人口过多，政府大力提倡晚婚，实行计划生育，以控制人口的过快增长；鼓励育龄夫妇适龄生育，少生优生，采用节育避孕措施，减少孕产次数，可减少妊娠病、产后病的发生，也可以避免频频耗损血气，这对于保障妇女生殖健康，具有积极的意义。

4. 跌仆创伤　妇女在月经期和妊娠期，生活起居要安静稳妥，避免跌仆闪挫、登高涉险、负重用力，否则可致气血失调，冲任受损，以致月经过多、崩中漏下、胎动不安，甚至堕胎小产。此外，反复多次的手术，或术中创伤、感染，亦可直接损伤子宫、胞脉、胞络，或引起瘀血内留。如多次人工流产或刮宫不当，甚或穿破子宫，发生变证。

四、体质因素

由于先天禀赋的差异和后天条件的影响，人可以形成不同的体质。体质往往成为一种致病因素的基础，如偏于阴虚者，偏于阳虚者，偏于气虚者，偏于血虚者，偏于肾虚者，偏于脾虚者；偏于热，偏于寒；或情志抑郁；或形体肥胖，或身体消瘦。这些体质因素，可导致对某种病因的易感性。如清代吴德汉在《医理辑要·锦囊觉后篇》指出："要知易风为病者，表气素虚；易寒为病者，阳气素弱；易热为病者，阴气素衰；易伤食者，脾胃必亏；易劳伤者，中气必损。须知发病之日，即正气不足之时。"可见体质与发病类型有密切的关系。

妇科经、带、胎、产、杂病的发病及其证候，往往与体质因素有关。如素体肝郁气滞者，常致月经先后无定期、经行乳胀、痛经、产后缺乳等；素体脾气虚弱者，常致月经先期、月经过多、崩漏、经行泄泻、经行浮肿、妊娠水肿等。素体肾虚者，常致闭经、崩漏、绝经前后诸证、胎漏、胎动不安、不孕等。

五、瘀血与痰饮因素

瘀血和痰饮均属于病理产物。但在一定的条件下，这些病理产物又可以反果为因，引起新的病证，或使原有的疾病加重，是一类特殊的致病因素。

1. 瘀血　瘀，积血也。凡血液运行不畅，凝滞于脉道之中，或体内留有离经之血未能吸收消散者，均可形成瘀血。瘀血形成以后，反过来更阻碍血脉之运行，导致脏腑功能失调，引起疾病。

导致瘀血的成因有多种，血寒、血热、气虚、气滞、创伤等均可致瘀。寒凝血脉，运行不畅，可导致寒瘀证。《灵枢·痈疽》说："寒气客于经络之中则血泣，血泣则不通。"《素问·调经论》亦指出："血气者喜温而恶寒，寒则泣不能流，温则消而去之。"提出温经逐瘀之治法。热灼津伤，使血液浓、黏、凝、聚，可以形成瘀热证。《医林改错·积块》云"血受热则煎熬成块"，主张用血府逐瘀汤为治。而《伤寒杂病论》亦有"瘀热在里"之证。此外，热伤血络，迫血妄行，离经之血亦可成瘀。气与血相互作用，"气为血帅"、"血为气母"。气机健运，则血行顺畅；气虚则运血无力，血液凝滞于脉管之内，亦可致瘀。《医林改错》的补阳还五汤是一首治气虚血瘀之方。气滞则血亦滞，运行滞碍，血瘀乃成。《沈氏尊生书》说："气运乎血，血本随气以周流，气凝则血亦凝矣。"金刃、跌仆创伤，可直接损伤血络，使瘀血内留；亦可致气血逆乱，运行不畅而成瘀。《灵枢·百病始生》云："阳络伤则血外溢……阴络伤则血内溢。"血内溢即可成离经之血，足以致瘀。《灵枢·贼风》说："若有所堕坠，恶血在内而不去。"

这是外伤致瘀。情志郁结可影响气机，气滞、气逆而致瘀。《灵枢·百病始生》说："若内伤于忧怒，则气上逆，气上逆则六输不通，温气不行，凝血蕴里而不散，津液涩渗，著而不去，而积皆成矣。"这是精神因素所致的积血。

女子以血为用，在经期、产后，因于感染淫邪，或受情志、生活所伤，或因体质之阴阳偏胜，寒热内生，或因创伤子宫、胞脉、胞络，均可形成瘀血。瘀血积滞于脏腑、经络，或留滞于胞中，影响冲任、子宫的正常功能，则可导致妇产科病证。常见者如月经失调、崩漏、闭经、痛经、经行吐衄、经行头痛、经行乳胀、经行情志异常、妊娠腹痛、堕胎、小产、不孕、癥瘕等。

2. 痰饮　痰饮是肺、脾、肾等脏腑气化功能失常，津液失于正常敷布，以致水湿内留，蕴久而成。痰饮重浊黏腻，易于流注经隧，影响脏腑、经络的正常功能；或下注冲任，阻滞胞脉、胞络；亦可与瘀血互结，痰瘀为患。

在妇产科领域，痰饮的成因主要是脾肾虚弱，水湿不化，聚而成痰。素体脾虚，运化失司，或嗜食甘肥厚味，脾胃乃伤，则水谷与水湿失于运化，形体虚胖，脂膏壅滞，气机不畅，水湿停留日久，聚液成痰。若禀赋不足，肾气虚弱，则气化无力，水湿失于敷布，聚而成痰。痰饮流注于冲任、胞脉、胞络，使冲任不能相资，胞宫失于藏泻，可导致月经后期、闭经、带下病、不孕等。

除了传统的中医病因学所论述的上述病因外，在科技高速发展的现代社会，人们还面临环境改变所带来的影响。现代工业、农业和矿业所产生的废气、废液、辐射对空气、水质、土壤的污染，高强度的噪音、视频等刺激对人体的干扰，放射性物质对生物的损害，动植物食品中有害物质的残留如激素、杀虫剂、重金属等，均可影响人体的脏腑、气血。在妊娠期，还可影响胎元，导致先天发育异常。《素问·奇病论》云："病名为胎病。此得之在母腹中时，其母有所大惊，气上而不下，精气并居，故令子发为颠疾也。"

各种致病因素，或从外而侵，或自内而生。研究病因主要通过审察病人之体质禀赋、生活环境、个性嗜好及形体、气色等表现，从而分析疾病发生的原因。而疾病的发生，还取决于身体的防御功能和适应能力，视邪正双方强弱的对比和交争的结果，这就需要进一步研究病机。

第二节　病　机

病机，是疾病发生、发展与变化的机理。致病因素作用于人体，在一定的条件下，导致脏腑、气血、经络功能失常，则发生疾病。在此过程中，致病因素的性质与强弱是发病的条件，正气的强弱、体质的盛衰是内在的因素。了解各种病因作用于人体的途径与机转，掌握疾病发生、发展与变化过程的机理，才能有效地预防与治疗疾病。

妇科疾病就其病机而言，主要是脏腑功能失常，气血失调，间接或直接损伤冲任、子宫、胞脉、胞络。这是妇科的病机特点。正如《医学源流论》说："凡治妇人，必先明冲任之脉……冲任脉皆起于胞中，上循背里，为经脉之海，此皆血之所从生，而胎之所由系，明于冲任之故，则本源洞悉，而候所生之病，则千条万绪，以可知其所从起。"

一、脏腑功能失常

脏腑功能失常，主要是脏腑阴阳二气的偏盛偏虚以及气机的升降出入失节。脏腑均有阴阳，在正常情况下，彼此相对平衡和调，共同存在于统一体之中。《灵枢·行针》篇说："阴阳和调，则血气淖泽滑利。"《素问·生气通天论》说："阴平阳秘，精神乃治，阴阳离决，精气乃绝。"气机的升降出入，无器不有，并不断地共同协作以支持和调节整体的功能。《素问·六微旨大论》说："出入废则神机化灭，升降息则气立孤危。故非出入则无以生长壮老已，非升降则无以生长化收藏。是以升降出入，无器不有。"故脏腑功能失常，主要是指阴阳升降出入的失调，兹根据妇产科之常见者，分述如下：

1. **肾的病机** 肾有肾阴和肾阳。《类经附翼·求正录·三焦包络命门辨》指出："是命门总主乎两肾，而两肾皆属于命门。故命门者，为水火之府，为阴阳之宅，为精气之海，为死生之窦。若命门亏损，则五脏六腑皆失所恃，而阴阳病变无所不至。"肾阴与肾阳互相依存，互相支持，以维持相对的动态平衡，借以保持机体的正常活动。若因先天肾气不足，或后天的斫丧太过，如早婚、多产、不节房事等，耗损肾气，则可致肾虚而影响冲任之功能。冲任之本在肾，两者关系密切。肾虚之中，又可分为肾气虚、肾阴虚、肾阳虚或肾阴阳两虚。

（1）**肾气虚** 肾气，乃肾精所生化之气，概指肾之功能活动，包括人体的生长、发育及性机能的活动。肾气的盛衰直接与天癸之至与竭有关，而天癸又与月经和生殖能力相联系。肾为冲任之本，"胞络者系于肾"。肾气虚往往导致冲任不固，因而可发生一系列的妇产科疾病，如崩漏、带下淋沥、胎漏、胎动不安、堕胎、小产、不孕等。

（2）**肾阴虚** 肾阴，指肾所藏之精血，是肾的物质基础。肾阴不足，则冲任失养，临床上可出现月经后期、月经过少、月经稀发、闭经、绝经前后诸证、阴中干涩、妊娠心烦、胎萎不长、不孕等。如阴虚生内热，以致虚火妄动，则可见月经先期、崩漏、经行吐衄、经行发热等。

（3）**肾阳虚** 肾阳，亦称命门之火。肾阳虚衰，即命门火虚，胞宫失于温煦，临床上可见下腹或阴中寒冷、性欲下降、宫寒不孕、胎萎不长或堕胎小产等。阳虚气微，封藏失职，以致冲任不固，因而出现崩漏、月经过多、经行泄泻、带下清稀、妊娠水肿等。

由于阳虚可以及阴，阴虚亦可以及阳，故病程日久，往往可出现阴阳两虚，则上述肾阴虚与肾阳虚的见症，便夹杂出现。但肾阴阳两虚之中，临床上亦可见偏重于肾阴虚或偏重于肾阳虚者，应该详加分析，仔细辨别。治法上于阴阳双补之中也应有所侧重，以达到滋阴不忘阳，补阳不忘阴，俾阴阳互生、阴阳相长，以恢复生理上阴阳的相对平衡。

2. **肝的病机** 肝为将军之官，其性刚强，须得疏泄条达，以柔和为顺。内伤七情之中，抑郁愤怒，能使肝气郁结而伤肝，致藏血及疏泄功能失常。肝郁则气滞，郁久化火而致肝火亢盛，可导致月经先后无定期、月经过多、经期延长、痛经、经行头痛、经行吐衄等。另一方面，肝为藏血之脏，体阴而用阳，如肝阴肝血不足，易致阴虚阳亢，则妇产科诸证，亦可出现。

（1）肝郁气滞 由于情怀不畅，则肝气郁而不条达，气滞则血行不畅，脉络受阻，或蓄溢失常，可致月经先后无定期、闭经、痛经、经行乳胀、经行情志异常、不孕、妊娠腹痛、缺乳等。

（2）肝经郁火 肝郁则气盛，气盛则化火。火性炎上，肝火旺盛，则肝气容易上逆，或迫血妄行，或迫乳汁外溢，可致月经先期、月经过多、经期延长、崩漏、经行头痛、经行吐衄，或产后乳汁自出等。若肝郁乘脾，失于运化，脾湿内生，肝火夹脾湿下注冲任，称为肝经湿热下注，可出现带下病、阴痒等。

（3）肝阴不足 肝藏血，血属阴；但肝以气机条达为顺，气属阳，故称"体阴而用阳"。肝血充足，才能柔润其体，并充养冲任、血室，以发挥其生理功能。若肝阴不足，既不能自养，阴阳亦失于平衡，阴虚则阳亢，形成肝阳上亢之象，可致经行眩晕、绝经期前后诸证、妊娠眩晕等。如进一步发展至肝风内动，可致妊娠痫证，或产后痉证，其病机主要是肝阴不足，阴虚血少是本质，是致病的根本；阳亢火盛引致肝风内动是现象，是病之标。

3. 脾的病机 脾为中土，主运化水谷之精微，为后天之本，气血生化之源。若脾胃健旺，营养均衡，气血充沛，则精力旺盛，抗病力强，故有"脾旺不受邪"之说。另一方面，脾主运化水湿，与肺、肾同司水液代谢。脾居中州，位在肺、肾之间，有承上启下之作用，成为水液代谢的枢纽。脾主中气，具有统血摄血的功能。若素体脾虚，或饮食不节，或劳倦、思虑过度，损伤脾气，以致脾失健运，或统摄无权，可出现妇产科诸证。

（1）脾失健运 脾虚不能正常运化水谷之精微，则气血生化之源不足，以致气血虚少，血海不盈，不能按期满溢，可致月经后期、月经过少、闭经、胎萎不长、缺乳等，脾阳不振，不能运化水湿，以致水湿内停，泛溢于肌体，可致经行泄泻、经行浮肿、带下病、妊娠水肿等。这些水湿内留之证，主要责之于脾，故曰"脾主湿"。

若水湿壅阻，聚液成痰，痰湿阻滞于冲任，以致胞脉、胞络闭阻，痰湿凝聚胞中，可致月经后期、闭经、不孕等。若痰瘀互结，积聚胞中，可致癥瘕痞块，因而亦影响月经与妊娠。

（2）脾失统摄 中气虚弱，统摄无权，冲任不固，血无所归，可致月经先期、月经过多、月经延长、崩漏等。若脾气虚而下陷，可见崩中下血、带下不止、阴挺下脱等。

4. 心的病机 心主血脉，主藏神；《素问·评热病论》说："月事不来者，胞脉闭也。胞脉者属心而络于胞中，今气上迫肺，心气不得下通，故月事不来也。"根据中医理论，大脑的部分功能属心所主，故称心藏神。《医林改错·脑髓说》则指出"灵机在脑"。妇女月经之生理，与中枢神经系统以及下丘脑、垂体之神经内分泌调节作用有关，这与《内经》所言之"心气下通"的含义相近。忧愁思虑足以损伤心脾，心血不足，亦可影响血海不能按时满盈，故可出现闭经等证。心主火，肾主水，水火相济，则阴阳和调。若心火偏亢，不能下交于肾；或肾水不足，不能上济于心，水火不济，心肾不交，可导致闭经、子烦、绝经前后诸证等。

5. 肺的病机　肺主气，主宣降，朝百脉而输精微，通调水道。若肺阴不足，阴虚内热，虚火灼伤肺络，可导致经行吐衄；或肺气虚弱，失于和降，则气血升降失常，可导致子嗽或妊娠及产后小便异常等。

二、气血失调

气血失调是妇产科疾病的重要病机之一。因为月经、妊娠、分娩、哺乳都是以血为用，在其生理过程中，均易损伤阴血，故妇女常感阴血不足，相对地则气分便觉有余。所谓有余，并非过多，只不过与血分相对而言。《灵枢·五音五味》篇说："妇人之生，有余于气，不足于血，以其数脱血也。"血和气是相互资生及相互依存的。气为血帅，血为气母。气病可以及血，血病可以及气，彼此有极其密切的关系。气血必须和调，以维持人体的正常生理功能。《校注妇人良方·引产宝方序论》说："气血者，人之神也。然妇人以血为基本，苟能谨于调护，则血气宜行，其神自清，月水如期，血凝成孕。"从气血的病变来说，倘气病及血，则病在气分为主；若血病及气，则病在血分为主，其间有主次之分，故妇产科病的病位有"在气"、"在血"之分。病在血分者，有血虚、血瘀、血热、血寒之不同；病在气分者，有气虚、气陷、气郁、气逆之别。兹分述如下：

1. 血虚　导致血虚之因素很多。如禀赋不足、体质虚弱，或久病重病，伤及心、脾、肝、肾，精血亏损，生化之源不足；或因藏摄失宜，反复或大量出血，以致阴血耗损。血虚，则血海不充，冲任失养，足以引发多种妇产科疾病，如月经后期、月经过少、闭经、经后腹痛、经行眩晕、经行感冒、妊娠腹痛、胎萎不长、产后血晕、产后腹痛、缺乳等。

2. 血瘀　妇女血瘀的成因，往往由于经期、产后失于调摄，以致血脉壅滞，或与邪气相结，因而成瘀，留于胞中。其诱因可由内伤七情，气机抑郁，血行滞碍；或感受寒冷之邪，凝涩血脉而成瘀；或热邪煎迫，使血液浓稠黏聚而成瘀；或因跌仆创伤，络脉损伤血外溢而成瘀。举凡血液浓、黏、凝、聚，运行不畅，均属于瘀的范畴。血的运行，以在脉管内有规律地流畅运行为顺，否则为逆。正如《三国志·华佗传》指出："血脉流通，病不得生。"若瘀阻血行，血脉失于流畅，必发生各种疾病。血瘀可由多种因素造成，但往往与气滞有关。因气为血帅，气行则血行，气滞则血亦滞。《素问·调经论》说："血气不和，百病乃变化而生。"血瘀可导致痛经、闭经、崩漏、异位妊娠、产后腹痛、恶露不绝、不孕、癥瘕等。

3. 血热　素体阳盛，或感染邪热，或肝火炽盛，或过食辛温燥热之品，以致血内蕴热。火热之性炎上，损伤血络，迫血妄行，可导致月经先期、月经过多、崩漏、经行吐衄、经行头痛，或胎漏、胎动不安，或产后发热等。

热为阳邪，易伤津血；而经、孕、产、乳，均耗损阴血。妇女往往阴血偏虚，阴虚则生内热，可导致月经先期、月经过少、经期延长、崩漏、胎漏、子痫、产后发热等。

4. 血寒　素体阳虚，或过食寒凉生冷，寒从内生，以致阳气不运，影响生理功能。或在经、产之际，外寒入侵，客于胞中，血为寒凝，经脉受阻，影响胞宫、胞脉、胞络、冲、任之功能。血寒所致之病，常见者如月经后期、闭经、痛经、胎萎不长、产后腹痛、宫寒不孕等。

5. 气虚　气，指脏腑及整体之机能。气虚，概指脏腑或整体之功能虚弱。在妇产科来说，常见者有脾气虚、肾气虚。导致气虚之原因，有禀赋不足、素体羸弱，或因久病、重病、过劳等，均可耗气而致虚。气是支持精神体力的一种物质力量，故气虚者往往精神不振、体力不足、防御力差。气有统摄血脉、固摄冲任及卫外为固之功能，故妇产科之病气虚者，每见月经先期、月经过多、崩漏、经行感冒、胎漏、胎动不安、堕胎小产、产后自汗、乳汁自出等。若气虚而致下陷，可见崩淋不止、子宫脱垂等。

6. 气郁　气以条达流畅为顺。血脉周流不息，去故纳新，以维持生理常态。气郁气滞，则气机运行不畅，这既与肝、脾的关系较大，更与精神因素有关。如肝气郁结，则精神郁闷、烦躁易怒，两者往往互为因果。气机郁滞，血行不畅，则冲任失调，可致月经先后无定期、痛经、经行乳胀、经行神志异常、闭经、不孕等。郁久化火，可见经行头痛、经行吐衄等。这与血热证有其相似之处。

7. 气逆　暴怒伤肝，气郁不达，可横逆而上，扰及肺胃，导致经行吐衄、妊娠恶阻、子悬、子烦等。

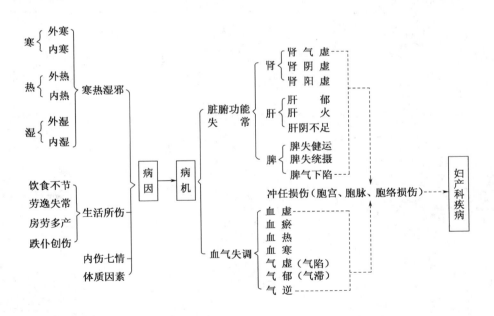

图 3 - 1　妇产科病因病机示意图

三、冲任、胞宫、胞脉、胞络损伤

冲为血海，任主胞胎，冲任二脉与经、孕均有极其密切的关系。经、孕乃妇女主要的特殊生理现象，也是生殖系统的重要功能。故冲任二脉损伤，是妇产科疾病的主要病机。徐灵胎《医学源流论》说："冲任二脉皆起于胞中，上循背里，为经络之海，此皆血之所从生，而胎之所由系。明于冲任之故，则本源洞悉，而后所生之病，千条万绪，可以知其所起。"

上述的病因病机，不论感受寒、热、湿邪或内伤七情、生活所伤，瘀血、痰饮为患，或体质禀赋等原因，引起脏腑功能失常、气血失调，均可直接或间接地损伤冲任，使胞宫、胞脉、胞络发生病理变化，导致妇产科疾病（图3-1）。

第四章　妇产科疾病的诊断与辨证

妇产科疾病有独特的中医诊断方法和辨证思路，是中医学理论体系中的重要组成部分，是在中医诊断学的基础上，全面采集病史，结合妇产科疾病特点，综合分析临床表现所得出的正确结论。这是临床诊治疾病的基础，也是治愈疾病的关键。因此，必须高度重视。

中医诊断学是在中医基础理论指导下，研究如何诊察病情、辨别病证的基本理论、基本知识和基本技能的一门学科，包括四诊、辨证与辨病。中医辨证方法较多，但应用于妇产科方面的主要有脏腑辨证、气血辨证。而中医辨证又与西医辨病不尽相同，临床应掌握各自特点，灵活结合加以运用。

第一节　四　诊

四诊是中医了解疾病发生发展的主要手段，包括望诊、闻诊、问诊、切诊，是临床收集资料的重要方法。由于妇产科疾病有其独立性和特殊性，病人的外在表现反映了这个特点，因此可通过四诊从不同侧面收集临床资料，四诊合参，全面了解病人的临床征象，为辨证施护打下良好的基础。必要时可借助于妇产科的某些特殊检查来协助诊断。

一、问诊

问诊是医护人员通过对病人或陪诊者进行有目的的询问以了解病情的方法。《景岳全书·传忠录》有"十问篇"，问诊被认为是"诊治之要领，临证之首务"，在四诊中占有重要的地位。问诊内容极为丰富，妇产科疾病的问诊重点包括问一般情况、问主诉、问现病史、问月经史、问带下史、问婚育史、问既往史、问个人史、问家族史。问诊时应围绕主诉和现病史进行仔细询问，要有步骤、有目的、有侧重点地进行询问，注意询问的技巧和方法，避免诱导性的语言。因为妇产科疾病多涉及生殖系统问题，因此应考虑到这种特殊的生理和心理状态，注意保护隐私和语言技巧，以取得病人的信任，使其能够反映真实的病情以获得真实的临床资料。

1. 问一般情况　包括询问病人的姓名、年龄、婚姻状况、民族、职业、居住地、发病节气等，这些均与疾病的发生密切相关。以年龄和居住地与疾病的关系为例：青春期和生育期女性多发生月经病，育龄期女性多发生与妊娠有关的疾病，围绝经期女性多发生经断前后诸证和肿瘤。久居潮湿之地容易发生痛经、带下病；职业女性因运动量少多发生月经失调。

2. 问主诉　主诉是指病人就诊时最感痛苦的症状、体征及其持续时间，往往是当前的主要矛盾，一般也只有一两个症状，即主症。通过询问主诉可初步了解疾病的范围和类型，病情的轻重缓急。因此应仔细询问和了解发生时间，并详细记录。语言应准确、精练、客观，不要使用病名作为主诉症状的描述，如"白带异常 2 周"，不能写为"阴道炎 2 周"。

3. 问现病史　现病史是指病人从发病到此次就诊时疾病发生、发展和诊治的过程，包括发病情况、病变过程、诊治经过、现在症状。现病史的询问对于进一步掌握病人的临床资料至关重要，因此询问要具体、准确，要详细描述主要症状的特点。如停经 40 天，要询问停经发生的时间、停经以后有哪些不良反应、做过哪些检查、检查结果如何、进行过哪些治疗、使用药物的名称和剂量等。

4. 问既往史　既往史主要指病人过去的健康状况和患病情况。询问时应围绕主诉和现病史，有针对性地询问与本病关系密切的既往病史、治疗和痊愈情况，仔细分析判断与本病是否存在因果关系，以便协助明确诊断和制订正确的治疗方案。如月经量过少、闭经的病人，要询问有无多次人工流产史、甲状腺疾病、乳房溢乳等；月经过多、崩漏的病人要询问有无血液系统疾病史；继发性痛经者应询问有无人工流产、剖宫产等手术史；继发不孕者需了解有无流产史、盆腔炎病史等。

5. 问月经史　包括询问末次月经时间、经期、经量、经色、经血质地和气味，还应询问月经初潮年龄、既往月经周期、月经经期、月经量，以及伴随月经前后所出现的症状，如有无经前乳房胀痛、经前腹胀、经前口糜、经期头痛、经后阴痒等。已绝经的妇女还应询问绝经年龄以及绝经后有无阴道出血等症状。

6. 问带下史　带下是女性阴道正常的分泌物，有生理性和病理性之分，生理性起到津津常润的作用，病理性则会表现为白带量、色、质、气味的变化，还可造成外阴瘙痒及伴随下腹或腰骶部疼痛感。因此应详细询问带下量之多少，颜色之青、赤、黄、白、黑，质地清稀或黏稠，气味以及是否伴随阴痒等症状。尤其注意生理性带下与病理性带下的区别。

7. 问婚育史　婚育史与女性健康及生殖功能有着密切的关系，应询问是未婚或未婚有性生活史、已婚、离异、丧偶或再婚等。还应询问性生活情况、避孕或节育措施；妊娠和分娩次数，有无流产及流产经过；产时情况，有无难产、产后大出血和产后恶露等情况。同时要询问配偶的健康状态。

8. 问个人史　个人居住、生活和工作环境、饮食习惯、嗜好、性情等情况均可影响女性健康，甚至导致某些疾病的发生。如长期心情不好、情绪抑郁，常会引起经前乳胀、痛经、月经稀发、肿瘤等疾病；饮食过于滋腻厚味、缺乏运动锻炼，常引发月经后期甚至闭经、不孕症；多个性伴侣、多生育者与盆腔炎、异位妊娠、不孕、肿瘤等关系密切。

9. 问家族史　家族成员的健康状况、既往疾病史也会影响到女性健康，尤其遗传性或传染性疾病关系更为密切，应该详细询问家族直系亲属和密切接触的旁系亲属、丈夫及其家庭成员的健康状况和疾病史。

二、望诊

望诊是医护人员运用视觉对病人外部情况有目的地进行观察，以了解健康状况、测知病情的方法，从而进一步判断疾病的部位和性质，以及脏腑气血的盛衰。妇产科疾病的望诊，除注意望全身的神、色、形、态之外，更应注意局部望诊，包括望月经、带下、恶露、乳房、乳汁、阴部、腹部等变化，还应注意望唇舌。

1. 望神色形态 即通过观察神、色、形、态，来测知体内变化的情况。《灵枢·本脏》记载说："视其外应，以知其内脏，则知所病矣。"

（1）望神 中医学认为，神为形之主，形乃神之舍，神形合参可了解其精气之盛衰、病情之轻重、预后之吉凶等。人的精神体力是否充沛，与整体脏腑气血有密切关系。如血证病人有无神志淡漠、目光无彩、语声低微，甚或晕厥；痛证病人有无痛苦面容、捧腹蜷曲、辗转不安；热证病人有无高热烦躁、神昏谵语；孕、产妇有无突发双目上视、昏不知人、四肢抽搐、项背强直、角弓反张等。

（2）望面色 面部色泽变化可直接反映脏腑气血的盛衰和外邪侵袭的情况。如面部㿠白而消瘦、爪甲色淡，多为营血不足，常兼见月经过少、月经后期、闭经等疾病；若面色白而面颊及两颧红者，多为阴虚火旺，可见于阴虚血热之闭经、月经过少、绝经前后诸证；若面色萎黄，暗淡没有光泽，多为血虚或气血生化不足，可见于月经量过少、闭经等疾病；若面色青而紫暗，多为瘀血停滞，常见于痛经、闭经、癥瘕等疾病；若面色晦暗，面部眼眶周围额部多色斑，多为肾气虚衰之象，可见于月经不调、崩漏、不孕症、胎漏、胎动不安等疾病。

2. 望月经 是妇产科望诊特点之一。主要观察月经量的多少、月经血的颜色和质地。月经量主要根据浸湿卫生垫的范围来估计；月经血的颜色包括鲜红、淡红、暗红、暗黑等；质地包括清稀或浓稠、是否夹有血块等。再结合其他三诊来进行辨证。

3. 望带下 注意观察带下量、颜色、质地、性状。量或多或少；颜色或黄或白或赤或青，或夹有血丝，或呈咖啡色；质地或清稀如水，或黏滞浓稠，或呈豆渣样，或呈泡沫状等。必要时再结合西医学检查手段查明白带异常的原因。

4. 望恶露 恶露是指分娩以后经阴道排出的液体，包括血性恶露、浆液性恶露、白色恶露。医护人员应于产后观察恶露的量、色、质，是产后疾病诊断的重要内容。恶露的变化与产后子宫复旧、有无盆腔感染、气血是否充盛关系密切。

5. 望阴部 注意观察有无先天发育异常，望阴部的形态，色泽有无变化，有无肿块或赘生物，有无红肿或发白，有无粗糙或皲裂，阴毛浓密或稀疏，阴中是否有物脱出等。如子宫脱垂可在阴道口看到脱出的子宫；多囊卵巢综合征病人可在阴部看到生长浓密的阴毛，且范围广，有时可分布至两大腿根部；外阴炎可见外阴红肿等。

6. 望乳房乳汁 应注意观察乳房的形状、大小、是否对称，有无红肿、肿块，乳头乳晕有无着色、皲裂及溢乳等；哺乳期妇女应望乳汁量的多少，乳汁是清稀或浓稠等。如高泌乳素血症的病人挤压乳房可有乳汁外溢；乳腺炎病人可有乳房表面皮肤红肿；性激素水平低下者可表现为乳房发育不良；肝气郁结、情志不畅的病人可表现为乳头乳晕色暗；早期妊娠者，乳头乳晕着色，出现蒙氏结节等。

7. 望唇舌

（1）**唇色** 唇色红绛为血热，鲜红为阴虚火旺，常见于因血热或阴虚火旺所致的月经先期、月经过多、崩漏、胎动不安等；唇色淡红或白，多为脾虚血亏，可见于闭经、崩漏；唇色青淡为阳虚有寒，青紫为寒凝血瘀，可见于痛经、癥瘕、不孕、闭经、带下等疾病。

（2）**舌质舌色** 舌质色鲜红为血热，可见于月经先期、月经过多、崩漏；舌色淡红为血虚，可见于月经后期、月经量少、闭经，或久崩久漏；舌色淡白不荣，舌体胖嫩，多为气血两虚，可见于崩漏日久或经闭不行；舌质淡、舌尖红，多为气血两虚、心火偏旺，可见于月经先期及崩漏；舌色紫暗或有瘀点，多为瘀血阻滞，可见于痛经、闭经、癥瘕等。

（3）**舌苔** 舌苔可反映正邪和胃气的盛衰、病邪的深浅、津液的盈亏，舌苔有厚薄润燥之分，与舌色相互配合，因此望舌苔对于诊断疾病、辨证施护至关重要。苔薄病轻、苔厚病重、苔燥为津伤、苔润为寒至；舌苔薄白而燥为伤津；舌苔白厚而燥为湿郁化热，津液已伤；舌苔白而润为内有寒湿；舌苔黄主热，薄黄为病证轻微，黄厚为内热炽盛，黄厚而腻为湿热壅盛；黑苔润滑为阳虚有寒，黑苔干燥为火炽津亏。

三、闻诊

闻诊是医生凭借听觉和嗅觉来诊察病人疾病征象的一种方法，包括听声音、听胎心、闻气味三方面。

1. 听声音 主要听病人语音、气息的高低与强弱，以及有无咳嗽、喘息、嗳气、叹息、呕吐、呻吟等声音。语声低微多为气虚，善太息多为肝郁，声高气粗多为肝火旺盛等。

2. 听胎心 妊娠20周后可用听诊器在腹部相应位置听到胎心音，注意聆听胎心的强弱、快慢。胎心的变化可帮助判断胎儿在宫腔内有无缺氧。

3. 闻气味 病人如月经、带下、恶露有异常气味，可通过嗅气味的方法辅助进行辨证。气味臭秽者多属热，腥臭者多属寒湿，腐臭难闻者多为湿热或热结成毒。

四、切诊

切诊是医生用手指通过触觉对病人身体进行诊察的方法，包括脉诊和按诊两部分。

1. 脉诊 医生用手切按病人动脉帮助诊察疾病的方法称脉诊，临床主要切寸口脉。女子脉象较男子稍柔弱，尺脉较盛，不同生理时期脉象会有相应的变化。

（1）**月经脉** 月经前后或正值经期，多见滑脉，或弦滑或滑数，脉律匀和，为月经常脉。脉洪大滑数有力为冲任伏热；脉沉迟而细为阳虚内寒，血海不足；脉细而数为血热伤津，阴亏血少；脉虚大弦数为崩中初起；脉虚大而扤为暴崩出血不止；脉细弱为久漏不止。

（2）带下脉　带下量多色白或黄，脉见弦数者，多为湿热下注；若白带黏稠如涕，脉见缓滑，多为脾虚湿阻；白带清冷质稀，两尺脉沉迟微弱者，多为肾阳虚衰。

（3）妊娠脉　妊娠之后，冲任气血旺盛，六脉平和滑利，尺部按之不绝，此为妊娠常脉。临产可见离经脉，"尺脉转急，如切绳转珠"，"手中指中节或本节跳动"等。产后失血伤气，脉见虚缓和平。

2. 按诊　指按肌肤、按腹。按肌肤包括按皮肤温度、润燥、有无浮肿等；按腹部包括腹部软硬、有无胀满或压痛，并注意有无结块以及结块的部位、大小和性质等。对孕妇进行腹部诊察时，应注意孕周与腹形大小是否相符。

第二节　辨证要点

妇产科疾病是根据妇女经、带、胎、产的生理和病理特点及临床表现特征，结合全身证候、舌、脉等，以中医基础理论为主，采用八纲、脏腑、气血辨证的方法以辨别病证的属性、病位的深浅、病机的进退、正邪的盛衰、标本的传变及预后的吉凶。

一、常用辨证要点

妇产科常用的辨证方法主要有脏腑辨证和气血辨证。

（一）脏腑辨证

脏腑辨证是中医辨证体系中的重要内容，其中与妇产科关系最为密切的是肾、脾、肝病的辨证（表4-1）。

表4-1　脏腑辨证简表

		妇产科特征	全身证候	舌象	脉象
肾病辨证	肾气虚证	月经初潮迟，周期先后不定，经量或多或少，色淡或暗，质地稀薄。易发生闭经，崩漏；胎动不安，甚或屡孕屡堕；经期腰酸腿困，孕后腰酸腹坠；带下量多色白质地清稀；产后小便频数或不禁，或阴挺下脱；婚久不孕	面色晦暗，腰膝酸软，头晕耳鸣，神疲乏力，夜尿频多，或尿后余沥不净，脱发	舌淡红，苔薄白	脉沉弱，尺脉尤甚
	肾阴虚证	月经先期，量少黏稠，血色鲜红。易发生经间期出血，崩漏，闭经，绝经前后诸证；妊娠心烦，胎漏；赤白带下，或伴阴痒，外阴干涩；产后恶露不绝；婚久不孕	腰膝酸痛，足跟疼痛，头晕耳鸣，咽干口燥，五心烦热，午后颧红，手足心热，潮热盗汗，失眠多梦，大便干燥，小便短赤	舌红，舌面津液不足，苔白	脉沉细数
	肾阳虚证	经行前后面浮肢肿，经行泄泻；带下量多，色白清稀如水，带下冷感；孕后易发生子肿；甚或婚久不孕	面色㿠白，腰膝酸楚，形寒肢冷，性欲减退，小便清长，夜尿频数，五更泄泻	舌淡，苔白	脉沉弱无力，两尺尤甚

续表

		妇产科特征	全身证候	舌象	脉象
肝病辨证	肝郁气滞证	月经先后无定期，经量时多时少，血色暗红，或有瘀块；经前乳房胀痛，烦躁易怒，经期腹痛；易发生妊娠腹痛，产后抑郁，乳汁量少或全无，乳胀疼痛；婚久不孕	情志抑郁，烦躁易怒，善喜叹息，胸胁满闷，腹部胀满，乳胀不舒，大便不畅	舌质暗淡，舌下静脉曲张，苔白	脉弦
	肝经郁热证	月经周期正常或先期，量多色红，有血块，或经行吐血衄血；经前乳房胀痛，烦躁易怒，头痛目胀，眼目干涩；产后乳汁自溢，乳房痈肿	胸胁胀痛，头晕头痛，目赤肿痛，烦躁易怒，口干口苦	舌红，苔黄	脉弦数
	肝阳上亢证	月经周期提前，量多色红，有血块，或经行吐血衄血，头痛目胀，经前乳胀烦躁；产后乳汁自溢，或乳房痈肿	头痛眩晕，耳鸣耳聋，失眠多梦，烦躁易怒，小便黄赤，大便臭秽	舌红，苔黄	脉弦数
	肝风内动证	妊娠晚期，或临产前，或新产后，突然眩晕倒仆，昏不知人，两目上视，牙关紧闭，四肢抽搐；产后痉证	头晕头痛，面红目眩，口燥咽干，耳鸣耳聋，烦满欲呕，四肢发麻，失眠多梦，震颤	舌红或绛，苔少或无	脉弦数
	肝肾阴虚证	月经后期，经行小腹灼热胀痛，月经量少，经期延长，或淋沥不断；带下量少，色黄或赤白带下，质稠臭秽，外阴瘙痒	腰膝酸软，头晕耳鸣，两目干涩，面部烘热，五心烦热，潮热盗汗，小便短黄，大便溏热	舌红，苔少	脉弦细
脾病辨证	脾虚血少证	月经周期延后，量少色淡，质地稀薄，甚或闭经，经后小腹隐痛喜按；孕后胎萎不长；产后乳汁减少或全无，乳汁清稀	面色萎黄，神疲肢倦，食欲不振，失眠多梦	舌淡，苔白	脉细弱
	脾失统摄证	月经周期提前，量多色淡，甚或暴崩而下，质稀，经期延长；产后恶露不绝，乳汁自溢，量少质稀；阴挺下脱	面色无华或萎黄，神疲气短，小腹空坠	舌淡苔白	脉沉缓弱
	脾虚湿盛证	经行头面四肢浮肿，或经行泄泻；带下量多，色白或淡黄，黏稠；孕后肢体肿胀	身困乏力，脘腹痞闷，形体发胖，头昏头重，纳呆口腻，大便溏薄	舌淡胖，苔白腻	脉缓滑
	湿热下注证	经行小腹疼痛，血色暗红，夹有血块，质地黏稠；带下量多，色黄黏稠，或赤白带下；孕后易发生小便淋沥涩痛	神疲乏力，胸闷烦躁，纳呆便溏，小便短赤，腰骶酸痛	舌质红，苔黄腻	脉滑数或弦

（二）气血辨证

女子一生以血为本，以气为用，经、孕、胎、产、带下所有生命活动均以气血为基础。因此气血辨证也是妇产科常用的辨证方法（表4-2）。

表4-2 气血辨证简表

		妇产科特征	全身证候	舌象	脉象
气病辨证	气虚证	月经周期提前，经量增多，或淋沥不止，色淡质稀；易发生胎漏，胎动不安；子宫脱垂，阴道壁膨出；产后自汗，乳汁自溢，癥闭，恶露不绝	神疲乏力，少气懒言，语声低微，头晕目眩，自汗，劳则尤甚	舌淡，苔薄	脉缓弱
	气滞证	月经周期延后，月经量少，色暗或有块，经行不畅，经前乳房小腹胀痛；孕后肢体肿胀；下腹结块，胀痛无定处	情志郁闷，胸胁胀痛，脘腹痞闷，下腹胀满，气聚成瘕，时聚时散	舌质正常，苔薄	脉弦
血病辨	血虚证	月经周期延后，量少色淡质稀，甚或经闭不行；孕后易发生胎动不安，腹痛，胎萎不长；产后腹部隐痛，或低热不退，乳汁减少，色淡质稀	面色萎黄或苍白，唇甲色淡，头晕眼花，心悸失眠多梦，肢体麻木	舌淡，苔薄	脉细欠力
	血瘀证	月经周期延后，或量少淋沥，或量多如崩，或经闭不行；经色暗红夹有血块，经行腹痛拒按，块下痛减；妊娠后腹痛，产后腹痛，恶露不绝；下腹结块疼痛，婚久不孕	疼痛拒按，痛有定处，痛如针刺，积块质硬，推之不移	舌暗或有瘀点	脉弦涩
	血寒证	月经周期延后，量少，色暗有块，经行不畅，甚或闭经；或经行后期，量少，色淡，痛经	面色青白，畏寒肢冷，小腹绞痛，得热稍减；或腹痛绵绵，喜温喜按，头晕短气	舌暗，苔白或舌淡，苔白润	脉沉紧或沉迟无力
	血热证	月经周期提前，量多色紫红，质稠，崩漏，恶露不绝或经行先期，量少，色鲜红，胎动不安	面红颧赤，口渴心烦，便结尿赤；或午后潮热，五心烦热，盗汗失眠	舌红，苔黄，或少苔或无苔	脉数或细数

二、月经病、带下病、妊娠病、产后病的辨证要点

妇产科包括经、带、胎、产等四类疾病，均有特殊的病变规律和病理表现，因此应掌握各类疾病的辨证要点，这是指导临床辨证的重要依据。

（一）月经病的辨证要点

月经病的辨证，主要是根据月经的周期、经期、经量、经色、质地的变化，结合全身证候和舌脉等进行辨证（表4-3）。

表4-3　月经病辨证要点

		周期	经期	经量	血色	质地	全身证候要点
血热	实热	提前	延长	多	鲜红	黏稠	面红唇赤
	虚热	提前	延长	较多	深红	黏稠	口舌糜烂两颧潮红
血寒	实寒	延后	不定	少	暗红	夹血块	畏寒肢冷
	虚寒	延后	不定	少	暗淡	夹血块	得热痛减
血虚		延后	缩短	少	淡红	质稀	头晕眼花
血瘀		延后	延长	多或漏下不止	暗红	黏稠有块	下腹刺痛块下痛减
气虚		提前	延长	多	淡红	质稀	神疲乏力
肝郁		先后不定	不定	多少不定	质红有块	黏稠	胸胁胀满
肾虚		延后或先后不定	不定	少	淡暗	质稀	腰骶酸困

（二）带下病的辨证要点

带下病的辨证，主要是根据带下的量、色、质地、气味等，再结合局部和全身证候以及舌脉来进行辨证（表4-4）。

表4-4　带下病辨证要点

	量	色	质地	气味
虚证	多	淡	稀	无臭
实证	多	黄	稠	臭秽
脾气虚	多	白或淡黄	稀	无臭
肾阳虚	多	白、清	清稀如水	无臭
阴虚夹湿	多	黄或赤白相兼	稠	臭秽
湿热下注	多	黄如脓性	稠或豆渣	臭秽
热毒内侵	多	黄绿如脓或五色夹杂	稠	秽臭难闻

（三）妊娠病的辨证要点

妊娠病的辨证，应结合孕妇的病理特点和胎儿对母体的影响两方面进行（表4-5）。

表4-5　妊娠病辨证要点

	孕妇的病理特点	胎儿对母体的影响
阴血虚	素体阴血亏虚，加之孕后阴血下聚以养胞胎，阴血更虚致肝阳上亢	妊娠后易发生头晕目眩、恶心厌食、甚至眩晕昏仆欲厥、贫血、身痒

	孕妇的病理特点	胎儿对母体的影响
脾肾虚	脾虚气血生化乏源，胎失所养；脾虚运化失职，痰湿壅盛；肾虚胎失所系，胎元不固	妊娠后易发生腹痛、胎漏、胎动不安，或屡孕屡堕，孕后肢体面目浮肿，小便淋沥
冲气上逆	孕后经血不泻，聚于冲任胞宫养胎，冲脉气盛	妊娠易发生恶心呕吐、腹大异常、胸膈满闷、喘息难卧
气滞	素体忧郁，气机不畅，加之腹中胎体渐大，致气机升降失常	孕后肢体面目浮肿、腹痛、子满、小便不通

（四）产后病的辨证要点

产后病的辨证，应以恶露的量、色、质和气味，结合乳汁多少，有无腹痛，饮食、二便和全身证候、舌脉等作为辨证依据（表4-6）。

表4-6 产后病辨证要点

	恶露				乳汁	全身证候
	量	色	质	气味		
血热	多	红	稠	臭味	量或多或少	发热、汗出
气虚	多	淡	稀	无味	量少，质稀	神疲乏力
血瘀	多或量少不畅	紫红	有块	腥味	量少	小腹拒按
邪毒感染	多	鲜红	稠	臭秽	量或多或少	产后寒战高热腹痛拒按
气血虚弱	多	淡红	稀	无味	乳汁甚少质稀薄	食少神疲面色无华
津血不足	少	暗	黏稠	无味	乳汁甚少质稀薄	大便干涩难下

第三节 辨病与辨证

现代科学飞速发展，医学研究日新月异，新理论、新技术、新疗法等研究成果层出不穷。充分运用中西医各自的优势，从经典中医理论出发，不断吸取和采用现代科学技术与方法，辨证与辨病相结合，来探讨女性生理、病理与脏腑、气血、经络之间的内在联系，揭示中医证候的本质及中医药作用的机制，进而形成现代中医妇产科学理论，对促进中医现代化、提高中医药在21世纪的地位与影响有着深远的意义。

辨病，是西医综合病人视、触、叩、听及辅助检查等各种病情资料，经过鉴别诊断所得出的疾病结论。就是运用各种西医学诊查手段所获得的临床资料及病理改变，对疾病整个过程的本质所作出的正确诊断。辨证，是中医运用望、闻、问、切四诊所得资料，经过综合分析，全面评估，以进一步明确疾病发生的原因、部位、性质，探察邪正盛衰，掌握疾病发展过程中的规律。

辨病与辨证相结合是现代中医学发展的客观需要，中医学对疾病的认识着重于辨证，它是认识疾病、审病求因的关键。而西医学则着重于辨病。证是疾病反映出来的现象，病是证候产生的本质。因此，证和病是一种因果关系，是不可分割的矛盾统一体。在妇产科长期临床发展过程中，中医辨证与西医辨病有机地结合，取得了一定的成效。临床常先用西医辨病，再运用中医理论结合脏腑辨证、气血辨证、经络辨证来辨证分型，并选择相应中医治疗方案进行论治和护理。一种疾病可存在几种证，而同一证又可见于不同疾病中（图4-1，图4-2）。

临床应用时应注意结合病与证的特点来辨病与辨证相结合进行护理。

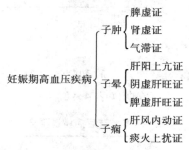

图4-1　病与证的关系

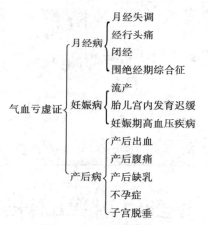

图4-2　证与病的关系

第五章 妇 女 保 健

妇女保健是以预防保健为中心，以群体为服务对象，以基层为重点，以维护和促进妇女身心健康为目的的工作。妇女是家庭和社会的核心，肩负着建设社会和繁育后代的双重任务。男女脏腑、气血、经络的活动规律基本相同，但由于妇女有胞宫等特殊的生殖器官和月经、带下、妊娠、产褥与哺乳等特殊生理以及相应的疾病，在生理和心理上均会产生一系列变化。因此，加强妇女保健工作对于预防疾病、促进健康起着至关重要的作用。

第一节 妇女保健工作范围

一、女性一生各时期的生理特点

女性一生按年龄阶段分为新生儿期、儿童期、青春期、性成熟期、绝经过渡期、老年期，各时期有其不同的生理特点。

1. 新生儿期 出生后4周内称新生儿期（neonatal period）。此期可有乳房肿大及少量乳汁分泌，个别可有少量阴道流血现象，主要是由于胎儿在母体内受母亲卵巢及胎盘产生的性激素影响，出生后与母体分离，血中激素水平迅速下降及消失所致。此属正常生理现象，短期内即自然消失。

2. 儿童期 从出生后4周到12岁左右称儿童期（childhood）。其中8岁以前，女童生殖器官呈幼稚型，体格持续增长和发育。此时阴道上皮细胞内缺乏糖原，阴道酸度低，抗感染能力弱，容易发生炎症；子宫小，宫颈较长，约占子宫全长的2/3，子宫肌层很薄；输卵管细而弯曲；卵巢长而狭窄，卵泡以固定速度增长，低度发育即萎缩、退化。8岁以后，垂体开始分泌促性腺激素，卵泡受垂体促性腺激素的影响有一定发育并分泌性激素，但尚不成熟，卵巢渐变为扁卵圆形。皮下脂肪开始在胸、髋、肩及耻骨前面堆积；乳房开始发育；子宫、输卵管及卵巢渐向盆腔内下降。

3. 青春期 青春期（puberty or adolescence）是女性从幼年走向成熟的过渡阶段，即从出现月经初潮至生殖器官发育成熟的时期，WHO规定为10~19岁。这一时期的生理特点是：①第一性征发育：即生殖器官的发育。由于性激素分泌逐渐增加，促性腺激素促使卵巢增大，内、外生殖器官进一步发育。②第二性征出现：即女性特有的征象，如乳房发育、音调变高，出现阴毛及腋毛，胸、肩部皮下脂肪增多。其中乳房发育是女性第二性征出现的最早标志。③生长发育加速：此时期体格增长迅速，体型渐变为成人型。④月经来潮：是青春期开始的重要标志，但由于卵巢功能尚不健全，故初潮后月经周期一般多无规律，易发生青春期无排卵性功能失调性子宫出血。此时虽已初步具备生育能力，但整个生殖系统的功能尚不健全和完善。

4. 性成熟期   性成熟期（sexual maturity）亦称生育期，即卵巢功能成熟并有性激素分泌及周期性排卵的时期。一般自 18 岁左右开始，历时约 30 年。在此期内，卵巢功能成熟，并有周期性排卵，生殖器官及乳房都有不同程度的周期性变化，生殖功能最旺盛。

5. 绝经过渡期   卵巢功能逐渐衰退，生殖器官开始萎缩并向衰退过渡直至绝经的时期称绝经过渡期（menopausal transition period），包括绝经前期、绝经期和绝经后期。

（1）绝经前期   卵巢功能开始衰退，出现月经周期不规律，呈无排卵性月经。

（2）绝经期   女性生命中最后一次来月经为自然绝经，我国妇女绝经年龄平均为城市 49.5 岁，农村 47.5 岁。40 岁前绝经者称卵巢功能早衰。

（3）绝经后期   卵巢进一步萎缩，内分泌功能消退，生殖器官萎缩。由于卵巢功能逐渐减退，雌激素水平较低，部分妇女常出现血管舒缩障碍及神经精神症状，表现为潮热、出汗、情绪波动大、易激动、焦虑、抑郁、烦躁、失眠等。

6. 老年期   妇女 65 岁以后进入老年期（senility）。此期卵巢功能进一步衰退、老化，生殖器官萎缩，易发生老年性阴道炎。骨代谢失常引起骨质疏松，易发生骨折。

二、我国妇女保健工作范围

我国妇女保健工作的范围包括妇女各时期保健、定期进行妇女病和恶性肿瘤的普查普治、计划生育指导，以及建立健全妇女劳动保护制度等。

1. 妇女各期保健   详见本章第二节。

2. 定期普查普治常见病及多发病   对年龄 30 岁以上妇女定期开展常见病、多发病及恶性肿瘤的普查工作，尤其是老年女性，尽量做到早发现、早诊断、早治疗。常采用的方法如妇科检查（阴道窥器检查、双合诊、三合诊）、阴道分泌物检查、宫颈刮片检查、妇科超声检查等，发现异常则进一步检查寻找原因。

3. 提高产科质量   围产医学水平是衡量一个国家医学水平的重要标志之一，产科质量的高低关系到两代人的生命与健康。贯彻实施《中华人民共和国母婴保健法》，加强孕产妇的管理工作，开展优生优育及遗传咨询工作，对出生缺陷及遗传性疾病做到早诊断、早处理；加强产前检查及胎儿监护，发现异常及高危妊娠积极处理；提倡住院分娩，科学接生，降低围生儿及孕产妇死亡率。

4. 计划生育指导   实行计划生育是我国的一项基本国策，控制人口数量、提高人口素质，使人口的增长与社会发展相适应；开展计划生育咨询指导，普及避孕节育知识，减少人工流产及其术后并发症的发生，最大限度地保障女性身体健康。

5. 妇女劳动保护   我国政府制定了一系列相应的法律法规，以确保女职工在劳动中的安全和健康。如《女职工劳动保护规定》、《女职工生育待遇若干问题的通知》、《中华人民共和国妇女权益保障法》、《中华人民共和国母婴保健法》等。有关规定介绍如下：

（1）月经期 女职工月经期不得从事装卸、搬运等重体力劳动及高处、冷水低温、野外流动作业等。

（2）孕期 妇女怀孕后在劳动时间进行产前检查，可按劳动工时计算；不得在女职工妊娠期、产褥期、哺乳期降低基本工资，或者解除劳动合同；对有过两次以上自然流产史、现又无子女者，应暂时调出有可能导致流产的作业岗位等。

（3）产期 女职工产假为 90 日，其中产前休息 15 日，难产者再增加 15 日，多胎生育者每多生一个婴儿增加产假 15 日。

（4）哺乳期 哺乳时间为 1 年，期间不得安排上夜班及加班、加点等；乳母禁忌参加有毒有害作业及高体力劳动强度的作业等。

（5）其他 女职工的劳动负荷，单人负荷不得超过 25kg，两人抬运不得超过 50kg。

6. 妇女保健宣传 各级妇幼保健及医疗机构都应有专人负责妇幼保健宣传工作，采用多种宣传方式加强妇女健康教育，普及卫生保健知识，提高保健及防病治病意识，控制和消除患病因素，使其积极主动参与女性疾病的普查普治工作中。

在妇女保健工作中，必须应用先进技术，开展计划生育和优生优育研究，加强信息收集、整理工作，做好资料统计、分析，进一步提高妇女保健工作质量。

第二节 妇女各期保健

中医学历来重视人体的养生与保健，早在《素问·上古天真论》中就有"虚邪贼风，避之有时，恬淡虚无，真气从之，精神内守，病安从来，是以志闲而少欲，心安而不惧，形劳而不倦，气从以顺，各从其欲，皆得所愿"的记载；《素问·四气调神大论》中也明确提出"是故圣人不治已病，治未病，不治已乱，治未乱"的预防医学观点。因此，针对妇女各期进行全面合理的保健，对保障妇女健康、预防疾病及提高生活质量有深远意义。

一、青春期保健

青春期是由儿童向成人过渡的重要时期，此期是女性一生中体格、智力发育、心理成长最重要的时期。但由于青春期各种疾病的发病率、死亡率相对较低，此期的保健常被忽视。事实上，在青春期常有一些特殊的健康和行为问题，如自杀、意外伤亡、未婚妊娠、心理障碍及伴随发生的疾病等，因此加强保健、积极预防即显得极为重要。应针对青春期女性生理、心理及社会特点，对有关健康行为问题提供保健指导，包括维持合理营养、培养良好的个人生活习惯、参与适当的体育锻炼和体力劳动、加强卫生指导及性教育、进行青春期生理心理及卫生指导等。保健人员需要了解此期常见病，早期发现各种疾病和行为异常，努力减少或避免诱发因素，合理治疗青少年疾病并促进康复。

二、月经期保健

妇女月经期间，血海由满盈而溢泻，血室正开，子宫泻而不藏，胞脉空虚，若调摄不当，外邪极易入侵，则每宜致病。《妇人大全良方》说："若遇经脉行时，最宜谨于将理。将理失宜，似产后一般受病，轻为宿疾，重可死矣。盖被惊则血气错乱，经脉斩然不行，逆于身则为血分、瘀瘕等疾。"所以月经期应注意保健与调护。

1. **加强卫生教育** 讲解女性生殖器的生理、解剖特点和生理卫生知识，让大众了解性的发育、月经生理等知识。

2. **注意清洁** 勤洗勤换内裤，不穿过紧及化纤内衣。经期使用消毒合格的卫生巾，禁止房事、盆浴、游泳或阴道冲洗、上药等，禁止不必要的妇科检查，以免邪毒内侵，引起疾病。

3. **避免寒凉** 经期要注意保暖，避免冒雨、涉水、游泳、洗冷水浴等，以免寒邪内侵，凝滞气血，产生痛经、闭经等疾病。

4. **饮食有节** 辛温燥热会扰动血海，迫血妄行，可致月经过多、崩漏等证，故经期不宜嗜食辛辣酒浆等温燥之品；寒为阴邪，易伤阳气，凝滞气血，使血行不畅而致痛经、闭经，故经期忌食生冷、瓜果、冷饮等寒凉之物。

5. **劳逸适度** 劳则耗气，气虚下陷则血随气脱，可致经水过多或崩中漏下，故经期不宜剧烈运动或重体力劳动；也不宜过逸，久坐久卧可使气机不畅，血行阻滞，造成痛经或经期延长。

6. **情志调摄** 经期阴血偏虚，阳气偏旺，心神不宁，情志易动。因此经期保持良好心情，避免精神刺激，可减轻经期不适感，减少月经病的发生。

三、围婚期保健

围婚期指从确定婚配对象到婚后受孕为止的一段时期。围婚期保健即婚前婚后保健，是保障男女双方幸福和后代健康的重要措施之一。通过婚前卫生指导及咨询、婚前医学检查及遗传咨询，以减少影响生殖健康因素及遗传性疾病蔓延的发生，为优生优育打下良好的基础，也为计划生育提供保障。

1. **婚前卫生指导** 对准备结婚的男女双方进行性保健和性教育，讲解新婚避孕知识及计划生育指导、受孕前准备及遗传病的相关知识。针对服务对象提出的问题，进行科学分析解答，并提供相关的信息、建议及医学意见。

2. **婚前医学检查** 通过询问病史、体格检查、必要的辅助检查，以确定准备结婚的男女双方是否患有影响结婚和生育的相关疾病。

3. **遗传咨询** 对遗传病病人提出的某病病因、遗传方式、诊断、治疗、预后等问题给予科学的答复，并提出建议或指导性意见，以供询问者参考。遗传咨询是预防遗传病和提倡优生的重要措施之一。

4. **孕前期保健** 此期夫妻双方在思想、物质及身体上做好计划受孕的充分准备，建立健康的生活方式，调整避孕方法，识别易孕期以提高受孕率。

四、生育期保健

此期是妇女生殖功能最旺盛的时期，应以维持生殖功能、保障母婴安全、降低孕产妇死亡率及围生儿死亡率为重点。建立健全三级妇幼保健网，城市由市－区（县）－社区构成，农村由县－乡（镇）－村三级妇幼保健机构构成。各级机构应行使其相应的职能，相互配合，做好普及孕产期保健及计划生育指导技术的工作，减少孕产期疾病的发生。定期普查因孕育及节育导致的疾病，做到早发现、早诊断、早治疗，并为老年期的健康打下良好基础。

五、孕期保健

孕期保健工作应从确诊早孕开始，通过定期产前检查，了解孕妇妊娠期间出现的异常症状及疾病，监测胎儿生长发育、宫内安危及成熟度，发现异常积极处理。

中医学认为妊娠之后，阴血下注胞宫以养胎，机体处于阴血不足、阳气偏盛、阴阳失衡的特殊生理状态，因此应从劳逸起居、调理饮食、情志胎教、用药宜忌等方面进行摄生保健指导，对于优生优育至关重要。

1. 劳逸起居　《产孕集》说："凡妊娠，起居饮食惟以和平为上，不可太逸，逸则气滞；不可太劳，劳则气衰。"是说孕妇生活要有规律，保证充足的睡眠和休息；注意冷暖适宜，避免受凉感冒；不宜劳累负重，慎戒房事，以免伤胎。同时需适当活动，避免气滞难产。

2. 调理饮食　《济阴纲目·逐月养胎法》说："无大饥，无甚饱，节饮食，调五味。"故孕妇饮食宜清淡、富有营养且容易消化，注意补充蛋白质、维生素及钙、铁等微量元素，以保证胎儿生长发育及孕妇自身需要。少吃辛辣生冷，忌烟酒等。妊娠7个月以后，饮食不宜过咸，以防发生子肿、子满。

3. 情志胎教　情志因素对胎儿的影响很大。《叶氏女科证治》说："胎前静养乃第一妙法。不较是非则气不伤矣，不争得失则神不劳矣，心不嫉妒则血自充矣，情无淫荡则精自足矣。安闲宁静，即是胎教。"良好适宜的胎教方法及孕妇良好的情志有利于促进胎儿的智力发育，并可增进母儿感情。

4. 用药宜忌　妊娠期间，合理使用药物以免引起胎儿发育异常或导致流产、早产等。妊娠期间，应慎用或禁用峻下滑利、祛瘀破血、耗气散气及有毒之品。妊娠期间应避免妊娠禁忌药的使用，虽有"有故无殒，亦无殒也"之说，但仍需审慎。

六、分娩期保健

分娩期保健是指从临产开始到产后2小时甚至24小时的保健工作，时间虽然较短，但很重要且复杂，是保证母儿安全的关键。护理人员应进行全面护理评估，严密观察产程，及时发现异常并处理，科学接生，做好"五防"、"一加强"。"五防"即防难产、防感染、防产伤、防出血、防窒息；"一加强"指加强对高危妊娠的产时监护和产程处理（具体措施见第九章）。产妇心理因素也是决定分娩的重要内容，故应加强孕产妇的心理护理，向其讲解相关知识及应对方法，消除孕妇恐惧和焦虑，促使产程顺利进展。

七、产褥期保健

产褥期保健绝大多数在初级保健单位进行，包括产妇一般情况，饮食起居、计划生育指导以及产后访视和产后健康检查（具体内容详见第八章）。应认真观察产后子宫复旧、恶露排出、手术切口、有无乳腺感染或生殖道感染等。

中医学认为产妇分娩耗气失血，以致阴血骤虚，营卫不固，易感外邪；排出恶露，血室开启，胞脉空虚，易受邪侵。此时"致疾之易，而去疾之难，莫甚于此"，故产褥期的调护尤为重要。

1. 饮食起居 产后气血虚弱，饮食应富于营养且易于消化，慎食寒凉辛辣之物。居室应注意温暖舒适，空气流通，但不宜当风坐卧；夏季室温不宜过高，衣被厚薄适中，以免中暑。产后正气大虚，强调充分休息，不宜过早、过劳负重，以免引起产后血崩、阴挺下脱等证。可适当活动促进胞宫复旧、恶露排出。

2. 注意清洁 产后汗多，要经常擦浴及换洗内衣。勤换内裤和卫生垫，保持外阴清洁，以免引起生殖系统感染。产褥期严禁房事。

3. 调畅情志 产后阴血骤虚，阳易浮散，故产妇易郁易怒。情志不畅可影响食欲、乳汁分泌及胞宫复旧，因此产妇要保持心情舒畅，避免忧思郁怒，以顺利度过产褥期。

4. 定期检查 产后 6 周时，母婴均应到相关医疗保健单位进行全面检查。若有异常情况应提前检查。

八、哺乳期保健

哺乳期是指产妇于产后用自己乳汁喂养婴儿的时期，通常为 10 个月左右。母乳不仅营养丰富，容易消化吸收，而且含多种免疫物质，能增强婴儿抵抗病邪的能力，同时婴儿吸吮还有利于产妇胞宫的复旧。因此哺乳期保健的主要任务是保护母婴安全，降低乳幼儿死亡率，保护、促进和支持母乳喂养。因此，承担哺乳期保健的护理人员应遵守的工作职责是：①定期访视，观察哺乳过程是否正确，了解哺乳次数、哺乳持续时间、是否按需哺乳等，评估产妇及婴儿身体情况，给予正确指导。指导哺乳前用温开水清洁乳房、乳头，产妇也洗净双手，按摩乳房，避免乳汁郁积成痈。②指导产妇注意个人清洁卫生，保持室内空气清新，保持饮食营养丰富、睡眠充足和情志舒畅，这是保持乳量充足的关键。③指导产妇科学包裹婴儿，使婴儿四肢放开。④指导产妇合理用药及做好避孕措施，避免有毒副作用的药物经乳汁影响婴儿。

为保障母乳喂养成功，WHO 提出"促进母乳喂养的十项措施"。

1. 向所有保健人员传达母乳喂养政策。

2. 对所有保健人员进行此项目的培训。

3. 向孕妇宣传母乳喂养的好处及相关问题的处理办法。

4. 协助产妇产后半小时开始喂奶。

5. 指导产妇正确哺乳，包括必须与其婴儿分开的情况下如何保持母乳喂养等措施。

6. 除非有医学指征，禁止给新生婴儿添加任何除母乳外的食物或饮料。

7. 实行母婴同室。

8. 按需哺乳。

9. 不吸吮橡皮奶头或使用奶头做安慰物。

10. 向产妇告知我国已建立三级妇幼保健网，出院时将其转介给妇幼保健机构，使产妇继续获得支持系统的照顾。

九、绝经过渡期保健

绝经过渡期是妇科肿瘤及月经异常的好发年龄，应定期妇科检查，发现异常及时就诊。此期间妇女因肾气渐衰，天癸将竭，冲任虚损，阴阳失调，常可出现如潮热汗出、心悸失眠、烦躁易怒、头晕耳鸣、腰背疼痛等不适。此时应了解和适应这些生理和心理变化，加强自身保健意识，注意调护，防病祛病，延缓衰老。

1. **卫生宣教** 广泛宣传普及绝经过渡期卫生知识，使其了解自身的生理变化和心理特点，正确认识这一特殊年龄阶段的表现，消除紧张、焦虑和恐惧情绪，加强自我保健，定期体检与防癌普查，也可选用中药缓解或消除绝经过渡期不适的症状，提高生活质量。

2. **劳逸结合** 适当的运动和体育锻炼可促进血脉流通，坚持散步、慢跑、打太极拳、练气功、骑车郊游、舞蹈娱乐等，既可锻炼身体，延缓衰老，又能愉悦情绪，顺利度过绝经过渡期。

3. **饮食起居** 保持生活规律，起居有常，避免外邪侵袭。饮食宜清淡而富于营养，不宜嗜食辛辣香燥，以免燥伤津血；不宜过食肥甘厚味，以防痰湿内酿。节制房事，以养精神。调整心态，勿大怒大忧。

4. **疾病预防** 鼓励妇女进行肛门括约肌收缩运动，有助于预防子宫脱垂及张力性尿失禁的发生；指导其合理补充性激素及钙剂，可防治绝经过渡期骨质疏松症和心血管疾病；必要时指导其选用中药缓解或消除绝经过渡期不适的症状。

十、老年期保健

国际老龄学会规定 65 岁以上为老年期。老年妇女要经历一系列的生理心理变化，会产生一些消极的、否定性的情绪，加之此期为多种疾病的好发期，老年期保健更应引起全社会及保健人员的重视。具体保健措施为：

1. 开展老年期生理心理卫生知识的宣传教育，使之能正确认识和对待身体上的变化，保持乐观、积极的心态。

2. 适量进行体育锻炼，坚持规律的生活方式。

3. 合理营养，以高蛋白、高维生素、低脂肪为宜，多吃新鲜蔬菜水果，少吃含糖食物，以防止体重增长及心血管疾病的发生。

第三节 妇女保健统计

妇女保健统计是评价妇女保健工作质量的客观依据，统计应准确、客观、科学，并按照统计学要求处理相关数据，为制定妇幼保健工作计划和开展研究工作提供依据。妇女保健常用统计指标如下：

一、妇女保健效果指标

1. 孕产妇死亡率 = 年内孕产妇死亡数/年内孕产妇总数 × 10 万/10 万
2. 新生儿死亡率 = 期内生后 28 日内新生儿死亡数/同期活产数 × 1000‰
3. 早期新生儿死亡率 = 期内生后 7 日内新生儿死亡数/期内活产数 × 1000‰
4. 围生儿死亡率 = （孕 28 足周以上死产、死胎数 + 出生 7 日内新生儿死亡数)/（孕 28 足周以上死产、死胎数 + 活产数) × 1000‰

其中，孕产妇死亡率、婴儿死亡率是国际上公认的衡量国家或地区卫生综合效果和居民健康水平的重要指标。

二、产科工作质量指标

1. 产前检查率 = 期内产前检查总人数/期内孕妇总数 × 100%
2. 产后访视率 = 期内产后访视人数/期内产妇总数 × 100%
3. 妊娠期高血压疾病发病率 = 期内患妊娠期高血压疾病人数/期内孕妇数 × 100%
4. 高危孕妇发生率 = 期内高危孕妇数/期内孕（产）妇总人数 × 100%
5. 产后出血率 = 期内产后出血例数/期内产妇总数 × 100%
6. 产褥感染率 = 期内产褥感染例数/期内产妇总数 × 100%
7. 住院分娩率 = 期内住院分娩产妇数/期内产妇总人数 × 100%

三、妇女病防治工作指标

1. 妇女病普查率 = 期内实查人数/期内应查人数 × 100%
2. 妇女病患病率 = 期内患病人数/期内检查人数 × 10 万/10 万
3. 妇女病普治率 = 接受治疗人数/患妇女病总人数 × 100%

四、计划生育统计指标

1. 人口出生率 = 某年出生人口数/该年平均人口数 × 1000‰
2. 人口死亡率 = 某地同年死亡人口数/某地同年平均人口数 × 1000‰
3. 计划生育率 = 符合计划生育要求的活胎数/同年活产总数 × 100%
4. 人口自然增长率 = 年内人口自然增长数/某地某年平均人口数 × 1000‰
5. 节育率 = 已落实节育措施的人数/已婚有生育能力的育龄妇女人数 × 100%
6. 节育失败率 = 采取节育措施而妊娠人数/落实节育措施总人数 × 100%

第六章　妊娠期妇女的护理

第一节　妊娠生理

妊娠（pregnancy）是胚胎（embryo）和胎儿（fetus）在母体内发育成长的过程。卵子受精是妊娠的开始，胎儿及其附属物娩出是妊娠的终止，全过程约40周。妊娠是非常复杂而又极其协调的生理过程，包括胎儿及其附属物的形成与母体各系统的适应性改变。

一、受精与着床

（一）受精

精子进入阴道，经宫颈管进入子宫腔与子宫内膜接触后，受子宫内膜白细胞产生的 α 与 β 淀粉酶作用，解除了精子顶体酶上的"去获能因子"，此时精子具有受精的能力，称精子获能。获能的主要部位在子宫腔和输卵管腔。

成熟卵子自卵巢排出后，经输卵管伞端的"拾卵"作用进入输卵管内，停留在输卵管壶腹部与峡部连接处等待受精。精子与卵子的结合过程称为受精（fertilization）。通常受精发生在排卵后12～18小时内。当精子与卵子相遇后，精子顶体外膜破裂，释放出顶体酶，称顶体反应（acrosome reaction）。借助顶体酶，精子穿过卵子的放射冠、透明带，接触卵子的表面，开始受精。直至精原核与卵原核融合，完成受精（图6-1）。已受精的卵子称受精卵或孕卵，标志着新生命的开始。

（二）受精卵的输送与发育

受精卵进行有丝分裂的同时，向宫腔方向移动，约在受精后第3日，分裂成由16个细胞组成的实心细胞团，称桑椹胚，也称早期囊胚（morula）。在受精后第4～5日，早期囊胚进入宫腔，并在宫腔内继续发育成晚期囊胚（late blastocyst）。

（三）着床

晚期囊胚侵入到子宫内膜的过程，称孕卵植入，也称着床（implantation）　（图

6-1）。在受精后第 6~7 日开始，第 11~12 日结束。着床需要经过定位、黏附和穿透三个阶段。完成着床必须具备 4 个条件：①透明带消失；②囊胚滋养层分化出合体滋养细胞；③囊胚和子宫内膜发育同步且相互配合；④孕妇体内有足够的黄体酮，子宫有一个极短的敏感期允许受精卵着床。

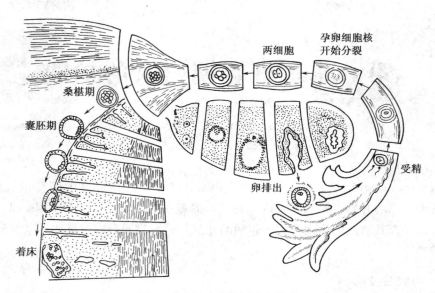

图 6-1　卵子受精与孕卵着床

（四）蜕膜的形成

受精卵着床后，子宫内膜迅速发生蜕膜样改变，称为蜕膜（decidua）。依其与孕卵的关系分为底蜕膜、包蜕膜、真蜕膜三部分（图 6-2）。

1. 底蜕膜（decidua basalis）　指与囊胚滋养层接触的蜕膜，将来发育成胎盘的母体部分。

2. 包蜕膜（decidua capsularis）指覆盖在囊胚表面的蜕膜。随着囊胚的发育成长逐渐凸向宫腔，在妊娠 12 周左右与真蜕膜贴近并融合，子宫腔消失，分娩时融合的蜕膜无法分开。

3. 真蜕膜（decidua vera）　是除底蜕膜、包蜕膜以外，覆盖在子宫腔表面的蜕膜，又称壁蜕膜。

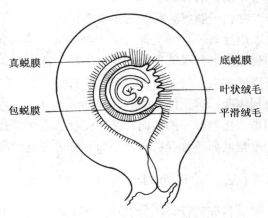

图 6-2　早期妊娠子宫蜕膜与绒毛的关系

二、胎儿附属物的形成与功能

胎儿附属物是指胎儿以外的组织，包括胎盘、胎膜、脐带和羊水。

（一）胎盘

胎盘（placenta）是母体和胎儿间进行物质交换的器官，是胚胎和母体组织的结合体。由羊膜（amniotic membrane）、叶状绒毛膜（chorion frondosum）和底蜕膜构成。

1. 胎盘的形成

（1）羊膜　是胎盘的最内层，构成胎盘的胎儿部分，附着于绒毛膜板表面，为光滑，无血管、神经和淋巴的半透明薄膜。

（2）叶状绒毛膜　构成胎盘的胎儿部分，是胎盘的主要部分。受精卵着床后，滋养层细胞快速增殖，内层为细胞滋养细胞，外层为合体滋养细胞。在滋养层内面有一层细胞称胚外中胚层，与滋养层共同构成绒毛膜。胚胎发育至 13 ~ 21 日时，为绒毛膜分化发育最旺盛的时期，绒毛逐渐形成。绒毛的形成经历三个阶段：①一级绒毛：绒毛膜周围长出不规则突起的合体滋养细胞小梁，呈放射状排列，绒毛膜深部增生活跃的细胞滋养细胞也伸入进去，形成合体滋养细胞小梁的细胞中心索，初具绒毛形态。②二级绒毛：一级绒毛继续生长，细胞中心索伸入合体滋养细胞内面，且胚外中胚层也长入细胞中心索，形成间质中心索。③三级绒毛：指胚胎血管长入间质中心索。约在受精后 3 周末，当绒毛内血管形成时，则胎儿胎盘循环建立。

在胚胎早期，整个绒毛膜表面的绒毛发育均匀，后来与底蜕膜接触的绒毛因营养丰富高度发展，称叶状绒毛膜；胚胎表面其余部分绒毛因缺乏血液供应而萎缩退化，称平滑绒毛膜，与羊膜共同构成胎膜。

（3）底蜕膜　构成胎盘的母体部分，表面覆盖蜕膜板。由蜕膜板伸出的蜕膜间隔一般不超过胎盘全层厚度的 2/3，将胎盘母体面分成表面凹凸不平、暗红色、肉眼可见的 20 个左右的母体叶。底蜕膜的螺旋小动脉和小静脉开口于绒毛间隙，动脉因压力高把血液喷入绒毛间隙，再散向四周，经蜕膜小静脉回流入母体血循环，故绒毛间隙充满母血。绒毛中有毛细血管，胎儿血自脐动脉入绒毛毛细血管网，再经脐静脉进入胎体内。由此可见，胎盘有母体和胎儿两套血液循环，两者的血液在各自封闭的管道内循环，不相混，隔有绒毛毛细血管壁、绒毛间质及绒毛表面细胞层，但可通过绒毛间隙，借渗透、扩散以及细胞的选择力进行物质交换。

2. 胎盘的形态结构　妊娠足月时，胎盘呈圆形或椭圆形盘状，重 450 ~ 650g（胎盘实际重量受胎血和母血影响较大），约为足月新生儿体重的 1/6，直径 16 ~ 20cm，厚约 2.5cm，中间厚，边缘薄。胎盘分为胎儿面和母体面。胎儿面光滑，呈灰白色，表面为羊膜，脐带附着于胎盘中央附近；母体面粗糙，呈暗红色，由 20 个左右母体叶构成。

3. 胎盘的功能　胎盘是胎儿与母体进行物质交换的重要器官，其进行物质交换及转运方式有：①简单扩散：物质通过细胞质膜由高浓度区向低浓度区扩散，不消耗能量。如脂溶性高、分子量小的物质（O_2、CO_2、水、钾钠电解质等）的扩散。②易化扩散：物质通过细胞质膜由高浓度区向低浓度区扩散，不消耗能量，由于细胞质膜上有专一的载体，故速度较简单扩散要快得多。但当达到一定浓度时，扩散速度明显减慢，此时的扩散速度与浓度差不成正相关。如葡萄糖的转运。③主动转运：物质通过细胞质膜由低浓度区向高浓度区扩散，消耗能量。如氨基酸、钙、铁和水溶性维生素等的转运。④较大的物质可通过血管合体膜的裂隙或通过细胞质膜的内陷、吞噬，继之膜融合，形成小泡向细胞内转移。如大分子蛋白质和免疫球蛋白等的转运。

胎盘的功能极其复杂，主要包括气体交换、营养物质供应、代谢产物排泄、防御功能和合成功能等。

（1）气体交换　O_2 是维持胎儿生命最重要的物质。在母体与胎儿间，O_2 和 CO_2 以简单扩散的方式进行交换，代替胎儿呼吸系统功能。氧分压（PO_2）在母体子宫动脉血中为 $95\sim100$mmHg，绒毛间隙中为 $40\sim50$mmHg，胎儿脐动脉血于交换前为 20mmHg，经与母血交换后，脐静脉 PO_2 高于 30mmHg。虽然 PO_2 升高不多，但胎儿红细胞血红蛋白含量高，对氧的亲和力强，故胎儿能从母血中获得充分的 O_2。母血中的 PO_2 受多种因素影响，如母亲有心功能不全、贫血和肺功能不良等，均不利于胎儿的 O_2 供应。二氧化碳分压（PCO_2）在母血中为 32mmHg，绒毛间隙中为 $38\sim42$mmHg，胎儿脐动脉血为 48mmHg，因 CO_2 通过血管合体膜的扩散速度比 O_2 快 20 倍左右，故 CO_2 易于从胎儿经绒毛间隙直接向母体扩散。

（2）营养物质供应　葡萄糖是胎儿热能的主要来源，而胎儿体内的葡萄糖均来自母体，以易化扩散方式通过胎盘，代替胎儿消化系统的功能。胎儿血内氨基酸浓度高于母血，以主动转运方式通过胎盘。电解质及维生素多数也以主动转运方式通过胎盘。胎盘中含有多种酶，可将简单物质合成后供给胎儿（如葡萄糖合成糖原、氨基酸合成蛋白质等），也可将复杂物质分解为简单物质（如脂质分解为自由脂肪酸）。自由脂肪酸能较快通过胎盘。

（3）代谢产物排泄　胎儿的代谢产物，如尿酸、尿素、肌酐、肌酸等，均经胎盘进入母血，再由母体排出体外。

（4）防御功能　胎盘具有屏障作用，但十分有限。母血中的免疫物质如 IgG 可以通过胎盘，使胎儿获得抗体，对胎儿起保护作用。而母体内的抗 A、抗 B、抗 Rh 抗体亦可进入胎儿血中，致使胎儿及新生儿溶血。各种病毒（如风疹病毒、流感病毒和巨细胞病毒等）易通过胎盘侵袭胎儿；细菌、弓形虫、衣原体、支原体和螺旋体等可在胎盘形成病灶，破坏绒毛结构，继而感染胎儿；分子量小、对胎儿有害的药物也可通过胎盘作用于胎儿，导致胎儿畸形甚至死亡，因此妊娠期用药应慎重。

（5）合成功能　胎盘能合成数种激素、酶及细胞因子等，对维持正常妊娠有重要作用。激素有蛋白激素（如人绒毛膜促性腺激素和人胎盘生乳素等）和甾体激素（如雌激素和孕激素），酶有催产素酶和耐热性碱性磷酸酶等。

1）人绒毛膜促性腺激素（human chorionic gonadotropin，HCG）　囊胚一经着床（约受精后 6 日），合体滋养细胞即开始分泌 HCG，受精后第 7 日，就可在孕妇血清和尿中测出，成为诊断早孕的敏感方法之一。至妊娠第 $8\sim10$ 周时血清浓度达高峰，为

50～100kU/L，持续 1～2 周后逐渐下降，中、晚期妊娠时血浓度为高峰时的 10%，持续至分娩，一般于产后 1～2 周消失。

HCG 的主要生理功能有：①作用于月经黄体，与黄体细胞膜上的受体结合，产生生化反应，以延长黄体寿命，促使黄体继续增大发育成妊娠黄体，增加甾体激素的分泌以维持妊娠；②与 LH 有相似的生物活性，和尿促性素（human menopausal gonadotropin，HMG）合用可诱发排卵；③可抑制淋巴细胞的免疫活性，以激素屏障保护滋养层不受母体的免疫攻击；④HCG－β 亚基具有促卵泡成熟活性、促甲状腺活性和促睾丸间质细胞活性等作用。

2）人胎盘生乳素（human placental lactogen，HPL）　由合体滋养细胞分泌。于妊娠第 2 个月开始分泌，第 9 个月达高峰，直至分娩。产后 HPL 即迅速下降，约产后 7 小时不可测出。

HPL 的功能主要有：①与胰岛素、肾上腺皮质激素协同作用，促进乳腺腺泡发育，刺激其合成功能，为产后泌乳做准备；②促胰岛素生成作用，提高母血中胰岛素浓度，促进蛋白质合成；③通过脂解作用，提高游离脂肪酸、甘油的浓度，抑制母体对葡萄糖的摄取和利用，将多余葡萄糖转送给胎儿，成为胎儿的主要能源，也是蛋白质合成的能源。

3）雌激素和孕激素　为甾体激素。妊娠早期由卵巢妊娠黄体产生，妊娠第 8～10 周起，由胎盘合成。雌、孕激素的主要生理作用为共同参与妊娠期母体各系统的生理变化。因雌激素由胎儿、胎盘共同产生，故可称为胎儿－胎盘单位，可以此判断胎儿发育情况和胎盘功能。

4）酶　胎盘能合成多种酶，包括催产素酶和耐热性碱性磷酸酶等，其生物学意义尚未完全明了。催产素酶能使催产素分子灭活，以维持妊娠；耐热性碱性磷酸酶可于妊娠 16～20 周时从母血中测出，以后逐渐增加，胎盘娩出后下降，产后 3～6 天内消失。动态检测其数值，可作为检查胎盘功能的一项指标。

5）细胞因子和生长因子　如表皮生长因子（EGF）、神经生长因子、胰岛素样生长因子（IGFs）、转化生长因子－β（TGF－β）、肿瘤坏死因子－α（TNF－α）、粒细胞－巨噬细胞克隆刺激因子（Gm－CSF）、白细胞介素（IL）－1、白细胞介素－2、白细胞介素－6、白细胞介素－8 等。这些因子对胚胎营养及免疫保护起一定作用。

（二）胎膜

胎膜（fetal membrane）由绒毛膜和羊膜组成。胎膜外层为绒毛膜，发育过程中因缺乏营养供应而逐渐退化为平滑绒毛膜，妊娠晚期与羊膜紧贴，但可与羊膜完全分开。胎膜内层为羊膜，是半透明薄膜，与覆盖胎盘、脐带的羊膜层相连接。羊膜腔占据整个子宫腔，对胎儿起着一定的保护作用。胎膜含多量花生四烯酸（前列腺素前身物质）的磷脂，且含有能催化磷脂生成游离花生四烯酸的溶酶体，故胎膜在分娩发动上有一定作用。

（三）脐带

脐带（umbilical cord）由胚胎发育过程中的体蒂发展而来，是连在胎儿脐部与胎盘间的条索结构。胚胎和胎儿借助脐带悬浮于羊水中。脐带一端连于胎儿腹壁的脐轮，另一端附着于胎盘的胎儿面。足月胎儿的脐带长为 30~70cm，平均约 50cm，直径 0.8~2.0cm。脐带的表面覆盖有羊膜，内有一条管腔大而管壁薄的脐静脉和两条管腔小而管壁厚的脐动脉，血管周围有保护脐血管的胚胎结缔组织，称华通胶（Wharton jelly）。胎儿通过脐带血循环与母体间进行营养和代谢物质的交换。

（四）羊水

羊水（amniotic fluid）为充满于羊膜腔内的液体。妊娠不同时期的羊水来源、容量及组成均有显著差别。

1. 羊水来源　妊娠早期的羊水是由母体血清经胎膜进入羊膜腔的透析液；妊娠中期以后，胎儿尿液成为羊水的主要来源。

2. 羊水的吸收　50% 由胎膜完成；另外胎儿可吞咽羊水，妊娠足月胎儿每日吞咽羊水 500~700ml，经消化道进入胎儿血循环，形成尿液再排至羊膜腔中，保持羊水量的动态平衡；脐带每小时能吸收羊水 40~50ml；胎儿皮肤角化前可吸收羊水，但量很少。

3. 羊水量、性状及成分

（1）羊水量　随着妊娠进展，羊水的量逐渐增加，妊娠 8 周时为 5~10ml，妊娠 10 周时约 30ml，妊娠 20 周时约 400ml，妊娠 36~38 周时达高峰，可达 1000~1500ml，以后逐渐减少，足月妊娠羊水量约为 800ml。

（2）羊水性状与成分　妊娠早期，羊水为无色透明液体；足月妊娠时，羊水略浑浊，不透明，比重为 1.007~1.025，呈中性或弱碱性，pH 值为 7.20。羊水内含有 98%~99% 的水分、1%~2% 的无机盐和有机物，还有大量的上皮细胞及胎儿的一些代谢产物。穿刺抽取羊水进行细胞染色体检查或测定羊水中某些物质的含量，可早期诊断某些先天性畸形。

4. 羊水的功能　羊膜和羊水对胎儿和母体均有重要的保护作用。

（1）保护胎儿　妊娠期，胎儿在羊水中自由活动，防止胎儿自身及胚胎与羊膜粘连而发生畸形；羊水温度适宜，有一定的活动空间，防止胎儿受外界的机械损伤；临产时，羊水直接受宫缩压力作用，能使压力均匀分布，避免胎儿局部受压。

（2）保护母体　由于羊水的缓冲作用，可减少胎动给母体带来的不适感；临产后，前羊水囊扩张子宫颈口及阴道，破膜后羊水对产道起润滑作用，羊水冲洗阴道可减少感染机会。

三、胚胎及胎儿发育特点

妊娠前 8 周内称胚胎，为主要器官分化发育的时期；自妊娠第 9 周起，直至分娩前称胎儿，为各器官进一步发育成熟的时期。一般以 4 周为一个孕龄单位阐述胚胎及胎儿发育的特点。

4 周末：可辨认胚盘及体蒂。

8 周末：胚胎初具人形，头的大小约占整个胎体的一半，可以分辨出眼、耳、口、鼻，四肢已具雏形，超声显像可见早期心脏已形成并有搏动。

12 周末：胎儿身长约 9cm，体重约 20g。胎儿外生殖器已发育，部分可分辨性别，四肢可活动。

16 周末：胎儿身长约 16cm，体重约 100g。从外生殖器可分辨性别，头皮已长毛发，胎儿已开始有呼吸运动，除胎儿血红蛋白外，开始形成成人血红蛋白，部分孕妇自觉有胎动，若采用 X 线检查可见脊柱阴影。

20 周末：胎儿身长约 25cm，体重约 300g。用听诊器可听到胎心音，全身有毳毛，此期出生者已有心跳、呼吸、排尿及吞咽运动。

24 周末：胎儿身长约 30cm，体重约 700g。各脏器均已发育，皮下脂肪开始沉积，但皮肤仍呈皱缩状。

28 周末：胎儿身长约 35cm，体重约 1000g。皮下脂肪沉积不多，皮肤粉红色，有呼吸运动，但肺泡表面活性物质含量低，此期出生者易患特发性呼吸窘迫综合征。

32 周末：胎儿身长约 40cm，体重约 1700g。面部毳毛已脱，生活力尚可。此期出生者如注意护理，可存活。

36 周末：胎儿身长约 45cm，体重约 2500g。皮下脂肪发育良好，毳毛明显减少，指（趾）甲已超过指（趾）端，出生后能啼哭及吸吮，生活力良好。此期出生者基本可存活。

40 周末：胎儿已成熟，身长约 50cm，体重约 3000g 或以上。体形外观丰满，皮肤粉红色，男性睾丸已降至阴囊内，女性大小阴唇发育良好。此期出生者啼哭声响亮，吸吮能力强，能很好存活。

第二节　妊娠期母体变化

一、中医对妊娠生理现象的阐述

1. **月经停闭**　妊娠后，脏腑、经络的阴血下注冲任胞宫，以养胎元；上荣乳房，以化生乳汁。胞宫藏精气而不泻，故月经停闭不行。

2. **妊娠反应**　《胎产心法》说："妇人怀子，喜食酸咸果实为何？盖阴阳交合，受胎于肾，生化于肝，二脏皆供给于胎，则肝肾不足，故喜食酸咸以自救也。"妊娠初期，血下聚胞宫以养胎胎，致使阴血不足，肝气上逆，冲脉气盛。"冲脉隶属于阳明"，肝气夹胃气上逆，故孕妇常见恶心欲呕、择食嗜酸、不思饮食、头晕倦怠等早孕反应。

3. **妊娠脉象**　《胎产心法》说："凡妇人怀孕，其血留气聚，胞宫内实，故尺阴之脉必滑数。"《素问·阴阳别论》说："阴搏阳别，谓之有子。"尺脉候肾，肾藏精，为胎元之本。故妊娠期六脉平和滑利，按之应指，尺脉尤甚。

4. 乳房变化　《生生宝录》说："妇人乳头转黑，乳根渐大，则是胎矣。"《医宗金鉴·妇科心法要诀》亦说："妇人经水不至，不分是孕是病者，五个月之后，以孕妇乳房辨之，若乳房升大有乳者是胎。"因此孕后乳房开始胀大，乳头增大，乳晕加深。

5. 胎儿发育　早在《黄帝内经》中就有妊娠后胎儿生长发育情况的记载。《灵枢·经脉》说："人始生，先成精，精成而脑髓生，骨为干，脉为营，筋为刚，肉为墙，皮肤坚而毛发长。"《备急千金要方》对胎儿的逐月发育成熟有详细的描述："妊娠一月始胚，二月始膏，三月始胞，四月形体成，五月能动，六月筋骨立，七月毛发生，八月脏腑具，九月谷气入胃，十月诸神备，日满即产矣。"

中医古籍中将一孕二胎者称"双胎"或"骈胎"，一孕三胎者称"品胎"。

二、西医对妊娠期母体变化的认识

（一）生理变化

妊娠期在胎盘产生的激素作用下，母体各系统发生一系列适应性的解剖和生理变化，并积极调整功能，以满足胎儿生长发育和分娩的需要，同时为产后哺乳做准备。熟知妊娠期母体的变化，有助于护理人员帮助孕妇了解妊娠期身体变化，减轻其因知识缺乏而引起的焦虑，同时还能帮助孕妇识别潜在的或现存的非生理性变化。

1. 生殖系统

（1）子宫

①子宫体：明显增大变软，早期子宫呈球形且不对称，妊娠12周时，子宫增大均匀并超出盆腔。宫腔容积由非孕时的5ml增至妊娠足月时的5000ml，子宫大小由非孕时的7cm×5cm×3cm增至妊娠足月时的35cm×22cm×25cm。子宫壁厚度非妊娠时约1cm，妊娠中期逐渐增厚，妊娠末期又逐渐变薄，至足月时为0.5~1.0cm。子宫增大不是由于细胞的数目增加，而是因肌细胞的肥大，胞浆内充满具有收缩活性的肌动蛋白和肌浆球蛋白，为临产后子宫阵缩提供物质基础。子宫各部的增长速度不一，宫底部于妊娠后期增长速度最快，宫体部含肌纤维最多，其次为子宫下段，宫颈部最少。此特点适应临产后子宫阵缩向下依次递减，利于胎儿娩出。

随着子宫增大和胎儿、胎盘的发育，子宫的循环血量逐渐增加。至妊娠足月，子宫血流量为500~700ml/min，较非孕时增加4~6倍。宫缩时，肌壁间血管受压，子宫血流量明显减少。

自妊娠12~14周起，子宫出现不规则的无痛性收缩，可由腹部触及，孕妇有时也能感觉到，其特点为稀发、不规则和不对称，因宫缩时宫腔内压力不超过10~15mmHg，持续时间不足30秒，故无疼痛感觉，称Braxton Hicks收缩。

②子宫峡部：是子宫体与子宫颈之间最狭窄的部分。非孕时长约1cm，随着妊娠的进展，峡部逐渐被拉长变薄，成为子宫腔的一部分，形成子宫下段，临产时长7~10cm，成为产道的一部分。

③子宫颈：妊娠早期因充血、组织水肿，宫颈外观肥大、着色，质软。宫颈管内腺

体肥大，宫颈黏液分泌增多，形成黏稠的黏液栓，使宫腔不易感染。宫颈鳞－柱状上皮交界部外移，宫颈表面出现糜烂，称假性糜烂。接近临产时，宫颈管变短并出现轻度扩张。

（2）卵巢及输卵管 卵巢略增大，停止排卵。一侧卵巢可见妊娠黄体，妊娠黄体分泌雌、孕激素以维持妊娠。妊娠10周后，其功能由胎盘取代。输卵管伸长，但肌层无明显增厚，黏膜上皮细胞稍扁平，在基质中可见蜕膜细胞。有时黏膜也可见蜕膜反应。

（3）阴道及外阴 阴道黏膜着色、增厚、皱襞增多，结缔组织变松软，伸展性增加。阴道脱落细胞和分泌物增多呈白色糊状。阴道上皮细胞含糖原增加，乳酸含量增高，使阴道 pH 值下降，不利于致病菌生长，有利于防止感染。

外阴局部充血，皮肤增厚，大小阴唇有色素沉着；大阴唇结缔组织松软，伸展性增加，有利于胎儿娩出；小阴唇皮脂腺分泌物增多。妊娠时由于增大的子宫压迫，盆腔及下肢静脉回流障碍，部分孕妇可有外阴及下肢静脉曲张，产后多自行消退。

2. 乳房 乳房于妊娠早期开始增大，充血明显，孕妇自觉乳房发胀或偶有触痛及麻刺感。乳头增大、着色、易勃起。乳晕着色，乳晕上的皮脂腺肥大形成散在的结节状隆起，称蒙氏结节（Montgomery's tubercles）。胎盘分泌雌激素、孕激素、垂体催乳素和胎盘生乳素等多种激素，参与乳腺的发育和完善，为泌乳做准备，但妊娠期间并无乳汁分泌，可能与大量雌、孕激素抑制乳汁生成有关。妊娠后期，尤其临近分娩期，挤压乳房可有数滴稀薄黄色液体溢出，称初乳（colostrum）。分娩后，乳汁正式分泌。

3. 循环及血液系统

（1）心脏 妊娠期增大的子宫将膈肌上推，使心脏向左、向上、向前移位，更贴近胸壁，心尖部左移，心浊音界稍扩大。心脏容量至妊娠末期约增加10%，心率约增加 10~15 次/分。另外，由于血流量增加、血流加速，加之心脏移位使大血管扭曲，多数孕妇于心尖区及肺动脉区可闻及柔和的吹风样收缩期杂音，于产后逐渐消失。

（2）心搏出量和血容量 心搏出量约自妊娠10周开始增加，至妊娠32~34周时达高峰，维持此水平直至分娩。血容量自妊娠6周起即增加，至妊娠32~34周时达高峰，约增加35%，平均约增加1500ml，维持此水平至分娩。其中因血浆的增加多于红细胞的增加，血浆约增加1000ml，红细胞约增加500ml，故血液稀释，出现生理性贫血。如孕妇合并心脏病，在妊娠32~34周、分娩期（尤其是第二产程）及产褥期最初3日内，因心脏负荷较重，易发生心力衰竭，需密切观察病情。

（3）血液成分 ①红细胞：妊娠期骨髓不断产生红细胞，网织红细胞轻度增多。由于血液稀释，红细胞计数约为 $3.6\times10^{12}/L$，血红蛋白值约为 110g/L，血细胞比容为 $0.31\sim0.34$（非孕妇女红细胞计数约为 $4.2\times10^{12}/L$，血红蛋白值约为 130g/L，血细胞比容为 $0.38\sim0.47$）。妊娠期血红蛋白低下，属于缺铁性贫血，应适当补充铁剂，以满足胎儿及孕妇的需求。②白细胞：妊娠期白细胞稍增加，约为 $10\times10^9/L$，有时可达 $15\times10^9/L$，主要为中性粒细胞增加，淋巴细胞增加不多，而单核细胞和嗜酸粒细胞几乎无变化。③凝血因子：凝血因子 Ⅱ、Ⅴ、Ⅶ、Ⅷ、Ⅸ、Ⅹ 在妊娠期均增加，仅凝血因子

Ⅺ、ⅩⅢ降低，使血液处于高凝状态，有利于预防产后出血。血小板计数无明显变化。妊娠期血沉加快，可达100mm/h。④血浆蛋白：由于血液稀释，血浆蛋白在妊娠早期即降低，妊娠中期时血浆蛋白值为 60 ~ 65g/L，主要为白蛋白减少，维持此水平至分娩。

（4）血流动力学　妊娠期盆腔血液回流至下腔静脉的血量增多，右旋增大的子宫又压迫下腔静脉使血液回流受阻，使孕妇下肢、外阴及直肠的静脉压增高，加之妊娠期静脉壁扩张，孕妇易发生痔、外阴及下肢静脉曲张。若孕妇长时间仰卧位，可引起回心血量减少，心搏量降低，血压下降，称仰卧位低血压综合征（supine hypotension syndrome）。

4. 呼吸系统　妊娠早期孕妇的胸廓即发生改变，表现为横径加宽，周径加大，横膈上升，呼吸时膈肌活动幅度增大。妊娠中期肺通气量增加大于耗氧量，孕妇有过度通气现象，有利于提供孕妇和胎儿所需的氧气。妊娠后期因子宫增大，腹肌活动幅度减少，使孕妇以胸式呼吸为主，呼吸较深大以维持气体的交换量。呼吸次数在妊娠期变化不大，不超过 20 次/分。孕期上呼吸道黏膜增厚、充血、水肿，易发生上呼吸道感染。

5. 泌尿系统　因孕妇及胎儿代谢产物增多，肾脏负担加重。肾脏略增大，肾功能变化较大。肾血浆流量（renal plasma flow，RPF）及肾小球滤过率（glomerular filtration rate，GFR）于妊娠早期均增加，并在整个妊娠期维持高水平。GFR 比非孕时增加50%，RPF 则增加35%。因 GFR 增加，而肾小管对葡萄糖再吸收能力不能相应增加，部分孕妇餐后可出现糖尿，应注意与真性糖尿病相鉴别。因 RPF 和 GFR 均受体位影响，孕妇仰卧位时尿量增加，故夜尿增多。

妊娠早期，因增大的子宫压迫膀胱，引起尿频；妊娠 12 周后子宫体高出盆腔，不再压迫膀胱；妊娠末期，因胎先露进入盆腔，孕妇再次出现尿频，甚至腹压稍增加即出现尿液外溢现象，产后可逐渐消失。

受孕激素影响，泌尿系统平滑肌张力下降。自妊娠中期肾盂及输尿管增粗，蠕动减弱，尿流减缓，孕妇易发生肾盂肾炎，且多见于右侧，与右旋子宫压迫有关。

6. 消化系统　妊娠早期（停经 6 周左右），约有半数孕妇出现不同程度的恶心，或伴呕吐，尤其于清晨起床时更为明显，食欲与饮食习惯也发生变化，如食欲不振、喜食酸咸食物、厌油腻，甚至偏食等，称早孕反应，多于妊娠 12 周左右自行消失。妊娠期由于大量雌激素影响，牙龈充血、水肿、增生，晨间刷牙时易出现牙龈出血。另外雌激素还可使胃肠平滑肌张力下降，胃排空时间延长，易有上腹部饱胀感。妊娠中、晚期，由于胃部受压及贲门括约肌松弛，胃内容物可逆流至食管，产生"灼热"感。肠蠕动减弱，易便秘。

7. 内分泌系统　妊娠期腺垂体增大 1 ~ 2 倍，嗜酸细胞肥大、增多，形成"妊娠细胞"，于产后 10 日左右恢复。产后有出血休克者，使增生肥大的垂体缺血坏死，导致希恩综合征（Sheehan's syndrome）。由于妊娠黄体和胎盘分泌大量雌、孕激素，其对下丘脑和垂体的负反馈作用，使促性腺激素分泌减少，故孕期无卵泡发育成熟，也无排卵。垂体催乳素分泌随妊娠进展而增多，至分娩前达高峰，与其他激素协同作用，促进乳腺发育，为产后泌乳做准备。促甲状腺激素（TSH）、促肾上腺皮质激素（ACTH）分泌增多，然而游离的甲状腺素及皮质醇不多，故孕妇没有甲状腺、肾上腺皮质功能亢进表现。

8. 其他

（1）体重 妊娠早期体重无明显变化，从妊娠 13 周直至妊娠足月，平均每周增加 350～500g。如果超过 500g，要警惕有无隐性水肿。至妊娠足月时，体重平均约增加 12.5kg，包括胎儿、胎盘、羊水、子宫、乳房、血液、组织间液及脂肪沉积等。

（2）皮肤 妊娠期垂体分泌促黑素细胞激素（MSH）增加，加之雌激素和孕激素明显增多，能促进皮肤黑色素细胞的功能，使 MSH 功能加强，令黑色素增加，导致孕妇皮肤色素加深，特别是乳头、乳晕、腹白线、外阴等处出现色素沉着。面颊部呈蝶形分布的褐色斑，称为妊娠斑（chloasma gravidarum），产后可逐渐消退。

随着妊娠子宫增大及肾上腺皮质激素分泌增多，孕妇腹部、臀部、大腿及乳房皮肤的皮内组织改变，皮肤过度扩张，使皮肤的弹力纤维断裂，形成紫色或淡红色不规则平行的裂纹，称妊娠纹（striate gravidarum），产后变成银白色，持久不退。

（3）矿物质及维生素 胎儿生长发育需要大量的钙、磷、铁、碘和锌等，绝大部分在妊娠末期 2 个月内积累，故至少应于妊娠末期 3 个月补充维生素及矿物质。

（二）心理社会变化

妊娠期，随着妊娠的进展，孕妇及家庭成员的心理状态会发生变化。妊娠虽是一种自然的生理现象，但对妇女而言，是一件独特的事件，是一种挑战，也是家庭生活的转折点，因此会有不同的压力和焦虑。随着新生命的降临，家庭角色发生重新定位和认同，原有的生活状态和互动情形也发生改变。因此，准父母的心理和社会方面需要重新适应和调整。

妊娠期良好的心理适应有助于产后亲子关系的建立及母亲角色的完善。了解妊娠期孕妇和家庭成员的心理变化，护理人员可给予适当的护理照顾，使孕妇及家庭能妥当地调适，迎接新生命的来临。

1. 孕妇常见的心理反应

（1）惊讶和震惊 怀孕初期，不论是否计划妊娠，几乎所有孕妇均会有惊讶和震惊的反应。

（2）矛盾心理 在惊讶和震惊的同时，孕妇可能会出现爱恨交加的矛盾心理，尤其是未计划怀孕的孕妇。此时既享受怀孕的欢愉，又认为怀孕不是时候。而当孕妇自觉胎动时，多数孕妇会改变当初对怀孕的态度。

（3）接受 妊娠早期，孕妇对妊娠的感受只是停经后的各种不适反应，并未真实感受到"胎儿"的存在。随着妊娠进展，尤其是胎动的出现，孕妇真正感受到"孩子"的存在，开始接受"孩子"；也有的孕妇会担心婴儿的性别是否为家人接受等。

（4）内省 妊娠期孕妇表现出以自我为中心，专注自身，注重穿着、体重和一日三餐，同时也较关心自己的休息，喜欢独处，这种专注使孕妇能计划、调节和适应，以迎接新生儿的降临。内省行为可能会使配偶及其他家庭成员感受冷落而影响彼此关系。

（5）**情绪波动** 孕妇的情绪波动较大，可能与体内激素有关。常表现为易激动，因极小的事情而生气、哭泣，使配偶感觉茫然不知所措，严重者会影响夫妻感情。

2. 必须完成的促进母亲心理发展任务 美国妇产科护理学专家鲁宾（Rubin），1984 年提出妊娠期孕妇为迎接新生命的诞生，维持个人及家庭的功能完整，必须完成四项孕期母亲心理发展任务。

（1）**确保安全** 为确保自己和胎儿的安全，孕妇专注于胎儿和自己的健康，寻求产科护理知识。如阅读相关书籍，遵循医生建议，补充维生素和矿物质，摄取均衡饮食，保证足够的休息和睡眠等，使整个妊娠期保持最佳的健康状况。

（2）**接受孩子** 孩子的出生会对整个家庭产生影响。最初是孕妇不接受新生儿，随着妊娠的进展，尤其是胎动的出现，孕妇逐渐接受孩子，并开始寻求家庭重要成员对孩子的接受和认可。在此过程中，配偶的支持和接受，会促使孕妇完成孕期心理发展任务和形成母亲角色。

（3）**学会奉献** 不论是生育或养育新生儿，都需要很多的给予。孕妇必须学会自制，延迟自己的需要以迎合另一个人的需要。妊娠过程中，她必须不断调整自己，以适应胎儿成长，从而顺利担负起母亲的责任。

（4）**融为一体** 随着妊娠的进展，孕妇和胎儿建立起亲密的感情，尤其是胎动出现以后，孕妇常通过抚摸、对着腹部讲话等行为表达对胎儿的情感。这种情绪及行为的表现将为她日后与新生儿建立良好情感奠定基础。

第三节 妊娠诊断

根据妊娠不同时期胎儿生长发育的特点以及母体的适应性变化，临床上将妊娠分为三个时期：妊娠 12 周末以前称为早期妊娠；13~27 周末称为中期妊娠；28 周及其后称为晚期妊娠。

一、早期妊娠诊断

（一）病史与症状

1. 停经 生育年龄妇女，平素月经周期规律，若月经过期 10 天或以上，应首先考虑早期妊娠的可能。若停经已达 8 周，则妊娠的可能性更大。但停经不一定就是妊娠，精神、环境等因素也可引起暂时闭经，应加以鉴别。哺乳期妇女的月经虽未恢复，但仍可能再次妊娠。

2. 早孕反应 约有半数左右的妇女，在停经 6 周左右出现晨起恶心、呕吐、食欲减退、喜食酸物或偏食等，称早孕反应（morning sickness），可能与体内 HCG 增多、胃酸分泌减少和胃排空时间延长有关。症状的严重程度和持续时间因人而异，多于妊娠 12 周左右自然消失。

3. 尿频 妊娠早期因增大的子宫压迫膀胱引起，至 12 周左右，增大的子宫上升进入腹腔，尿频症状自然消失。

（二）体征与检查

1. 乳房　妊娠 8 周起，在雌、孕激素作用下，乳房逐渐增大。孕妇自觉乳房轻度胀痛、乳头刺痛，乳头及周围乳晕着色，出现深褐色蒙氏结节。

2. 妇科检查　妊娠 6～8 周时，阴道窥器检查可见阴道黏膜及子宫颈充血，呈紫蓝色。双合诊检查子宫增大变软，子宫峡部极软，子宫体与子宫颈似不相连，称黑加征（Hegar's sign）。随着妊娠进展，子宫逐渐增大，至妊娠 8 周时，子宫约为非孕时的 2 倍；至妊娠 12 周时，子宫约为非妊娠子宫的 3 倍，并超出盆腔，可于耻骨联合上方触及宫底。

3. 辅助检查

（1）妊娠试验（pregnancy test）　利用孕卵着床后滋养细胞分泌 HCG，并经孕妇尿中排出的原理，用免疫学方法测定受检者血或尿中 HCG 含量，协助诊断早期妊娠。

（2）超声检查　①B 型超声：是检查早期妊娠快速有效的方法。B 型超声显像法可见增大的子宫轮廓，其中有圆形妊娠环，最早于妊娠 5 周时可见有节律的胎心搏动和胎动。阴道超声较腹部超声可提前 5～7 日确诊早期妊娠。②超声多普勒法：在增大的子宫区内，可听到有节律的单一高调的胎心音，此时心率可达 150～160 次/分。最早出现在妊娠 7 周时，还可听到脐带杂音。

（3）宫颈黏液检查（cervical mucus examination）　宫颈黏液量少、黏稠、拉丝度差，涂片干燥后光镜下仅见排列成行的椭圆体，而未见羊齿植物叶状结晶，则早期妊娠的可能性较大。

（4）黄体酮试验（progesterone test）　利用孕激素在体内突然撤退能引起子宫出血的原理，对疑为早孕的妇女，每日肌注黄体酮 20mg，连用 3～5 日。如停药后 7 日仍未出现阴道流血，则早孕可能性大；如停药后 3～7 日内出现阴道流血，则可排除早孕。

（5）基础体温（BBT）测定　每日清晨醒来后（夜班工作者于休息 6～8 小时后），尚未起床，未进行进食、谈话等一切活动前，测量体温 5 分钟（多测口腔温度），并于基础体温单上记录，按日连成曲线。如有感冒、发热或用药等情况，在体温单上注明。具有双相型体温的妇女，停经后高温相持续 18 日不下降者，早孕可能性大；如高温相持续 3 周以上，则早孕可能性更大。

如就诊时，停经时间尚短，依据病史、症状、体征和检查难以确定早孕时，可嘱病人 1 周后复诊，避免因妊娠试验假阴性而误诊。

二、中晚期妊娠诊断

妊娠中期以后，子宫随妊娠月份而增大，可扪及胎体及感到胎动，听到胎心音，临床诊断并不困难。

（一）病史与症状

有早期妊娠的经过，且子宫明显增大，可感觉到胎动。

（二）体征与检查

1. 子宫增大　随着妊娠进展，子宫逐渐增大。手测子宫底高度或尺测耻上子宫底高度，可判断子宫大小与妊娠周数是否相符，增长过速或过缓均有可能异常（表6-1，图6-3）。

表6-1　不同妊娠周数的子宫底高度

妊娠周数	手测子宫底高度	尺测耻上子宫底高度
满12周	耻骨联合上2~3横指	
满16周	脐耻之间	
满20周	脐下1横指	18（15.3~21.4）cm
满24周	脐上1横指	24（22.0~25.1）cm
满28周	脐上3横指	26（22.4~29.0）cm
满32周	脐与剑突之间	29（25.3~32.0）cm
满36周	剑突下2横指	32（29.8~34.5）cm
满40周	脐与剑突之间或略高	33（30.0~35.3）cm

2. 胎动　胎儿在子宫内冲击子宫壁的活动称胎动（fetal movement，FM）。一般孕妇于妊娠18~20周时即自觉有胎动，胎动每小时3~5次。随着妊娠进展，胎动越活跃，但至妊娠末期胎动逐渐减少。

3. 胎心音　妊娠18~20周，听诊器即可于孕妇腹壁闻及胎心音，呈双音，第一音与第二音接近，如钟表的"滴答"声，速度较快，正常值为120~160次/分，超声多普勒听诊效果更好。妊娠24周以前，胎心音多在脐下正中或稍偏左或右听到；妊娠24周以后，胎心音多在胎儿背侧听得最清楚。注意与子宫杂音、腹主动脉音及脐带杂音相鉴别。

4. 胎体　妊娠20周后，经腹壁即可触及子宫内的胎体。妊娠24周后，运用四步触诊法可区分胎头、胎臀、胎背及胎儿四肢，胎头圆而硬，有浮球感；胎背宽而平坦；胎臀宽而软，形状不规则；胎儿肢体小且有不规则活动。据此可判断胎产式、胎先露和胎方位。

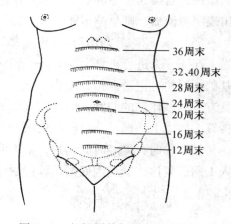

图6-3　妊娠周数与子宫底高度

5. 辅助检查

（1）超声检查　B 型超声显像法不仅能显示胎儿数目、胎产式、胎先露、胎方位、有无胎心搏动、胎盘位置及分级，同时能测定胎儿双顶径、腹围、胸围、顶臀径、股骨长度及羊水池深度等，还可观察胎儿有无畸形。超声多普勒法可探测胎心音、胎动音、脐带血流音及胎盘血流音。

（2）胎儿心电图　目前国内常用间接法检测胎儿心电图，通常于妊娠 12 周后显示较规律的图形，于妊娠 20 周后成功率更高，可反映胎儿心脏的活动情况。

三、胎产式、胎先露、胎方位

妊娠 28 周前，羊水较多、胎体较小，因此胎儿在子宫内的活动范围较大，胎儿在宫内的位置和姿势易于改变。妊娠 32 周后，胎儿生长发育快、羊水相对减少，胎儿与子宫壁贴近，因此胎儿在宫内的位置和姿势相对恒定。胎儿在子宫内的姿势，称胎姿势（fetal attitude），简称胎势。正常为胎头俯屈，颏部贴近胸壁，脊柱略前弯，四肢屈曲交叉弯曲于胸腹部前方。其整个体积和体表面积均明显缩小，整个胎体成为头端小、臀端大的椭圆形，适应妊娠晚期椭圆形子宫腔的形状。因胎儿在子宫内位置和姿势的不同，故有不同的胎产式、胎先露和胎方位。尽早确定胎儿在子宫内的位置非常重要，以便及时纠正胎位异常。

（一）胎产式

胎体纵轴与母体纵轴的关系称胎产式（fetal lie）。两纵轴平行者称纵产式（longitudinal lie），占妊娠足月分娩总数的 99.75%。两纵轴垂直者称横产式（transverse lie），仅占妊娠足月分娩总数的 0.25%。两纵轴交叉成角度者称斜产式，属暂时性的，于分娩过程中多转为纵产式，偶有转为横产式（图 6-4）。

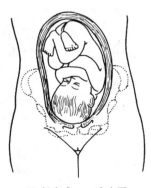 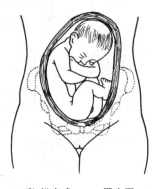 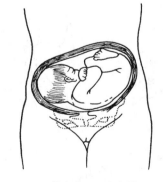

(1) 纵产式——头先露　　　　(2) 纵产式——臀先露　　　　(3) 横产式——肩先露

图 6-4　胎产式及胎先露

（二）胎先露

最先进入骨盆入口的胎儿部分称为胎先露（fetal presentation）。纵产式有头先露（head presentation）、臀先露（breech presentation），横产式有肩先露（shoulder presentation）（图6-4）。

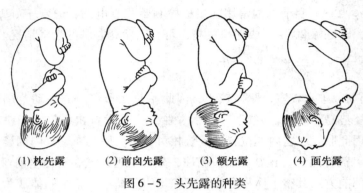

(1) 枕先露　　(2) 前囟先露　　(3) 额先露　　(4) 面先露

图6-5　头先露的种类

头先露又因胎头屈伸程度不同分为枕先露（occiput presentation）、前囟先露（bregma presentation）、额先露（brow presentation）、面先露（face presentation）（图6-5）。臀先露又因入盆先露的部分不同分为混合臀先露（complete breech presentation）、单臀先露（frank breech presentation）和足先露（foot presentation）（图6-6）。偶见头先露或臀先露与胎手或胎足同时入盆，称为复合先露（compound presentation）。

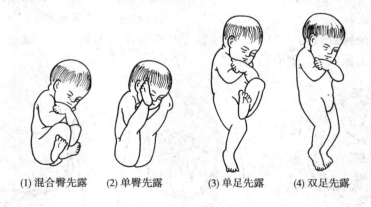

(1) 混合臀先露　　(2) 单臀先露　　(3) 单足先露　　(4) 双足先露

图6-6　臀先露的种类

（三）胎方位

胎儿先露部的指示点与母体骨盆的关系称胎方位（fetal position），简称胎位。枕先露以枕骨、面先露以颏骨、臀先露以骶骨、肩先露以肩胛骨为指示点。根据指示点与母体骨盆前、后、左、右、横的关系而有不同的胎方位（图6-7）。

```
                                   ┌ 枕先露            ┌ 枕左前（LOA）、枕左横（LOT）、枕左后（LOP）
                         ┌ 头先露  │ (95.55%~97.55%)  └ 枕右前（ROA）、枕右横（ROT）、枕右后（ROP）
                         │(95.75% │
                         │~97.75%)│ 面先露            ┌ 颏左前（LMA）、颏左横（LMT）、颏左后（LMP）
              纵产式      │        └ (0.2%)           └ 颏右前（RMA）、颏右横（RMT）、颏右后（RMP）
              (99.75%)   │
                         │ 臀先露   ┌ 骶左前（LSA）、骶左横（LST）、骶左后（LSP）
                         └ (2%~4%) └ 骶右前（RSA）、骶右横（RST）、骶右后（RSP）
                                   
              横产式——肩先露（0.25%）┌ 肩左前（LScA）、肩左后（LScP）
                                   └ 肩右前（RScA）、肩右后（RScP）
```

图 6-7 胎产式、胎先露和胎方位的关系及种类

第四节 妊娠期管理

加强妊娠期管理的目的是明确孕妇和胎儿的健康状况，及早发现高危妊娠，预防和治疗妊娠合并症和并发症（如妊娠期高血压疾病、妊娠合并心脏病等），及早发现胎儿发育异常，及时纠正胎位异常，从而保障孕产妇、胎儿及新生儿的健康。妊娠期管理主要通过定期产前检查来完成，对孕妇及胎儿进行监护，并监测胎盘及胎儿成熟度。

产前检查应从确诊早孕开始，收集完整的资料，进行系统的体格检查，了解生殖器官及骨盆有无异常，测基础血压，检查心肺，测尿蛋白及尿糖。对有遗传病家族史及分娩史者，应做有关遗传学检查。经上述检查未发现异常者，自妊娠 20 周开始进行系列产前检查。一般 20~36 周期间每 4 周查 1 次，妊娠 36 周后每 1 周查 1 次，即分别于孕 20、24、28、32、36、37、38、39、40 周进行检查，共计 9 次。凡属高危妊娠者，应酌情增加产前检查次数。

围生医学（perinatology）又称围产医学，是研究在围生期内加强围生儿及孕产妇的卫生保健，也是研究胚胎的发育，胎儿的生理、病理以及新生儿和孕产妇疾病的诊断和防治的科学。因此，围生期是指产前、产时和产后的一段时间。对孕产妇而言，要经历妊娠期、分娩期和产褥期三个阶段。对胎儿而言，要经历受精、细胞分裂、繁殖、发育，从不成熟到成熟和出生后开始独立生活的复杂变化过程。

国际上对围生期的规定有四种：①围生期Ⅰ：从妊娠满 28 周（即胎儿体重≥1000g 或身长≥35cm）至产后 1 周。②围生期Ⅱ：从妊娠满 20 周（即胎儿体重≥500g 或身长≥25cm）至产后 4 周。③围生期Ⅲ：从妊娠满 28 周至产后 4 周。④围生期Ⅳ：从胚胎形成至产后 1 周。我国采用围生期Ⅰ计算围生期死亡率。其数据资料首先采用孕周（胎龄）计算，孕周不清者采用刚出生新生儿测得的体重，其次采用身长。

一、病史

（一）健康史

1. 个人资料

（1）年龄　年龄过小容易发生难产；年龄过大，尤其是 35 岁以上的高龄初产妇，容易并发妊娠期高血压疾病、产力异常和产道异常，应予以重视。

（2）职业　妊娠早期接触放射线者，可造成流产、畸胎。如有铅、汞、苯和有机磷农药、一氧化碳中毒等，可引起畸胎。

（3）其他　主要了解孕妇的受教育程度、民族、宗教信仰、婚姻状况、经济状况以及住址、联系方式等资料。

2. 既往史　了解有无高血压、心脏病、血液病、糖尿病或肾脏病史；有无传染病史（如结核病、肝炎）或接触史等，注意其发病时间和治疗情况；有无手术史，了解手术名称。

3. 月经史　询问月经初潮的年龄、月经周期、末次月经时间、月经持续时间、经量及有无痛经等。

4. 家族史　询问家族中有无高血压、糖尿病、双胎等。

5. 配偶健康状况　了解配偶有无烟酒嗜好及遗传性疾病等。

（二）孕产史

1. 既往孕产史　了解既往有无孕产经历及其分娩方式，有无流产、早产、难产、死胎、死产及产后出血史。

2. 本次妊娠经过　了解本次妊娠早期，有无早孕反应及其出现的时间、严重程度，有无病毒感染史及用药情况；胎动开始时间；妊娠过程中有无阴道流血、头晕、头痛、心悸、气短及下肢浮肿等症状。目前已证实 TORCH 感染（T，toxoplasma，弓形虫；O，other，其他，主要指梅毒螺旋体；R，rubella virus，风疹病毒；C，cytomegalovirus，巨细胞病毒；H，herpes simplex virus，单纯疱疹病毒）可通过胎盘进入胎儿血液，导致先天性心脏病、听力丧失、小头畸形、脑积水、视网膜脉络膜炎、智力障碍等。另外，妊娠期很多药物可通过胎盘进入胚胎体内，影响胎儿发育或导致畸形。

（三）预产期的推算

依据孕妇的末次月经（last menstrual period，LMP）日期，推算预产期（expected date of confinement，EDC）。计算方法为确定末次月经第 1 日，月份减 3 或加 9，日数加 7。如为阴历，月份仍减 3 或加 9，但日数加 14。实际分娩日期与推算的预产期可以相差 1~2 周。若末次月经日期记不清，或哺乳期尚无月经来潮而受孕者，则根据早孕反应出现时间、HCG 测定数值、胎动开始时间、宫底高度以及 B 超测双顶径、顶臀长度等加以估计。月经周期延长者的预产期需相应推迟。

二、身体评估

（一）中医评估

通过望、闻、问、切四诊方法收集资料，了解孕妇的健康状况和胎儿的生长发育情况。望孕妇的神志、形态、面色、唇色、舌质、舌苔等，评估脏腑气血的盛衰、邪气的消长和经络气血的虚实；闻声音、嗅气味，评估孕妇体质的阴阳、寒热；问诊了解孕妇妊娠后的生理变化、起居、饮食、情志等相关情况，评估妊娠后阴阳气血有无异常；切诊了解妊娠脉象是否正常，评估肾气与胎元之盛衰；触腹部诊察胎儿发育正常与否，按四肢观察孕妇是否有水肿现象，评估胎儿和母体有无异常。

（二）全身检查

通过全身检查，观察孕妇的发育、营养及精神状态，了解其身高、步态、体重。身高＜145cm者，常伴有骨盆狭窄，容易头盆不称；步态不正常者应注意有无骨盆不对称；体重≤40kg或≥80kg者，危险性增加。检查脊柱及下肢有无畸形；检查乳房发育情况、乳头大小及有无乳头凹陷；测量血压，孕妇正常时血压不应超过140/90mmHg，或与基础血压相比不超过30/15mmHg，超过者属病理状态；评估重要脏器如心、肺、肾、肝等有无异常，有无心脏病，有无水肿，孕妇于妊娠晚期仅踝部或小腿下部水肿经休息后消退，不属异常；测体重，妊娠晚期体重每周增加不应超过500g，超过者多伴有水肿或隐性水肿。

（三）产科检查

产科检查包括腹部检查、骨盆测量、阴道检查、肛门检查和绘制妊娠图。检查前先告知孕妇检查的目的、步骤，检查时动作尽可能轻柔，以取得合作。

1. 腹部检查　排尿后，孕妇仰卧于检查床上，头部稍抬高，露出腹部，双腿略屈曲分开，放松腹肌。检查者站于孕妇右侧。

（1）视诊　注意腹部大小及腹形，腹部有无妊娠纹、手术疤痕和水肿。对腹部过大或过小者，均应引起注意，并进一步核实孕周。腹部过大、宫底高度大于应有的妊娠月份，应考虑有双胎妊娠、巨大胎儿、羊水过多的可能；腹部过小，可能为胎儿生长受限；腹部宽，子宫横轴直径较纵轴长，多为肩先露；若有尖腹或悬垂腹者，可能伴有骨盆狭窄。

（2）触诊　注意腹壁肌肉的紧张度、有无腹直肌分离，注意羊水的量及子宫肌的敏感度。用手测宫底高度，用软尺测耻骨上方至子宫底的弧形长度及腹围值。用四步触诊法（four maneuvers of Leopold）检查子宫大小、胎产式、胎先露、胎方位及先露是否衔接（图6-8）。

第一步手法：检查者两手置于宫底部，了解子宫外形并触摸宫底高度，估计胎儿大小与妊娠月份是否符合。然后以双手指腹相对交替轻推，判断宫底部的胎儿部分。若为胎头，则硬而圆且有浮球感（ballottement）；若为胎臀，则大而软且形状略不规则。若于宫底部未触及胎头或胎臀，应考虑横产式的可能。

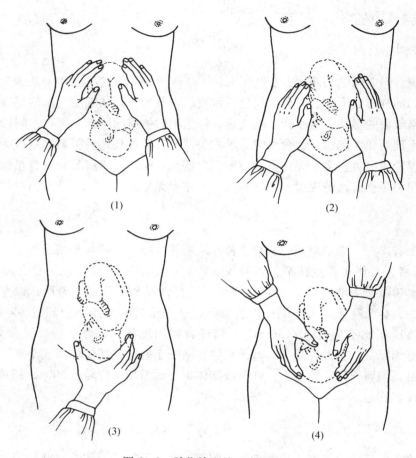

(1)　　　　　　　　　　(2)

(3)　　　　　　　　　　(4)

图 6 - 8　胎位检查的四步触诊法

第二步手法：检查者两手分别置于腹部左右两侧，一手固定，另一手轻轻深按检查，两手交替，分辨胎背及胎儿四肢的位置。平坦饱满者为胎背；可变形的凹凸不平部分是胎儿的肢体，有时可感到胎儿肢体活动。

第三步手法：检查者右手置于耻骨联合上方，拇指与其余四指分开，握住胎先露部，进一步查清是胎头或胎臀，并左右推动以确定是否衔接。如先露部仍高浮，表示尚未入盆；如已衔接，则胎先露部不能被推动。

第四步手法：检查者两手分别置于胎先露部的两侧，沿骨盆入口方向向下深按，进一步确诊胎先露，并明确先露部入盆的程度。若胎先露难以确诊是胎头或胎臀时，可进行肛诊或 B 型超声检查以协助判断。

（3）听诊　妊娠 18 ~ 20 周时，在孕妇腹壁上可听到胎心音，在靠近胎背侧上方的孕妇腹壁上听得最清楚。枕先露时，胎心音在脐下方两侧；臀先露时，在脐上方两侧；肩先露时，在脐部下方听得最清楚（图 6 - 9）。当腹壁紧、子宫较敏感，确定胎背方向有困难时，可借助胎心音及胎先露综合分析判断胎位。

2. 骨盆测量　骨盆大小及其形状对分娩有直接影响，是决定胎儿能否经阴道分娩的重要因素，故骨盆测量是产前检查时必不可少的项目。分为骨盆外测量和骨盆内测量两种。

（1）骨盆外测量（external pelvimetry）　通过外测量可以间接推断骨盆内径的大小。此法操作方便，简单易行，虽不精确，但仍有较大的临床意义。此法常测量下列径线。

①髂棘间径（interspinal diameter，IS）：孕妇取伸腿仰卧位，测量两髂前上棘外缘间的距离（图6-10）。正常值为23~26cm。

②髂嵴间径（intercrestal diameter，IC）：孕妇取伸腿仰卧位，测量两髂嵴外缘最宽的距离（图6-11）。正常值为25~28cm。

以上两径线可间接推测骨盆入口横径的长度。

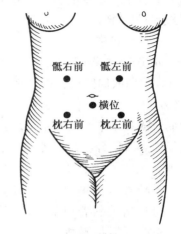

图6-9　不同胎位胎心音听诊位置

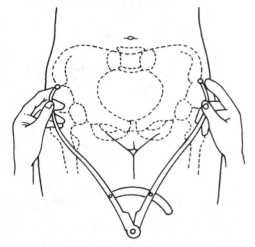

图6-10　测量髂棘间径

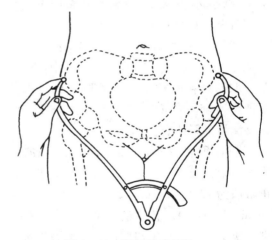

图6-11　测量髂嵴间径

③骶耻外径（external conjugate，EC）：孕妇取左侧卧位，右腿伸直，左腿屈曲，测量第五腰椎棘突下凹陷处（相当于腰骶部米氏菱形窝的上角）至耻骨联合上缘中点的距离（图6-12）。正常值为18~20cm。此径线可间接推测骨盆入口前后径长度，是骨

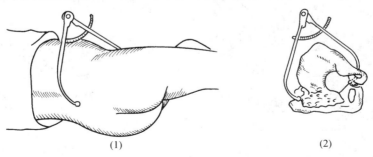

（1）　　　　　　　　　（2）

图6-12　测量骶耻外径

盆外测量中最重要的径线。骶耻外径与骨质厚薄有关，用测得的骶耻外径值减去 1/2 的尺桡周径（指围绕右侧尺骨茎突及桡骨茎突测得的前臂下缘的周径）值，即相当于骨盆入口前后径值。

④坐骨结节间径（intertuberal diameter，IT）：又称出口横径（transverse outlet，TO）。孕妇取仰卧位，两腿向腹部屈曲，双手抱双膝。测量两坐骨结节内侧缘的距离（图 6 - 13）。正常值为 8.5 ~ 9.5cm，平均值为 9cm。亦可用检查者的手拳测量，若能容纳成人横置手拳，则属正常。如出口横径小于 8cm，应测量出口后矢状径，即坐骨结节间径中点至骶骨尖端的距离，正常值为 8 ~ 9cm。出口横径与出口后矢状径之和大于15cm，表明骨盆出口狭窄不明显，一般足月胎儿可娩出。

⑤耻骨弓角度（angle of pubic arch）：两手拇指指尖斜着对拢，放于耻骨联合下缘，左右两拇指平放在耻骨降支上面，测量两拇指间的角度即为耻骨弓角度。正常值为 90°，小于 80° 为异常。此角度可间接预测骨盆出口横径的宽度。

（2）骨盆内测量（internal pelvimetry）

适用于骨盆外测量有狭窄者。测量时，孕妇取膀胱截石位，消毒外阴，检查者须戴消毒手套并涂润滑油，动作应轻柔。临床常测量的径线有：

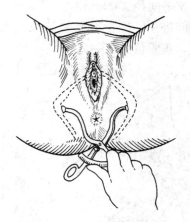

图 6 - 13   测量坐骨结节间径

①对角径（diagonal conjugate，DC）：为耻骨联合下缘至骶岬上缘中点的距离，正常值为 12.5 ~ 13cm，此值减去 1.5 ~ 2cm，即为骨盆入口前后径长度，又称真结合径（conjugate vera），正常值为 11cm。检查者将一手食、中指伸入阴道，用中指尖触到骶岬上缘中点，食指上缘紧贴耻骨联合下缘，另一手食指固定标记此接触点，抽出阴道内的手指，测量中指尖至此接触点的距离，即为对角径（图 6 - 14）。如测量时中指触不

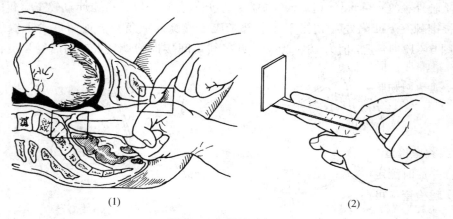

(1)   (2)

图 6 - 14   测量对角径

到骶岬，表明此径线大于 12.5cm。测量时期以妊娠 24～36 周、阴道松软时进行为宜。

②坐骨棘间径（interspinous diameter）：测量两坐骨棘间的距离，正常值约 10cm。检查者一手食、中指伸入阴道，分别触及两侧坐骨棘，估计其间的距离（图 6 - 15）。也可用中骨盆测量器测量，数值较准确。

③坐骨切迹宽度（incisura ischiadica）：代表中骨盆后矢状径，为坐骨棘与骶骨下部间的距离，即骶骨韧带的宽度。检查者将伸入阴道内的食、中指并排置于韧带上（图 6 - 16）。若能容纳三横指（5～5.5cm）为正常，否则考虑为中骨盆狭窄。

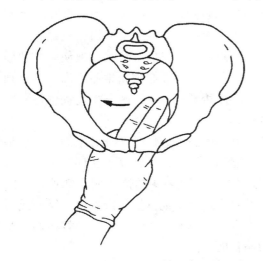

图 6 - 15 测量坐骨棘间径   图 6 - 16 测量坐骨切迹宽度

3. **阴道检查** 检查阴道出口是否过小，外阴部有无静脉曲张。孕妇于妊娠早期初诊时，均应行双合诊检查。若于妊娠 24 周以后进行首次检查，应同时测量对角径、坐骨棘间径及坐骨切迹宽度。妊娠最后一个月以及临产后，应避免不必要的阴道检查。如确实需要，需严格消毒外阴及戴消毒手套，以防感染。

4. **肛门检查** 可以了解胎先露部、骶骨弯曲度、坐骨棘间径、坐骨切迹宽度以及骶尾关节活动度等。

5. **绘制妊娠图（pregnogram）** 是反映胎儿在宫内发育及孕妇健康情况的动态曲线图。于每次产前检查时，将孕妇体重、腹围、宫底高度、超声检查的双顶径等，制成一定的标准曲线，同时记录血压、水肿、蛋白尿、胎位及胎心率。观察其动态变化，可以及早发现孕妇和胎儿的异常情况。其中宫底高度曲线是妊娠图中最主要的曲线。

（四）辅助检查

1. **实验室检查** 主要包括血常规、血型、尿常规、肝功能、乙肝抗原及抗体检测；发现有合并症时测定电解质、血液生化学以及心电图等检查。

2. **B 超检查** 可及时了解胎儿有否畸形，了解胎位、胎心、胎盘及羊水等情况。

三、心理社会评估

随着妊娠的进展，孕妇的身体发生一系列生理或病理改变，其心理也发生变化。护理人员对孕妇及其家属的心理状态也需进行评估。

1. 妊娠早期　评估孕妇对妊娠的接受程度，孕妇遵循产前指导的情况，有无"筑巢"行为，能否主动地或在鼓励下谈论怀孕的不适、感受和困惑，以及妊娠过程中与家人和丈夫的关系等。

2. 妊娠中、晚期　评估孕妇对妊娠有无不良的情绪反应，对即将为人母和分娩有无焦虑或恐惧心理。妊娠中、晚期，孕妇强烈意识到孩子即将降生，同时，妊娠晚期子宫明显增大，重心后移，行动不便，甚至出现睡眠障碍、腰背痛等症状，致使多数孕妇都急切盼望分娩日期的到来。随着预产期的临近，孕妇一方面会因新生命将出生而感到愉快，另一方面又因分娩将产生痛苦而焦虑，担心能否顺利分娩以及分娩过程中母儿安危、胎儿有无畸形等，也有的孕妇担心婴儿的性别能否为家人接受。

护士还要评估支持系统，尤其是丈夫对此次妊娠的态度。怀孕对准父亲而言，也是一项心理压力，准父亲会经历与准母亲同样的情感和冲突。他会为妻子在怀孕过程中的身心变化而感到惊讶和迷惑，更为时常要适应妻子怀孕时多变的情绪而不知所措。因此，评估准父亲对怀孕的感受和态度，才能有针对性地协助他承担父亲角色，继而成为孕妇强有力的支持者。此外，还要评估孕妇的家庭经济情况、居住环境、宗教信仰以及孕妇在家庭中的角色等，以判断其应对应激的储备能力。

四、高危因素评估

重点评估孕妇是否存在以下高危因素：年龄 <18 岁或 >35 岁；残疾；遗传性疾病史；流产、异位妊娠、早产、死产、死胎、难产、畸胎史；妊娠合并症，如心脏病、肾脏病、肝脏病、高血压、糖尿病等；妊娠并发症，如妊娠期高血压疾病、前置胎盘、胎盘早剥、羊水异常、胎儿生长受限、过期妊娠、母儿血型不合等。

五、可能的护理诊断

1. 营养缺乏，低于机体需要量　与早孕反应有关。

2. 知识缺乏　缺乏妊娠期保健知识。

3. 便秘　与妊娠引起肠蠕动减弱有关。

4. 体液过多　与妊娠子宫压迫下腔静脉或水钠潴留有关。

六、预期目标

1. 孕妇获得孕期保健知识，维持母婴健康状态。

2. 孕妇掌握有关育儿知识，适应母亲角色。

七、护理措施

（一）一般护理

告知孕妇产前检查的意义和重要性，预约下次产前检查的时间和产前检查内容。评估孕妇对妊娠的心理适应程度，鼓励孕妇抒发内心感受和想法，针对其需要进行心理支持，帮助他们消除不良情绪。识别潜在的健康问题，提供针对性的护理。孕期常见的症状有：

1. 恶心、呕吐　约半数妇女在妊娠 6 周左右出现早孕反应，12 周左右消失。在此期间应避免空腹，起床前先吃几块饼干或面包，少量多餐，饮食清淡；减少刺激，如尽量不接触油炸食品等；增加社会支持，给予精神鼓励和支持，以减少心理的困扰和忧虑。如妊娠 12 周以后仍继续呕吐，甚至影响孕妇营养时，须遵医嘱进行治疗。对偏食者，在不影响饮食平衡的情况下，可不做特殊处理。

2. 尿频、尿急　多见于孕早期和末期。若因妊娠子宫压迫引起，且无任何感染征象，可予以解释，不必处理。此现象产后可逐渐消失。

3. 白带增多　于孕早期和末期明显，是妊娠期正常的生理变化。但应排除念珠菌、滴虫、淋菌、衣原体等感染。嘱孕妇保持外阴部清洁，每日清洗外阴或经常洗澡，以避免分泌物刺激外阴部，但严禁阴道冲洗；指导孕妇穿透气性好的棉质内裤，经常更换。

4. 下肢水肿　于妊娠后期易发生下肢浮肿，经休息后可消退，属正常。如下肢有明显凹陷性水肿或经休息后不消退，应及时诊治，警惕妊娠期高血压疾病的发生。嘱孕妇左侧卧位，以解除右旋增大的子宫对下腔静脉的压迫；下肢稍垫高，避免长时间站或坐；适当限制孕妇对食盐的摄入，但不必限制水分。

5. 下肢、外阴静脉曲张　静脉曲张因妊娠次数增多而逐渐加重。孕妇应避免两腿交叉或长时间站立及行走，并注意时常抬高下肢；指导孕妇穿弹力裤或袜，避免穿紧身衣裤致血液回流受阻，以促进血液回流；会阴部有静脉曲张者，可于臀下垫枕，抬高髋部休息。

6. 便秘　是妊娠期常见的症状之一，尤其是妊娠前即有便秘者。嘱孕妇养成定时排便的习惯，多吃水果、蔬菜等粗纤维食物，同时摄入足够水分，适当增加活动量。未经医生允许不可随意使用大便软化剂或泻剂。

7. 腰背痛　妊娠期因关节韧带松弛，增大的子宫前突，身体重心后移，腰椎向前突使得背伸肌持续紧张，可出现轻微腰背痛。指导孕妇穿低跟鞋，在俯拾或抬举物品时，保持上身直立，弯曲膝部，用两下肢的力量抬起。疼痛严重者，须卧床休息（硬床垫），局部热敷。

8. 下肢肌肉痉挛　发生于小腿腓肠肌，于妊娠后期的夜间多见，是孕妇缺钙的表现。指导孕妇饮食中增加钙的摄入，同时告诫孕妇避免腿部疲劳、受凉，伸腿时避免脚趾尖伸向前，走路时脚跟先着地。发生下肢肌肉痉挛时，嘱孕妇背屈肢体或站直前倾以伸展痉挛的腓肠肌，并行局部热敷按摩，直至痉挛消失。必要时遵医嘱口服钙剂。

9. 仰卧位低血压综合征　妊娠末期，孕妇长时间取仰卧位时，增大的子宫压迫下腔静脉，使回心血量和心搏出量减少，可引起低血压现象。嘱孕妇左侧卧位后症状可自然消失，不必担心。

10. 贫血　因孕妇对铁的需要量增多引起，尤其在妊娠后期多见。指导孕妇饮食中增加铁的摄入，如动物肝脏、瘦肉、蛋黄、豆类等。如病情需要补充铁剂时，可用温水或水果汁送服，以促进铁的吸收，且应在餐后 20 分钟服用，减轻对胃肠道的刺激。

（二）中医护理

中医对妊娠期间的护理提倡胎养与胎教，强调"静形体，和心志，节饮食"，从生活起居、情志和饮食等方面对孕妇进行护理（参见第五章中"妊娠期保健"）。

妊娠早期出现恶心呕吐、头晕厌食者，中医护理重在情志和饮食方面。首先向其说明早孕反应是冲气旺盛的正常表现，消除顾虑，给予心理支持。其次是指导孕妇调节饮食，保持脾胃运化功能正常，使胎有所养。以清淡为主，少食多餐为宜，鼓励进食，"以所思之食尽食之"，少食辛辣、油腻之品。

妊娠后期肢体肿胀多为素体脾肾亏虚所致，指导孕妇区分正常与异常之肿胀，保证在病理状态时能及时就医。注意饮食调护，不宜过食重盐厚味之品，以清补淡润为宜。忌食生冷肥腻之物，以免伤脾生湿，水肿加重。孕期多卧床休养，保持心情舒畅，促进气血流通。

（三）健康教育

1. 一般健康教育

（1）**清洁和舒适**　孕期养成良好的卫生习惯，勤刷牙，勤更衣。衣服应宽松、柔软、舒适，冷暖适宜；胸罩的选择应以舒适、合身、足以支托增大的乳房为宜；避免穿高跟鞋，鞋跟宜低，但不应完全平跟。

（2）**活动和休息**　一般孕妇可坚持日常工作，28 周后宜适当减轻工作量，避免长时间站立或重体力劳动。坐位时可抬高下肢，以减轻下肢水肿。接触放射线或有毒物质的工作人员，妊娠期应予以调离。

孕妇因身心负荷加重，易感疲惫，需保证充足的休息和睡眠，卧床时宜左侧卧位，以增加胎盘血供。

运动可促进血液循环，增进食欲和睡眠，强化肌肉为分娩做准备，因此孕期要保证适量的运动，如做家务等，但注意不要攀高举重。散步是孕妇最适宜的运动，但注意不要到人群拥挤、空气不佳的公共场所。

（3）**胎教**　胎教是有目的、有计划地为胎儿的生长发育实施最佳措施，如对胎儿进行抚摸训练、音乐训练等。

（4）**孕期自我监护**　胎心音计数和胎动计数是孕妇自我监护胎儿宫内情况的一种重要手段。应教会家庭成员听胎心音，教会孕妇计数胎动。嘱孕妇每天早、中、晚计数 3 次，每次 1 小时，3 次之和乘以 4，即为 12 小时胎动次数。正常情况下，每小时胎动为 3~5 次，12 小时内胎动累计数不得小于 10 次。凡 12 小时内胎动累计数小于 10 次，或逐日下降大于 50% 而不能恢复者，均视为异常，应立即就诊，进一步诊断并处理。

（5）**性生活指导** 孕期性生活应依据孕妇具体情况而定，需注意调整姿势和频率。妊娠期间应适当减少性生活次数，建议妊娠前3个月及末3个月，应禁止性生活，以防流产、早产及感染。

（6）**识别先兆临产** 临近预产期的孕妇，如出现阴道血性分泌物或规律宫缩（间歇5~6分钟，持续30秒）则为临产，应尽快就诊。若阴道突然有大量液体流出，嘱孕妇平卧，由其家属送往医院，以防脐带脱垂而危及胎儿生命。

（7）**异常症状的判断** 孕妇出现以下症状应立即就诊：阴道流血，妊娠3个月后仍持续呕吐，寒战发热，头痛、眼花，胸闷、心悸，腹部疼痛，液体突然自阴道流出，胎动计数异常等。

2. 营养指导 妊娠期母体健康和胎儿发育与饮食营养息息相关。中医认为孕期饮食"宜淡泊，不宜肥厚，宜轻清，不宜重浊，宜甘平，不宜辛热"；同时，要依据孕妇口味之好恶，"择其所欲食者食之"（《达生篇》）。妊娠初期，因常有恶心呕吐，故饮食宜清淡滋润，少食多餐，少食辛辣油腻之品，以免助热生痰。妊娠中后期，胎儿增长迅速，孕妇食欲较佳，可多选补益之品，同时营养要全面，不可偏食。中医对肉类的选择很有讲究，如与其食飞鸟，不如食家禽，因飞鸟偏燥，家禽偏润；与其食走兽，不如食家畜，因兽肉偏燥，畜肉偏润；禽畜中雄性者偏热，孕妇应少食或忌食；狗肉、羊肉偏燥热，孕妇均不宜；水产之类与其吃虾，不如吃鱼，吃鲢鱼又不如吃鲫鱼，因虾偏助阳，鱼偏养阴，鲢鱼偏温阳，鲫鱼偏益阴。另外，辛辣香燥之品调味即可，嗜之则忌，古训"胎前宜凉"，不可不慎。

八、护理评价

1. 母亲健康、舒适，无并发症发生。
2. 孕妇能正确口述妊娠期相关保健知识和注意事项，掌握相关育儿知识。

第五节 分娩的准备

多数孕妇，尤其是初产妇，由于缺乏分娩方面的相关知识，加之担心分娩过程中自身和胎儿安全等，会产生焦虑和恐惧心理，而这些心理问题又会影响产程的进展和母婴的安全。因此，指导孕妇做好分娩准备是非常必要的，主要包括：识别先兆临产、分娩物品的准备、产前运动和分娩时不适的应对技巧等。

一、先兆临产

分娩发动前，出现预示孕妇不久即将临产的症状，称先兆临产（threatened labor）。临产前的症状有假临产、胎儿下降感和见红。

1. 假临产（false labor） 在分娩前1~2周，常会出现不规则子宫收缩，即假临产。其特点为：宫缩持续时间短且不恒定，间歇时间长而不规则；宫缩不逐渐增强，腹痛多集中（或局限）于下腹部；宫颈管不短缩；宫颈口扩张不明显；常在夜间出现，清晨消失；经休息或给予镇静剂可缓解。

2. 胎儿下降感（lightening）　随着胎先露下降入骨盆，宫底随之下降，孕妇肺部和胃部受压程度缓解，感上腹部较前轻松，进食量增加，呼吸较轻快。但由于胎先露入盆压迫盆底器官及周围组织，常出现尿频、下腹坠胀、腰酸、腿痛等症状。

3. 见红（show）　分娩发动前24～48小时内，因宫颈内口附近的胎膜与该处的子宫壁分离，毛细血管破裂出血，与宫颈管内的黏液混合而形成血性分泌物经阴道排出，称为见红，这是分娩即将开始的比较可靠的征象。但若出血量超过月经量，则不应认为是见红，而应考虑妊娠晚期出血性疾病的可能。

二、分娩的物品准备

帮助准父母提前准备分娩后产妇和新生儿的物品，可减少其紧张和焦虑，增加抚养孩子的责任心和信心。

1. 母亲用物　包括各种证件、孕妇健康手册等；足量消毒大卫生巾、内裤、合适的胸罩、数个垫于胸罩内的小毛巾、数套替换的内衣以及吸奶器等。

2. 新生儿用物　数套柔软、舒适、宽大、便于穿脱的衣服，质地柔软、吸水、透气性好的纯棉质尿布，婴儿包被、毛巾、梳子、围嘴、爽身粉、温度计、澡盆等，还要准备柔和、无刺激性的肥皂及清洁剂和洗涤液。对不能进行母乳喂养者，可以准备奶瓶、奶粉、奶嘴、杯子、勺子等。

三、产前运动

产前运动可有效减轻身体不适，如腰酸背痛、静脉曲张等；伸展会阴部肌肉，使分娩得以顺利进行；助产后身体健康迅速有效恢复。应遵循循序渐进、持之以恒的原则；锻炼之前排空大小便；如有流产、早产现象者应停止锻炼。

1. 腿部运动　手扶椅背，左腿固定，右腿抬高向外画圈，膝关节勿弯曲，做完后还原再换对侧下肢。目的是增进骨盆与会阴部肌肉的弹性，以利生产。

2. 腰部运动　手扶椅背，缓慢吸气，同时手用力，使身体重心集中于椅背，脚尖立起使身体抬高，腰部伸直使下腹部紧贴椅背，然后缓慢呼气的同时，手放松，脚还原。目的是减少腰背部疼痛，并可在分娩时增加腹压及会阴部肌肉的伸展性。

以上两项运动在妊娠早期即可开始。

3. 盘腿坐式　平坐于床上，两小腿平行交

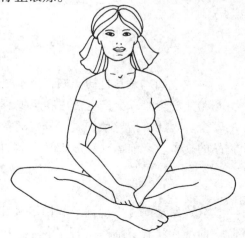

图6-17　盘腿坐式

接，两膝远远分开，两小腿不可重叠。可在看电视或聊天时采取此姿势（图6-17）。目的是增强腹股沟肌肉及关节处韧带的弹性和张力，预防妊娠末期膨大子宫的压力所产

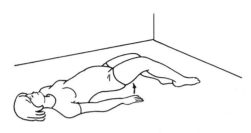

图 6-18　骨盆与背摇摆运动

生的痉挛或抽筋；伸展会阴部肌肉。

4. 盘坐运动　平坐于床上，将两跖骨并拢，两膝分开，双手轻放于两膝上，然后用手臂力量，缓慢下压膝盖，配合深呼吸运动，再把手拿开，持续 2～3 分钟。目的是加强小腿肌肉张力，避免腓肠肌痉挛。

以上两项运动可在妊娠 3 个月后进行。

5. 骨盆与背摇摆运动　平躺仰卧，双腿屈曲，两腿分开与肩同宽，用足部和肩部的力量，将背部和臀部轻轻抬起，然后并拢双膝，收缩臀部肌肉，再分开双膝，将背部和臀部缓慢放下，重复运动 5 次（图 6-18）。目的是锻炼骨盆底及腰背部肌肉，增加其韧性和张力。

6. 骨盆倾斜运动　双手和双膝支撑于床上，两手背沿肩部垂直，大腿沿臀部垂下，利用背部和腹部的缩摆运动。此运动也可采取仰卧位或站立式（图 6-19）。目的同骨盆与背摇摆运动。

以上两项运动通常在妊娠 6 个月以后开始进行。

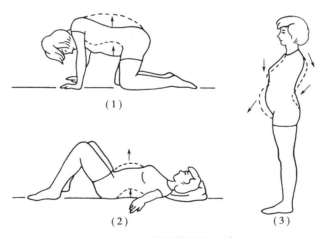

(1)

(2)

(3)

图 6-19　腰背部肌肉运动

7. 双腿抬高运动　平躺仰卧，双腿垂直抬高，足部抵墙，每次持续 3～5 分钟（图 6-20）。目的是伸展脊椎骨，锻炼臀部肌肉张力，促进下肢血液循环。

此运动自妊娠 8～9 个月开始练习。

8. 腹式深呼吸的锻炼　平卧屈腿，以鼻深吸气，使腹部隆起。两手自两侧向腹中央移动，再用口呼气，同时收缩腹部，两手向两侧移动并放回原处。目的是放松腹部肌肉和转变注意力，配合分娩过程。

此运动自妊娠 8～9 个月开始练习。

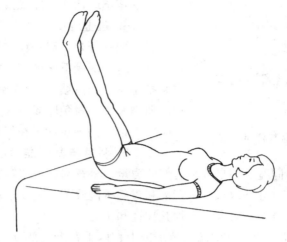

图 6 - 20 双腿抬高运动

四、减轻分娩不适的方法

目前有多种不同方式可协助减轻分娩时的疼痛。这些方法都依据三个重要的前提：①孕妇在分娩前已获得足够的知识，会应用腹式呼吸运动来减轻分娩时的不适；②临产后子宫阵缩时，如能保持腹部放松，则不适感会减轻；③疼痛感会随着注意力分散而得到减轻。目前减轻分娩时不适的常用方法有：

（一）拉梅兹分娩法

该法又称"精神预防法"（psycho - prophylaxis），由法国医生拉梅兹提出，是目前广泛使用的预习分娩法。基于巴甫洛夫的条件反射原理，拉梅兹提出分娩时的疼痛也是机体对刺激（宫缩）的一种心理反应。首先应训练产妇在分娩时听到"开始收缩"口令或感觉收缩开始时，使自己自动放松；其次，产妇要学习集中精神于自己的呼吸上，并专注于某一特定目标，排除其他干扰，即利用这一特定目标占据脑中用以识别疼痛的神经细胞，使痛的冲动无法被识别，从而达到减轻疼痛的目的。具体做法为：

1. **放松技巧** 首先有意识地放松某些肌肉，然后逐渐放松全身肌肉。放松的方法多样，可通过触摸紧张部位、想象某些美好事物或听轻松愉快的音乐，使在分娩过程中不会因不自觉的紧张而造成不必要的肌肉用力和疲倦。

2. **廓清式呼吸** 拉梅兹呼吸运动开始和结束前均要先深吸一口气再完全吐出。目的是减少因快速呼吸而造成过度换气，从而使胎儿得到足够的氧气供应。

3. **意志控制呼吸** 主要是浅呼吸，可使横膈不完全下降，以免增加对膨大子宫的压力。产妇平躺于床上，头下、膝下各置一小枕，以很轻的方式吸气后，再以稍强于吸气的方式吐出。分娩过程中要根据子宫收缩强度的不同，使用不同频率的呼吸（图6 - 21）。这种呼吸训练需要配偶承担教练角色，于孕中、晚期进行训练。宫缩早期，进行缓慢而有节奏性的胸式呼吸（A 级），频率为每分钟 7 ~ 8 次；随着产程进展，宫缩的

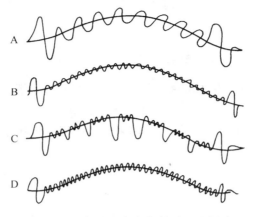

图 6-21　拉梅兹意志控制呼吸示意图

频率和强度增加，宫颈逐渐扩张，达 4~6cm 时，用比 A 级浅的胸式呼吸（B 级），频率为每分钟 30 次；当宫口继续开大，产妇的不适感增加，尤其在子宫收缩时，孕妇以主要运动在胸骨的呼吸（C 级）方式，频率为每分钟 50~70 次，这种呼吸的特点是吐气的力量要比吸气时强，采取这种快速喘息－吐气式呼吸，即先快速呼吸 3~4 次后用力吹气 1 次；胸式喘息是连续且相当浅的呼吸法（D 级），该方法可用在宫口近开全或进入第二产程、宫缩非常强烈的阶段，用以预防孕妇在子宫颈口完全扩张前向下用力。

训练时，当孕妇听到"收缩开始"指令，先做一次廓清式呼吸，然后以每分钟 10~12 次的频率呼吸；听到"收缩变得剧烈了"，改为每分钟 30 次左右的呼吸；听到"更强烈了"，呼吸次数增加至每分钟 70 次左右，其余类推；当听到"收缩减轻了"，则逐渐改变呼吸，一次廓清式呼吸后，恢复平静。模仿分娩过程中可能遇到的情况。例如阵痛开始一段时间后，收缩变得较强而持久，听到教练"收缩开始"指令，开始由 A 级呼吸（3~4 次）转成 B 级（4~6 次），然后转成 C 级（10 次或更多）；当收缩减弱时，再把呼吸转成 B 级（4~6 次），然后再转成 A 级（3~4 次），一次廓清式呼吸后，呼吸逐渐平复。

（二）迪克·瑞德法

该法由英国医生迪克·瑞德（Dick Read）提出。其原理为恐惧会导致紧张，进而造成或强化疼痛。若能预防或打破恐惧－紧张－疼痛这一恶性循环，便能够减轻分娩的疼痛。瑞德法包括放松技巧和腹式呼吸。具体做法为：

1. 放松技巧　孕妇先侧卧，头下垫一小枕，身体的任何部位均不重叠，让腹部的重量施于床垫上，练习方法与拉梅兹法类似，使全身肌肉处于松弛状态。适用于子宫收缩间歇期休息，以防体力过度消耗。

2. 腹式呼吸　孕妇平躺，集中精神使腹肌提升，缓慢呼吸，使子宫在收缩时有足够的空间，并维持良好的血液供应。孕中期开始练习，每次呼吸时间持续 20 秒，每天练习十余次，至孕晚期将呼吸时间延长到每分钟只呼吸 1 次（30 秒吸气，30 秒呼气）。

这样的状态可使产妇在胎儿娩出前有效地控制身体的不适，直至感受最后一次宫缩后新生命诞生的喜悦。

（三）布莱德雷法（丈夫教练法）

该法由罗伯特·布莱德雷（Robert Bradley）医生提出，常称"丈夫教练法"。其放松和控制呼吸技巧同前，主要强调丈夫在妊娠、分娩和新生儿出生后最初几天的重要性。分娩过程中，他可以鼓励产妇适当活动来促进产程，转移注意力以减轻疼痛。

第七章　分娩期妇女的护理

妊娠满 28 周及以后，胎儿及其附属物从临产发动到从母体全部娩出的过程称分娩（delivery）。妊娠满 28 周至不满 37 足周间分娩称早产（premature delivery）；妊娠满 37 周至不满 42 足周间分娩称足月产（term delivery）；妊娠满 42 周及其后分娩称过期产（postterm delivery）。

第一节　影响分娩的因素

产力、产道、胎儿及待产妇的精神心理状态是影响分娩方式选择、分娩进程及结局的四大因素，若这些因素均在正常范围并能相互适应，则胎儿能顺利经阴道自然娩出，称正常分娩；若这些因素发生异常，或相互之间不协调则可使分娩受阻。

一、产力

分娩时将胎儿及其附属物从子宫内逼出的力量称为产力，包括子宫收缩力（简称宫缩）、腹肌及膈肌收缩力（简称腹压）和肛提肌收缩力。子宫收缩力是最重要的产力，贯穿于分娩全过程。腹肌及膈肌收缩力是第二产程中胎儿娩出的重要辅助力量。

（一）子宫收缩力

临产后的子宫收缩能使宫颈管缩短消失、宫颈口进行性扩张、胎先露下降、胎儿及其附属物娩出。正常的子宫收缩具有节律性、对称性、极性和缩复作用。

1. **节律性**　临产后的正常宫缩是子宫肌肉不随意的、有节律的阵发性收缩。节律性的宫缩是临产的重要标志，是指宫缩有规律地经历宫缩期和间歇期。宫缩期包括进行期（由弱渐强）、极期（维持一定时间）、退行期（由强渐弱），此时子宫收缩伴有疼痛感；间歇期时子宫肌肉松弛，疼痛消失（图 7-1）。临产开始时，宫缩期约 30 秒，间歇期为 5~6 分钟，宫缩极期时宫腔内压力为 25~30mmHg。随着产程的进展，宫缩期逐渐延长、间歇期逐渐缩短、强度逐渐增强。宫口开全时，宫缩期可达 60 秒，间歇期缩短至 1~2 分钟，宫缩极期时宫腔内压力可增至 100~150mmHg。宫缩时，子宫肌壁和胎盘受压，血流量减少，间歇期子宫肌壁和胎盘血流恢复，胎儿需要具备良好的储备能力才能适应子宫收缩的节律性变化，顺利度过分娩。

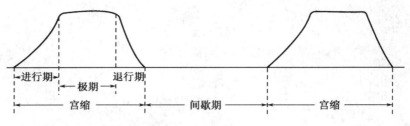

图7-1　临产后正常宫缩节律性示意图

2. 对称性和极性　宫缩的对称性是指正常宫缩起自两侧子宫角部，迅速向子宫底中线集中，左右对称，再向子宫下段扩散，均匀协调地遍及整个子宫（图7-2）。宫缩的极性指子宫底部的宫缩最强、最持久，向下逐渐减弱，子宫底部收缩力的强度约为子宫下段的2倍。

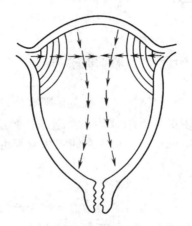

图7-2　子宫收缩力的对称性和极性

3. 缩复作用　宫缩时子宫体部肌纤维缩短变宽，间歇期时肌纤维松弛，但不能完全恢复到原来的长度，经过反复的收缩，子宫体部的肌纤维越来越短，这种现象称缩复作用。子宫体肌纤维的缩复作用可使宫腔容积逐渐缩小，迫使胎先露部下降、宫颈管消失和宫口扩张。

（二）腹肌及膈肌收缩力

宫口开全后，宫缩时前羊水囊和胎先露部压迫盆底组织和直肠，引起反射性的排便动作，此时产妇屏气向下用力，腹肌和膈肌收缩使腹压增高，促使胎儿娩出。在第二产程，腹压配合宫缩对产程进展最有效，过早或未配合宫缩使用腹压容易使产妇疲劳致产程延长和造成宫颈水肿。第三产程使用腹压还可辅助胎盘娩出。

（三）肛提肌收缩力

肛提肌收缩力可协助胎先露部内旋转、胎头仰伸和胎儿娩出及胎盘娩出。

二、产道

产道是胎儿娩出的通道，分骨产道和软产道两部分。

(一) 骨产道

骨产道又称真骨盆、小骨盆，是产道的重要部分，其大小、形状与分娩关系密切，骨盆过小或形状畸形则不能经阴道正常分娩。

1. 骨盆的三个平面及其主要径线

(1) 入口平面　前方为耻骨联合上缘，两侧为髂耻缘，后方为骶岬前缘。骨盆入口平面是真假骨盆的交界面，呈横椭圆形（图 7-3）。骨盆入口平面有 4 条径线：①入口前后径：也称真结合径，是耻骨联合上缘中点到骶岬前缘中点的距离。平均值约为 11cm，是胎先露部进入骨盆入口的重要径线。②入口横径：两侧髂耻缘间的最大距离，平均值约为 13cm。③入口斜径：左右各一，左骶髂关节至右髂耻隆突间的距离为左斜径，右骶髂关节至左髂耻隆突间的距离为右斜径，平均值约为 12.75cm。

(2) 中骨盆平面　是骨盆最小平面，呈前后径长的纵椭圆形。前方为耻骨联合下缘，两侧为坐骨棘，后方为骶骨下端（图 7-4）。中骨盆平面有 2 条径线：①中骨盆前后径：耻骨联合下缘中点通过两侧坐骨棘连线中点至骶骨下端间的距离，平均值约为 11.5cm。②中骨盆横径：也称坐骨棘间径，为两坐骨棘间的距离，平均值约为 10cm，是胎先露部通过中骨盆的重要径线。

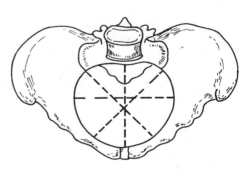

图 7-3　骨盆入口平面各径线

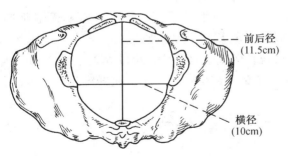

图 7-4　中骨盆平面各径线

前后径
(11.5cm)

横径
(10cm)

(3) 出口平面　由不在同一平面上的两个三角形组成，共同的底边为两侧坐骨结节连线。前三角平面顶端为耻骨联合下缘，两侧为耻骨降支；后三角平面顶端为骶尾关节，两侧为骶结节韧带（图 7-5）。骨盆出口平面有 4 条径线：①出口前后径：耻骨联合下缘至骶尾关节间的距离，平均值约为 11.5cm。②出口横径：也称坐骨结节间径，是两个坐骨结节内侧缘间的距离，是胎先露部通过骨盆出口的径线，平均值约为 9cm，其长短与分娩关系密切。③出口前矢状径：耻骨联合下缘至坐骨结节间径中点间的距离，平均值约为 6cm。④出口后矢状径：骶尾关节至坐骨结节间径中点间的距离，平均值约为 8.5cm。

由于骶尾关节于分娩时可稍向后翘起，所以若出口横径稍短，而出口后矢状径较长，出口横径与后矢状径之和 >15cm 时，一般正常大小的胎儿可以通过后三角区经阴道娩出。

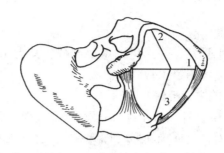

图 7 - 5　骨盆出口平面各径线（斜面观）

1. 出口横径；2. 出口前矢状径；3. 出口后矢状径

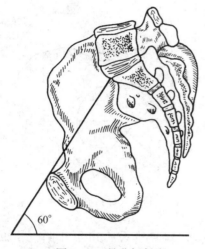

图 7 - 6　骨盆倾斜度

2. 骨盆轴与骨盆倾斜度　连接骨盆各平面中点的曲线称为骨盆轴，骨盆轴上段向下向后，中段向下，下段向下向前。女性直立时骨盆入口平面与地平面所形成的角度称骨盆倾斜度，一般为 60°（图 7 - 6），若角度过大，则影响胎头衔接和娩出。

（二）软产道

软产道是由子宫下段、子宫颈、阴道及骨盆底软组织构成的弯曲管道。软产道下段形成一个向前弯曲的长筒，前壁短后壁长。

1. 子宫下段　子宫峡部在妊娠期逐渐延伸、扩展，妊娠 12 周后成为宫腔的一部分，到妊娠末期被拉长形成子宫下段，由非孕时长约 1cm 延伸为临产后的 7～10cm，肌壁变薄，成为软产道的一部分。由于子宫肌纤维收缩的极性和

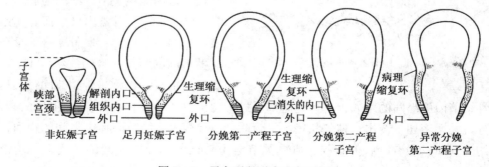

图 7 - 7　子宫下段形成及宫颈扩张

缩复作用，子宫上段的肌层越来越厚，下段越来越薄，子宫上下段的肌壁厚薄不同，在两者之间的子宫内面形成一环状隆起，称为生理缩复环（图7-7）。正常情况下，此环不能在腹部见到，如在腹部见到子宫上下段间的缩复环则为病理性缩复环，是先兆子宫破裂的表现。

2. **子宫颈** 临产前宫颈管长2~3cm，临产后宫颈内口向上向外扩张，宫颈管形成漏斗形，随后宫颈管逐渐缩短直至消失。初产妇多是宫颈管先消失，宫口后扩张；经产妇则多为宫颈管消失与宫口扩张同时进行（图7-8）。临产前，初产妇子宫颈外口仅容一指尖，经产妇可容一指，临产后由于子宫收缩向上牵拉使子宫颈口逐渐扩张，直到开全（宫口扩张至10cm）。胎膜多在宫口近开全时自然破裂。

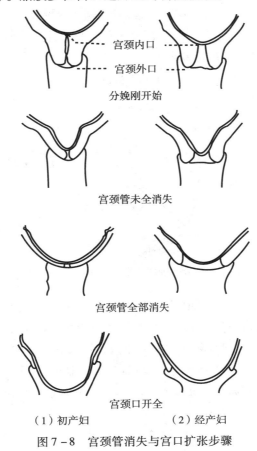

图7-8 宫颈管消失与宫口扩张步骤

3. **阴道、骨盆底及会阴** 临产后，胎先露部将羊水分为"前羊水囊"和"后羊水囊"。前羊水囊和胎先露部扩张阴道上部，破膜后胎先露部下降直接压迫骨盆底组织，推进分娩的进程。阴道黏膜皱襞在分娩时展平使腔道加宽，为胎儿娩出做准备。肛提肌向下及两侧扩展，肌纤维拉长，使4~5cm厚的会阴体变成2~4mm薄的组织，这有利于胎儿娩出，但同时阴道及骨盆底的结缔组织和肌纤维在妊娠期增生肥大，血管变粗，血运丰富，在分娩时容易裂伤，因此分娩时要注意保护会阴。

三、胎儿

胎儿的大小、胎位、胎儿发育有无异常与能否正常分娩有关。

（一）胎儿大小

胎头是胎儿最大、可塑性最小、最难通过骨盆的部分。胎儿过大致胎头径线过大，不易通过产道；胎儿颅骨较硬时胎头不易变形，尽管骨盆大小正常，也可引起相对性头盆不称造成难产。因此在妊娠期要避免营养过剩造成胎儿过大或颅骨过度钙化。

1. 胎头颅骨　由一块枕骨和两块顶骨、额骨、颞骨构成。在胎儿期各颅骨间留有缝隙称颅缝，有冠状缝、矢状缝、人字缝、颞缝及额缝。两颅缝交界空隙较大处称囟门，在胎头前部呈菱形的称前囟（大囟门），后部呈三角形的称后囟（小囟门）（图7-9）。颅缝与囟门的存在，使颅骨有一定的活动余地，胎头有一定的可塑性，头颅通过产道时，颅缝轻度重叠使头颅体积缩小和变形，有利于胎头娩出。

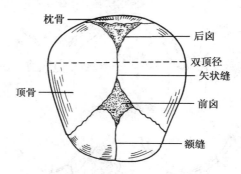

枕骨　　　　　　　　后囟

双顶径

矢状缝

顶骨　　　　　　　　前囟

额缝

图7-9　胎头颅骨、颅缝、囟门及双顶径

2. 胎头径线　主要有：①双顶径：为两顶骨隆突间的距离，是胎头最大横径，足月时平均值约为9.3cm，临床上通过B超测量此径线来估计胎儿大小（图7-9）；②枕额径（前后径）：为鼻根至枕骨隆突下方的距离，胎头常以此径衔接，足月时平均值约为11.3cm；③枕下前囟径（小斜径）：为前囟中点至枕骨隆突下方的距离，胎头俯屈后以此径通过产道，足月时平均值约为9.5cm；④枕颏径（大斜径）：为颏骨下方中央至后囟顶部的距离，足月时平均值约为13.3cm。

（二）胎位

纵产式的胎儿容易通过产道，横产式的胎儿不能通过产道。纵产式中，头先露最易顺利通过产道。因头先露时，胎头在分娩过程中颅骨重叠，使周径变小，有利于胎头娩出。在胎头娩出后，因产道经过扩张，且胎肩和胎臀的周径比胎头小，胎肩和胎臀的娩出一般没有困难。而臀先露时，胎臀较胎头周径小，因软产道扩张不充分，当胎头娩出时颅骨未经挤压变形，容易使胎头娩出困难。

（三）胎儿畸形

胎儿某一部分发育异常，如脑积水、联体双胎等，使胎儿的径线变大，通过产道发生困难，造成难产。

四、产妇精神心理状态

除了产力、产道、胎儿三种影响分娩的因素外，产妇的精神心理因素正日益受到重视，越来越多的研究表明，产妇不良的精神心理状态可增加难产的发生率，易造成产程延长、会阴切开、产钳助产、剖宫产等，同时易发生产时和产后大出血、产褥感染、产后子宫复旧延长、产后压抑和抑郁等。分娩时产妇常见的精神心理状态有孤独、无助、紧张、焦虑、恐惧、抑郁等。

在传统的分娩情境中，产妇一个人处于产房这个陌生的环境，与进产房前家人的陪伴形成鲜明对比，产妇容易产生孤独感；进入产程后随着宫缩的加强和腹痛的加剧，产妇因遵从医务人员的安排做各项准备会感到无助，如果在孕期中没有接受相关的健康教育，对分娩过程不了解，或者分娩过程与预期有所差距时易产生紧张心理，担心自己是否能顺利、正常分娩，担心胎儿的性别是否如自己所愿，从而发生焦虑。产房里其他产妇的叫喊和分娩过程中出血的场景增加了产妇的恐惧感，使原本腹痛难忍的产妇对分娩充满了惧怕。有些产妇在以上复杂心理状态下转而发生抑郁，且迁延至产后。

产妇不良的精神心理状态与产妇的性格特征、文化水平、社会背景、是否接受妊娠期教育有关，因此为了改善和避免产妇分娩时的不良精神心理状态，可以从以下几方面提供护理：给产妇建立家庭和社会支持系统；注重妊娠期的健康教育，扩大教育的覆盖面和增加有效性，提高产妇对分娩过程的认识；创建温馨的分娩环境，加强分娩过程中的人文关怀和护理；满足个性化需要，提供导乐服务和家庭化产房。

第二节　正常阴道分娩妇女的护理

一、临产诊断

临产（in labor）的重要标志是有规律且逐渐增强的子宫收缩，持续30秒或以上，间歇5~6分钟，同时伴有进行性子宫颈管消失、宫颈口扩张和胎先露下降。国际常采用 Bishop 评分法（表7-1）评估宫颈成熟度，估计试产的成功率，满分为13分，>9分均成功，7~9分的成功率为80%，4~6分成功率为50%，≤3分均失败。

表7-1　Bishop 宫颈成熟度评分法

指标	分数			
	0	1	2	3
宫口开大（cm）	0	1~2	3~4	≥5
宫颈管消退（%）（未消退为2~3cm）	0~30	40~50	60~70	≥80

续表

指标	分数			
	0	1	2	3
先露位置（坐骨棘水平＝0）	−3	−2	−1～0	+1～+2
宫颈硬度	硬	中	软	
宫口位置	朝后	居中	朝前	

二、产程分期

总产程（total stage of labor）即分娩全过程，是指从开始出现规律宫缩到胎儿及其附属物完全娩出的全过程。临床上分为三个产程：第一产程（first stage of labor）又称宫颈扩张期，从开始出现间歇 5～6 分钟的规律宫缩到宫口开全，初产妇需 11～12 小时，经产妇需 6～8 小时；第二产程（second stage of labor），又称胎儿娩出期，从宫口开全到胎儿娩出，初产妇需 1～2 小时，经产妇不超过 1 小时，通常在 30 分钟以内完成；第三产程（third stage of labor）又称胎盘娩出期，从胎儿娩出到胎盘娩出，需 5～15 分钟，不应超过 30 分钟。

三、分娩机制

分娩机制（mechanism of labor）是指胎儿先露部为适应骨盆各平面的不同形态，被动地进行一系列的适应性转动，以最小径线通过产道的全过程。分娩机制的各个动作是连续进行的，下降动作始终贯穿于分娩的全过程。现以临床最常见的枕左前位为例加以说明（图 7−10）。

（一）衔接（engagement）

胎头双顶径进入骨盆入口平面，胎头颅骨最低点接近或达到坐骨棘水平称为衔接（入盆）。胎头呈半俯屈状态进入骨盆入口，以枕额径衔接，由于枕额径大于骨盆入口前后径，胎头矢状缝落在骨盆入口的右斜径上，胎头枕骨在骨盆左前方。部分初产妇在预产期前 1～2 周内胎头衔接，经产妇多在分娩开始后衔接。若初产妇已临产而胎头仍未衔接，应警惕是否有头盆不称。

（二）下降（descent）

胎头沿骨盆轴前进的动作称下降，贯穿于分娩全过程，与其他动作相伴随。下降动作呈间歇性，宫缩时胎头下降，间歇时胎头又稍回缩。临床上以观察胎头下降的程度作为判断产程进展的重要标志之一。

（三）俯屈（flexion）

胎头下降至骨盆底时，处于半俯屈状态的胎头枕部遇肛提肌阻力，借杠杆作用进一步俯屈，使下颏接近胸部，变胎头衔接时较大的枕额径为较小的枕下前囟径，以最小径线适应产道。

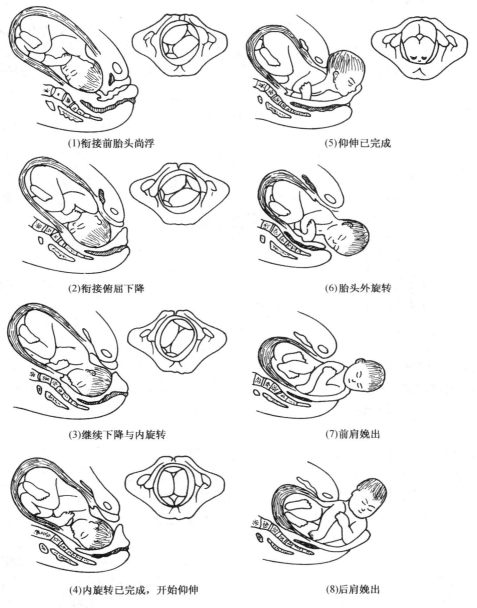

(1)衔接前胎头尚浮

(5)仰伸已完成

(2)衔接俯屈下降

(6)胎头外旋转

(3)继续下降与内旋转

(7)前肩娩出

(4)内旋转已完成，开始仰伸

(8)后肩娩出

图7-10 枕左前位分娩机制示意图

（四）内旋转（internal rotation）

内旋转是指胎头到达中骨盆为适应骨盆纵轴而旋转，使矢状缝与中骨盆及骨盆出口前后径相一致的动作。枕左前位的胎头向母体前方旋转45°，后囟门转至耻骨弓下方，使胎头适应中骨盆及骨盆出口前后径大于横径的特点，有利于胎头下降。胎头一般在第一产程末完成内旋转动作。

（五）仰伸（extension）

完成内旋转后胎头继续下降达阴道外口时，宫缩、腹压和膈肌收缩继续迫使胎头下降，而肛提肌收缩力又将胎头向前推进，两者的合力迫使胎头沿骨盆轴下段转为向前，并以耻骨弓为支点向上转动，使胎头逐渐仰伸，胎头的顶、额、鼻、口、颏相继娩出。胎头仰伸时，胎儿双肩径沿左斜径进入骨盆入口。

（六）复位及外旋转（restitution and external rotation）

胎头娩出时，胎儿双肩径沿骨盆入口左斜径下降。胎头娩出后，为使胎头与胎肩恢复垂直关系，胎头枕部向左旋转45°称复位。胎肩在盆腔内继续下降，前（右）肩向母体前方旋转45°，使胎儿双肩径转成与出口前后径相一致的方向，胎头枕部需在外继续向左旋转45°，以保持胎头与胎肩的正常关系，称为外旋转。

（七）胎肩及胎儿娩出

胎头完成外旋转后，前（右）肩在耻骨弓下方娩出，继之后（左）肩在会阴部娩出，然后胎体及其下肢随之娩出，至此胎儿娩出过程全部完成。

四、第一产程妇女的护理

【临床表现】

1. **规律宫缩**　产程开始时，子宫收缩力弱，宫缩期较短，约30秒，间歇期较长，为5~6分钟。随着产程进展，子宫收缩强度不断增加，持续时间不断延长。当宫口近开全时，宫缩期可长达1分钟或以上，间歇期仅1~2分钟。

2. **疼痛**　表现为逐渐加重的阵发性腹痛。疼痛的发生可能与下列因素有关：①宫缩时子宫血管收缩引起子宫缺氧；②宫缩时的子宫移动引起腹部肌肉张力增高；③宫颈生理性扩张刺激盆壁神经，引起后背下部疼痛；④胎头压迫引起会阴部被动伸展导致会阴部固定性疼痛；⑤分娩过程中，膀胱、尿道、直肠受胎儿压迫引起疼痛。

3. **宫口扩张**　第一产程根据宫口扩张程度分为潜伏期和活跃期。从出现规律宫缩到宫口扩张3cm是潜伏期，此期宫口扩张速度较慢，平均每2~3小时扩张1cm，约需8小时，最大时限为16小时，超过16小时称潜伏期延长。从宫口扩张3cm到10cm是活跃期，此期扩张速度明显加快，约需4小时，最大时限为8小时，超过8小时称活跃期延长。

4. **胎头下降**　伴随宫缩和宫颈口的扩张，胎儿先露部逐渐下降。胎头下降的程度以胎头颅骨最低点与坐骨棘平面的关系表示（图7-11）。颅骨最低点平坐骨棘平面时，以"0"表示；在坐骨棘平面上1cm时，以"-1"表示；在坐骨棘平面下1cm时，以"+1"表示，余以此类推。一般在宫口开大4~5cm时，胎头达坐骨棘水平。

5. **胎膜破裂**　简称破膜。胎先露部下降，将羊水阻断为前后两部，分别称"前羊水囊"和"后羊水囊"，前羊水囊有助于扩张宫口。随宫缩继续增强，子宫羊膜腔内压力不断升高，当增高到一定程度时胎膜自然破裂，破膜多发生在宫口近开全时。

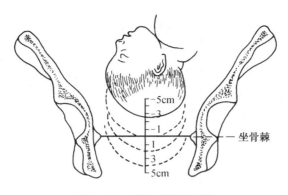

图 7 - 11　胎头高低的判定

【处理原则】

密切观察产程进展，及早发现问题并及时解决，使待产妇顺利度过第一产程。

【护理评估】

1. **一般情况**　评估待产妇生命体征、营养状态、心理状态等。根据产前记录了解一般情况，如年龄、身高、体重、营养状况、既往疾病史、过敏史、月经史、生育史、分娩史、末次月经、预产期、有无阴道流血、妊娠并发症和合并症等情况。

2. **子宫收缩和胎心**　用触诊法或胎儿监护仪观察子宫收缩的持续时间、间歇时间和强度。用胎心听诊器或多普勒仪、胎儿监护仪于宫缩间歇期听胎心，监测胎心的频率、节律性、宫缩后胎心频率的变化及恢复的速度、胎动后胎心率的变化。

3. **宫颈扩张和胎头下降**　通过肛门检查或阴道检查的方法评估宫颈扩张和胎头下降情况，并用产程图描记宫口扩张曲线及胎头下降曲线，以记录产程进展情况（图7 - 12）。产程图以临产时间（小时）为横坐标，以宫口扩张程度（cm）和先露下降程度（cm）为纵坐标。一般情况下宫口扩张纵轴在左侧，先露下降纵轴在右侧。

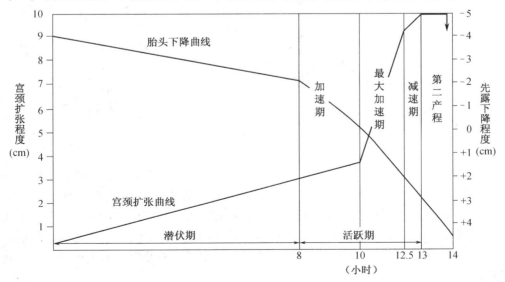

图 7 - 12　产程图

4. 胎膜情况 胎膜多在宫口近开全时自然破裂，一旦胎膜破裂，应立即听胎心，观察羊水颜色、性状和流出量，并记录破膜时间。

【可能的护理诊断】

1. 焦虑 与担心能否顺利分娩有关。

2. 疼痛 与逐渐增强的宫缩有关。

3. 知识缺乏 缺乏分娩的相关知识。

【预期目标】

1. 产妇焦虑情绪减轻。

2. 产妇疼痛感减轻、舒适感增加。

3. 产妇熟悉正常分娩的过程。

【护理措施】

1. 一般护理 监测体温、脉搏、呼吸、血压。

2. 监测子宫收缩和胎心 监测宫缩最简单的方法是触诊法，即助产人员将手掌放于产妇腹壁上感受宫缩的强弱，宫缩时宫体部隆起变硬，间歇期松弛变软。此外可用胎儿监护仪连续观察宫缩和胎心情况，每次至少记录20分钟。监测胎心还可用胎心听诊器或多普勒仪于潜伏期在宫缩间歇时每1~2小时测一次，如进入活跃期、宫缩过紧或出现其他病理状态时则每15~30分钟测一次。

3. 监测宫颈扩张和胎头下降程度 初产妇在潜伏期应每2小时做阴道或肛门检查一次，活跃期每小时一次，同时根据宫缩情况和产妇的临床表现，适当地增减检查次数。

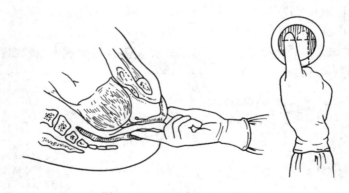

图7-13 肛查宫口开大情况

（1）肛门检查方法 产妇平卧，两腿屈曲分开，检查者站在产妇的右侧，右手戴手套，食指润滑后轻轻伸入直肠内，拇指伸直，其余各指取握拳姿势（图7-13）。检查时用消毒纸遮盖阴道口以免被粪便污染，进入直肠的食指向两侧摸清坐骨棘，确定先露部的高低，然后用指端掌侧探查子宫颈口，摸清四周边缘。宫口近开全时，仅能摸到部分子宫颈边缘；开全后则摸不到子宫颈边缘。子宫颈口直径以厘米或横指计算，每横指相当于1.5cm。

（2）阴道检查方法 产妇平卧，两腿屈曲分开，检查者站在产妇的右侧，严格消毒外阴后，戴无菌手套，从阴道伸入食指和中指检查子宫颈口扩张及胎先露下降情况。胎膜未破者在胎头前方可触到有弹性的前羊膜囊；胎膜已破者，可扪清颅缝及囟门，有助于确定胎位。

4. 观察破膜及羊水情况 胎膜多在宫口近开全时自然破裂，胎膜破裂后前羊水流出。用 pH 试纸检测阴道流液，若呈碱性反应（pH 值≥7），提示流出液为羊水，胎膜已破裂，此时应记录破膜时间及羊水性状、颜色及流出量，同时监测胎心情况，观察有无脐带脱垂的征象。妊娠足月的正常羊水是无色、无味、略显浑浊的不透明液体，如羊水变黄或变绿，提示胎儿在宫内有缺氧。破膜后，要注意外阴清洁，垫上无菌巾并嘱产妇卧床抬高臀部，破膜超过 12 小时尚未分娩者，遵医嘱给予抗生素以预防感染。

5. 缓解疼痛 伴随逐渐增强的宫缩，产妇所感受的分娩疼痛也逐渐加剧。疼痛感因人而异，与文化背景、社会环境有关。研究表明疼痛会增加儿茶酚胺、肾上腺素的分泌，使子宫平滑肌收缩和血管收缩，使产妇心率和血压增高，胎儿缺血缺氧，易造成产程延长、出血和难产的发生。随着医学技术的发展，缓解自然分娩中疼痛的方法也日益增多，减少医疗干预，恢复最自然的人性化分娩是国际围产学的新动向。

水中分娩被认为是自然的、非药物性减痛的分娩方式之一。此外可以尝试采用不同的分娩体位，比如坐式、蹲式、立式分娩。研究表明第二产程用力时产妇采用不同体位时子宫内压力是不同的，坐位时向下用力更容易，呼吸更轻松。还可以采用无痛分娩方式，目前镇痛效果较理想的无痛分娩方法是硬膜外腔阻滞和腰麻－硬膜外联合阻滞麻醉，在宫口开 2～3cm 行 $L_{3~4}$ 硬膜外穿刺置管用药，选择在镇痛的同时具有不抑制感觉、运动、交感神经的局麻药，常用药物为罗哌卡因加芬太尼。在产妇疼痛时还可以指导产妇采用各种减轻分娩疼痛的方法，如呼吸训练法（拉梅兹分娩法）和放松的方法，按压腰骶部的酸胀处或按摩子宫下部，用音乐、图片、谈话等方法转移产妇对疼痛的注意；在宫缩间歇期，指导产妇放松休息，恢复体力。上述方法均可不同程度地减轻产程进展中的疼痛反应，临床应根据不同情况灵活采取相应的方法。

6. 促进产妇更好地适应分娩 在产程开始之前，护理人员与产妇相互了解熟悉、建立感情和增加信任，告知分娩的生理过程及回答有关分娩的问题，了解夫妇需要及共同制订分娩计划，介绍产程中各种体位的优势等对顺利分娩是非常重要的。在提供护理服务时要动作轻柔、态度温和，给人以信任感，支持和帮助产妇度过难以忍受的痛苦。还可选择富有爱心、乐于助人、有丰富临床及助产经验、具有良好的人际沟通及适应能力的助产士对产妇进行一对一全程陪伴导乐分娩。鼓励和帮助产妇在宫缩间歇期少量多次进食，协助其洗脸、擦汗、更衣，并更换床单和无菌巾，以增进舒适和预防感染。指导产妇排尿，以免膀胱充盈影响宫缩及胎头下降。

【结果评价】

1. 产妇表示焦虑情绪减轻。

2. 产妇表示疼痛感减轻、舒适感增加。

3. 产妇能描述正常分娩的过程。

五、第二产程妇女的护理

【临床表现】

1. 子宫收缩增强　第二产程中，宫缩的强度及频率都达到高峰，宫缩持续约 1 分钟或以上，间歇仅 1~2 分钟。

2. 胎儿下降及娩出　宫缩使胎先露继续下降，当降至骨盆出口压迫骨盆底组织时，产妇产生排便感，不自主地向下屏气用力，会阴组织鼓起，肛门括约肌松弛。胎头在宫缩时暴露于阴道口，在间歇期时又缩回阴道内，称为胎头拨露。随着产程进一步进展，露出阴道口外的胎头部分逐渐增多，胎头双顶径已越过骨盆出口，胎头始终暴露于阴道口外而宫缩间歇时也不回缩，称为胎头着冠。产程继续进展，胎头娩出，胎头复位及外旋转后，前肩、后肩、躯体相继娩出，后羊水随之涌出。

【处理原则】

密切观察产程进展，助产人员保护会阴，使胎儿顺利娩出，避免产妇软产道发生撕裂伤。

【护理评估】

1. 一般情况　了解第一产程经过及处理情况。

2. 子宫收缩和胎心　监测宫缩持续时间、间歇时间、强度，胎心频率及其波动情况等。

3. 会阴情况　评估产妇会阴组织的厚薄、弹性和会阴体的高度，结合胎儿大小，判断是否需要行会阴切开术。

4. 精神心理状况　评估产妇的精神心理状态，是否出现焦虑、急躁、自然分娩信心动摇等。

【可能的护理诊断】

1. 焦虑　与担心能否顺利分娩及胎儿健康有关。

2. 知识缺乏　产妇缺乏分娩相关知识。

【预期目标】

1. 产妇及新生儿没有发生产伤。

2. 产妇正确使用腹压，积极参与分娩过程。

【护理措施】

1. 一般护理　监测生命体征，告知产程进展情况，给予心理上的支持和鼓励，擦拭产妇头上的汗液。

2. 观察产程进展　继续密切观察宫缩、胎心，若有异常及时通知医生并给予产妇吸氧；若发现胎心异常如胎心减慢，应尽快结束分娩；若有宫缩乏力表现，在排除头盆不称的情况下，应遵医嘱给予催产素静脉滴注以加强宫缩；产妇进入第二产程尚未破膜者应行人工破膜以免影响胎头下降。

3. 指导产妇屏气用力　宫口开全后，指导产妇正确运用腹压。即于宫缩时深吸气屏住，然后像解大便样向下用力，以增加腹压，加速产程进展，于间歇期时放松全身肌肉以保持精力和体力。及时纠正正产妇不正确的屏气和用力方式，以保证产程的顺利进行。

4. 做好助产准备 初产妇宫口开全、经产妇宫口扩张到 3cm 且宫缩规律有力时，将待产妇送至产房做好接产准备。嘱产妇仰卧于产床（姿势与选择的分娩体位有关），双足蹬在脚蹬上，臀下垫一次性无菌塑料垫巾，并用污物盆接住垫巾，做好外阴准备及消毒。

助产前的外阴消毒步骤包括三部分，首先用消毒肥皂纱球清洁外阴部，顺序依次是小阴唇、大阴唇、阴蒂、阴阜、大腿内上 1/3、会阴和肛门周围（图 7-14）；然后用温开水或温生理盐水冲去肥皂水，冲洗时用消毒干纱球盖住阴道口以防止冲洗液进入阴道，冲毕用消毒干纱球按以上顺序擦干外阴部；最后用 0.1% 苯扎溴铵液或聚维酮碘纱球消毒，顺序同上。随后取走臀下的一次性无菌塑料垫巾及污物盆，铺无菌巾于臀下。助产者按手术常规刷手消毒、穿手术衣、戴手套，打开产包，铺消毒巾准备接产。巡回护士准备新生儿床和其他接产所用物品。

5. 助产 助产者站在产妇右侧，评估胎儿大小和会阴情况，估计分娩可能造成会阴裂伤者，应酌情选用会阴切开术，会阴切开指征及会阴切开缝合术详见附录二。助产者左手下压胎头枕部，协助俯屈和下降，右肘支于产床上，右手大拇指与其余四指分开，用手掌大鱼际肌顶住会阴部，宫缩时向内上方托压，宫缩间歇时，保护会阴的右手稍松，以免会阴部压迫过久而引起水肿。

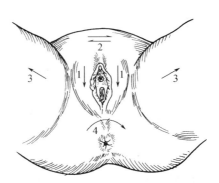

图 7-14 外阴部擦洗顺序

当胎头枕部在耻骨弓下露出时，左手协助胎头缓缓仰伸，嘱产妇张口哈气、避免过度使用腹压，以使胎头缓慢娩出而不致娩出过快造成会阴裂伤。胎头娩出后，立即用左手自鼻根向下颏挤压，清除胎儿口鼻中的黏液和羊水，协助胎头复位及外旋转，使前肩娩出，再托胎颈向上，使后肩缓慢娩出。双肩娩出后，保护会阴的右手方可放松，然后双手协助胎身及下肢娩出（图 7-15）。记录胎儿娩出时间。胎儿娩出后，在母亲臀部垫一弯盘以估计出血量。

当胎头娩出时见脐带绕颈但较松时，用手将脐带顺肩推下或从头部脱出；如绕颈较紧或缠绕 2 周以上，则用两把止血钳将脐带夹住，从中剪断。注意不要损伤胎儿皮肤（图 7-16）。

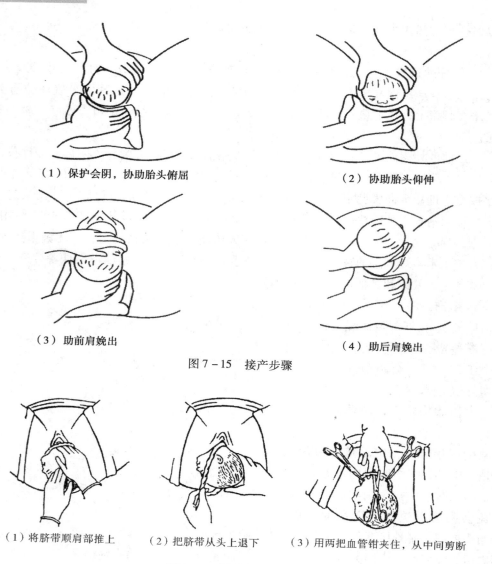

（1）保护会阴，协助胎头俯屈　　　　　　　（2）协助胎头仰伸

（3）助前肩娩出　　　　　　　　　　　　　（4）助后肩娩出

图 7 - 15　接产步骤

（1）将脐带顺肩部推上　　（2）把脐带从头上退下　　（3）用两把血管钳夹住，从中间剪断

图 7 - 16　脐带绕颈的处理

6. 新生儿处理

（1）**清理呼吸道**　在新生儿娩出后继续挤出胎儿口鼻中的黏液和羊水，彻底清理呼吸道，以免发生吸入性肺炎。如呼吸道通畅而仍未啼哭，可用手揉搓新生儿后背或轻拍足底促进其呼吸和啼哭。在新生儿出生后 1 分钟内用阿普加（Apgar）评分法评估新生儿有无窒息及严重程度，评估内容包括心率、呼吸、肌张力、喉反射及皮肤颜色五方面，每项为 0 ~ 2 分，满分为 10 分（表 7 - 2）。8 ~ 10 分属正常新生儿；4 ~ 7 分为轻度窒息，需经清理呼吸道、人工呼吸、吸氧、用药等措施才能恢复；0 ~ 3 分为重度窒息，需紧急抢救，气管插管给氧。重度窒息者需在出生后 5 分钟、10 分钟再次评分，直到连续两次≥8 分才能结束抢救。1 分钟评分反映胎儿在宫内和出生当时的情况，5 分钟及以后评分则反映复苏效果，与预后关系密切。

表7-2 新生儿 Apgar 评分法

体征	0分	1分	2分
每分钟心率	无	<100 次	≥100 次
呼吸	无	浅、慢且不规则	佳
肌张力	松弛	四肢稍屈	四肢活动好
喉反射	无反射	有些动作	咳嗽、恶心
皮肤颜色	全身苍白	躯干红，四肢青紫	全身红润

（2）断脐　新生儿出生后1~2分钟内应断扎脐带。断脐的方法有新法和老法两种，新法断脐适用于顺产新生儿且胎儿体重<3800g，断脐时先用血管钳在脐带根部上方0.5cm处钳夹数分钟，松开血管钳，如钳夹处的脐带无血液充盈，呈苍白状，即可用新法断脐，在钳夹处外侧剪断脐带，断脐后用安尔碘消毒脐带断面，干后用脐带贴覆盖。老法断脐用双道棉丝线结扎，在距脐带根部15~20cm处用一把血管钳钳夹，将脐带内血液向母体端挤压以免在断脐时血液溅出，在第一把血管钳外1cm处再用一把血管钳钳夹，在两钳之间剪断脐带，母体端放入弯盘，新生儿端用安尔碘消毒脐根周围，在距脐带根部0.5cm处用无菌棉丝线结扎第一道，再在离脐带根部1~1.5cm处结扎第二道，结扎时不可太松或太紧，太松起不到止血的作用，太紧易造成脐带断裂，在第二道棉丝线外0.5cm处剪断脐带。挤净断面上的脐血，用安尔碘消毒脐带断面，待干后用无菌纱布覆盖并用脐带布包好。此外还有用气门芯、脐带夹等方法处理脐带。

（3）一般护理　在新生儿护理的整个过程中要注意保暖，新生儿娩出后用无菌巾擦干其身上的羊水和血迹，擦净新生儿胎脂；检查有无唇腭裂、多指（趾）、脊柱裂等，检查耳郭、肛门、生殖器是否正常；在新生儿手腕、脚腕系上手圈、脚圈，其上标注母亲姓名、住院号、床号、新生儿性别；给新生儿穿好衣服后抱予产妇核对性别并复述；将新生儿的足印和母亲的指印印于新生儿病历上；测量新生儿体重、身长；注射乙肝疫苗（新生儿体重≥2500g时注射）；并用抗生素眼药水滴眼，以预防新生儿眼部感染。

【结果评价】

1. 产妇能配合宫缩，正确使用腹压，产程没有延长。

2. 产妇没有发生会阴撕裂。

3. 新生儿没有发生头皮血肿、臂丛神经损伤。

六、第三产程妇女的护理

【临床表现】

1. **子宫收缩**　胎儿娩出后，宫底降至脐平，宫缩暂停数分钟后又重新出现，以利于胎盘娩出。

2. **胎盘娩出**　胎儿娩出后宫腔容积突然明显缩小，胎盘不能相应缩小，与子宫壁发生错位而剥离，在子宫收缩的作用下娩出。

3. **阴道流血**　胎盘与子宫壁分离，阴道出现流血。

【处理原则】

注意正确辅助胎盘娩出，评估并缝合软产道损伤创面，预防产后出血，抢救护理新生儿。

【护理评估】

1. **病史**　了解第一产程、第二产程的经过及处理情况。

2. **胎盘胎膜情况**　评估子宫收缩的强度、频率、有无胎盘剥离征象。胎盘娩出后，评估胎盘的形状和胎盘、胎膜是否完整；评估胎膜破口边缘与胎盘边缘的距离以判断是否有胎盘前置；评估有无胎盘小叶，胎盘周边有无断裂的血管残端以判断是否有副胎盘；评估会阴伤口和软产道裂伤情况。

3. **产后身心状况**　产妇产后在产房观察的 2 小时期间，评估子宫收缩情况、宫底高度、排尿情况、膀胱充盈程度、阴道流血量等。评估产妇的精神、情绪状态。

【可能的护理诊断】

1. **有组织灌注量改变的危险**　与产后出血有关。

2. **有父母不称职的危险**　与产后疲惫、会阴切口疼痛或新生儿性别不理想有关。

【预期目标】

1. 产妇不发生产后出血。

2. 产妇接受新生儿，能做到早接触、早吸吮。

【护理措施】

1. **协助胎盘娩出**　当胎盘已完全从子宫内膜剥离时，助产者可左手按摩子宫，右手轻拉脐带协助胎盘娩出，不可过早、过度用力，以免引起胎盘部分剥离而出血或拉断脐带。胎盘剥离征象有：①子宫体变硬呈球形，胎盘剥离后降至子宫下段，子宫下段被扩张，宫体呈狭长形被上推，宫底上升达脐上；②阴道口外露的一段脐带自行延长；③阴道少量流血；④经耻骨联合上方轻压子宫下段时，宫体上升而外露的脐带不再回缩（图 7 - 17）。

当胎盘娩至阴道口时，接产者用双手捧住胎盘，向一个方向旋转并缓慢向外牵拉，协助胎膜完整剥离排出（图 7 - 18）。若在胎盘娩出过程中发现胎膜部分断裂，可用血管钳夹住断裂上端的胎膜，再继续向原方向旋转至完全娩出。胎儿娩出后 30 分钟，胎盘仍未娩出者，应注意排空膀胱，轻压子宫及注射子宫收缩剂后仍不能使胎盘娩出，行手取胎盘术。

胎盘剥离及排出的方式有两种：①胎儿面娩出式（希氏式）：胎盘从中央开始剥离，而后向周围剥离，其特点是胎盘先排出，后见少量阴道流血，此种胎盘娩出方式多见。②母体面娩出式（顿氏式）：胎盘从边缘开始剥离，其特点是先有较多的阴道流血后胎盘排出，此种胎盘娩出方式少见。

2. **检查胎盘胎膜**　胎盘娩出后将胎盘铺平，先检查胎盘的母体面胎盘小叶有无缺损，然后将胎盘提起，评估胎盘的形状并检查胎膜是否能完整覆盖胎盘、胎膜是否完整，检查胎膜破口边缘与胎盘边缘的距离，如果小于 7cm，提示胎盘前置，有产后出血的可能；再检查胎盘胎儿面边缘有无断裂的血管端以及时发现副胎盘。若有副胎盘、部分胎盘残留或大块胎膜残留时，应在无菌操作下伸手入宫腔取出残留组织和清理宫腔。

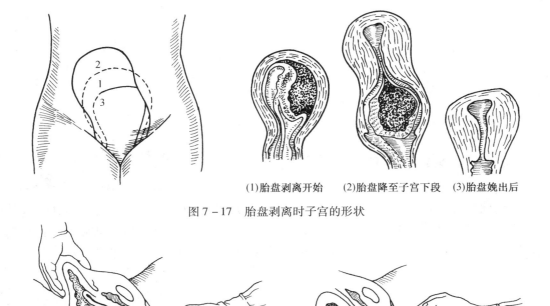

(1)胎盘剥离开始　　(2)胎盘降至子宫下段　(3)胎盘娩出后

图 7-17　胎盘剥离时子宫的形状

(1)　　　　　　　　　　　　　　　　　　　　(2)

图 7-18　协助胎盘胎膜娩出

3. **检查软产道**　胎盘娩出后仔细检查会阴、小阴唇内侧、尿道口周围、阴道及子宫颈有无裂伤，若有裂伤应立即缝合。会阴裂伤按其轻重程度分为三度。Ⅰ度：裂伤部位限于会阴后联合、会阴皮肤、阴道黏膜；Ⅱ度：除以上裂伤外，还有会阴肌肉裂伤，但肛门括约肌完整；Ⅲ度：会阴黏膜、会阴体、肛门括约肌完全裂伤，甚至直肠裂伤。

4. **评估阴道出血量、预防产后出血**　正常分娩出血量多不超过 300ml。根据医嘱，在胎儿娩出后给予缩宫素 10U 肌内注射，胎盘娩出后给予缩宫素 10U 宫颈注射。另外可根据情况对于有高危因素的产妇用前列腺素 F2α 衍生物（卡前列素，如欣母沛 0.25mg）肌内注射，也可用卡前列甲酯栓剂（如卡孕栓）肛门内给药。产后在产房观察 2 小时，严密观察血压、脉搏、子宫收缩、宫底高度、膀胱充盈及会阴切口情况。阴道流血多、宫缩乏力应正确按摩子宫。

5. **一般护理**　第三产程结束时，为产妇擦浴、更换衣服及床单、垫好会阴垫、保暖，并提供易消化、营养丰富的饮料及食物，以帮助恢复体力。将新生儿抱予产妇，指导产妇进行早接触、早吸吮，为母乳喂养做准备。

【结果评价】

1. 产妇在分娩中及分娩后出血量小于 500ml。

2. 产妇能接受新生儿并开始与新生儿目光交流、皮肤接触和早吸吮。

第八章 产褥期妇女的护理

除乳腺外，产妇全身各器官从胎盘娩出至恢复或接近正常未孕状态所需的时期称为产褥期，一般为6周。在产褥期，产妇身体的每个系统，特别是生殖系统有较大的生理变化，需要一个适应过程。同时，伴随新生儿的出生，产妇及其家庭也经历着心理和社会的适应过程。

第一节 产褥期妇女的身心变化及护理

【产褥期妇女的生理变化】

1. 生命体征及基本情况

（1）体温 产后体温大多在正常范围，如产程中过度疲劳、产程延长，体温在产后24小时内可稍升高，但不超过38℃；产后3~4日由于乳房充血影响血液和淋巴回流，乳汁不能排出，可能会出现"泌乳热"，但一般不超过38℃。

（2）脉搏 产后脉搏略缓慢，为60~70次/分，与子宫胎盘循环停止及卧床休息等因素有关，产后1周恢复正常。

（3）呼吸 由于产后腹压降低、膈肌下降，以胸腹式呼吸为主，呼吸深慢，为14~16次/分。

（4）血压 血压在产褥期无明显变化，如为妊娠期高血压疾病产妇，产后仍应监测血压，预防产后子痫的发生。

（5）褥汗 产褥早期，皮肤排泄功能旺盛，孕期潴留的大量组织间液经皮肤排出，表现为大量出汗，称为褥汗。睡眠和初醒时尤其明显，产后1周好转。

（6）体重 由于胎儿胎盘的娩出、羊水排出及产时失血，产后即刻体重会减轻6kg左右。产后由于子宫复旧，恶露、汗液及尿液的大量排出，体重将继续下降。

2. 生殖系统

（1）子宫 妊娠子宫自胎盘娩出后逐渐恢复至未孕状态的过程称子宫复旧（uterine involution）。子宫复旧包括子宫体和子宫颈的复原。

1）子宫体 胎盘娩出后，宫底降至脐下一横指，产后第1天略上升至脐平，以后每天下降1~2cm，产后10天子宫降入盆腔内，在耻骨联合上方扪不到宫底。产后子宫继续收缩以利于子宫复旧，此时的宫缩引起下腹部阵发性疼痛，称产后宫缩痛，一般出现在产后 1～2 日，持续 2～3 日后自然消失，经产妇较初产妇明显。哺乳时反射性引起缩宫素分泌增多可使产后宫缩痛加重，有助于子宫复旧。

在子宫体的缩复过程中，肌细胞数量无明显改变，但肌细胞体积缩小，肌细胞胞浆蛋白被分解排出、胞浆减少。随着肌纤维的不断缩复，子宫体逐渐缩小，产后 1 周缩小至约妊娠 12 周大小；产后 10 日降至盆腔内，在腹部扪不到子宫底；产后 6 周恢复至未孕大小。子宫重量也逐渐减少，产后 1 周时约 500g，产后 2 周时约 300g，产后 6 周时则为 50～60g，较未孕时稍大。同时，子宫内膜也进行修复，残存的蜕膜表层坏死脱落，形成恶露自阴道排出，子宫内膜基底层逐渐再生新的功能层，产后第 3 周除胎盘附着部位外的子宫内膜基本修复，胎盘附着部位的内膜修复约需至产后 6 周。子宫肌层间的血管由于肌层收缩而被压缩变细，最终闭塞形成血栓，后被机化吸收。

产后随着子宫蜕膜的脱落，血液及坏死蜕膜组织经阴道排出称恶露。正常恶露有血腥味，但无臭味，持续 4～6 周，总量为 250～500ml。根据性状特征和出现的先后，恶露依次为：①血性恶露（lochia rubra）：色暗红，含大量血液，量多，有时有小血块、少量胎膜及坏死蜕膜组织；持续 3～4 日。②浆液恶露（lochia serosa）：色淡红，含少量血液，有较多的坏死蜕膜组织、子宫颈黏液、阴道排液；持续 7～10 日。③白色恶露（lochia alba）：色泽较白，黏稠，含大量白细胞、坏死蜕膜组织、表皮细胞及细菌等；持续 2～3 周。

2）子宫颈　分娩后的子宫颈松软、壁薄，形成皱襞，子宫颈外口呈环状。产后 1 周，宫颈口关闭，宫颈管复原；产后 4 周，子宫颈完全恢复至正常形态。由于子宫颈两侧分娩时发生轻度裂伤，使初产妇的子宫颈外口由产前的圆形（未产型）变为产后的"一"字形横裂（已产型）。

（2）阴道及外阴　阴道受胎先露部压迫，在产后最初几天内可出现水肿，阴道壁松软、弹性较差，黏膜皱襞减少甚至消失。产褥期阴道壁肌张力逐渐恢复，黏膜皱襞约于产后 3 周重新增多，但是产褥期结束时阴道尚不能完全恢复至未孕状态。分娩后的外阴轻度水肿，一般于产后 2～3 日自行消退。会阴部若有轻度撕裂或会阴切口缝合，一般在 3～5 日愈合。处女膜因在分娩时撕裂形成痕迹，称处女膜痕。

（3）盆底组织　盆底肌及其筋膜在分娩时过度扩张致弹性减弱，且常伴肌纤维部分断裂，一般产褥期内可恢复。如盆底肌及其筋膜发生严重断裂而未能及时修复，或在产褥期过早从事体力劳动，可导致盆底组织松弛，较难完全恢复正常，这也是导致子宫脱垂、阴道壁膨出的重要原因。

3. 乳房　产褥期乳房的主要变化是泌乳。分娩后雌、孕激素水平急剧下降，抑制了催乳激素抑制因子的释放，在催乳激素的作用下，乳房腺细胞开始分泌乳汁。新生儿每次吸吮刺激乳头时，可以通过抑制下丘脑多巴胺及其他催乳激素抑制因子，使垂体催乳激素呈脉冲式释放，促进乳汁分泌。同时，吸吮乳头反射性地引起脑神经垂体释放缩宫素，使乳腺腺泡周围的肌上皮细胞收缩，使乳汁从腺泡、小乳导管进入输乳导管和乳窦而喷出。因此，吸吮是保持乳腺不断泌乳的关键。此外，乳汁分泌还与产妇的营养、睡眠、情绪和健康状况密切相关。产后 7 日内分泌的乳汁称为初乳，初乳色偏黄是由于

含有较多 β - 胡萝卜素，初乳中含有大量抗体，有助于新生儿抵抗疾病的侵袭。产后 7～14 天分泌的乳汁为过渡乳，产后 14 天以后分泌的乳汁为成熟乳。母乳中含有丰富的蛋白质和脂肪及多种免疫物质、矿物质、维生素和酶，对新生儿发育有重要的作用，是新生儿最佳的天然食物。

哺乳产妇尤其是初产妇在最初几日哺乳后容易产生乳头皲裂，表现为乳头红肿、裂开、有时出血、哺乳时疼痛，大多是因为护理不良或哺乳姿势不当引起。产后哺乳延迟或没有及时排空乳房，产妇可有乳房胀痛，触摸乳房时有坚硬感。

4. 血液及循环系统 妊娠期血容量增加，一般于产后 2～3 周恢复至未孕状态。在产后最初 3 日内，特别是产后 24 小时，因子宫收缩及胎盘循环的停止，大量血液从子宫涌入体循环，同时由于产后大量的组织间液回吸收，体循环血容量增加 15%～25%，使心脏的负担加重。产褥早期，产妇血液仍处于高凝状态，这有利于胎盘剥离创面迅速形成血栓，减少产后出血。纤维蛋白原、凝血活酶、凝血酶原于产后 2～3 周内降至正常。白细胞总数于产褥期早期仍较高，可达（15～30）×10⁹/L，中性粒细胞和血小板数也增多，一般于产后 1～2 周恢复至正常水平。红细胞沉降率于产后 3～4 周才能完全恢复。由于产褥早期产妇的血液仍处于高凝状态，加之产后活动少，下肢静脉血循环缓慢，血液淤积于静脉内，易形成静脉血栓，表现为下肢体表温度下降或感觉麻木，患侧肢体有胀痛感。

5. 消化系统 妊娠期胃肠平滑肌张力及蠕动减弱，约产后 2 周恢复。胃酸分泌一般在产后 1～2 周恢复正常。产妇因卧床多、活动少、肠蠕动减弱、食物中缺乏纤维素、腹直肌及盆底肌松弛等原因，产后容易发生便秘。

6. 泌尿系统 妊娠期体内潴留的过多水分在产后主要由肾脏排出，故产后数日尿量增多。妊娠期肾盂及输尿管生理性的扩张一般在产后 4～6 周恢复。产后 2～3 日内，由于机体需要排出孕期潴留的水分，最初几天尿量会增加。但因分娩过程中膀胱受压使其黏膜水肿、充血、肌张力降低，加之会阴切口疼痛、不习惯床上排尿等原因，产妇容易出现排尿困难，可能发生尿潴留及尿路感染。

7. 内分泌系统 妊娠期垂体、甲状腺及肾上腺增大，分泌激素增多，在产褥期逐渐恢复正常。产后雌激素、孕激素水平急剧下降，至产后 1 周已降至未孕水平。胎盘生乳素于产后 3～6 小时已不能测出，垂体催乳素因哺乳而在数日内降至 60μg/L，不哺乳者降至 20μg/L。产褥期恢复排卵的时间及月经复潮的时间因人而异，不哺乳产妇月经复潮一般在产后 6～10 周，哺乳产妇月经复潮延迟，甚至整个哺乳期不来月经，平均在产后 4～6 个月恢复排卵。产后较晚恢复月经者首次月经复潮前多有排卵，故产后月经虽未来潮仍有怀孕的可能。

8. 腹壁 妊娠期出现的下腹正中线色素沉着在产褥期逐渐消退。紫红色的妊娠纹变为银白色，将永久不能消退。腹壁皮肤受妊娠子宫增大的影响，部分弹力纤维断裂，腹直肌呈不同程度分离，致产后腹壁明显松弛，需 6～8 周恢复。

【产褥期妇女的心理变化】

产后产妇可能经历一系列不同的心理变化，表现为高兴、幸福、兴奋或疲倦、乏力、焦虑、易激惹、注意力不集中、思维迟钝、哭泣、失眠等。产后心理波动与产妇体内的雌、孕激素水平急剧下降和产后心理压力、疲劳、经济条件、知识水平、性格特征、家人及社会支持等有关，常表现为对角色转换的不适应、对育儿重任的焦虑、对新生儿性别期待的落差、对体形变化的担忧、生产方式未如预期的抑郁。若产妇具有较好的家人及社会支持水平，同时自身具有较好的调节能力，则能顺利度过产褥期特殊的心理变化过程，如果不能适应则可能发生产后抑郁、产后精神病。

根据 Rubin 研究结果，典型的产褥期妇女心理调适经历三个阶段：①依赖期：产后前 3 天。产妇需要依赖别人来护理自己和照顾孩子，需要在别人的帮助下进食和进行乳房及会阴护理、母乳喂养、婴儿沐浴等。②依赖 - 独立期：产后 3 ~ 14 天。产妇开始表现出较为独立的行为，主动参与护理自己和照顾孩子，并开始尝试独自地完成新角色所承担的任务。③独立期：产后 2 周至 1 个月。产妇、家人和婴儿成为一个完整的系统，产妇及其家人能正确认识和承担家庭关系中新的角色和任务。

中医学认为，产妇由于产时耗伤气血，产后百脉空虚，并需哺乳婴儿，劳心伤神、劳力伤气，容易发生精神倦怠、心神不宁、气郁不舒或烦躁易怒。故产后宜戒急躁，勿悲伤，忌大喜大怒，调适自我，保持愉快的心情，以使七情调和，免生产后诸病。

【护理评估】

1. **病史**　认真阅读产前检查、分娩过程的相关记录。

2. **一般情况**　监测生命体征、褥汗、排尿、体重等。

3. **各系统复旧情况**　评估子宫复旧情况及恶露颜色、质地、量、气味，会阴伤口，盆底组织等的情况；评估血容量及白细胞、血小板、血纤维蛋白原、凝血活酶、凝血酶原的水平，胃肠蠕动功能，尿量，雌激素、孕激素、胎盘生乳素、垂体催乳素的水平，腹壁皮肤情况。

4. **母乳喂养**　评估乳房类型及乳汁的量，评估母乳喂养的方法及技能。

【可能的护理诊断】

1. **尿潴留**　与产时损伤及活动减少有关。

2. **便秘**　与产后活动减少有关。

3. **舒适改变**　与产后宫缩痛、会阴部切口疼痛等有关。

4. **母乳喂养无效**　与产妇知识缺乏及喂养技能不熟有关。

【预期目标】

1. 产妇产后及时排尿、排便。

2. 产妇掌握母乳喂养方法。

3. 产后身体健康，精神愉快，气血调和。

【护理措施】

1. **一般护理**　为产妇提供良好的产后休养环境，保持床位的整洁，提供营养丰富、易消化的食物，以保证产妇有足够的睡眠和营养。鼓励其多饮水、多吃含纤维素的食物，以保持大便通畅，促进切口愈合。监测体温、脉搏、呼吸和血压。鼓励和指导产妇及时排尿，以防发生尿潴留而使充盈的膀胱影响子宫收缩导致产后出血。如不能自行排尿，可通过改变体位、温开水冲洗会阴部、针刺三阴交及阴陵泉等穴位或遵医嘱肌内注射甲硫酸新斯的明 1mg 或酚妥拉明 1mg，以促进排尿；若仍然无法自行排尿应进行导尿。鼓励产妇早期下床活动和做一些力所能及的事以促进产后恢复和预防下肢静脉血栓形成，但应避免负重劳动或蹲位活动，以免由于盆底肌肉松弛而发生子宫脱垂。

2. 子宫复旧护理　正常产后子宫圆而硬，位于腹部的中央。子宫软要考虑是否有产后宫缩乏力，并按医嘱给予宫缩剂；子宫偏向一侧要考虑是否有膀胱充盈，如有要及时排空膀胱。产后子宫不能如期复原常提示宫缩异常，每日应评估并记录宫底高度以了解子宫复旧情况（图 8-1）。评估时嘱产妇排空膀胱后平卧、双膝稍屈曲、腹部放松，评估者站于产妇右侧，以左手食指按压子宫底，测量子宫底至脐及耻骨联合上缘间的距离。

每日观察恶露情况，持续性深红色恶露提示宫缩乏力；会阴垫湿透过快、恶露量过多，提示宫缩乏力或胎盘胎膜残留引起的产后出血，需要用弯盘垫于臀下或用称量会阴垫重量的办法来估计出血量；子宫收缩好但有鲜红色恶露且量多则提示会阴软组织裂伤；恶露有臭味提示有宫腔感染的可能，遵医嘱给予抗生素。产后当日禁用热水袋外敷止痛，以免造成出血过多。

3. 会阴护理　做好会阴护理，每日用消毒纱球擦洗会阴部。会阴部有水肿者，用 95% 乙醇或 50% 硫酸镁湿热敷；有小血肿者可用湿敷或远红外灯照射，大血肿者配合医生切开处理；有硬结者用大黄、芒硝外敷；有伤口者，应每日检查伤口有无红肿、硬结及分泌物以排除伤口感染，嘱产妇取伤口对侧卧位促进伤口愈合，如伤口疼痛剧烈或产妇有肛门坠胀感，应及时报告医生以排除阴道壁及会阴部切口血肿。

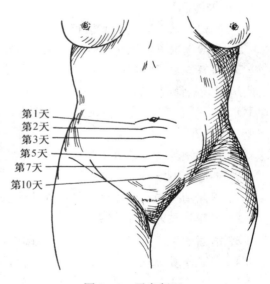

第1天
第2天
第3天
第5天
第7天
第10天

图 8-1　子宫复旧

4. 乳房护理

（1）一般护理　保持乳房清洁、干燥，哺乳前将乳房、乳头用温开水洗净，切忌用肥皂或乙醇之类擦洗，以免引起局部皮肤干燥、皲裂，乳头处如有痂垢要先用油脂浸软后再用温开水洗净，然后用毛巾湿热敷 3~5 分钟，同时按摩乳房以刺激泌乳反射。哺乳时，产妇取正确、舒适且松弛的喂哺姿势。哺乳结束后乳房内仍有剩余乳汁应该用手将剩余乳汁挤出或用吸乳器将剩余乳汁吸出，以避免乳汁贮留在乳房内引起负反馈而造成乳汁分泌量逐渐减少和乳汁淤积造成乳腺炎及两侧乳房大小不等。哺乳后，挤出少量乳汁涂在乳头和乳晕上，因乳汁具有抑菌作用且含有丰富的蛋白质，可以预防乳头皲裂。指导产妇于哺乳期选用适当的乳罩，避免过松或过紧，过松起不到支托保护作用，过紧则影响乳房的血液循环，进而影响乳汁的分泌。

（2）平坦及凹陷乳头护理　为改善平坦及凹陷乳头以利于婴儿吸吮，可以做乳头牵拉练习，方法为：用一手托乳房，另一手的拇指和中、食指抓住乳头向外牵拉，重复10～20回，每日2次。此外哺乳时可让饥饿的婴儿先吸吮平坦侧的乳头，因此时婴儿的吸吮力强，容易吸住乳头和大部分乳晕，还可变换喂奶的姿势以利于婴儿含住乳头。如乳头过度平坦或凹陷以致婴儿不能吸住乳头时可配置乳头罩，乳汁通过乳头罩的中央小孔流进婴儿的嘴里。

（3）乳房胀痛及乳腺炎护理　产后随着泌乳反射的产生和增强，乳汁分泌增多，但同时乳腺管还未通畅，导致乳汁淤积在乳房内可产生胀痛感，触之有硬结和疼痛感，还可伴有轻度发热。可采用下列方法缓解：①鼓励并协助产妇产后及早开始哺乳，促进乳腺管通畅。②乳腺管通畅前适当限制促进乳汁分泌的食物和流质食物的摄入，以减少乳汁的过度分泌。③哺乳前热敷和按摩乳房，还可采用理疗仪按摩乳房的方法来促进乳腺管畅通，在两次哺乳期间冷敷乳房以减少局部充血、肿胀。④哺乳时先哺乳患侧，因饥饿的婴儿吸吮力强，有利于乳腺管通畅。哺乳时应尽量让婴儿吸空双侧乳房的乳汁或于哺乳结束后用手或工具将多余的乳汁排空，以免乳汁淤积。增加哺乳的次数，每次至少20分钟。⑤用生面饼外敷乳房，可促进乳腺管畅通，减少疼痛。⑥口服维生素 B_6 或散结通乳的中药。

产妇乳房局部出现红、肿、热、痛症状，或有结节，提示乳腺炎的发生。乳腺炎的处理原则是消除感染、排出乳汁。轻度时不停止哺乳，因停止哺乳不仅影响婴儿的喂养，且会造成乳汁淤积，反而加重乳腺炎；重度时应停止哺乳并到医院就诊。

（4）乳头皲裂护理　哺乳姿势不当是引起乳头皲裂的重要原因。乳头皲裂轻者可继续哺乳，应指导产妇采取正确的哺乳姿势。哺乳时要让婴儿含住乳头和大部分乳晕，并让婴儿先吸吮损伤较轻的乳房，以减轻对损伤重侧乳房的吸吮力。增加哺喂的次数，缩短每次哺喂的时间。每次哺乳后挤出少量乳汁涂在乳头和乳晕上。乳头皲裂严重者应停止直接吸吮，可用乳头罩间接哺乳或用吸乳器将乳汁吸出后进行喂养。

（5）退乳护理　因疾病或其他原因不能哺乳者或终止哺乳者应尽早退乳。退乳产妇分娩后24小时内按医嘱给予己烯雌酚，每次5mg，每日3次，连服3日。限进汤类食物，停止吸吮及挤奶。如已有大量乳汁分泌，遵医嘱给予溴隐亭口服。若用皮硝退乳，方法为：皮硝250g碾碎装布袋分敷于两乳房上并固定，皮硝受湿后应更换再敷，直至乳房不胀。亦可采用炒麦芽60～90g水煎当茶饮，每日1剂，连服3～5日，配合退乳。

5. 母乳喂养指导　母乳喂养有利于母体健康的恢复、婴儿的生理及智能发育、母儿间的情感交流等，应鼓励母乳喂养，并给予产妇相关知识和技能的指导，使产妇坚持母乳喂养。

（1）休息与活动　充分的休息有助于身体的恢复和促进乳汁分泌，产妇应保证充分的休息和适当活动，指导产妇与婴儿同步休息，生活有规律。此外乳汁分泌还与产妇情绪密切相关，保持心情愉快可以促进乳汁的正常分泌。出院后继续保持合理的饮食和休息，保持精神愉快和坚持母乳喂养，特别是产假结束后继续工作也不要中断母乳喂养，可于上班前将乳汁挤入到消毒的大口瓶内，存放于冰箱中，婴儿需要时由他人哺喂，下班后及节假日仍坚持自己喂养，上班期间应特别注意摄取足够的水分和营养，合理安排休息和睡眠。告知产妇及其家属遇到喂养问题的咨询方法（医院的热线电话，门诊、保健人员、社区支持组织的具体联系方法和人员）。

（2）饮食　产妇在产褥期及哺乳期所需要的能量和营养成分较未孕时高，乳汁中的蛋白质、脂肪、碳水化合物、维生素和各种无机盐类如钙、铁、硒、碘等主要靠产妇摄入来提供。产妇饮食质量的高低直接影响乳汁的质和量，但要避免摄入过多的养分而导致营养过剩和发生产后肥胖。产妇应控制食物中总的脂肪摄入，合理的脂肪摄入量为脂肪提供的热量占总热量的 25%；摄入足够的蔬菜、水果及谷类；补充足够的钙、铁、硒、碘等必需的无机盐类；进行适当锻炼避免摄入过多而致肥胖。

（3）喂养方法　指导和协助早吸吮，一般于产后半小时内开始让婴儿进行吸吮。此时乳房内的乳量虽少或无，但新生儿的吸吮动作可刺激泌乳。哺乳的原则是按需哺乳，婴儿饥饿或母亲感到奶胀就喂哺，一般每 2~3 小时哺乳一次，每次每侧乳房的哺乳时间为15~20 分钟。哺乳可以采用坐式、卧式或环抱式，母亲及新生儿均应选择舒适位置，使母婴紧密相贴，即胸贴胸、腹贴腹、下颌贴乳房；一手扶托乳房，拇指在上，其余四指在下，并用乳头触动婴儿上唇中间部分，当婴儿的嘴巴张开时顺势把乳头和大部分乳晕放入其中，注意使婴儿将大部分乳晕吸吮住，并防止婴儿鼻部被乳房压迫及头部与颈部过度伸展造成吞咽困难。哺乳应两侧乳房交替进行，先吸空一侧乳房后，再吸吮另一侧，以利于乳汁的分泌。哺乳结束时，用食指轻轻向下按压婴儿下颏使其张口，以免在口腔负压情况下拉出乳头而引起损伤。每次哺乳后，应将新生儿直立抱起轻拍背部 1~2 分钟，排出胃内空气，以防吐奶。不要随便给婴儿进其他食物或饮料，以免影响有效吸吮。

6. 促进心理适应　产妇入产后休养室时，护理人员应热情接待，与产妇建立良好关系。为使产妇更好地适应母亲这个新角色，护理人员应提供新生儿喂养、沐浴以及新生儿不适和常见问题的观察等知识，同时给予产妇自我护理指导如饮食、休息、活动的注意事项，常见问题如褥汗、乳房胀痛、宫缩痛等处理方法。耐心倾听产妇的提问，并积极回答，尊重风俗习惯，提供正确的产褥期生活方式。产后，产妇与新生儿应 24 小时在一起，以促进母儿间情感的交流。鼓励和指导丈夫及家人参与新生儿护理活动，以减轻产妇的生理和心理压力，利于尽早适应新的家庭生活。

7. 出院指导

（1）一般指导　告知产妇出院后继续保证合理的营养，适当地活动和休息，合理安排家务及新生儿护理，注意个人卫生和会阴部清洁，保持良好的心境，适应新的家庭生活。

（2）计划生育指导　产褥期内禁忌性交，一般产后 42 天经复查后，根据实际情况决定是否恢复正常性生活并落实避孕措施。告诉产妇可供选择避孕方式的优缺点、适应证及禁忌证，一般原则是哺乳者以工具避孕为宜，不哺乳者选用口服避孕药和工具避孕均可。

（3）产后检查　告诉产妇产后检查内容及时间，一般包括产后访视和产后健康检查两部分。产后访视至少 3 次，主要了解产妇及新生儿的健康状况，内容包括了解产妇饮食、大小便、恶露及哺乳等情况，检查两侧乳房、会阴伤口等。产妇应于产后 42 天到医院进行产后健康检查，内容包括测血压、查血尿常规、了解哺乳情况，并做妇科检查，观察盆腔内生殖器官是否已恢复至非孕状态；同时带新生儿来医院做一次全面检查。

（4）产褥期保健操　产褥期保健操（图 8-2）可以促进腹壁、盆底肌肉张力的恢复，防止尿失禁、膀胱直肠膨出及子宫脱垂。产妇应该根据实际情况，由弱到强循序渐进地进行保健练习。一般在产后第 2 日开始，每 1～2 日增加 1 节，每节做 8～16 次。出院后继续做保健操直至产后 6 周。6 周后应根据情况选择新的锻炼方式。

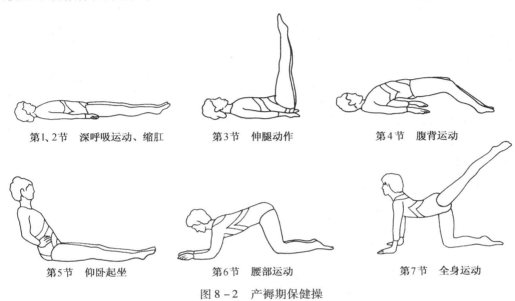

第1、2节　深呼吸运动、缩肛　　第3节　伸腿动作　　第4节　腹背运动

第5节　仰卧起坐　　　　第6节　腰部运动　　　　第7节　全身运动

图 8-2　产褥期保健操

第 1 节：仰卧，深吸气，收腹部，然后呼气。

第 2 节：仰卧，两臂直放于身旁，进行缩肛与放松动作。

第 3 节：仰卧，两臂直放于身旁，双腿轮流上举和并举，与身体呈直角。

第 4 节：仰卧，髋与腿放松，分开稍屈，脚底置于床上尽力抬高臀部及背部。

第 5 节：仰卧起坐。

第 6 节：跪姿，双膝分开，肩肘垂直，双手平放于床上，腰部进行左右旋转动作。

第 7 节：全身运动，跪姿，双臂支撑在床上，左右腿交替向背后高举。

8. 产褥期中医护理　中医学认为，产妇分娩时耗伤元气及阴精，若产后摄生不慎，复感六淫，或为饮食、房劳所伤，则致产后腠理疏松、表气不固、阴血骤虚、阳气浮越，则变生产后诸疾。产后病有虚、实两端，虚者因产时阴血骤亡而致血亏阴伤，实者因产后余血浊液而致瘀血内阻，称为多虚多瘀之体。因此要注重摄生调养，保持阴阳平衡、脏腑调和，要慎起居，避风寒，注意保暖，调节饮食，不食辛辣、肥腻、生冷之品，调和情志，避免恚怒伤肝、忧思伤脾、过喜伤心、恐惧伤肾，并注意卫生，谨戒房事。

产后常见证型如下：

（1）气血虚弱型　产后恶露量多色淡，质地清稀，持续时间长。小腹隐痛胀满，喜温喜按，小便胀急不通或失禁，大便秘结，乳汁量少清稀或自出。全身伴见神疲乏力，舌淡少苔，脉虚弱。

宜补益气血，用补中益气丸（《脾胃论》），或归脾丸（浓缩丸），每日 2 次，每次 8 丸；乳汁不足者，用通乳丹（《傅青主女科》），或十全大补丸，每次 9g，每日 2 次；产后小便不通或频数失禁者，用黄芪当归散（《医宗金鉴》），水煎温服；气虚大便秘涩者，用润燥汤（《万氏妇人科》），水煎温服。

（2）气血瘀滞型 产后下腹疼痛拒按，得热痛减，恶露量或多或少，色紫暗有块。舌质暗淡，脉细涩。

宜活血化瘀，用生化汤（《傅青主女科》），水煎温服，或益母草膏，口服，每次 10ml，每日 3 次。

（3）肝郁气滞型 产后乳汁量少，乳房胀痛，情志抑郁，胸胁胀满，食欲不佳，微微发热。舌质正常，苔薄黄，脉细弦或弦数欠力。

宜舒肝解郁、活络通乳，用下乳涌泉散（《清太医院配方》），水煎温服。

以上三型均可服黄芪炖鸡汤：黄芪 50g、枸杞 15g、红枣 10 个、母鸡 1 只（1000g 左右）、生姜 2 片，盐、米酒适量，炖焖服（宜在产后 5~7 天后食用）。

【结果评价】

1. 产妇没有发生尿潴留。

2. 产妇舒适感增加。

3. 产妇产后胞宫如期复原，脏腑调和，乳汁充溢。

第二节 正常新生儿的护理

新生儿期系指从出生后断脐到满 28 天的一段时间。足月新生儿是指胎龄满 37 周至不满 42 周出生、体重在 2500g 以上的活产新生儿。

【正常新生儿特点】

1. 外观特点 正常新生儿体重在 2500g 以上，身长 47cm 以上，哭声洪亮，四肢屈曲，皮肤红润，皮下脂肪丰满，胎毛少，耳郭发育良好，乳晕清楚，乳头突出，乳房可扪及结节，指（趾）甲长到或超过指（趾）端，整个足底有较深的足纹，男婴睾丸已降入阴囊，女婴大阴唇完全覆盖小阴唇。

2. 生理特点

（1）体温 新生儿的体温调节中枢功能不完善，皮下脂肪少，体温易受环境影响，故对新生儿应注意保暖，避免发生低体温和寒冷损伤综合征。

（2）皮肤黏膜 新生儿出生时体表覆盖有白色乳酪状胎脂，有保护皮肤的作用。新生儿皮肤薄而且血管丰富，易受损伤引起感染。新生儿口腔黏膜血管丰富，两面颊部有较厚的脂肪层称颊脂体，可帮助吸吮；硬腭中线两旁和齿龈切缘有黄白色小点，称上皮珠，是上皮细胞堆积或黏液腺分泌物蓄积形成，出生后数周自然消失；鼻尖上有许多密集的针尖大小的黄白色小点，略高出于皮肤，也有少数散在于面部，称粟粒疹，是由皮脂堆积引起。

（3）呼吸系统 新生儿肋间肌力弱，以腹式呼吸为主，呼吸浅而快，为40～50次/分。

（4）循环系统 新生儿心率快，平均为120～140次/分。

（5）消化系统 新生儿胃容量较小，呈横位，贲门括约肌不发达，哺乳后易发生溢奶。新生儿消化道面积相对较大，通透性高，有利于营养物质的吸收，但也易使毒性物质被吸收。新生儿第一次排大便多在出生后12小时内，为墨绿色黏稠的胎粪，3～4天内排完。若超过24小时仍未见胎粪排出，应检查是否存在肛门闭锁或其他消化道畸形。

（6）泌尿系统 新生儿一般在出生后24小时内排尿，若48小时内仍无尿，需查明原因。新生儿肾滤过能力、调节和浓缩功能均较低，易发生水、电解质紊乱。

（7）神经系统 新生儿脑组织相对较大，但大脑皮质和纹状体发育不完善，睡眠时间长。眼肌活动不协调，但对明暗有感觉，具有凝视和追视能力。味觉、触觉、温觉较灵敏，痛觉、嗅觉、听觉较迟钝。出生后具备一些原始反射，如吸吮、觅食、握持、拥抱反射等。

（8）免疫系统 新生儿特异性和非特异性免疫功能均较差，易患感染。在胎儿期从母体获得IgG，故出生后具有一定的抗传染病的免疫力；但缺乏IgA，易患消化道、呼吸道感染。

3. 几种特殊生理状态

（1）生理性体重下降 新生儿出生后由于进食少、水分丢失及胎粪排出，可出现体重下降，但一般不超过出生体重的10%，10天左右恢复正常。

（2）生理性黄疸 新生儿出生后，体内红细胞破坏众多，产生大量间接胆红素，而肝脏内葡萄糖醛酰转换酶活性不足，不能使间接胆红素全部结合成直接胆红素，导致高胆红素血症，致皮肤、黏膜、巩膜发黄，称生理性黄疸。一般发生于出生后2～3天，持续4～10天后自然消退。

（3）乳腺肿大和假月经 由于从母体获得一定量的雌激素，新生儿出生后3～4天可出现乳腺肿胀，2～3周后消退。女婴出生后1周内，阴道可出现白带和少量血性分泌物，持续1～2天后自然消失。

【护理措施】

1. 保持呼吸道通畅 及时清除口鼻腔内分泌物，避免物品遮挡新生儿口鼻或压迫其胸部，将新生儿置于合适体位，防止窒息。

2. 维持体温恒定 将新生儿置于适宜的环境，采取保暖措施，但应避免烫伤；监测新生儿体温，以维持其体温在36℃～37.2℃。

3. 脐部和皮肤护理 保持脐部清洁干燥，用75%乙醇消毒脐带残端及脐轮周围，避免尿、粪污染脐部。每日沐浴一次，以清洁皮肤和促进血液循环。选择松紧适中、透气性好、吸湿性好的尿布，及时更换尿布，大便后用温水清洗会阴及臀部，以防红臀。

4. 合理喂养 出生后尽早开奶，以防止新生儿低血糖和维持正常体温，并刺激母乳的分泌和增进母子感情交流。提倡母乳喂养、按需哺乳。

5. 免疫接种 正常新生儿出生后24小时、1个月、6个月各注射乙肝疫苗10μg。正常新生儿出生后24小时注射卡介苗0.1ml。

第九章　高危妊娠管理

第一节　高危妊娠及监护管理

高危妊娠（high risk pregnancy）是指妊娠期有某种并发症、合并症或不良因素，可能危害母儿健康或导致难产者。具有高危妊娠因素的孕妇称高危孕妇。

一、范畴

具有下列一个或一个以上因素者属于高危妊娠范畴。

1. 孕妇的社会经济因素　如孕妇及其丈夫职业的稳定性差、收入低下、居住条件差、孕妇未婚或独居、受教育时间<6年等。

2. 孕妇的身体条件　如年龄<18岁或者>35岁、有遗传病家族史、营养状况差及妊娠前体重≤40kg或≥80kg、身高<145cm等。

3. 孕妇的不良生活方式　如大量吸烟、饮酒、吸毒、滥用药物等。

4. 异常孕产史　如自然流产、异位妊娠、死胎、难产、早产、死产、新生儿死亡、新生儿溶血性黄疸、新生儿畸形或有先天性、遗传性疾病和巨大儿等。

5. 本次妊娠的病理产科情况　如妊娠合并心脏病、糖尿病、高血压、肾病、肝炎、甲状腺功能亢进、病毒感染和恶性肿瘤等各种妊娠合并症及妊娠期高血压疾病、前置胎盘、胎盘早期剥离、羊水过多或过少、胎儿生长受限、妊娠期肝内胆汁淤积症、过期妊娠等妊娠期和分娩期并发症等。

6. 其他　妊娠期接触大量放射线、化学性毒物或服用过对胎儿有影响的药物。

二、监护措施

1. 人工监护

（1）确定孕龄　根据末次月经、早孕反应的时间、胎动出现时间推算孕龄。

（2）测量宫底高度及腹围　宫底高度是指耻骨联合上缘中点到宫底的弧形长度，腹围是指以软尺经脐绕腹一周的数值。测量孕妇的宫底高度和腹围，可帮助估计胎龄及胎儿大小，了解胎儿宫内的发育情况。

估算方法为：胎儿体重（g）=宫底高度（cm）×腹围（cm）+200。

（3）高危妊娠评分　为了早期识别高危人群，推荐采用高危妊娠评分法对孕妇进行动态监护。高危妊娠评分是将妊娠中各项危险因素在产前检查时按"高危妊娠评分指标"（修改后的 Nesbitt 评分指标），用记分的方法进行测量，分别于妊娠早、中、晚期各评 3 次。

（4）胎动计数　胎动计数是评价胎儿宫内情况最简便有效的方法之一。胎动正常表示胎儿在宫腔内存活良好，若胎动次数减少表明胎儿宫内缺氧，胎动过频或胎动过分剧烈，表示严重缺氧，有胎死宫内的危险。

2. 妊娠图　妊娠图是反映胎儿在宫内发育及孕妇健康情况的动态曲线图。将每次产前检查所测得的血压、体重、宫底高度、腹围、水肿、尿蛋白、胎位、胎心率等数值记录于妊娠图上，绘制成曲线，观察变化趋势。其中宫底高度曲线是妊娠图中最主要的曲线。

3. 仪器监护

（1）B 型超声检查　不仅能显示胎儿数目、胎位、有无胎心搏动以及胎盘位置，而且能通过测量胎头的双顶径、胸围、腹围以估计孕龄及预产期，还可估计胎儿体重、有无胎儿体表畸形、胎盘成熟度等。

（2）胎心听诊　临床常用产科听诊器或多普勒胎心仪进行胎心听诊，判断胎儿是否存活以及胎儿宫内安危状况。

（3）胎儿电子监护　可以连续记录胎心率的变化，观察胎动和宫缩对胎心率的影响。凡有胎动、胎心异常或高危妊娠者于妊娠末期及临产后都应做胎心电子监护。胎心电子监护有内、外监护两种形式。外监护是将宫缩描绘探头和胎心率探头直接放在孕妇的腹壁上进行监测，操作方便，是临床常用的监护方法。内监护是在宫口开大 1cm 以上时，将单极电极经宫口与胎头直接连接进行监测，记录较准确。但此方法需在破膜后操作，有感染的危险。

（4）胎儿心电图监测　是将电极置于母体腹壁或胎儿体表，记录胎儿心脏活动的电位变化及其在心脏传导过程中的图形。通过胎儿心脏活动的客观指标可及早诊断胎儿是否存在宫内缺氧及先天性心脏病。

（5）羊膜镜检查　是指妊娠晚期或分娩期在胎膜完整时将羊膜镜插入子宫颈管观察羊水的量及颜色，可早期发现胎儿缺氧，达到监护胎儿的目的。

4. 实验室检查　实验室检查包括胎儿先天畸形检查（如测定羊水中的酶、甲胎蛋白）、胎盘功能检查（如孕妇尿雌激素/肌酐比值和血清人胎盘生乳素等）、胎儿成熟度检查（如羊水卵磷脂/鞘磷脂比值、磷脂酰甘油、肌酐等）、胎儿缺氧及程度检查（如胎儿头皮血气测定、胎儿头皮血乳酸测定和胎儿血氧饱和度测定等）。

第二节　高危妊娠的处理原则及护理

【处理原则】

预防并治疗引起高危妊娠的各种病理因素。

【护理评估】

1. 病史　了解孕妇年龄、生育史（包括病理产科史）、疾病史（合并内、外科疾病），了解妊娠早期是否使用过对胎儿有害的药物或接受过放射线检查、是否有过病毒性感染等。

2. 身心状况　了解孕妇身高、体重、步态。若身高 < 145cm 者常伴有骨盆狭窄；体重 ≤40kg 或 ≥80kg 者，高危妊娠的危险性增加；步态异常者应注意骨盆有无不对称。测量血压，如血压高于 140/90mmHg 或较基础血压升高 30/15mmHg 者为异常。检查骨盆出口是否过小，外阴部有无静脉曲张。测量宫底高度和腹围，判断子宫大小与停经周数是否相符，大于或小于正常值 3cm 者为异常。了解胎位有无异常。计数胎动，如 12 小时内胎动次数 ≤10 次或低于自测胎动规律的 50% ，在排除药物影响后，要考虑胎儿宫内缺氧。

高危孕妇在妊娠早期常担心流产及胎儿畸形，在妊娠 28 周以后则担心早产、胎死宫内或死产，故孕妇可能会有恐惧、烦躁不安、焦急、无助感等情绪，也可能产生悲哀和失落情感。应认真评估高危孕妇的心理承受能力、应对机制及社会支持系统。

3. 辅助检查

（1）实验室检查　血、尿常规检查，肝、肾功能测定，血糖及糖耐量测定，出凝血时间，血小板计数等。

（2）B 型超声检查　通常自妊娠 22 周起，每周双顶径值增加 0.22cm。如足月妊娠时双顶径达 8.5cm 以上，提示胎儿已成熟。

（3）胎心听诊　胎心率的正常范围为 120 ~ 160bpm，当胎心率 < 120bpm 或 >160bpm 时，提示胎儿宫内缺氧，应加强监护并及时处理。

（4）胎儿电子监护

1）胎心率的监测　胎儿电子监护仪记录的胎心率有两种基本变化，即胎心率基线（FHR - baseline，BFHR）及胎心率一过性变化（periodic change of FHR，PFHR）。①胎心率基线：指在无胎动和无子宫收缩影响时，10 分钟以上的胎心率平均值。胎心率基线包括每分钟心搏次数（beat per minute，bpm）及胎心率变异（FHR variability）。正常足月胎儿的 FHR 为 120 ~ 160bpm。若 FHR >160bpm 或 <120bpm，历时 10 分钟，称为心动过速或心动过缓。胎心率变异又称基线摆动，即在胎心率基线上的上下周期性波动，正常波动范围在 10 ~ 25bpm 之间。有胎心基线变异存在说明胎儿有一定的储备能力，是胎儿健康的表现。若基线变异小于 5bpm，表示胎心基线率呈平坦型即基线摆动消失，提示胎儿储备能力差。②胎心率一过性变化：受胎动、宫缩、触诊及声响等刺激，胎心率发生暂时性加快或减慢，随后又恢复到基线水平，称为胎心率一过性变化，是判断胎儿安危的重要指标。常见变化有以下三种：

无变化：指子宫收缩后胎心率仍保持原基线率不变。

加速：指在子宫收缩后 FHR 基线暂时增加 15bpm 以上，持续时间 >15 秒。这可能是胎儿躯干或脐静脉暂时受压的缘故，散发、短暂的胎心率加速是无害的。

减速：指随宫缩出现的暂时性胎心率减慢，分为三种：①早期减速：胎心率曲线下降与宫缩曲线上升同时开始，胎心率下降幅度 <50bpm，持续时间短，恢复快，子宫收缩后即迅速恢复正常（图 9 - 1）。这是宫缩时胎头受压，脑血流量一时性减少的表现，

不受孕妇体位或吸氧而改变。②变异减速：胎心率减速与宫缩无固定关系，下降迅速且下降幅度大（＞70bpm），持续时间长短不一，恢复迅速（图9－2）。这是子宫收缩时脐带受压兴奋迷走神经所致，嘱孕妇左侧卧位可减轻症状。③晚期减速：指胎心率减速多在宫缩高峰后开始出现，下降幅度＜50 bpm，持续时间长，恢复也缓慢（图9－3）。晚期减速一般认为是胎盘功能不良、胎儿缺氧的表现。

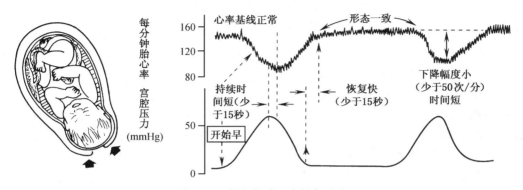

图9－1 周期性胎心率早期减速

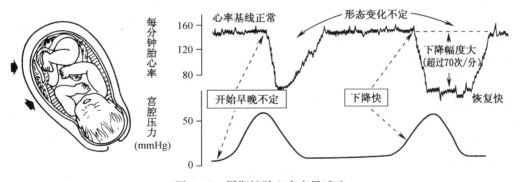

图9－2 周期性胎心率变异减速

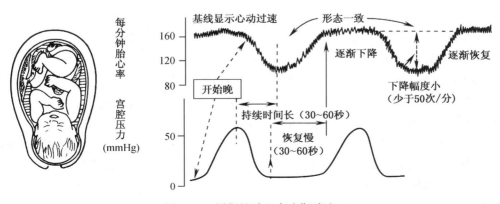

图9－3 周期性胎心率晚期减速

2）预测胎儿宫内储备能力

①无应激试验（non-stress test，NST）：是指在无宫缩、无外界负荷刺激下，对胎儿进行胎心率和宫缩的观察记录，以了解胎儿储备能力。孕妇取半坐卧位，胎心探头放在胎心音区，宫缩压力探头放在宫底下3指处，连续监护20分钟胎心率。一般认为20分钟至少有3次以上胎动伴胎心率加速≥15bpm，持续时间≥15秒为反应型；若胎动数与胎心率加速次数少于上述情况或胎动时无胎心率加速，称为无反应型，应延长试验时间至40分钟，避开胎儿睡眠周期，亦可一周后复查。高危妊娠每周复查2次。若仍无反应，表明胎儿胎盘储备功能差，应再做缩宫素激惹试验。无应激试验方法简单、安全，并可作为缩宫素激惹试验前的筛选试验。

②缩宫素激惹试验（oxytocin challenge test，OCT）或宫缩应激试验（contraction stress test，CST）：其原理为诱发宫缩，监测并记录胎盘于宫缩时一过性缺氧的负荷变化，以了解测定胎儿的储备能力。常用静脉滴注缩宫素和乳头刺激法来诱导宫缩。

CST阴性：胎心率无晚期减速和明显的变异减速，提示胎盘功能良好，一周内胎儿无死亡的危险，一周后重复本试验。CST阳性：50%的宫缩有晚期减速，即使宫缩频率10分钟小于3次。可疑CST阳性：有间隙的晚期减速或有明显的变异减速。可疑的过度刺激：宫缩频率2分钟大于1次，或每次宫缩持续时间大于90秒，且每次宫缩胎心均减速。试验不满意：宫缩10分钟小于3次，或产生不能解释的结果。

（5）胎儿心电图　如羊水过多时R波低；过期妊娠、羊水过少时R波可高达50~60mV；振幅超过40~60mV表示胎盘功能不全。

（6）羊膜镜检查　正常情况下见羊水呈透明淡青色或乳白色及胎发、漂浮胎脂片。如羊水呈黄绿色、绿色提示胎儿宫内窘迫。胎死宫内时羊水呈棕色、紫色或暗红色浑浊状。

（7）胎盘功能检查

①孕妇尿雌激素/肌酐比值测定：足月妊娠正常值>15，10~15为警戒值，<10为危险值。

②孕妇血清妊娠特异性β糖蛋白测定：若该值于足月妊娠时<170mg/L，提示胎盘功能低下。

③孕妇血清胎盘生乳素（HPL）测定：足月妊娠正常值为4~11mg/L。如在足月妊娠时该值<4mg/L或突然降低50%，表示胎盘功能减退。

④阴道脱落细胞检查：若舟状细胞成堆、无表层细胞、嗜伊红细胞指数（EI）<10%、致密核少，提示胎盘功能良好；舟状细胞极少或消失、有外底层细胞出现、嗜伊红细胞指数>10%、致密核多，提示胎盘功能减退。

（8）胎儿成熟度检查　羊水卵磷脂/鞘磷脂比值（L/S）>2提示胎儿肺成熟；淀粉酶值≥450U/L，提示胎儿唾液腺成熟；胆红素类物质值<0.02，提示胎儿肝成熟；羊水泡沫试验两试管羊水液面均有完整泡沫环提示胎儿肺成熟；肌酐值≥176.8μmol/L，提示胎儿肾成熟；含脂肪细胞出现率>20%则提示胎儿皮肤成熟。

【可能的护理诊断】

1. **照顾者角色紧张** 与承担母亲角色感到困难有关。

2. **功能障碍性悲伤** 与现实的或预感到胎儿丧失有关。

【预期目标】

1. 孕妇正确面对自己及孩子的危险。

2. 孕妇维持良好的自尊。

【护理措施】

1. **心理护理** 提供有利于孕妇倾诉和休息的环境，避免不良刺激。各种检查和操作之前进行解释，提供指导。减轻和转移孕妇的焦虑和恐惧，鼓励和指导家人的参与和支持。

2. **一般护理** 保持室内空气新鲜，通风良好；注意休息，保证每天 8~10 小时的睡眠时间，指导孕妇取左侧卧位，以改善子宫胎盘血液循环；指导孕妇增加营养，保证胎儿成长发育的需要。对胎盘功能减退、胎儿生长受限的孕妇应给予高蛋白、高热量饮食，补充维生素、铁、钙及多种氨基酸，对胎儿生长过快者则要适度控制饮食。

3. **遵医嘱进行产科处理** 为提高胎儿的血氧饱和度，遵医嘱予以 10% 葡萄糖 500ml 加维生素 C 2g 静脉缓慢滴注，每日 1 次，5~7 日为 1 个疗程；同时间歇吸氧，每日 3 次，每次 30 分钟；嘱孕妇尽可能减少活动以预防早产，如已出现宫缩，遵医嘱使用硫酸镁等药物抑制宫缩；适时采取引产或剖宫产终止妊娠，产时加强监护。经阴道分娩者应尽量缩短第二产程，如发生胎儿窘迫应尽早结束分娩，并做好新生儿抢救的准备。

4. **健康指导** 为高危孕妇提供有针对性的健康指导。教与孕妇自我监测的方法，如胎动计数的方法：每日早、中、晚各数 1 小时胎动，3 次结果相加后乘以 4，即为 12 小时的胎动数。若此数值 >10 次为正常。发现异常情况，应及时到医院就诊，并告诉孕妇定期进行产前检查的重要性。

【结果评价】

1. 孕妇的高危因素得到有效控制，胎儿生长发育良好。

2. 孕妇维持良好的自尊。

第三节 胎儿窘迫及新生儿窒息的护理

一、胎儿窘迫的护理

胎儿窘迫（fetal distress）是指胎儿在子宫内因急性或慢性缺氧危及其健康和生命的综合征，主要发生在分娩期和妊娠晚期。

【病因及发病机制】

胎儿窘迫的病因可归纳为三类。

1. **母体因素** 孕妇患有妊娠合并症，如妊娠合并心脏病、慢性肾炎或伴心功能不全、妊娠期高血压疾病、重度贫血、较大面积肺部感染、慢性肺功能不全等；急产、子宫不协调性收缩、产程延长、缩宫素使用不当、麻醉剂或镇静剂使用过量等。

2. **胎儿因素**　胎儿患有严重的心血管疾病、呼吸系统疾病、胎儿畸形、母儿血型不合及胎儿宫内感染、颅脑损伤、颅内出血等。

3. **脐带、胎盘因素**　脐带异常，如脐带绕颈、脐带真结、脐带扭转、脐带脱垂、脐带血肿、脐带过长或过短、脐带附着于胎膜等；胎盘异常，如前置胎盘、胎盘早剥等。

【临床表现】

胎动减少或消失，胎心率异常及羊水粪染。

【处理原则】

严密观察，改善胎儿缺氧状态，适时终止妊娠。

【护理评估】

1. **病史**　了解有无引起胎儿窘迫的病因。

2. **身心状况**　胎儿窘迫时，孕妇自感胎动异常。窘迫的早期表现为胎动频繁，如缺氧未得到纠正，则胎动次数减少，继之消失；伴胎心率的增快（＞160bpm）或减慢（＜120bpm），胎心率＜100bpm 提示胎儿危险。羊水胎粪污染，临床上常分为三度：Ⅰ度污染羊水呈绿色，Ⅱ度污染羊水呈黄绿色，Ⅲ度污染羊水呈浑浊的棕黄色。

孕产妇会因为胎儿的生命遭遇危险而产生焦虑，对需要手术结束分娩而产生犹豫和无助感。对于胎儿不幸死亡的夫妇，通常会经历否认、愤怒、抑郁、接受的心理过程。

3. **辅助检查**

（1）胎盘功能检查　24 小时尿雌三醇＜10mg 或连续测定下降＞30%，提示胎盘功能低下。

（2）胎儿电子监护　NST 表现为无反应型，OCT 可见频繁变异减速或晚期减速。

（3）胎儿头皮血血气分析　pH＜7.20。

【可能的护理诊断】

1. **气体交换受损（胎儿）**　与胎盘子宫的血流改变、脐带受压有关。

2. **焦虑（母亲）**　与胎儿宫内窘迫状态有关。

【预期目标】

1. 胎儿情况好转，胎心率在 120～160 次/分。

2. 孕妇能运用有效的应对机制控制焦虑。

【护理措施】

1. 严密监测。严密监测胎心变化，一般每 15 分钟听 1 次胎心或进行胎儿电子监护。

2. 配合做好产科处理。嘱孕妇左侧卧位，间断吸氧。尽快为手术分娩者做好术前准备。如宫口开全、胎先露部已达坐骨棘平面以下 3cm 者，应助产尽快娩出胎儿。

3. 做好新生儿复苏和抢救的准备。

4. 心理护理：向孕产妇夫妇提供相关信息，如胎儿窘迫的原因和预期结果、医疗措施的目的和配合要点等。必要时陪伴他们，对他们的疑虑和担忧给予适当的解释。

【结果评价】

1. 胎儿情况改善，胎心率在 120 ~ 160 次/分。

2. 孕妇能运用有效的应对机制控制焦虑，生理上的舒适感和心理上的安全感有所增加。

二、新生儿窒息的护理

新生儿窒息（neonatal asphyxia）指胎儿娩出后 1 分钟，仅有心跳而无呼吸或未建立规律呼吸的缺氧状态。新生儿窒息是新生儿死亡及伤残的主要原因之一。

【病因】

凡是造成胎儿或新生儿血氧浓度降低的任何因素都可以引起新生儿窒息，与胎儿在宫内的环境和分娩过程密切相关。包括胎儿窘迫的延续；胎儿吸入羊水、黏液致呼吸道阻塞，造成气体交换受阻；缺氧、滞产、阴道手术助产使胎儿颅内出血及脑部长时间缺氧，致呼吸中枢受到损害；产妇在分娩过程中接近胎儿娩出时使用麻醉剂或镇静剂；早产、肺发育不良、呼吸道畸形等。

【临床表现】

根据窒息程度分轻度窒息和重度窒息，以 Apgar 评分为评判标准。

1. **轻度窒息（青紫窒息）** Apgar 评分 4 ~ 7 分。新生儿面部与全身皮肤呈青紫色；呼吸表浅或不规律；心跳规则且有力，心率为 80 ~ 120 次/分；对外界刺激有反应；喉反射存在；肌张力好；四肢稍屈。如果抢救不及时，可转为重度窒息。

2. **重度窒息（苍白窒息）** Apgar 评分 0 ~ 3 分。新生儿皮肤苍白；无呼吸或仅有喘息样微弱呼吸；心跳不规则；心率少于 80 次/分且弱；对外界刺激无反应；喉反射消失；肌张力差，肌肉松弛。如果抢救不及时可致死亡。

出生后 5 分钟 Apgar 评分对估计预后很有意义。如 5 分钟的评分数 <3 分，则新生儿死亡率提高，日后发生脑部后遗症的机会也明显增加。

【处理原则】

预防为主，一旦发生要争分夺秒进行抢救。

【护理评估】

1. **病史** 了解有无胎儿窘迫的诱因，胎儿电子监护是否有胎心率晚期减速。

2. **身心状况** 对胎儿出生后 1 分钟、5 分钟进行 Apgar 评分，重点评估窒息的程度。产妇会产生焦虑情绪和担忧心理，害怕失去孩子，急切想了解新生儿安危状况。

【可能的护理诊断】

1. **气体交换受损（新生儿）** 与呼吸道内存在羊水、黏液有关。

2. **功能障碍性悲哀（母亲）** 与现实或预感失去孩子及孩子可能留有后遗症有关。

【预期目标】

1. 新生儿抢救成功、并发症降至最低。

2. 母亲情绪稳定。

【护理措施】

1. 配合医生按 A、B、C、D、E 程序进行复苏

（1）A（airway）：清理呼吸道并保持呼吸道通畅　在胎头仰伸后，助产者用手挤捏新生儿的面、颏部，排出口咽、鼻中的分泌物。胎儿娩出后，用吸痰管吸出咽部的分泌物和羊水。

（2）B（breathing）：建立并维持有效的呼吸功能　常采用气囊－面罩正压人工呼吸法。

（3）C（circulation）：维持正常血液循环　采取拇指法或双指法行胸外心脏按压。

（4）D（drug）：药物治疗　肾上腺素、扩容药、碳酸氢钠、纳洛酮等。

（5）E（evaluation）：评价　复苏过程中及复苏后均应反复进行评价。

2. 注意保暖　新生儿娩出后应在 30℃～32℃ 的抢救床上进行抢救，维持肛温 36.5℃～37℃。胎儿娩出后即用毛巾揩干新生儿头部及全身的羊水和血迹，以减少散热。

3. 复苏后护理　复苏后还需加强新生儿护理，密切观察面色、呼吸、心率、体温等变化情况，保持呼吸道通畅，预防感染。窒息的新生儿应延迟哺乳，以静脉补液维持营养。

4. 母亲护理　提供情感支持，选择适宜的时间告之新生儿情况，抢救时避免忙乱、喧哗，以免加重母亲思想负担。

【结果评价】

1. 新生儿 5 分钟的 Apgar 评分达 7 分或以上，没有发生受伤或感染的征象。

2. 母亲能理解新生儿的抢救措施，接受事实，没有发生子宫收缩乏力等并发症。

第十章 妊娠期并发症妇女的护理

第一节 妊娠剧吐

少数孕妇早孕反应严重，频繁恶心呕吐，不能进食、进水，以致发生体液失衡及新陈代谢障碍，甚至威胁孕妇生命，称为妊娠剧吐（hyperemesis gravidarum）。

中医称"恶阻"，亦称"子病"、"病儿"、"阻病"，最早见于《金匮要略·妇人妊娠病脉证并治》。

【病因及发病机制】

本病病因尚不清楚。目前多认为妊娠剧吐与血中 HCG 水平增高关系密切，也可能与大脑皮层及皮层下中枢功能失调，致使下丘脑自主神经系统功能紊乱有关。孕妇由于频繁呕吐，不能进食，导致体液、电解质代谢紊乱；长期处于饥饿状态，机体动用脂肪组织提供能量，导致脂肪氧化不全而产生酮体，引起代谢性酸中毒，而出现相应的症状和体征。

中医学认为，本病的发生主要是冲气上逆、胃失和降所致。孕后阴血聚下以养胎元，冲脉之气偏盛，冲气上逆，循经犯胃，胃失和降而致恶心呕吐。恶阻发生的关键取决于孕妇自身的体质因素以及脏腑功能的失调。

【临床表现】

一般在停经 40 天左右，孕妇开始出现晨吐，逐渐加重，直至呕吐频繁，甚则恶闻食气，食入即吐，呕吐物中有胆汁或咖啡渣样物。严重者可出现全身乏力、精神萎靡、消瘦，甚至可见血压下降、体温升高、黄疸、嗜睡或昏迷。

妊娠剧吐可致两种严重的维生素缺乏症：①维生素 B_1 缺乏可致 Wernicke 综合征，临床表现为眼球震颤、视力障碍、共济失调、急性期言语增多，以后逐渐精神迟钝、嗜睡，个别发生木僵或昏迷。若不及时治疗，死亡率可达 50%。②维生素 K 缺乏可致凝血功能障碍，常伴有血浆蛋白及纤维蛋白原减少，孕妇出血倾向增加，可发生鼻出血、骨膜下出血，甚至视网膜出血。

【处理原则】

1. **西医** 以对症治疗为原则，纠正酸中毒并补充电解质，维持水、电解质平衡状态，必要时终止妊娠。

2. **中医** 调气和胃，降逆止呕。

【护理评估】

1. 病史　妊娠剧吐多见于年轻初孕妇，多在停经 40 天左右出现。护士通过询问病史，了解孕妇的年龄、产次、饮食习惯、呕吐发生的时间和频率，以及可能相关的因素，如精神过于紧张、焦虑、生活环境及经济状况较差等。

2. 身心状况及辨证　由于频繁的恶心、呕吐，不思饮食，孕妇易产生烦躁、焦虑的情绪，对继续妊娠没有信心，同时又担心纳差、呕吐会对胎儿造成不良影响。本病主要是以呕吐物的色、质、量、味等为辨证要点，结合全身症状、舌脉进行综合分析。临床常见以下证型：

（1）**脾胃虚弱型**　妊娠早期，恶心呕吐不食，恶闻食气，食入即吐，口淡无味，呕吐清涎，神疲倦怠，头晕嗜睡，胃脘胀满不舒，舌淡，苔薄白，脉缓滑无力。

（2）**肝胃不和型**　妊娠早期，恶心呕吐，恶闻食气，厌油腻，甚则食入即吐，呕吐酸水或苦水，口苦咽干，心烦，头晕而胀，胸胁胀满，胃脘不舒，嗳气吞酸，舌红，苔黄少津，脉弦滑数。

（3）**痰湿阻滞型**　妊娠早期，呕吐痰涎，胸膈满闷，不思饮食，口中黏滞不爽，头晕目眩，心悸气短，舌淡胖，苔白腻，脉滑。

以上三型如未及时治疗，迁延日久，呕吐剧烈，反复发作，可致气阴两虚之重症，甚至呕吐咖啡色或血性分泌物，精神萎靡，双目无神，形体消瘦，倦怠乏力，或发热口渴，便秘尿少，唇舌干燥，舌红，苔薄黄而干或光剥，脉细滑数无力。

3. 诊断检查

（1）**全身检查**　孕妇明显消瘦，极度疲乏，皮肤、黏膜干燥，眼球凹陷，脉搏增快，体温轻度升高，甚至血压下降。

（2）**产科检查**　通过产科检查确定妊娠，排除葡萄胎引起剧吐的可能。

（3）**实验室检查**　为识别病情轻重和判断预后，还应酌情监测：①尿液检查：测定尿量、尿比重、酮体，注意有无蛋白尿及管型尿。②血液检查：测定红细胞数、血红蛋白含量、血细胞比容、全血及血浆黏度，以了解有无血液浓缩。动脉血气分析测定血液 pH 值、二氧化碳结合力等，了解酸碱平衡情况。还应监测血钾、血钠、血氯含量及肝肾功能。

（4）**眼底检查**　眼底检查可发现视网膜出血。

【可能的护理诊断】

1. 营养失调，低于机体需要量　与频繁剧吐、摄入量不足有关。

2. 焦虑　与担心胎儿发育不良有关。

【预期目标】

1. 病人营养状态能满足机体需要量。

2. 病人焦虑程度减轻，并能积极配合治疗。

【护理措施】

1. 一般护理

（1）**心理支持**　对妊娠剧吐的孕妇，护士应主动给予安慰，注意其精神状态，了解其思想情绪，帮助孕妇解除顾虑。

（2）缓解症状　妊娠剧吐的孕妇通常需要住院治疗，按医嘱补液，纠正酸中毒。严重呕吐者应禁食 2～3 日，每日静脉滴注葡萄糖液及葡萄糖盐水不少于 3000ml。输液中加入氯化钾、维生素 C 及维生素 B_6，同时肌内注射维生素 B_1。合并有代谢性酸中毒者，应根据血二氧化碳结合力值或血气分析结果，静脉滴注碳酸氢钠溶液。

（3）病情观察　护士应注意观察病人呕吐频率、呕吐量、呕吐物性状、进食情况、尿量以及精神状况、意识状态等。病人每日尿量至少应达到 1000ml。一般经上述治疗 2～3 日后，孕妇的病情多迅速好转。呕吐停止后，可以鼓励孕妇进食。若进食量不足，还应适当补液。若孕妇的病情经上述治疗后仍不见好转，体温升高达 38℃ 以上，心率超过每分钟 120 次或出现黄疸时，应及时报告医生，考虑终止妊娠。

2. 辨证施护　本病发生与精神因素关系密切，故孕妇应保持乐观情绪，解除顾虑，消除恐惧心理，避免精神刺激。饮食注意清淡、易消化，忌肥甘厚味及生冷辛辣之品，少量多餐。服药宜少少予之，频频饮服，切勿大量药液顿服，并可根据病人的喜恶予以温服、热服，甚可凉服。

（1）脾胃虚弱型　宜健脾和胃、降逆止呕，用香砂六君子汤（《名医方论》），水煎，少量、多次温服。

平素用生姜 15g、橘子皮 15g、红糖适量，煎汤代茶饮。亦可予耳穴压籽止呕：取胃、三焦、交感穴，每 4 小时按压耳穴 1 次。或针刺足三里及内关穴，轻揉足三里。可多食莲子、大枣、薏米粥、藕汁、山药等健脾和胃之品。

（2）肝胃不和型　宜清肝和胃、降逆止呕，用橘皮竹茹汤（《金匮要略》）或苏叶黄连汤（《温热经纬》），水煎，少量、多次温服或凉服。

平素可服梅花杨梅茶：杨梅 30g、梅花 6g，加糖适量，用沸水浸泡，代茶饮。如心中烦热，可适当予冷饮。同时亦可选内关、足三里、膻中、阳陵泉、太冲穴针刺或指压，轻刺激，每日 1 次，5～10 次为 1 疗程。

（3）痰湿阻滞型　宜化痰除湿、降逆止呕，用青竹茹汤（《济阴纲目》），水煎，少量、多次温服。

平素用丁香 15g、半夏 10g，共为细末，鲜生姜 30g，煎浓汁，调成糊状贴脐，外用胶布固定。

若发展为气阴两虚型，宜益气养阴、和胃止呕，用生脉散（《内外伤辨惑论》）合增液汤（《温病条辨》），水煎频服。

【结果评价】

1. 病人进食量增加，营养状态良好，生命体征及实验室检查指标正常。

2. 病人能积极配合治疗，且情绪稳定。

第二节　流　产

流产（abortion）是指妊娠不足 28 周、胎儿体重不足 1000g 而终止者。妊娠 12 周前终止者称早期流产；妊娠 12 周至不足 28 周终止者称晚期流产。流产又分为自然流产和人工流产，自然流产的发生率占全部妊娠的 10% ~ 15%，其中早期流产占 80% 以上。本节主要阐述先兆流产、早期流产、晚期流产和习惯性流产。

一、先兆流产

先兆流产（threatened abortion）是指妊娠物尚留宫腔内，但出现流产的临床症状，常见于早期妊娠。

中医称"胎漏"、"胎动不安"，但两者的含义又有区别。胎漏是指妊娠期间阴道少量出血，时下时止而无腰酸腹痛者。胎动不安是指妊娠期间出现腰酸、腹痛或下腹坠胀，或伴有少量阴道出血者。最早见于《脉经》及《诸病源候论·妊娠漏胎候》。

【病因及发病机制】

本病由于严重合并性疾病、内分泌功能失调及生殖器官疾病等母体因素，也可由于胚胎染色体异常等因素致胚胎早期死亡或母儿免疫不适应，导致母儿排斥现象致使子宫体敏感，引起临床症状。

中医学认为，本病的发生有"胎有不牢固"和"其母有疾以动胎"之胎儿与母体两方面的原因。胎儿方面：夫妻之精气不足，两精虽能结合，但胎元不固或胎儿有缺陷，遂致胎漏、胎动不安。母体方面：其母素体肾虚、气血虚弱，导致冲任不固，胎失所养，胎元不固，而致胎漏、胎动不安；或孕后感受热邪，热扰冲任；或跌仆外伤，损伤肾气、冲任气血，扰动胎元，而致胎漏、胎动不安。

【临床表现】

本病表现为停经后出现少量阴道流血，有时伴有轻微下腹痛、腰酸、下坠感。妇科检查宫颈口未开，胎膜未破，妊娠物未排出，子宫大小与停经周数相符。经休息及治疗后，若流血停止及下腹痛消失，妊娠可以继续；若阴道流血量增多或下腹痛加剧，可发展为难免流产。

【处理原则】

1. **西医**　以保胎治疗为主。

2. **中医**　固肾安胎。

【护理评估】

1. **病史**　详细询问病人停经史，确诊早孕时间，早孕反应的经过，阴道出现流血的日期、量及持续时间，伴随症状及处理经过等。此外，还应全面了解病人在妊娠期间有无全身性疾病、生殖器官疾病、内分泌功能失调及有无外伤、接触有害物质等。

2. **身心状况及辨证**　病人孕后因阴道出血或腹痛而惧怕堕胎、小产，从而出现精神紧张、恐惧不安，或情志抑郁。本病主要是以阴道出血的量、颜色，腹痛的性质为辨证要点。临床常见以下证型：

（1）肾气不足型　妊娠期阴道少量出血，色淡暗，无臭味；腰膝酸软，腹痛下坠，头晕耳鸣，小便频数、夜尿多，甚或失禁；舌淡、苔白，脉沉滑、尺弱或细弱。

（2）气血虚弱型　妊娠期阴道少量出血，色淡红，质稀薄；腰酸腹胀、下坠，纳差，便溏；面色苍白无华，心悸气短，神疲乏力；舌淡、苔白，脉细滑无力。

（3）血热型　妊娠期阴道少量出血，色鲜红或深红，质稠；腰腹坠胀而痛；伴心烦不安，面赤、口干咽燥，手足心热，或有潮热；小便短赤，大便秘结；舌红、苔黄，脉弦滑数。

（4）跌仆伤胎型　妊娠期阴道少量出血，色暗或无出血；小腹拘急而痛，腰酸下坠；舌质正常或稍暗，脉滑无力。

3. 诊断检查　除观察病人全身状况、有无贫血、测量生命体征以外，还需进行以下检查：

（1）妇科检查　判断子宫大小、宫颈口扩张情况。

（2）B 型超声检查　可根据妊娠囊的形态、有无胎心搏动及胎动，确定胚胎或胎儿是否存活，以指导治疗。

（3）妊娠试验　血清 HCG 值低或呈下降趋势，提示可能发生流产。

【可能的护理诊断】

1. 有感染的危险　与阴道出血有关。

2. 焦虑　与担心胎儿异常发育或流产有关。

3. 知识缺乏　缺乏流产的相关知识。

【预期目标】

1. 病人不发生流产，或出现不可避免的流产时，不发生并发症。

2. 病人情绪稳定，症状缓解直至消失，使妊娠得以继续。

3. 病人能陈述孕期保健相关知识。

【护理措施】

1. 一般护理　护士应向孕妇及其家属讲明保胎措施的必要性，以取得孕妇及其家属的理解和配合。

（1）孕妇需绝对卧床休息，为其提供生活护理；饮食忌辛辣、生冷。

（2）减少各种刺激，禁止性生活，禁用肥皂水灌肠，避免各种不必要的检查，以免诱发出血增多。

（3）遵医嘱给予孕妇适量镇静剂（如苯巴比妥 0.06g，口服，每日 3 次）、孕激素（如黄体酮 20mg，肌注，每日 1 次）等。

（4）随时评估孕妇的病情变化，如腹痛是否加重、阴道流血量是否增多等。

（5）注意观察孕妇的情绪反应；加强心理护理，使其情绪安定、增强保胎信心。

2. 辨证施护　病人应卧床休息，避免过劳，密切观察阴道出血量或腹痛情况；饮食宜营养丰富，多食鱼、肉、蛋等，忌食辛辣香燥之品；忌房事。

（1）肾气不足型　宜补肾健脾、养血安胎，用寿胎丸（《医学衷中参西录》），水煎温服。

平素服菟丝子煨鸡肉汤：鸡肉 60g、菟丝子 30g，将菟丝子用纱布包裹后与鸡肉同煮，食肉喝汤，每日 1 剂，连服 5~7 剂。

（2）气血虚弱型　宜补气养血、固肾安胎，用胎元饮（《景岳全书》），水煎温服。亦可服用保胎丸，每日 3 次，每次 1 丸；或八珍益母丸，每日 3 次，每次 1 丸。

平素服苎麻根红枣饮：红枣 10 枚、核桃仁 10g、苎麻根 15g，先水煎苎麻根，去渣，加入红枣与核桃仁共煮，饮汤吃枣与核桃仁，每日 1 剂。或可服食糯米黄芪粥：糯米 30g、黄芪 15g，水煎温服，每日 2 次。

（3）血热型　宜滋阴清热、凉血安胎，用保阴煎（《景岳全书》），水煎凉服。亦可选用孕妇金花丸，每次 3g，每日 2 次；孕妇清火丸，每次 6g，每日 2 次。

平素服生地糯米粥：糯米 90g，洗净加水煮粥，将熟时加入生地黄汁 90ml，煮沸服食，每日 2 次。

（4）跌仆伤胎型　宜益气养血、和血安胎，用圣愈汤（《医宗金鉴》），水煎温服。亦可选用胶艾酒：阿胶 30g、艾叶 20g、川芎 6g、芍药 20g、甘草 20g、当归 30g、生地黄 30g，用黄酒 250ml，加水 250~500ml，煮取 250ml，分为三份，每日早、中、晚各饮一份。

【结果评价】

1. 病人无出血、腹痛、感染征象。

2. 病人情绪稳定，能积极配合保胎治疗，继续妊娠。

3. 病人能陈述孕期保健相关知识。

二、早期流产和晚期流产

流产发生于妊娠 12 周以前者称早期流产；发生在妊娠 12 周至不足 28 周者称晚期流产。

中医称之为"堕胎"、"小产"。堕胎是指妊娠 12 周内，胚胎自然殒堕者。小产指妊娠 12~28 周内，胎儿已成形而自然殒堕者，亦称半产。还有怀孕一月不知其已受孕而殒堕者，称为"暗产"。堕胎之名最早见于《脉经·平妊娠胎动血分水分吐下腹痛证》；小产则最早见于《金匮要略·妇人妊娠病脉证并治》。

【病因及发病机制】

导致流产的原因很多，主要有：①遗传基因缺陷，在早期自然流产时，染色体异常的胚胎占 50%~60%，多为染色体的数目异常，少数为染色体结构异常。极少数可能继续发育成胎儿，但出生后也会发生某些功能异常或合并畸形。②母体因素，如母亲患有全身性疾病、生殖器官疾病、内分泌功能失调，妊娠后母儿双方免疫不适应、母儿血型不合，以及妊娠期特别是妊娠早期行腹部手术或妊娠中期外伤、劳动过度、性交等。③胎盘因素，如滋养细胞的发育和功能不全、胎盘内巨大梗死、前置胎盘、胎盘早期剥离等。④外界不良因素，如接触有害的化学物质和物理因素等。

由于流产发生的时间不同，其病理过程亦不相同。早期流产时胚胎多数先死亡，继之底蜕膜出血，由于妊娠 8 周前胎盘绒毛发育尚不成熟，与子宫蜕膜联系尚不牢固，妊娠物多数可以完全从子宫壁剥离而排出，故出血不多；在妊娠 8~12 周，胎盘虽未完全形成，但胎盘绒毛发育繁盛，与蜕膜层联系牢固，此时若发生流产，妊娠物往往不易完全从子宫壁剥离而排出，常有部分组织残留于宫内，影响子宫收缩，故出血较多。妊娠 12 周后，胎盘已完全形成，流产过程与足月分娩相似。

中医学认为，本病的发生主要是肾虚受胎不实，冲任不固，或气血亏损，源流不继，或因热病温疟，或跌仆闪挫，导致气血失调或胞脉受伤，胎失所系，以致殒堕。本病常从胎漏、胎动不安发展而来，也有不经过胎漏、胎动不安阶段而直接成为堕胎、小产者。

【临床表现】

停经后阴道流血和腹痛是流产的主要临床症状。一般流产的发展过程如下（图10-1）：

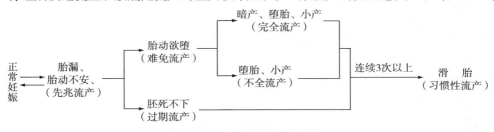

图10-1 流产转归示意图

1. **难免流产（inevitable abortion）**　由先兆流产发展而来，流产已不可避免。表现为阴道流血量增多，阵发性腹痛加重。妇科检查宫颈口已扩张，晚期难免流产者还可有羊水流出（胎膜破裂），有时可见胚胎组织或胎囊堵于宫颈口内，子宫大小与停经周数相符或略小。

2. **不全流产（incomplete abortion）**　由难免流产发展而来，妊娠物已部分排出体外，尚有部分残留于宫腔内，从而影响子宫收缩，导致阴道出血持续不止，严重时可出现失血性休克。妇科检查宫颈口已扩张，不断有血液自宫颈口流出，有时可见部分妊娠物已排出于阴道内，而部分仍留在宫腔内，一般子宫小于停经周数。

3. **完全流产（complete abortion）**　妊娠物已完全排出，阴道出血逐渐停止，腹痛随之消失。妇科检查宫颈口已关闭，子宫接近正常大小。

4. **稽留流产（missed abortion）**　指胚胎或胎儿已死亡，滞留在宫腔内尚未自然排出者。妊娠早期，若胚胎或胎儿已死亡，子宫不再增大反而缩小，早孕反应消失；若已至妊娠中期，孕妇感腹部不再增大，胎动消失。妇科检查宫颈口未开，子宫小于妊娠周数，未闻及胎心。

5. **流产合并感染（septic abortion）**　流产过程中，若阴道流血时间过长、有组织残留于宫腔内或非法堕胎等，有可能引起宫腔内感染。严重时感染可扩展到盆腔、腹腔乃至全身，并发盆腔炎、腹膜炎、败血症及感染性休克等，称流产合并感染。

【处理原则】

1. **西医**　以止血、预防感染及休克为主要原则。

2. **中医**　下胎益母。

【护理评估】

1. **病史**　全面评估，尽可能识别诱发因素，尤其应详细询问病人的停经史、出现阴道流血和伴随症状的特点、持续时间及处理经过等以初步判定流产类型。

2. **身心状况及辨证**　由于腹痛及阴道出血，甚至大量出血，孕妇常有紧张、恐惧甚或濒死感，悲观失望，失眠多梦。本病主要是以阴道出血量的多少、出血时间的久暂、腹痛程度的剧缓、阴道排出的胎块是否完整等为辨证要点。临床常见以下证型：

（1）胎堕难留型　妊娠早期，阴道出血逐渐增多，色红有块，小腹坠胀疼痛；或妊娠中晚期，小腹疼痛，阵阵紧逼，会阴胀坠，或有羊水流出，继而阴道出血量多，或伴心悸气短，面色苍白，头晕目眩，舌淡或紫暗，舌边尖有瘀点，脉滑或涩。

（2）胎堕不全型　胎殒之后，尚有部分组织残留于胞宫，腹痛阵阵紧逼，阴道出血不止，甚至出血如崩，面色苍白，头晕眼花，甚则晕厥，不省人事，手足厥冷，唇舌淡白，脉芤或沉细无力。

3. 诊断检查

（1）妇科检查　在消毒条件下进行妇科检查，进一步了解宫颈口是否扩张、羊膜囊是否膨出、有无妊娠物堵塞于宫颈口内；子宫大小与停经周数是否相符，有无压痛等。并应检查双侧附件有无肿块、增厚及压痛等。

（2）实验室检查　多采用放射免疫方法对绒毛膜促性腺激素（HCG）、孕激素（P）、血清胎盘生乳素（HPL）、雌二醇（E_2）等进行定量测定，如测定的结果低于正常值，提示将要流产。

（3）B型超声检查　可显示有无孕囊、胎心、胎动等，从而可诊断并鉴别流产及其类型，指导正确处理。

【可能的护理诊断及合作性问题】

1. 有感染的危险　与阴道出血时间长、宫腔内有组织残留等因素有关。

2. 潜在并发症　失血性休克。

【预期目标】

1. 病人出院时无感染发生。

2. 通过恰当的治疗和护理，病人能维持正常的生命体征。

【护理措施】

1. 一般护理

（1）严密观察，做好终止妊娠的准备　护士严密监测病人的生命体征，观察与休克有关的征象。观察病人腹痛、阴道流血及排出物的情况，并注意有无感染征象。妊娠不能再继续者积极采取措施，及时做好终止妊娠的准备。有凝血功能障碍者，按医嘱于术前予以纠正，再行引产或手术准备。

（2）预防感染　指导孕妇维持良好卫生习惯。严格执行无菌操作规程，加强会阴部护理。监测病人的体温、血象、阴道流血及分泌物的性状与量等，发现异常及时报告医生，并执行医嘱进行抗感染处理。指导病人于流产后1个月返院复查，确认无禁忌证后，方可恢复性生活。

（3）心理护理　护理人员应同情和理解病人，帮助病人及家属接受现实，顺利度过悲伤期。护理人员可与病人及家属共同讨论此次流产的原因，并向他们讲解流产的相关知识，帮助其为再次妊娠做好准备。

2. 辨证施护 病人应卧床休息，进食清淡、易消化的高蛋白、高维生素食物，以补充营养，增强机体的抵抗力，纠正气血不足；保持心情舒畅，避免不良情绪刺激。指导孕妇使用消毒会阴垫，保持会阴部的清洁干燥。因保胎无效，胎儿殒堕，应向病人讲明下次妊娠的时间应在半年至 1 年后，过早妊娠，身体未得到充分恢复，易致胎儿再次殒堕。再次妊娠前要加强身体锻炼，增强体质，做必要的优生优育检查。

（1）胎殒难留型 宜祛瘀下胎，用脱花煎（《景岳全书》）加益母草，水煎温服。也可服用生化丸，每次 1 丸，每日 3 次。或服用牛膝汤：牛膝 24g、天葵子 50g，加水 900ml，煎取 300ml，每日分 3 次服用。

（2）胎堕不全型 宜祛瘀下胎，佐以益气，用脱花煎（《景岳全书》）加人参、益母草、炒蒲黄，水煎温服。也可服用独圣活血丸，每次 6 丸，每日 3 次。或服红花煮酒：红花 6g 入砂锅中，倒入适量白酒，文火煮至减半，去渣，饮 2～3 小杯即可。也可针刺下胎，取合谷、三阴交穴，轻刺合谷，重刺三阴交，使针感放射到下腹部，每日 2 次。

若堕胎、小产不全者，见阴道大量出血不止，腹痛剧烈，面色苍白，呼吸短促，甚或昏迷，四肢厥冷，大汗淋漓，目合口开，唇舌淡白，脉微欲绝，此为阴血暴亡、气随血脱之危候，当急以回阳固脱，予独参汤（《十药神书》）或参附汤（《正体类要》），并予输液、输血以急救。

【结果评价】

1. 病人生命体征稳定。

2. 病人血象正常，无感染征象。

三、习惯性流产

习惯性流产（habitual abortion）指自然流产连续发生 3 次或 3 次以上者。近年常用复发性流产取代习惯性流产，改为连续 2 次或 2 次以上的自然流产。每次流产多发生于同一妊娠月份，其临床经过与一般流产相同。

中医称本病为"滑胎"或"数堕胎"，最早见于《诸病源候论·妊娠数堕胎候》。

【病因及发病机制】

导致习惯性流产的原因很多，其中不明原因者占 40% 左右。早期流产的原因多为黄体功能不足、甲状腺功能低下、染色体异常等。晚期流产常见于宫颈内口松弛、子宫肌瘤或子宫畸形等。

中医学认为，本病的发生主要是母体先天不充，或后天受损，以致女精不健；或父体不强，以致男精不壮；或因男女双方皆不足，或近亲婚配，两精虽能结合，然先天禀赋不足，不能成实。另如气血虚弱，冲任不足，不能荫胎；或肾虚血瘀，瘀阻冲任，损伤胎气；或湿热内蕴，热扰冲任，损及胎元，亦可致屡孕屡堕。

【临床表现】

每次流产多发生于同一妊娠月份，其临床经过与一般流产相同。

【处理原则】

1. 西医 以预防为主，孕后应行保胎治疗。

2. 中医 孕前调理冲任，补肾健脾；孕后益气养血，固肾安胎。

【护理评估】

1. 病史 详细询问病人既往病史，全面了解孕妇有无全身性疾病、生殖器官疾病、内分泌功能失调及有无接触有害物质等，以识别流产发生的诱因。评估本次妊娠的停经史、早孕反应情况；阴道流血的量、色及持续时间；有无腹痛，腹痛的部位、性质及程度。此外，还应了解阴道有无水样排液，排液的量及有无臭味，以及有无妊娠物排出等。

2. 身心状况及辨证 因有反复堕胎、小产病史，病人常有紧张焦虑、沮丧恐惧的情绪，而致病情加重。本病主要是以病史、全身症状及殒堕的月份为辨证要点。临床常见以下证型：

（1）肾气不足型 屡孕屡堕，甚或应期而堕，腰膝酸软，头晕耳鸣，面色晦暗，夜尿频多，舌淡，苔薄白，脉细滑，尺脉弱。

（2）肾阳亏虚型 屡孕屡堕，腰膝酸软，甚则腰痛如折，头晕耳鸣，畏寒肢冷，小便清长，大便稀溏，舌淡，苔薄而润，脉沉迟或沉弱。

（3）肾阴亏虚型 屡孕屡堕，腰膝酸软，甚或足跟痛，头晕耳鸣，手足心热，两颧潮红，大便秘结，舌红，少苔，脉细数。

（4）气血虚弱型 屡孕屡堕，头晕耳鸣，面色㿠白或萎黄，神疲肢软，心悸气短，舌淡，苔薄白，脉细弱。

（5）肾虚血瘀型 屡孕屡堕，甚或应期而堕，腰膝酸软，肌肤无华，舌质紫暗或有瘀斑，苔薄，脉弦滑或涩。

（6）湿热内蕴型 屡孕屡堕，有胎死宫内或新生儿溶血史，食欲不振，大便黏腻，舌红，苔黄腻，脉弦滑。

3. 诊断检查 同一般流产。

【可能的护理诊断及合作性问题】

1. 焦虑 与担心不孕及再次流产有关。

2. 潜在并发症 流产。

【预期目标】

1. 病人情绪稳定，配合治疗。

2. 病人保胎成功，妊娠继续，胎儿健康。

【护理措施】

1. 一般护理

（1）对于发生过多次流产者，应在下次怀孕前进行必要检查，包括卵巢功能检查、夫妇双方染色体检查与血型鉴定及其丈夫的精液检查，女方尚需进行生殖器官的详细检查，以确定子宫有无畸形与病变以及有无宫颈内口松弛等。查出原因，若能纠正者，应及早治疗。如子宫畸形者需在妊娠前先行矫治手术；黄体功能不足者，在有怀孕征兆时，按医嘱正确使用黄体酮治疗以预防流产。

（2）确诊妊娠后嘱其卧床休息，加强营养，禁止性生活；保持心情愉快，消除忧虑和恐惧心理。

（3）按时接受产前门诊常规检查及监护。

（4）遵守医嘱，用药保胎时间必须超过以往流产发生的月份。

2. 辨证施护 本病孕前预培其损，加强锻炼，增强体质；起居有常，避免房劳过度；做有关妊娠的各项检查，若有异常，及早对症治疗。一年以后方可再次妊娠。孕后应积极予以保胎治疗，饮食易消化，营养宜丰富，多食蔬菜水果，忌食辛辣刺激之品。

（1）肾气不足型 宜补养肾气、调理冲任，用补肾固冲丸（《中医学新编》），水煎温服。

（2）肾阳亏虚型 宜温补肾阳、固冲安胎，用肾气丸（《金匮要略》）去泽泻，水煎温服。亦可服用全鹿丸，每次9g，每日2次。

（3）肾阴亏虚型 宜补肾填精、固冲安胎，用育阴汤（《百灵妇科》），水煎温服。

以上肾虚滑胎者，平素可服用枸杞母鸡汤：取枸杞根250g，老母鸡（去内脏）1只；精神不振加红参、黄芪、当归，文火炖3小时，汤与肉分次服用。若阴虚有热，则可服扁鹊三豆饮：绿豆衣12g、黑豆衣12g、赤小豆12g、金银花9g、生甘草5g，适量水煎温服，每日2次。

（4）气血虚弱型 宜益气养血、固冲安胎，用泰山磐石散（《景岳全书》），水煎温服。亦可服八珍丸，每次9g，每日3次。

平素服益气固胎粥：党参9g、白术9g、黄芪9g、红枣5枚、糯米适量，共煮粥，每日服用2～3次。黄芪炖鲈鱼：黄芪20g、鲈鱼1条（250～500g），先将鲈鱼去鳞，去内脏洗净，与黄芪放炖盅内，加水适量，隔水炖熟后服食，隔日或每日1次，连用3～5次。

（5）肾虚血瘀型 宜补肾活血、固肾安胎，用寿胎丸（《医学衷中参西录》）加丹参、降香，水煎温服。

平素服山楂红糖水：山楂7枚、红糖适量，加水适量，隔水蒸熟后服食，每日1次。

（6）湿热内蕴型 宜清热利湿、补肾安胎，用茵陈蒿汤（《伤寒论》）合寿胎丸（《医学衷中参西录》），水煎温服。

平素服莲子茯苓赤小豆汤：莲子10g、茯苓15g、赤小豆15g，适量水煎服，每日2次。

【结果评价】

1. 病人情绪稳定，配合治疗。

2. 病人保胎成功，妊娠继续，胎儿健康。

第三节 早 产

妊娠满28周至不满37足周间分娩者称为早产（premature delivery）。此时娩出的新生儿称早产儿，出生体重为1000～2499g，各器官发育尚不够成熟。

中医亦称"早产"，最早见于《金匮要略》。

【病因及发病机制】

早产的常见原因有孕妇、胎儿和胎盘方面的因素。①孕妇因素：患有各种传染性疾病，生殖器官异常，急、慢性疾病，妊娠合并症、并发症，吸烟、饮酒、外伤或严重的精神刺激均易诱发早产；②胎儿、胎盘因素：如前置胎盘、胎盘早期剥离、胎儿发育异常、羊水过多等，亦可导致早产。

中医学认为，本病的发生主要是由于肾气虚弱，胎失所系；气血不足，胎失所载；热伏冲任，损伤胎元；跌仆劳损，伤及胎气而致。

【临床表现】

早产的临床表现主要是子宫收缩，最初为不规则宫缩，常伴有少许阴道血性分泌物，胎膜早破的发生较足月临产多，继之可发展为规律有效宫缩，与足月产相似，使宫颈管消失和宫口扩张。

【处理原则】

1. 西医　若胎儿存活，无胎儿窘迫，胎膜未破，应抑制宫缩，尽量维持妊娠至足月；若胎膜已破，早产已不可避免时，应预防新生儿合并症以提高早产儿的存活率。

2. 中医　若胎元欲殒而尚未殒者，以安胎为主；若妊娠不能维持，则缩宫催生。

【护理评估】

1. 病史　询问有无导致早产的高危因素，如妊娠合并急慢性疾病、生殖器官异常、严重的精神创伤等。询问以往有无流产、早产史，再次核实预产期。注意本次妊娠有无异常，如前置胎盘、胎盘早剥、胎儿窘迫、羊水过多等。

2. 身心状况及辨证　由于提前分娩，孕妇及家属没有思想及物质准备，同时担心新生儿的安全和健康，多有焦虑不安、自责等情绪反应。本病主要是以腹痛的性质、程度，阴道流血的量、色、质，以及同时出现的兼证为辨证要点。临床常见以下证型：

（1）肾虚型　妊娠期间腰酸腹坠痛，阴道少量流血，色淡红，质清稀，头晕耳鸣，小便频数，夜尿多，舌淡，苔白，脉沉滑尺弱。

（2）气血虚弱型　妊娠期间小腹隐痛，阴道少量血性黏液，质稀，腰酸痛，神疲乏力，面色㿠白或萎黄，心悸气短，舌淡，苔薄白，脉细滑。

（3）阴虚血热型　妊娠期间阴道少量流血，色鲜红，腰腹坠胀阵痛，心烦不安，手足心热，口干咽燥，舌红，少苔，脉细滑而数。

（4）跌仆伤胎型　妊娠期间跌仆撞伤，小腹阵痛，腰酸腿软，阴道少量血性黏液，舌暗淡，脉滑无力。

3. 诊断检查　诊断早产一般并不困难，但应与妊娠晚期出现的生理性子宫收缩区别。生理性子宫收缩一般为不规则、无痛感，且不伴宫颈管消退等改变。若子宫收缩较规则，间隔 5~6 分钟，持续 30 秒钟以上，伴有宫颈管消退≥75% 以及进行性宫口扩张 2cm 以上，可诊断为早产临产。

【可能的护理诊断】

1. 有新生儿受伤的危险　与早产儿发育不成熟有关。

2. 焦虑　与担心早产儿预后有关。

3. 自尊紊乱 与认为自己对早产的发生负有责任有关。

【预期目标】

1. 新生儿不存在因护理不当而发生的并发症。

2. 产妇及家人在护士的帮助下，建立照顾早产儿的信心，并能学会照顾早产儿的基本技能。

3. 病人在护理人员的劝导下不再自责，并能平静地面对所发生的一切，积极配合治疗和护理。

【护理措施】

1. 一般护理

（1）预防早产 加强孕期保健工作，加强营养，避免创伤，保持身心健康。积极治疗合并症，如宫颈内口松弛者应于妊娠 14～16 周做宫颈内口环扎术。高危孕妇必须卧床休息，以左侧卧位为宜，以增加子宫血循环，改善胎儿氧供及营养。妊娠晚期禁止性生活及重体力劳动，避免诱发子宫收缩，慎做肛查和阴道检查，同时预防生殖道感染。指导孕妇及家属识别早产征象，出现临产先兆及时就诊。

（2）药物治疗的护理 先兆早产的主要治疗为抑制宫缩，与此同时，还要积极控制感染，治疗合并症和并发症。护理人员应能明确具体药物的作用和用法，并能识别药物的副作用，以避免毒性作用的发生。同时，应对病人做相应的健康教育。常用抑制宫缩的药物有：①β－肾上腺素受体激动剂：激动子宫平滑肌 β 受体，从而抑制宫缩。此类药物的副作用为心跳加快、血压下降、血糖增高、血钾降低、恶心、出汗、头痛等。常用药物有利托君、沙丁胺醇等。②硫酸镁：镁离子直接作用于肌细胞，使平滑肌松弛，抑制子宫收缩。一般采用 25% 硫酸镁 20ml 加于 5% 葡萄糖液 100～250ml 中，在30～60 分钟内缓慢静脉滴注，然后用 25% 硫酸镁 20～40ml 加于 5% 葡萄糖液 500ml，以每小时 1～2g 的速度缓慢静脉滴注，直至宫缩停止。关于硫酸镁的使用注意事项请参看本章第五节。③钙拮抗剂：阻止钙离子进入肌细胞而抑制宫缩。常用硝苯地平 5～10mg 舌下含服，每日 3 次。用药时必须密切注意孕妇血压的变化，若合并使用硫酸镁时更应慎重，以防血压急剧下降。④前列腺素合成酶抑制剂：前列腺素有刺激子宫收缩和软化宫颈的作用，其抑制剂则有减少前列腺素合成的作用，从而抑制宫缩。常用药物有吲哚美辛及阿司匹林等。但此类药物可通过胎盘抑制胎儿前列腺素的合成与释放，使胎儿体内前列腺素减少，而前列腺素有维持胎儿动脉导管开放的作用，缺乏时导管可能过早关闭而导致胎儿血循环障碍。因此，临床已较少用，必要时仅短期（不超过 1 周）服用。

（3）预防新生儿合并症的发生 保胎过程中，严密观察并记录宫缩、阴道流血、胎膜破裂、胎心音等情况，发现异常及时报告医生并配合处理。教会病人自数胎动，有异常时及时采取应对措施。为避免发生新生儿呼吸窘迫综合征，分娩前按医嘱给孕妇糖皮质激素，如地塞米松，可促进胎肺成熟。

（4）为分娩做准备 如早产已不可避免，护理人员应为分娩做好准备：①给孕妇吸氧，临产后慎用镇静剂，避免发生新生儿呼吸抑制的情况。②剖宫产者，按腹部手术病人的护理做好准备；经阴道分娩者，协助做好会阴切开及助产的准备，以缩短第二产程，预防新生儿颅内出血。③新生儿出生后，立即结扎脐带。④做好早产儿保暖和复苏的准备。⑤加强早产儿的护理。

（5）为孕妇提供心理支持　多陪伴孕妇，介绍早产的相关知识，让病人了解早产的发生并非她的过错，有时甚至是无缘由的。但要避免为减轻孕妇的负疚感而给予过于乐观的保证。由于早产是出乎意料的，孕妇多没有精神和物质准备，对产程中的孤独感、无助感尤为敏感，因此，丈夫、家人和护士在身旁提供支持比足月分娩者更显重要，并能帮助孕妇重建自信，以良好的心态承担早产儿母亲的角色。

2. 辨证施护　病人饮食易消化，营养宜丰富，忌食辛辣刺激之品；多卧床休息，避免过劳、精神刺激，忌房事；若胎元欲殒而尚未殒者，以安胎为主；若妊娠不能维持，则缩宫催生。

（1）*肾虚型*　宜固肾安胎，佐以益气，用寿胎丸（《医学衷中参西录》），水煎温服。

平素可服芝麻、粟米、猪肾、栗子、核桃等。

（2）*气血虚弱型*　宜益气养血、固肾安胎，用胎元饮（《景岳全书》），水煎温服。

平素可服糯米、鸡肉、牛肉、猪血、黑木耳、花生等。

（3）*阴虚血热型*　宜滋阴清热、补肾安胎，用保阴煎（《景岳全书》），水煎温服。

平素可服莲藕、雪梨、鸭肉、赤豆等。

（4）*跌仆伤胎型*　宜益气养血、和血安胎，用加味圣愈汤（《医宗金鉴》），水煎温服。

平素可服山药、猪肝、羊肚、鲫鱼、胡萝卜等。

【结果评价】

1. 病人能够积极配合保胎措施，继续妊娠。

2. 病人和家属为照顾早产儿做好精神和物质的准备。

3. 母婴顺利经历分娩全过程。

第四节　异位妊娠

正常妊娠时，受精卵着床于子宫体腔内膜。当受精卵在子宫体腔外着床发育时，称为异位妊娠（ectopic pregnancy），习称宫外孕（extrauterine pregnancy）。异位妊娠与宫外孕的含义稍有差别：异位妊娠依受精卵在子宫体腔外种植部位不同而分为输卵管妊娠、卵巢妊娠、腹腔妊娠、阔韧带妊娠、宫颈妊娠及子宫残角妊娠；宫外孕则仅指子宫以外的妊娠，不包括宫颈妊娠及子宫残角妊娠。

异位妊娠是妇产科常见急腹症之一，近年来其发病率有上升趋势。异位妊娠的发生部位较多（图10-2），但以输卵管妊娠最为多见，占95%左右，故本节主要阐述输卵管妊娠。当输卵管妊娠破裂后，可造成急性腹腔内出血，发病急、病情重，若不及时诊治，可危及生命。

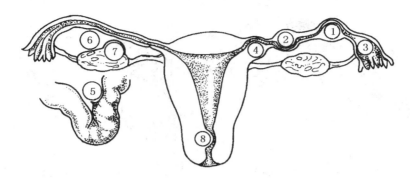

图 10 - 2　异位妊娠的发生部位
①输卵管壶腹部妊娠；②输卵管峡部妊娠；③输卵管伞部妊娠
④输卵管间质部妊娠；⑤腹腔妊娠；⑥阔韧带妊娠；⑦卵巢妊娠；⑧宫颈妊娠

中医无此病名，根据其临床表现，属"妊娠腹痛"、"胎动不安"、"癥瘕"等病证范畴。最早见于《金匮要略·妇人妊娠病脉证并治》。

【病因及发病机制】

任何妨碍受精卵正常进入宫腔的因素均可造成输卵管妊娠。主要有：①输卵管炎症，是异位妊娠的主要原因，包括输卵管黏膜炎和输卵管周围炎。输卵管黏膜炎可使输卵管黏膜水肿，管腔变窄，或纤毛缺损，从而导致受精卵在输卵管内运行受阻而于该处着床；输卵管周围炎症病变常造成输卵管周围粘连，输卵管扭曲，蠕动减弱，影响受精卵运行。②输卵管发育不良或功能异常，输卵管过长、肌层发育差、黏膜纤毛缺乏等发育不良可成为输卵管妊娠的原因；输卵管蠕动、纤毛活动以及上皮细胞的分泌功能异常，也可影响受精卵的正常运行。③其他，如内分泌失调、受精卵游走、输卵管手术以及子宫内膜异位症等都可增加受精卵着床于输卵管的可能性。

输卵管妊娠时，由于输卵管管腔狭窄，管壁薄，蜕膜变化不完全，受精卵植入后，不利于孕卵的生长发育，因此当输卵管妊娠发展到一定程度，可出现以下结果：

1. 输卵管妊娠流产　多见于输卵管壶腹部妊娠，发病多在妊娠 8~12 周。由于输卵管妊娠时管壁形成的蜕膜不完整，发育中的囊胚常向管腔突出，最终突破包膜而出血。囊胚可与管壁分离，若整个囊胚剥离落入管腔并经输卵管逆蠕动排入腹腔，即形成输卵管妊娠完全流产。若囊胚剥离不完整，有一部分仍残留于管腔，则为输卵管妊娠不完全流产。此时滋养细胞继续侵蚀输卵管壁，导致反复出血，形成输卵管血肿或输卵管周围血肿。由于输卵管壁肌层薄，收缩力差，血管开放，持续反复出血，量较多，血液凝聚在子宫直肠陷凹，形成盆腔积血，量多时甚至流向腹腔（图 10 - 3）。

2. 输卵管妊娠破裂　多见于输卵管峡部妊娠，发病多在妊娠 6 周左右。由于输卵管管腔狭窄，孕卵绒毛侵蚀肌层及浆膜，以至穿破浆膜而形成输卵管妊娠破裂。输卵管肌层血管丰富，因此输卵管妊娠破裂出血量较多，短期内可发生大量腹腔内出血引起病人失血性休克甚至危及生命，亦可反复出血，形成盆腔、腹腔血肿（图 10 - 4）。

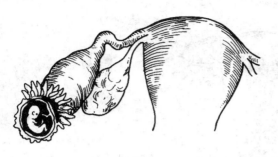
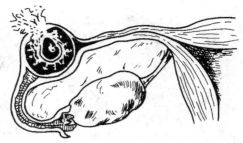

图 10 - 3 输卵管妊娠流产   图 10 - 4 输卵管妊娠破裂

3. 陈旧性宫外孕 输卵管妊娠流产或破裂，有时内出血停止，病情稳定，时间过久，胚胎死亡或被吸收。但长期反复内出血形成的盆腔血肿，周围由大网膜、肠管包绕，日久血肿机化、变硬，并与周围组织粘连，临床上称为陈旧性宫外孕。

4. 继发性腹腔妊娠 发生输卵管妊娠流产或破裂后，胚胎被排入腹腔，大部分死亡，但偶尔也有存活者，当存活胚胎的绒毛组织仍附着于原位或排至腹腔后重新种植而获得营养时，使胚胎继续生存而形成继发性腹腔妊娠。

中医学认为，本病的发生主要是少腹宿有瘀滞，或先天肾气不足，而致气虚血瘀、气滞血瘀，胞脉、胞络不畅，冲任虚弱，输送孕卵乏力而迟缓，致使孕卵在胞宫外发育，以致胀破脉络，离经之血或离宫之胚流入少腹，发生血虚、血瘀、厥脱等一系列证候。

【临床表现】

输卵管妊娠的临床表现与受精卵着床部位、有无流产或破裂以及出血量多少、时间长短等有关。

1. 停经 多数病人停经 6 ~ 8 周以后出现不规则阴道流血，但有些病人因月经仅过期几天，误将不规则的阴道流血视为末次月经，也可能无停经主诉。

2. 腹痛 是输卵管妊娠病人就诊的主要症状。输卵管妊娠发生流产或破裂前，由于输卵管膨胀而常表现为一侧下腹隐痛或酸胀感。当输卵管妊娠流产或破裂时，病人突感一侧下腹撕裂样疼痛，常伴恶心、呕吐。疼痛范围与出血量有关，可波及下腹或全腹。当血液局限于病变区，主要表现为下腹部疼痛；当血液由下腹部流向全腹，疼痛可由下腹部向全腹扩散；当血液积聚于子宫直肠陷凹处，可出现肛门坠胀感；当血液刺激横膈时，可引起肩胛部放射痛。

3. 阴道流血 胚胎死亡后，常有不规则阴道流血，色暗红或深褐，量少，呈点滴状，一般不超过月经量，但淋沥不净。少数病人阴道流血量较多，类似月经。阴道流血系子宫蜕膜剥离所致，可伴有蜕膜管型或蜕膜碎片排出。阴道流血一般在病灶除去后方能停止。

4. 晕厥与休克 由于腹腔内出血及剧烈腹痛，轻者出现晕厥，严重者出现休克。其程度与腹腔内出血量成正比，即内出血愈多愈急，症状出现也愈迅速愈严重，但与阴道流血量不成正比。

5. 腹部包块　当输卵管妊娠流产或破裂后所形成的血肿时间过久，可因血液凝固，逐渐机化变硬并与周围组织器官（子宫、输卵管、卵巢、肠管、大网膜等）发生粘连而形成包块。

【处理原则】

1. **西医**　以手术治疗为主。

2. **中医**　活血化瘀。

【护理评估】

1. **病史**　仔细询问月经史，准确推断停经时间。注意不要将不规则阴道流血误认为末次月经，或由于月经仅过期几天，不认为是停经。对盆腔炎、不孕、放置宫内节育器、绝育术、输卵管复通术等与发病相关的高危因素应予以高度重视。

2. **身心状况及辨证**　因有腹痛及出血，病人自觉病情较重，情绪低落，甚则惊慌失措。对于无子女者，担心以后生育问题，多不思饮食，顾虑重重。本病属少腹瘀血证，主要是以出血量的多少、腹痛的程度、包块的大小为辨证要点。临床常见以下证型：

（1）**未破损型**　指输卵管妊娠尚未破裂者。可有停经史和早孕反应，或阴道出血淋沥不净，或下腹一侧隐痛，舌质正常，苔薄白，脉弦滑。妇科检查子宫增大变软，一侧附件可触及囊性包块，有压痛，尿妊娠试验多为阳性。

（2）**已破损型**　指输卵管妊娠流产或破裂者。

①休克型：指输卵管破损后引起急性大出血，出现休克征象。突发下腹部一侧撕裂样剧痛，面色苍白，四肢厥冷，或冷汗淋漓，肛门有下坠感，有时烦躁不安，舌淡，苔白，脉微欲绝或细数无力。查体血压下降或不稳定，并有腹部及妇科体征。

②不稳定型：指输卵管妊娠破损后时间不长，病情还不够稳定，有再次发生内出血的可能。腹痛拒按，时有少量阴道出血，或头晕眼花，神疲乏力，或腹部包块，疼痛拒按，舌正常或舌质淡，苔薄白，脉细缓。查体血压趋于稳定，并有腹部及妇科体征。

③包块型：指输卵管妊娠破损时间较长，腹腔内血液已形成血肿包块者。腹腔血肿包块形成，腹痛逐渐减轻或消失，可见下腹部坠胀或便意感，阴道出血也逐渐停止，舌质暗或正常，苔薄白，脉细涩。

3. **诊断检查**

（1）**腹部检查**　输卵管妊娠流产或破裂者，下腹部有明显压痛和反跳痛，尤以患侧为剧，并有轻度腹肌紧张；出血多时，叩诊有移动性浊音；如出血时间较长，形成血凝块，在下腹或可触及不规则包块。

（2）**盆腔检查**　输卵管妊娠未发生流产或破裂者，除子宫略大较软外，仔细检查可触及胀大的输卵管并轻度压痛。输卵管妊娠流产或破裂者，阴道后穹隆饱满，有触痛；将宫颈轻轻上抬或左右摇动时引起剧烈疼痛，称为宫颈抬举痛或摇摆痛，是输卵管妊娠的主要体征之一；子宫稍大而软，腹腔内出血多时检查子宫呈漂浮感；子宫一侧或其后方可触及大小不等、边界不清，触痛明显的包块。

（3）**阴道后穹隆穿刺**　是一种简单可靠的诊断方法，适用于疑有腹腔内出血的病人。用 18 号长针自阴道后穹隆刺入子宫直肠陷凹，抽出暗红色不凝固血为阳性，提示有血腹症存在。当内出血量少、血肿位置较高或子宫直肠陷凹有粘连时，可能抽不出血液，因而穿刺阴性不能否定输卵管妊娠的存在。对有移动性浊音者，可做腹腔穿刺。

（4）妊娠试验　放射免疫法测血中 β-HCG 阳性有助诊断。

（5）超声检查　B 型超声显像示宫腔无妊娠囊，输卵管部位可见妊娠囊光环、胚芽和胎心搏动或包块，有助于诊断异位妊娠。阴道 B 型超声检查较腹部 B 型超声检查准确性高。

（6）腹腔镜检查　适用于输卵管妊娠尚未流产或破裂的早期诊断有困难的病人。但腹腔内大量出血或伴有休克者，不宜行腹腔镜检查。

（7）子宫内膜病理检查　现很少依靠诊断性刮宫（诊刮）协助诊断。诊刮仅适用于阴道流血量较多的病人，目的在于排除宫内妊娠流产。

【可能的护理诊断及合作性问题】

1. 疼痛　与输卵管妊娠破裂所致的腹腔内出血刺激腹膜有关。

2. 有感染的危险　与机体抵抗力低下、手术创伤有关。

3. 恐惧　与生命受到威胁及不确定异位妊娠对未来生育的影响有关。

4. 潜在并发症　失血性休克。

【预期目标】

1. 病人生命体征平稳，休克症状得以及时发现并缓解。

2. 病人腹痛及出血得到控制。

3. 病人无感染发生。

4. 病人能理解病情变化，维持稳定的心态并积极配合治疗和护理。

【护理措施】

1. 一般护理

（1）接受手术治疗病人的护理　护士在严密监测病人生命体征的同时，配合医生积极纠正病人休克症状，输液、备血做好术前准备。并且注意加强心理护理，术前，护士应简洁明了地向病人及其家属讲明手术的必要性，并以亲切的态度和切实的行动赢得他们的信任，减少和消除病人的紧张、恐惧心理，协助病人接受手术治疗方案。术后，护士应帮助病人以正常心态接受此次妊娠失败的事实，向其讲述异位妊娠的有关知识，消除病人因害怕再次发生异位妊娠而抵触妊娠的不良情绪，也可提高病人的自我保健意识。

（2）接受非手术治疗病人的护理　对于接受非手术治疗方案的病人，护士应从以下几方面加强护理：①嘱病人卧床休息，避免增加腹压，从而减少异位妊娠破裂的机会；在卧床期间，需提供相应的生活护理；②密切观察病人的一般情况、生命体征，并重视其主诉，尤应注意阴道流血量及腹腔内出血的征象；③告知病人病情发展的一些指征，如出血增多、腹痛加剧、肛门坠胀感明显等；④协助正确留取血标本，以监测治疗效果；⑤指导病人摄取足够的营养物质，尤其是富含铁蛋白的食物，以促进血红蛋白的增加、增强抵抗力；⑥告知病人如保守治疗效果不佳或胚胎继续生长者，宜及早手术。

（3）出院指导 输卵管妊娠中约有10%的再发生率和50%～60%的不孕率，要告诫病人下次妊娠时要及时就医，对未生育者不要轻易终止妊娠。护士应做好健康保健工作，指导病人保持良好的卫生习惯，勤沐浴、勤换内衣裤，性伴侣固定，防止发生盆腔感染。发生盆腔炎后须立即彻底治疗，以免延误病情。

2. 辨证施护 一经确诊，应高度重视，尤其是已破损型的休克型属急、危、重症，一旦发生要积极抢救，同时予以中药治疗。应密切注意病人的血压、脉搏、呼吸，观察腹腔内出血及阴道流血情况，必要时给予输血、输液；饮食宜清淡、易消化、富于营养，少食多餐。

（1）未破损型 宜活血化瘀、消癥杀胚，用宫外孕Ⅱ号方（原山西医学院附属第一医院经验方），水煎温服。

亦可服用花粉红花饮：天花粉20g、红花10g、红糖50g，水煎服，每日1剂，分2次服。中成药可用失笑散，每次6～9g，每日1～2次；化癥回生丹，每次1丸，每日1～2次，空腹温水或黄酒送服。亦可用赤芍丹参饮：赤芍、丹参各15g，水煎取汁300ml，去渣，加入红糖适量，再煎2分钟，分2～3次服，每日1剂。

（2）已破损型

①休克型：宜回阳救逆、活血祛瘀，用参附汤（《正体类要》）、生脉散（《内外伤辨惑论》）合宫外孕Ⅱ号方（原山西医学院附属第一医院经验方），水煎温服。

病人来院后，应立即进行抢救，给予吸氧、输液，必要时输血，补充血容量。可同时服用参附汤或生脉散，纠正休克后，可加服宫外孕Ⅱ号方，早期防止兼症的发生。若病情继续发展，或病人有子女，要求手术治疗者，可选手术治疗，并按腹部手术后护理。

②不稳定型：宜活血化瘀，佐以益气，用宫外孕Ⅰ号方（原山西医学院附属第一医院经验方）加黄芪、党参，水煎温服。

病人来医院后，除严密观察病情外，要告诉病人暂时控制饮食，以防止因饮食过多造成腹内压升高，再次发生破裂。始以流食为主，继以半流食及普通饮食。可服用花粉桃仁粥：桃仁10g、天花粉15g、粳米100g，加水煎煮，去渣取汁，每日1剂，分2次服用。因本型病人有再次内出血的可能，故一定要注意观察病人的血压、脉搏、有无腹痛及肛门下坠感。

③包块型：宜破瘀活血、祛瘀消癥，用宫外孕Ⅱ号方（原山西医学院附属第一医院经验方），水煎温服。

平素可服用黄芪当归桃仁鸡：炙黄芪25g，当归15g，桃仁10g，母鸡1只（约1000g），葱、姜、盐各少许，先用干净纱布包裹前三味药，与洗净后母鸡同放锅中，加水没过鸡，加葱、姜、盐，加盖炖至鸡熟，饮汤食鸡。亦可采用外敷法，如血竭散：血竭9g、樟脑6g、松香9g、银珠9g、麝香0.06g，将前四味药研细加热成糊状，涂于布上，然后将麝香撒于药面上，趁热贴于腹部疼痛处。或用蜜水调双柏散（广州中医药大学第一临床医学院经验方）或消癥散（经验方）蒸热外敷下腹部。或用中药活血化瘀消癥之剂保留灌肠：桃仁 15g、丹参 15g、赤芍 15g、延胡索 15g、三棱 9g、莪术 9g、土鳖虫 9g，浓煎成 100ml，低压保留灌肠，每晚 1 次。

（3）兼证的处理　最常见的兼证是腑实证，表现为腹胀便秘、胃脘不适、腹痛拒按、肠鸣音减弱。预防兼症的发生，要注意调理饮食，进食易消化、粗纤维的食品，多食青菜、水果。若腑实证一旦形成，应根据临床症状辨证用药，一般用枳实、厚朴、芒硝之类通腑气。

【结果评价】

1. 病人的休克症状得以及时发现并纠正。
2. 病人住院期间无感染发生。
3. 病人情绪稳定，能接受此次妊娠失败的现实，以积极心态接受治疗方案、随访指导。
4. 病人腹痛得到控制，生命体征平稳。

第五节　妊娠期高血压疾病

妊娠期高血压疾病（hypertensive disorders in pregnancy），是指在妊娠 20 周以后出现高血压、水肿、蛋白尿三大症候群，严重时可出现抽搐、昏迷、心肾功能衰竭，甚至发生母婴死亡。妊娠期高血压疾病是妊娠期特有的疾病，也是孕产妇及围生儿死亡的重要原因之一。

中医称本病为"妊娠眩晕"（亦称"子晕"、"子眩"）、"妊娠痫证"（亦称"子痫"），最早见于《诸病源候论》。

【病因及发病机制】

妊娠期高血压疾病依据流行病学调查发现，多发生于以下情况：①精神过度紧张或受刺激致使中枢神经系统功能紊乱者；②寒冷季节或气温变化过大，特别是气压升高时；③年轻初产妇或高龄初产妇；④有慢性高血压、慢性肾炎、糖尿病等病史者；⑤营养不良，如贫血、低蛋白血症者；⑥体型矮胖者；⑦子宫张力过高（如羊水过多、双胎妊娠、糖尿病巨大儿等）者；⑧妊娠期高血压病史及家族史者。

妊娠期高血压疾病的发病原因至今尚未阐明，多数学者认为当前较为合理的原因为异常滋养层细胞侵入子宫肌层、免疫机制、血管内皮细胞受损、遗传因素、营养缺乏、胰岛素抵抗等。

全身小动脉痉挛是本病的基本病理变化。由于小动脉痉挛，造成管腔狭窄，周围血管阻力增大，内皮细胞损伤，通透性增加，体液和蛋白质渗漏，表现为血压上升、蛋白尿、水肿和血液浓缩等。全身各组织器官因缺血、缺氧而受到不同程度损害，严重时脑、心、肝、肾及胎盘等的病理变化可导致抽搐，昏迷，脑水肿，脑出血，心肾功能衰竭，肺水肿，肝细胞坏死及被膜下出血，胎盘绒毛退行性变、出血和梗死，胎盘早期剥离以及凝血功能障碍而导致 DIC 等。主要病理变化简示如下（图 10 - 5）：

中医学认为，本病的发生主要是由阴血不足、情志失调、痰火内盛所致，主要病机是阴虚、阳亢、风动。由于素体阴虚，孕后阴血聚下以养胎元，阴血愈感不足，阴不潜

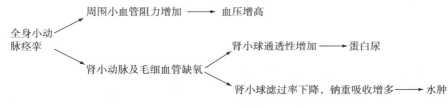

图 10-5 全身小动脉痉挛示意图

阳，肝阳愈亢，上扰清窍而致眩晕；血不荣筋，肝风内动，精不养神，心火偏亢，风火相煽，神志昏冒，遂发子痫；或孕后情志不畅，肝郁脾虚，健运失司，致气郁痰滞，阻遏气机，清阳不升，而致眩晕；痰郁日久，化热炼液，痰热互结，上蒙清窍，神志昏冒，发为子痫。

【分类与临床表现】

妊娠期高血压疾病分类与临床表现见表 10-1。

表 10-1 妊娠期高血压疾病分类与临床表现

分类	临床表现
妊娠期高血压	妊娠期首次出现血压 ≥140/90mmHg，并于产后 12 周内血压恢复正常；尿蛋白（-）；少数病人可伴有上腹部不适或血小板减少。产后方可确诊
子痫前期（轻度）	妊娠 20 周以后出现血压≥140/90mmHg；尿蛋白≥0.3g/24h 或随机尿蛋白（+）；可伴有上腹不适、头痛等症状
子痫前期（重度）	血压 ≥160/110mmHg；尿蛋白 ≥2.0g/24h 或随机尿蛋白 ≥（++）；血肌酐 >106μmol/L，血小板 <100×10^9/L；微血管病性溶血（血 LDH 升高）；血清 ALT 或 AST 升高；持续性头痛或其他脑神经或视觉障碍；持续性上腹不适
子痫	子痫前期孕妇抽搐，不能用其他原因解释
慢性高血压并发子痫前期	高血压孕妇妊娠 20 周以前无尿蛋白，后出现尿蛋白≥0.3g/24h；高血压孕妇孕 20 周后突然尿蛋白增加或血压进一步升高或血小板 <100×10^9/L
妊娠合并慢性高血压	妊娠前或妊娠 20 周前舒张压≥90mmHg（除外滋养细胞疾病），妊娠期无明显加重；或妊娠 20 周后首次诊断高血压并持续到产后 12 周后

通常正常妊娠、贫血及低蛋白血症均可发生水肿，妊娠期高血压疾病之水肿无特异性，因此不能作为诊断标准及分类依据。

血压较基础血压升高 30/15mmHg，但低于 140/90mmHg 时，不作为诊断依据，需严密观察。

重度子痫前期是妊娠 20 周以后出现高血压、蛋白尿且伴随以下至少一种临床症状或体征：

1. 收缩压≥160mmHg 或舒张压≥110mmHg。

2. 24 小时尿蛋白 >5.0g 或随机尿蛋白在（+++）以上。

3. 中枢神经系统功能障碍。

4. 精神状态改变和严重头痛（频发，常规镇痛药不缓解）。

5. 脑血管意外。

6. 视力模糊，眼底点状出血，极少数病人发生皮质性盲。

7. 肝细胞功能障碍，肝细胞损伤，血清转氨酶至少升高 2 倍。

8. 有上腹部或右上腹痛及肝包膜肿胀症状，肝被膜下出血或肝破裂。

9. 少尿，24 小时尿量 <500ml。

10. 肺水肿，心力衰竭。

11. 血小板 $<100 \times 10^9/L$。

12. 凝血功能障碍。

13. 微血管病性溶血（血 LDH 升高）。

14. 胎儿生长受限，羊水过少，胎盘早剥。

子痫前可有不断加重的重度子痫前期，但子痫也可发生于血压升高不显著、无蛋白尿或水肿病例。通常产前子痫较多，约 25% 发生于产后 48 小时。

子痫抽搐进展迅速，前驱症状短暂，表现为抽搐、面部充血、口吐白沫、深昏迷；随之深部肌肉僵硬，很快发展成典型的全身高张阵挛惊厥、有节律的肌肉收缩和紧张，持续 1～1.5 分钟，其间病人无呼吸动作；此后抽搐停止，呼吸恢复，但病人仍昏迷；最后意识恢复，但困惑、易激惹、烦躁。

【处理原则】

1. 西医

（1）妊娠期高血压　加强产前保健，保证休息，镇静、间断吸氧、调整饮食。

（2）子痫前期　应住院治疗，防止子痫及并发症发生。治疗原则为休息、解痉、镇静、降压、合理扩容和必要时利尿、密切监测母胎状态、适时终止妊娠。常用的治疗药物有：①解痉药物：硫酸镁，可预防和控制子痫发作。②降压药物：仅适用于血压过高，特别是舒张压高的病人。选用的药物以不影响心搏出量、肾血流量及子宫胎盘灌注量为宜。常用药物有肼屈嗪、拉贝洛尔等。③镇静药物：适用于硫酸镁有禁忌或疗效不明显时，但分娩时应慎用，以免药物通过胎盘导致对胎儿呼吸的抑制作用。常用药物有地西泮和冬眠合剂等。④扩容药物：扩容应在解痉的基础上进行，应严密观察脉搏、呼吸、血压及尿量，防止肺水肿和心力衰竭的发生。常用的扩容剂有人血清蛋白、血浆、全血等。⑤利尿药物：仅用于全身性水肿、急性心力衰竭、肺水肿、血容量过多且伴有潜在性肺水肿者。常用呋塞米、甘露醇。

（3）子痫　控制抽搐，纠正缺氧和酸中毒，控制血压，抽搐控制后终止妊娠。

2. 中医　滋阴养阴，平肝潜阳；镇肝息风，安神定痉。

【护理评估】

1. 病史　详细询问病人孕前及妊娠 20 周前有无高血压、蛋白尿和（或）水肿及抽搐等征象；既往病史中有无原发性高血压、慢性肾病及糖尿病等；有无家族史；此次妊娠经过、出现异常表现的时间及治疗经过。

2. 身心状况及辨证　本病多发生于妊娠中晚期，初始症状不明显，多不引起重视，或患病后未按时做围产保健，常常延误诊断与治疗。一旦确诊，又容易产生紧张、恐惧的心理，担心胎儿生长发育及自身健康状况。本病主要是以高血压、水肿、蛋白尿、头痛、昏迷及抽搐为辨证要点。临床常见以下证型：

（1）妊娠眩晕

①阴虚肝旺型：妊娠中晚期头晕目眩，头痛头胀，心悸怔忡，夜寐多梦易惊，颜面潮红，口干咽燥，舌红或绛，少苔，脉弦细滑数。

②脾虚肝旺型：妊娠中晚期面浮肢肿，头晕目眩或头痛发麻，胸胁胀满，纳差便溏，神疲乏力，苔厚腻，脉弦滑。

③气血虚弱型：妊娠中晚期头晕目眩，心悸怔忡，失眠健忘，倦怠乏力，面色无华，舌淡，脉细弱。

（2）妊娠痫证

①肝风内动型：妊娠晚期，或临产时及新产后，头痛眩晕，视物不清，烦躁不安，突发全身抽搐，牙关紧闭，甚则昏不知人，时作时止，颜面潮红，手足心热，舌红或绛，苔无或花剥，脉弦细而数。

②痰火上扰型：妊娠晚期，或临产时及新产后，头痛眩晕，突然仆倒，全身抽搐，口流涎沫，气粗痰鸣，昏不知人，时作时止，面浮肢肿，舌红，苔黄腻，脉弦滑而数。

3. 诊断检查

（1）**尿常规检查** 测尿比重，当尿比重≥1.020时说明尿液浓缩。根据蛋白定量确定病情严重程度，尿蛋白的出现及量的多少反映了肾小管痉挛的程度以及肾小管细胞缺氧及其功能受损的程度。尿蛋白的定义是指24小时尿液中蛋白含量≥300mg或相隔6小时的两次随机尿液蛋白浓度为30mg/L［定性为（+）］，当尿蛋白（++++）时24小时尿蛋白含量可达5g。

（2）**血液检查** 测定血红蛋白、血细胞比容、血浆黏度、全血黏度以了解血液浓缩程度；重症病人应测定血小板计数、凝血时间，必要时测凝血酶原时间、纤维蛋白原等，以了解有无凝血功能异常。测定血电解质及二氧化碳结合力，以及时了解有无电解质紊乱及酸中毒。

（3）**肝、肾功能检查** 测定谷丙转氨酶、血尿素氮、肌酐及尿酸等，以便综合判断肝、肾功能情况。

（4）**眼底检查** 视网膜小动脉可以反映体内主要器官的小动脉情况。因此，眼底改变是反映该病严重程度的一项重要指标，对估计病情和决定处理均有重要意义。重度妊娠期高血压疾病时，眼底小动脉痉挛，动静脉比例可由正常的2:3变为1:2，甚至1:4，或现视网膜水肿、渗出、出血，甚至视网膜脱离，一时性失明。

（5）**其他检查** 如心电图、超声心动图、胎盘功能、胎儿成熟度检查等，视病情而定。

【可能的护理诊断及合作性问题】

1. 体液过多 与下腔静脉受增大子宫压迫使血液回流受阻或营养不良性低蛋白血症有关。

2. 有受伤的危险 与子痫病人抽搐昏迷导致坠伤、吸入性肺炎等有关。

3. 知识缺乏 缺乏妊娠期高血压疾病相关知识。

4. 焦虑 与母体及胎儿健康受到威胁有关。

5. 潜在并发症 胎盘早期剥离、急性肾衰竭、心力衰竭等。

【预期目标】

1. 病人水肿减退或消失。

2. 病人病情控制良好，母儿受伤的危险降至最低。

3. 病人明确孕期保健的重要性，积极配合产前检查及治疗。

4. 病人焦虑减轻，情绪稳定，积极配合治疗和护理。

5. 病人并发症得到及时发现和正确处理。

【护理措施】

1. 一般护理

（1）妊娠期高血压疾病的预防 护士应加强孕期健康教育，使孕妇及其家属了解妊娠期高血压疾病的知识及其对母儿的危害，从而促使孕妇自觉于妊娠早期开始做产前检查，并坚持定期检查，以便及时发现异常。如初测血压有升高者，需休息1小时后再测，同时不可忽略测得血压与其基础血压的比较。也可通过翻身试验（roll over test，ROT）进行判断，即在孕妇左侧卧位测血压直至血压稳定后，翻身仰卧5分钟再测血压，若仰卧位舒张压较左侧卧位≥20mmHg，提示有发生子痫倾向，应及时治疗和纠正。同时，还应指导孕妇合理饮食，增加蛋白质、维生素以及富含铁、钙、锌的食物，减少过量脂肪和盐分的摄入，并提倡妊娠20周后注意补钙。

（2）妊娠期高血压孕妇的护理

①保证休息：妊娠期高血压的孕妇可在家休息，但需注意适当减轻工作，创造安静、清洁环境，以保证充分的睡眠（每日8~10小时）。在休息和睡眠时以左侧卧位为宜，左侧卧位可减轻右旋子宫对腹主动脉和下腔静脉的压力，增加回心血量，改善肾血流量，增加尿量，并有利于维持正常的子宫胎盘血液循环。此外，鼓励孕妇放松精神，保持心情愉快，也有助于抑制病情的发展。

②调整饮食：孕妇需摄入足够的蛋白质（每日100g以上）、蔬菜，补充维生素、铁和钙剂。食盐不必严格限制，因为长期低盐饮食可引起低钠血症，易发生产后血液循环衰竭，而且低盐饮食也会影响食欲，减少蛋白质的摄入，对母儿均不利。但全身浮肿的孕妇应限制食盐。

③加强产前保健：根据病情需要增加轻度妊娠期高血压疾病孕妇产前检查次数，提高孕妇的自我保健意识，加强母儿监测措施，密切注意病情变化，必要时住院治疗，防止病情进一步发展。

（3）子痫前期、子痫期孕妇的护理

①日常护理：子痫前期、子痫期孕妇需住院治疗，卧床休息，左侧卧位。保持病室安静，避免各种刺激。若孕妇为子痫前期病人，护士还应准备下列物品，如呼叫器、床档、急救车、吸引器、氧气、开口器、产包，以及急救药品如硫酸镁、葡萄糖酸钙等。

每4小时测一次血压，如血压升高，提示病情加重。并随时观察和询问孕妇有无头晕、头痛、目眩等自觉症状出现。注意胎动、胎心以及子宫敏感性（肌张力）有无改变。子痫前期，适当限制食盐入量（每日少于3g），每日或隔日测体重，每日记录液体出入量、测尿蛋白，必要时测24小时尿蛋白定量，检查肝肾功能、二氧化碳结合力等项目。

②用药护理：硫酸镁是目前治疗子痫前期、子痫期的首选解痉药物。护士应明确硫酸镁的用药方法、毒性反应以及注意事项。

用药方法：硫酸镁可采用肌内注射或静脉用药。肌内注射通常于用药2小时后血药浓度达高峰，且体内浓度下降缓慢，作用时间长，但血中浓度不稳定，并有局部明显疼痛，常不易被病人接受。注射时应注意使用长针头行深部肌内注射，并加利多卡因于硫酸镁溶液中，以缓解注射部位疼痛。注射后用无菌棉球或创可贴覆盖针孔，以防止注射部位感染，必要时可行局部按揉或热敷，促进肌肉组织对药物的吸收。静脉用药可行静脉滴注或推注，用药后可使血中浓度迅速达到有效水平，用药后约1小时血药浓度可达高峰，停药后血药浓度下降较快，但可避免肌内注射引起的不适。基于不同用药途径的特点，临床多采用两种方式互补长短，以维持体内有效浓度。

毒性反应：硫酸镁的治疗浓度和中毒浓度相近，因此在进行硫酸镁治疗时应严密观察其毒性反应，并认真控制硫酸镁的入量。通常主张首次负荷剂量25%硫酸镁20ml加于25%葡萄糖液20ml中，缓慢静脉注入（不少于10分钟），继以25%硫酸镁60ml加于10%葡萄糖液1000ml中静脉滴注，滴速为每小时1～2g，每日总量25～30g。硫酸镁过量会使呼吸及心肌收缩功能受到抑制，危及生命。中毒现象首先表现为膝反射消失，随着血镁浓度的增高可出现全身肌张力减退及呼吸抑制，严重者心跳可突然停止。

注意事项：护士在用药前及用药过程中除评估孕妇的血压外，还应检测以下指标：定时检查膝腱反射，膝腱反射必须存在；呼吸每分钟不少于16次；尿量每24小时不少于600ml，或每小时不少于25ml，尿少提示排泄功能受抑制，镁离子易蓄积而发生中毒。由于钙离子可与镁离子争夺神经细胞上的同一受体，阻止镁离子的继续结合，因此应随时准备好10%的葡萄糖酸钙注射液，以便出现毒性作用时及时予以解毒。

③子痫病人的护理：子痫为妊娠期高血压疾病最严重的阶段，直接关系到母儿安危，因此子痫病人的护理极为重要。

减少刺激，以免诱发抽搐：将病人安置于单人暗室，避免声、光刺激；限制探视以防干扰其休息；一切治疗活动和护理操作尽量轻柔且相对集中，以免因外部刺激而诱发抽搐。

协助医生控制抽搐：病人一旦发生抽搐，应尽快控制。硫酸镁为首选药物，必要时可加用作用较强的镇静药物哌替啶或冬眠合剂，降低颅内压给予20%甘露醇250ml快速静脉滴注。

专人护理，防止受伤：子痫发生时，病人取头低侧卧位，以防黏液吸入呼吸道或舌头阻塞呼吸道，也可避免发生低血压综合征。必要时，用吸引器吸出喉部黏液或呕吐物，以免窒息。立即给氧，用开口器或在病人上、下磨牙之间放置一缠好纱布的压舌板，用舌钳固定舌头以防咬伤唇舌或致舌后坠的发生。拉起床档，并放置枕头于病人与床档之间，以免受伤。在病人昏迷或未完全清醒时，禁止给予一切饮食和口服药，以防止误入呼吸道而致吸入性肺炎。

严密监护：密切注意血压、脉搏、呼吸、体温及尿量（留置尿管），记录出入量。并按医嘱及时进行血、尿检查，心电图和眼底检查等。另需特别注意观察瞳孔变化、肺部呼吸音、四肢运动、腱反射等情况，以及早发现脑出血、肺水肿、肾功能不全及药物中毒的征兆。观察有无宫缩、胎儿的状况，并判断是否已临产。

为终止妊娠做好准备：终止妊娠是治疗妊娠期高血压疾病的有效措施。终止妊娠的指征：①子痫前期病人经积极治疗 24～48 小时仍无明显好转者。②子痫前期病人妊娠已超过 34 周。③子痫前期病人虽妊娠不足 34 周，但胎盘功能减退，胎儿已成熟者；若胎儿尚未成熟，可用地塞米松促进胎肺成熟后终止妊娠。④子痫控制后 2 小时考虑终止妊娠。

（4）妊娠期高血压孕妇的产时护理　妊娠期高血压孕妇的分娩方式应根据母儿的情形而定。若决定经阴道分娩，应加强监护及护理。

第一产程：应密切监测病人的血压、脉搏、尿量、胎心及子宫收缩情况，及时了解有无头痛、恶心、视力模糊等自觉症状；如有异常应及时通知医生并做好抢救准备。

第二产程：尽量缩短产程，避免产妇用力。初产妇可行会阴侧切并用产钳或胎吸助产。

第三产程：须预防产后出血，在胎儿娩出前肩后立即静脉推注缩宫素（禁用麦角新碱），及时娩出胎盘并按摩宫底，观察血压变化，重视病人的主诉。娩出胎儿后继续监测血压及阴道出血情况，病情稳定者 2 小时后方可送回病房。

（5）妊娠期高血压孕妇的产后护理　产后 24 小时至 5 日内仍有发生子痫的可能，故产褥期仍需继续监测血压。产后 48 小时内应至少每 4 小时测量一次血压。即使产前未发生抽搐，产后 48 小时亦有发生的可能，故产后 48 小时内仍应继续硫酸镁的治疗和护理。使用大量硫酸镁的孕妇，产后易发生子宫收缩乏力，故应密切观察子宫复旧及恶露情况。另外，妊娠期高血压疾病病人血容量减少，即使少量出血，也会使病情加重，应严密观察子宫复旧情况，严防产后出血。

2. 辨证施护　饮食宜清淡且易消化，忌食海鲜及辛辣刺激之品，对尿少肢肿者应给予低盐或无盐饮食。同时应保持情绪稳定，力戒恼怒忧郁，应安心休养，以防止子痫的发生。

（1）妊娠眩晕

①阴虚肝旺型：宜育阴潜阳，用杞菊地黄丸（《医级》），每日 3 次，每次 9g。

平素服滋阴养血之品，如枸杞子 30g、麦冬 15g、石斛 15g，水煎温服。也可用针刺的方法，取内关、风池、太阳穴，每日 1 次。

②脾虚肝旺型：宜健脾利湿、平肝潜阳，用白术散（《全生指迷方》），水煎温服。

平素可常食赤小豆汤或冬瓜汤。

③气血虚弱型：宜益气养血，用八珍汤（《正体类要》），水煎温服。

平素服归芪红枣饮、红枣龙眼汤。亦可取肝、神门、皮质下、枕等耳穴，用王不留行籽贴敷，每日中等刺激 1~2 次，以上证型皆可用此法预防子痫的发生。

（2）妊娠痫证 本证来势凶猛，一旦发作，应中西医结合抢救。

①肝风内动型：宜养阴清热、平肝息风，用羚角钩藤汤（《重订通俗伤寒论》），煎水鼻饲。昏迷者亦可用安宫牛黄丸 1 丸，加水研成细糊状，鼻饲，每日 2 次。

子痫抽搐时，选用曲池、承山、太冲穴针刺；昏迷时选用水沟、十宣、百会、风池、涌泉穴针刺；牙关紧闭时针刺下关、颊车穴。

②痰火上扰型：宜清热开窍、豁痰息风，用牛黄清心丸（《痘疹世医心法》），每次 1 丸，加鲜竹沥 20ml，研细糊，鼻饲，每日 2 次。亦可用苏合香丸（《太平惠民和剂局方》），每次 2~4 丸，加水研成细糊状，鼻饲，每日 2 次。

【结果评价】

1. 轻度妊娠期高血压疾病病人病情缓解，未发展为重症。

2. 子痫前期病人病情得以控制，未出现子痫。

3. 病人病情控制良好，母儿受伤的危险降至最低。

4. 病人能陈述妊娠期高血压疾病的相关知识。

5. 病人焦虑减轻，情绪稳定，积极配合治疗和护理。

第六节 前置胎盘

胎盘在正常情况下附着于子宫体部的前壁、后壁或侧壁。孕 28 周后若胎盘附着于子宫下段，甚至胎盘下缘达到或覆盖宫颈内口处，其位置低于胎儿的先露部，称为前置胎盘（placenta previa）。前置胎盘是妊娠晚期出血的主要原因之一，是妊娠期的严重并发症，若处理不当可危及母儿生命，多见于经产妇，尤其是多产妇。

中医无此病名，根据其临床表现，属"胎漏"范畴。最早见于《脉经》。

【病因及发病机制】

病因目前尚不明确，其发病可能与以下因素有关：①子宫内膜病变与损伤：如产褥感染、多产、剖宫产或多次刮宫等因素引起子宫内膜炎或子宫内膜受损，使子宫蜕膜生长不良，当受精卵着床后，血液供给不足，为摄取足够营养，胎盘伸展到子宫下段，形成前置胎盘；②胎盘面积过大或异常：如多胎妊娠形成过大面积的胎盘，或有副胎盘，伸展至子宫下段；③受精卵发育迟缓：因受精卵发育迟缓，到达子宫下段才具备着床条件，并在该处生长发育而形成前置胎盘。

前置胎盘出血是由于妊娠晚期或临产后子宫下段逐渐伸展，位于宫颈内口的胎盘不能相应伸展，使前置部分的胎盘自附着处发生错位性分离，致血窦开放之故。

中医学认为，本病的发生主要是肾虚冲任不固，血海不藏；气血虚弱导致胎失所养，胎元不固；或热伤冲任，迫血妄行而致。

【临床表现及分类】

妊娠晚期或临产时，发生无诱因的无痛性反复阴道流血是前置胎盘的主要症状，偶有发生于妊娠 20 周左右者。阴道流血时间的早晚、反复发作的次数、流血量的多少与前置胎盘的类型有关。按胎盘边缘与子宫颈内口的关系，前置胎盘可分为三种类型（图10 – 6）。

1. 完全性前置胎盘　子宫颈内口全部为胎盘组织所覆盖，又称中央性前置胎盘。初次出血的时间早，在妊娠28周左右，反复出血的次数频繁，量较多，有时一次大量阴道流血即可使病人陷入休克状态。

2. 部分性前置胎盘　子宫颈内口部分为胎盘组织所覆盖。出血情况介于完全性前置胎盘和边缘性前置胎盘之间。

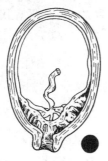 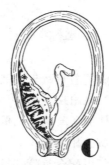 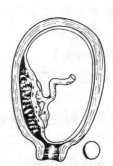

(1)完全性前置胎盘　　　　(2)部分性前置胎盘　　　　(3)边缘性前置胎盘

图10 – 6　前置胎盘类型

3. 边缘性前置胎盘　胎盘附着于子宫下段，边缘不超越子宫颈内口。初次出血发生较晚，多于妊娠37～40周或临产后，量也较少。

由于反复多次或大量阴道流血，病人出现贫血，贫血程度与阴道流血量成正比，出血严重者可发生休克，还能导致胎儿缺氧、窘迫，甚至死亡。因前置胎盘影响胎先露入盆，故常合并胎位异常、胎先露下降受阻情况。由于前置胎盘附着于子宫下段，当胎盘剥离后，菲薄的子宫肌收缩力差，局部血窦不易闭合，又因胎盘附着处血运丰富、子宫颈脆弱，分娩时易撕裂等常发生产后出血。另外，产妇抵抗力下降，加上剥离面靠近子宫颈口，细菌容易经阴道上行而发生产褥感染。

【处理原则】

1. 西医　制止出血，纠正贫血，预防感染。根据孕妇的一般情况、阴道流血量、孕周、胎儿是否存活、胎儿成熟度、产道条件、是否临产等情况综合分析，采用期待疗法或终止妊娠的方案。

2. 中医　止血安胎。

【护理评估】

1. 病史　除个人健康史外，在孕产史中尤其注意识别有无剖宫产、人工流产、流产后及产褥期感染等前置胎盘的易发因素；此次妊娠期间，特别是妊娠28周后，是否出现无痛性、无诱因、反复阴道流血症状，详细记录并估计出血量。

2. 身心状况及辨证　因本病出血为无诱因、无痛性，在日常生活中难以预防，而使病情反复或加重，孕妇及家属既担心孕妇的健康，更担心胎儿的安危，常表现为焦虑、恐惧、束手无策等。本病主要是以阴道出血的量、色、质为辨证要点。临床常见以下证型：

（1）肾虚型 妊娠期阴道出血，量或多或少，反复发作，色淡红或淡暗，质清稀，面色晦暗，目眶暗黑，腰膝酸软，小腹空坠，头晕耳鸣，小便频繁，夜尿多，舌淡，苔白，脉沉滑尺弱。

（2）气血虚弱型 妊娠期阴道出血，量或多或少，反复发作，色淡红，质稀薄，神疲乏力，面色白，心悸气短，腰腹坠胀，纳呆便溏，舌淡，苔白，脉细滑。

（3）血热型 妊娠期阴道出血，量或多或少，反复发作，色鲜红或深红，质稠，口干咽燥，手足心热，心烦，舌红，苔黄，脉滑数。

3. 诊断检查

（1）产科检查 子宫软，无压痛，大小与停经月份一致，胎方位清楚，先露高浮，胎心正常。若孕妇失血量多，胎儿发生宫内缺氧、窘迫，则胎心音可不正常甚至消失；前置胎盘位于子宫下段前壁时，可于耻骨联合上方听到胎盘血管杂音。

（2）B 型超声检查 B 型超声断层显像可清楚看到子宫、胎先露部、胎盘和宫颈的位置，并根据胎盘与宫颈内口的关系进一步明确前置胎盘类型。胎盘定位准确率达 95% 以上，可反复检查，是目前最安全、有效的首选方法。需要指出的是 B 超诊断前置胎盘时需要注意妊娠周数。因胎盘组织下缘与宫颈内口的关系，随妊娠时期不同而有变化，分类也可随之改变。临产前的完全性前置胎盘，于临产后因宫口扩张可变为部分性前置胎盘。因此，目前均以处理前的最后一次检查来决定其分类。

（3）阴道检查 主要用于终止妊娠前为明确诊断并决定分娩方式的个案。阴道检查有扩大前置胎盘剥离面致大出血、危及生命的危险，如诊断已明确或流血过多则不应再进行。个别确有必要，必须在输液、输血和做好手术准备的情况下方可进行。怀疑前置胎盘的个案，切忌肛查。

（4）产后检查胎盘及胎膜 对于产前出血的病人，产后应仔细检查娩出的胎盘，以便核实诊断。胎盘的前置部分可见陈旧血块附着，呈黑紫色或暗红色，如这些改变位于胎盘的边缘，而且胎膜破口处距胎盘边缘少于 7cm，则为前置胎盘。如行剖宫产术，术中可直接了解胎盘附着的部位并明确诊断。

【可能的护理诊断及合作性问题】

1. 有感染的危险 与出血多、机体抵抗力下降及胎盘剥离面靠近宫颈口，细菌易经阴道上行感染有关。

2. 焦虑 与担心自身及胎儿的预后有关。

3. 潜在并发症 早产、胎儿窘迫、产后出血。

【预期目标】

1. 病人出血得到有效控制，生命体征稳定在正常范围。

2. 病人无感染发生或感染被及时发现和控制，体温、血象正常。

3. 病人焦虑减轻，积极配合治疗和护理。

4. 病人早产、胎儿窘迫、产后出血被及时预防和处理。

【护理措施】

1. 一般护理

（1）接受期待疗法孕妇的护理 对阴道流血量少、全身情况好、胎儿存活、妊娠不足 36 周或胎儿体重小于 2300g 者，宜选择期待疗法。护士应为接受期待疗法的孕妇提供如下护理：①监测生命体征，及时发现病情变化：严密观察并记录孕妇生命体征，阴道流血的时间、量、色，及时发现其休克表现；监测胎儿宫内状态以便及时发现异常；并按医嘱及时完成实验室检查项目，查血型，交叉配血备用；发现异常及时报告医生并配合处理。②保证休息，减少刺激：孕妇需绝对卧床休息，尤以左侧卧位为佳；并定时间断吸氧，每日 3 次，每次 20～30 分钟，以提高胎儿血氧供应。此外，还需避免各种刺激，医护人员进行腹部检查时动作要轻柔，慎做阴道检查，以减少出血机会。③纠正贫血：除口服硫酸亚铁、输血等措施外，还应加强饮食营养指导，建议孕妇多食高蛋白以及含铁丰富的食物，有助于纠正贫血、增强机体抵抗力、促进胎儿生长发育。④预防产后出血和感染：胎儿娩出后及早使用宫缩剂，预防产后大出血。产妇回病房后严密监测生命体征、观察子宫收缩及阴道流血情况，发现异常及时报告医生处理。认真观察恶露的量、性状、气味等，指导产妇保持会阴部的清洁、干燥，每日会阴擦洗两次，以防上行感染。⑤健康教育：护士应加强孕妇的管理和宣教。避免多次刮宫、引产或宫内感染，减少子宫内膜损伤或子宫内膜炎。对妊娠期出血，无论量多少均应就医，做到及时诊断，正确处理。

（2）接受终止妊娠孕妇的护理 对于入院时出现失血性休克者，或期待疗法中发生大出血或出血量虽少、但妊娠已近足月或已临产者，应采取积极措施选择最佳方式终止妊娠。其中剖宫产术能达到迅速止血的目的，对母儿相对安全，是目前处理前置胎盘的主要手段。对于接受剖宫产术终止妊娠的孕妇，护士应即刻安排其去枕仰卧位，在抢救休克的同时，按腹部手术病人的护理进行术前准备，并做好母儿生命体征监护及抢救准备工作。

2. 辨证施护 平素应加强体育锻炼，增强体质，避免多次堕胎、小产。孕后应定期进行产前检查，慎起居，勿劳累。如出现阴道出血应查明原因，并忌房事，以免加重病情，同时应注意心理疏导，关心体贴病人，向其讲明病情，以取得病人及其家属的配合。

（1）肾虚型 宜益气固肾、止血安胎，用寿胎丸（《医学衷中参西录》），水煎温服。亦可服用肾茸白凤丸，每次 1 丸，每日 1 次。

平素服猪肾杜仲汤：杜仲 15g、猪肾 1 只，食盐少许。将猪肾对半剖开，去筋膜，用椒盐水淹浸除腥味，然后与杜仲同置于砂锅中，加水煨熟，食肾饮汤，每日 2 次，7 日为 1 疗程。

（2）气血虚弱型 宜补气养血、止血安胎，用胎元饮（《景岳全书》），水煎温服。亦可服用保产丸，每次 15g，每日 2 次；健母安胎丸，每次 1 丸，每日 3 次。

平素可服糯米黄芪粥：糯米 30g、黄芪 15g，水煎温服，每日 2 次。人参艾叶煲鸡蛋：人参 10g、艾叶 12g、鸡蛋 2 枚，用瓦煲文火水煎，蛋熟后去壳继续煲 30 分钟，饮汤食蛋，连服 10 天。

（3）血热型　宜清热养血、止血安胎，用清热安胎饮（《证治准绳》），水煎温服。亦可选用安胎丸，每次 1 丸，每日 2 次。

平素服用母鸡茅根粥：母鸡 1 只、鲜白茅根 60g、盐少许，母鸡剖好去内脏，白茅根洗净，放锅内加水适量，炖煮至烂熟，加入盐调味，吃肉喝汤，宜常服。生地糯米粥：鲜生地黄适量、糯米 90g，鲜生地黄洗净捣汁，取汁 90ml，糯米洗净加水煮粥，待粥将熟时，加入生地黄汁，煮沸服食，每日 2 次。

【结果评价】

1. 病人出血得到有效控制，生命体征稳定。
2. 病人无感染的症状和体征发生，体温、血象正常。
3. 病人焦虑减轻，积极配合治疗和护理。
4. 病人早产、胎儿窘迫、产后出血被及时预防和处理。

第七节　胎盘早期剥离

妊娠 20 周后或分娩期，正常位置的胎盘在胎儿娩出前，部分或全部从子宫壁剥离，称为胎盘早期剥离，简称胎盘早剥（placental abruption）。胎盘早剥是妊娠晚期的严重并发症，其特点是起病急、进展快，若处理不及时，可危及母儿生命。

中医无此病名，根据其临床表现，属"妊娠腹痛"、"胎动不安"、"堕胎"、"小产"等病证范畴。最早见于《诸病源候论》。

【病因及发病机制】

病因目前尚不明确，其发病可能与以下因素有关：①血管病变：妊娠期高血压疾病、慢性高血压病和肾病等。当底蜕膜螺旋小动脉痉挛或硬化，引起远端毛细血管缺血坏死以致破裂出血，血液流至底蜕膜层与胎盘之间，形成血肿使胎盘自子宫壁剥离。②机械性因素：如腹部受撞击、挤压，摔伤或行外倒转术纠正胎位等均可导致胎盘早剥。另外，脐带过短或因脐带绕颈、绕体等相对较短时，分娩过程中胎儿下降牵拉脐带造成胎盘早剥。③子宫静脉压突然升高：如仰卧位低血压综合征。由于巨大的子宫压迫下腔静脉，子宫静脉瘀血，静脉压升高，导致蜕膜静脉床瘀血或破裂，部分或全部胎盘自子宫壁剥离。④子宫内压骤然降低：双胎妊娠的第一胎娩出过快，羊水过多破膜后短时间内大量羊水流出，使子宫内压骤然降低，子宫突然收缩，胎盘与子宫错位而剥离。

胎盘早剥的主要病理变化是底蜕膜出血，形成血肿，使胎盘自附着处剥离。依临床表现的症状不同而分为：①显性出血：当胎盘后血肿使胎盘剥离面不断扩大，血液冲开胎盘边缘及胎膜，沿胎膜与宫壁间经宫颈向外流出，称显性出血或外出血；②隐性出血：胎盘边缘仍附着于子宫壁上，或胎膜与子宫壁未剥离，血液不向外流而积聚在胎盘与子宫壁之间，称隐性出血或内出血；③混合性出血：当内出血过多时，血液可冲开胎盘边缘与胎膜，向宫颈口外流出，形成混合性出血（图 10－7）。有时出血穿破羊膜流入羊水中，形成血性羊水。

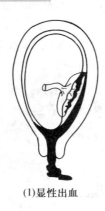
(1)显性出血

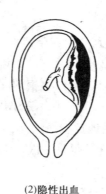
(2)隐性出血

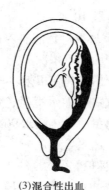
(3)混合性出血

图 10-7 胎盘早期剥离的类型

胎盘剥离内出血严重时，由于胎盘后血肿的压力加大，可使血液向子宫肌层浸润，甚至达浆膜下，引起肌纤维分离、断裂、变性，子宫表面可呈现紫蓝色瘀斑，尤其在胎盘附着处更明显，称为子宫胎盘卒中。子宫胎盘卒中时，肌纤维受血液浸渍，收缩力减弱，可导致产后出血。严重的胎盘早剥可能发生凝血功能障碍，出现弥散性血管内凝血（DIC）。

中医学认为，本病的发生主要是素体阴虚，或失血伤阴，或旧病失养等耗散精血，孕后血聚下焦以养胎，阴血益感不足，虚热内生，热扰胎元；或瘀血内停，胞脉阻隔，冲任不固而致。

【临床表现】

妊娠晚期突然发生的腹部持续性疼痛，伴有或不伴有阴道出血。根据胎盘剥离面的大小和出血量的多少可分为以下两型：

1. **轻型** 以外出血为主，胎盘剥离面通常不超过胎盘的1/3，多见于分娩期。主要症状为阴道流血，出血量一般较多，色暗红，伴轻微腹痛或无腹痛，贫血体征不显著。若在分娩期则产程进展较快。腹部检查：子宫软，宫缩有间歇，子宫大小符合妊娠月份，胎位清，胎心率多正常，若出血量多胎心可有改变；腹部压痛不明显或仅有局部轻压痛（胎盘剥离处）。产后检查见胎盘母体面有凝血块及压迹。

2. **重型** 以内出血和混合性出血为主，胎盘剥离面超过胎盘的1/3，同时有较大的胎盘后血肿，多见于重度妊娠期高血压疾病。主要症状为突然发生的持续性腹部疼痛、腰酸、腰背痛，疼痛程度与胎盘后积血多少成正相关。严重时可出现血压下降、脉弱、面色苍白、恶心、呕吐等休克征象。可无阴道流血或少量阴道流血及血性羊水，贫血程度与阴道流血量不相符。腹部检查：子宫硬如板状，有压痛，以胎盘附着处最显著，若胎盘附着于子宫后壁，则子宫压痛不明显，但子宫比妊娠周数大，宫底随胎盘后血肿增大而增高。偶见宫缩，子宫多处于高张状态，子宫收缩间歇期不能放松，因此胎位触不清楚。若剥离面超过胎盘面积的1/2，胎儿可因缺氧死亡，故重型病人的胎心多已消失。

【处理原则】

1. **西医** 纠正休克，及时终止妊娠，积极防治并发症。

2. **中医** 止血安胎，理气止痛。

【护理评估】

1. **病史** 孕妇在妊娠晚期或临产时突然发生腹部剧痛，有急性贫血或休克现象，应引起高度重视。详细询问健康史及孕产史、与胎盘早剥相关的诱发因素等，记录发病时间、阴道出血、腹痛等情况。

2. **身心状况及辨证** 胎盘早剥病情变化迅速，需积极进行抢救，孕妇及家属常措手不及。或因惧怕小产或早产而心情抑郁、沮丧、忧心忡忡。本病以腹痛的性质、程度和阴道出血的量、色、质为辨证要点。临床常见以下证型：

（1）**阴虚肝旺型** 妊娠期腹部持续隐痛，阴道出血，量或多或少，色红，头晕目眩，视物昏花，耳鸣，心悸，咽干口燥，舌质红，苔少或花剥，脉细弦。

（2）**瘀血阻滞型** 妊娠期突发小腹疼痛拒按，阴道出血，量或多或少，色暗红或深红，舌边紫暗或有瘀点，脉沉弦或沉涩。

3. **诊断检查**

（1）**产科检查** 通过四步触诊法判定胎方位、胎心情况、宫高变化、腹部压痛范围和程度等。

（2）**B型超声检查** 若胎盘与子宫壁之间有血肿时，在胎盘后方出现液性低回声区，暗区常不止一个，并见胎盘增厚。若胎盘后血肿较大时，能见到胎盘胎儿面凸向羊膜腔，甚至能使子宫内的胎儿偏向对侧。但胎盘边缘已与子宫壁分离时，未形成胎盘后血肿，则见不到上述图像，故B型超声诊断胎盘早剥有一定的局限性。

（3）**实验室检查** 主要了解病人贫血程度及凝血功能。重型胎盘早剥病人应检查肾功能与二氧化碳结合力。若并发DIC时进行筛选试验（血小板计数、凝血酶原时间、纤维蛋白原测定）与纤溶确诊试验（凝血酶时间、优球蛋白溶解时间、血浆鱼精蛋白副凝试验）。

【可能的护理诊断及合作性问题】

1. **有胎儿宫内窘迫的危险** 与胎盘功能障碍有关。

2. **恐惧** 与胎盘早剥起病急、进展快、危及母儿生命有关。

3. **预感性悲哀** 与胎儿死亡、切除子宫有关。

4. **潜在并发症** 失血性休克、弥散性血管内凝血。

【预期目标】

1. 病人失血性休克症状得到控制。

2. 病人未出现凝血功能障碍、产后出血和急性肾衰竭等并发症。

3. 病人情绪稳定，配合治疗与护理。

4. 出院时，母儿健康状态良好。

【护理措施】

1. **一般护理** 胎盘早剥是一种妊娠晚期严重危及母儿生命的并发症，积极预防非常重要。对于已诊断为胎盘早剥的病人，护理措施如下：

（1）纠正休克，改善病人一般情况　护士应迅速建立静脉通道，积极补充血容量，必要时及时输入新鲜血液，既能补充血容量，又可补充凝血因子。同时密切监测胎儿宫内状态。

（2）严密监测病情变化，及时发现并发症　定时测量生命体征，注意宫缩及胎心音变化，及时发现并发症。了解各种实验室检查的结果，密切观察是否有凝血功能障碍，如牙龈出血、皮下黏膜或注射部位出血，子宫出血不凝，有无尿血、咯血及呕血等现象；病人尿少或无尿，应警惕急性肾衰竭。护士应高度重视上述症状，一旦发现，及时报告医生并配合处理。

（3）为终止妊娠做好准备　一旦确诊，应及时终止妊娠，依具体状态决定分娩方式，护士需为此做好相应的准备。

（4）预防产后出血　胎盘剥离娩出后易发生产后出血，因此分娩后应及时给予宫缩剂，并配合按摩子宫。必要时按医嘱做好切除子宫的术前准备。未发生出血者，产后仍应加强生命体征观察，预防晚期产后出血。

（5）产褥期护理　病人在产褥期应注意加强营养，纠正贫血。保持会阴清洁，防止感染。根据孕妇身体情况给予母乳喂养指导。死产者及时给予退乳措施。

2. 辨证施护　妊娠期间因腹痛及阴道出血，病人多精神紧张，心情抑郁，担心胎儿的健康状况。又因本病起病急、进展快，应密切观察腹痛及阴道出血、胎心情况。必要时中西医结合予以积极抢救。

（1）阴虚肝旺型　宜滋阴清热、止血安胎，用两地汤（《傅青主女科》），水煎温服。

平素服用苎麻煲鸡：雌鸡 1 只，干苎麻根 30g，先将雌鸡去毛、头、爪、内脏，洗净，苎麻根放入鸡腹内，加水煲汤，调味后饮汤吃鸡，每日 2 次，可常服。

（2）瘀血阻滞型　宜化瘀止痛、止血安胎，用四物汤（《太平惠民和剂局方》），水煎温服。

平素亦可服用丹七片，每次 3 片，每日 3 次。独圣活血片，每次 6 片，每日 3 次。

【结果评价】

1. 出院时，母儿健康状态良好。

2. 病人住院期间没有出现并发症。

3. 胎儿死亡的病人能够面对现实，情绪稳定。

第八节　羊水量异常

妊娠期凡能引起羊水产生和吸收失衡的因素，均可导致羊水过多或羊水过少。

一、羊水过多

羊水过多（polyhydramnios）是指在妊娠任何时期内羊水量超过 2000ml 者。多数孕妇羊水量增加缓慢，在较长时间内形成，称慢性羊水过多；少数孕妇羊水在数日内迅速增加，称急性羊水过多。羊水过多时羊水的外观、性状与正常者并无异样。

中医称本病为"子满"、"胎水肿满"，最早见于《诸病源候论》。

【病因及发病机制】

约1/3羊水过多的病人原因不明，称为特发性羊水过多。2/3羊水过多可能与胎儿畸形及妊娠合并症、并发症有关。①胎儿畸形：以中枢神经系统和上消化道畸形最常见。如无脑儿、脊柱裂胎儿，因为脑脊膜裸露，脉络膜组织增殖，渗出液增加，导致羊水过多；无脑儿和严重脑积水患儿，由于缺乏中枢吞咽功能，无吞咽反射及缺乏抗利尿激素致尿量增多使羊水过多；食管或小肠闭锁、肺发育不全时不能吞咽与吸入羊水，均可因羊水积聚导致羊水过多。②多胎妊娠：其并发羊水过多是单胎妊娠的10倍，尤以单卵双胎居多，因单卵双胎之间血液循环相互沟通，占优势的胎儿循环血量多，尿量增加，致使羊水过多。③孕妇患病：糖尿病孕妇的胎儿血糖也会增高，引起多尿而排入羊水中。妊娠期高血压疾病、急性病毒性肝炎、重度贫血时，均容易发生羊水过多。④母儿血型不合：母儿血型不合时，胎儿免疫性水肿、胎盘绒毛水肿影响液体交换导致羊水过多。⑤胎盘脐带病变：胎盘绒毛血管瘤脐带帆状附着等有时也可引起羊水过多。

中医学认为，本病的发生主要是妇人素体脾气虚弱，孕后则血聚养胎，气血两虚，脾虚不能运化水湿，水渍胞中所致；或先天不足，或孕后感染邪毒，致胎元缺陷，发为畸形。

【临床表现】

1. **急性羊水过多** 较少见，占1%～2%。多发生于妊娠20～24周。羊水量急剧增多，在数日内子宫过度膨胀，横膈上抬，孕妇出现呼吸困难、心悸气短，甚至发生紫绀，行走不便，不能平卧、仅能端坐，痛苦面容，自觉腹部胀满疼痛，进食减少。产科检查见腹壁紧张发亮，严重者皮肤变薄，皮下静脉清晰可见。巨大子宫压迫下腔静脉，影响静脉回流，出现下肢及外阴浮肿、静脉曲张。宫底高度及腹围明显大于孕周，宫壁张力大，液体震荡感明显，胎位触不清，胎心遥远或听不到。

2. **慢性羊水过多** 较多见，约占98%。多发生于妊娠28～32周。羊水可在数周内逐渐增多，多数孕妇能适应，常在产前检查时发现。产科检查情况同急性羊水过多。

【处理原则】

1. **西医** 羊水过多合并胎儿畸形者，及时终止妊娠；羊水过多胎儿正常者，应根据羊水过多的程度与胎龄决定处理方法。

2. **中医** 胎儿畸形者，下胎益母；胎儿无畸形者，利水安胎。

【护理评估】

1. **病史** 了解孕妇年龄，有无妊娠合并症及并发症，有无先天畸形家族史及生育史。

2. **身心状况及辨证** 病人及家属因担心胎儿可能会有畸形，而感到紧张、焦虑不安，甚至产生恐惧心理。本病主要是以妊娠中晚期，腹大异常、压迫症状为辨证要点。

临床常见以下证型：

（1）脾气虚弱型　妊娠五六个月，短时间内腹大异常，胸膈满闷，呼吸短促，神疲肢软，舌淡胖，苔白腻，脉沉滑无力。

（2）气滞湿郁型　孕期胎水过多，腹大异常，胸膈胀满，甚至喘息不得卧，肢体肿胀，皮色不变，按之压痕不显，苔薄腻，脉弦滑。

3. 诊断检查

（1）B型超声检查　测量羊水最大暗区垂直深度（羊水池）（amniotic fluid volume，AFV）显示胎儿与子宫壁间的距离增大，>7cm即可考虑为羊水过多。若用羊水指数法（amniotic fluid index，AFI），则>18cm为羊水过多。四维彩超检查在诊断胎儿面部、四肢、心脏等畸形方面有优势。

（2）甲胎蛋白（alpha fetoprotein，AFP）测定　可进行羊水及母血AFP含量测定。若为神经管缺损的胎儿，羊水AFP值超过同期正常妊娠平均值3个标准差以上，而母血清AFP值超过同期正常妊娠平均值2个标准差以上。

（3）其他　还应检查孕妇血糖，尤其对慢性羊水过多者，应排除妊娠期糖尿病；羊水细胞培养或采集胎儿血作染色体核型分析，了解染色体数目、结构有无异常。

【可能的护理诊断及合作性问题】

1. 焦虑　与担心胎儿可能畸形有关。

2. 潜在并发症　胎盘早剥、脐带脱垂、早产、产后出血。

【预期目标】

1. 羊水过多但胎儿正常者，母婴健康平安。

2. 羊水过多合并胎儿畸形者，孕妇能面对现实，终止妊娠，顺利度过产褥期。

【护理措施】

1. 一般护理

（1）病情观察　监测孕妇的生命体征，定期测量宫高、腹围和体重，以判断病情进展；观察胎心、胎动及宫缩，及早发现胎儿宫内窘迫及早产的征象；对于人工破膜者，应密切观察胎心和宫缩，及时发现胎盘早剥和脐带脱垂的征象；产后观察子宫收缩及阴道流血情况，防止产后出血。

（2）羊膜腔穿刺放羊水者护理　若胎儿正常，胎龄不足37周，孕妇症状严重无法忍受时，可考虑经腹羊膜腔穿刺，引流部分羊水，以缓解孕妇症状。护理人员做好配合治疗：①协助做好术前准备，严格无菌操作，配合医生完成羊膜腔穿刺，控制羊水流出速度不超过500ml/h，一次放羊水量不超过1500ml；②放羊水过程中严密观察孕妇生命体征、宫缩、胎心率、阴道流血等情况，及时发现胎盘早剥征象并配合处理；③放羊水后腹部放置沙袋或加腹带包扎以防腹压骤降发生休克；④遵医嘱给镇静剂、宫缩抑制剂预防早产，给抗生素预防感染。

（3）缓解焦虑　对于胎儿畸形者，护士主动、耐心与孕妇及家属交谈，使他们了解胎儿畸形并非孕妇的过错，使其获得心理安慰，配合治疗及护理；嘱咐再孕后应进行遗传咨询及产前诊断，加强孕期检查，进行高危监护。

（4）健康指导　向孕妇及家属讲解羊水过多的原因及注意事项。嘱其卧床休息，指导孕妇低盐饮食，减少增加腹压的活动以防胎膜早破。

2. 辨证施护　严密监护胎儿宫内情况，缓解孕妇不适，加强心理护理。

（1）脾气虚弱型　宜健脾渗湿、养血安胎，用鲤鱼汤（《千金要方》）水煎温服。

平素可服薏苡仁、冬瓜、扁豆、赤小豆、鲤鱼等。

（2）气滞湿郁型　宜理气行滞、利水除湿，用茯苓导水汤（《医宗金鉴》）去槟榔，水煎温服。

平素可服玉米、陈皮、砂仁、赤小豆等。

【结果评价】

1. 母婴平安，无并发症的发生。

2. 对于因胎儿畸形终止妊娠者，孕妇能面对现实，积极参与治疗与护理过程。

二、羊水过少

羊水过少（oligohydramnios）是指妊娠晚期羊水量少于300ml。临床多发生于妊娠28周以后，比较少见。但本病胎儿发育畸形率、新生儿发病率及死亡率较正常妊娠增高，且往往是胎儿宫内发育迟缓的标志之一，故应引起高度重视。

中医无此病名，根据其临床表现属"胎萎不长"病证范畴。最早见于《诸病源候论·妊娠胎萎燥候》。

【病因及发病机制】

羊水过少主要与羊水产生减少或羊水吸收、外漏增加有关。部分羊水过少原因不明。常见原因有：①胎儿畸形：以泌尿系统畸形为主，如胎儿肾脏缺如、肾脏发育不良、输尿管和（或）尿道梗阻引起无尿或少尿，导致羊水过少；②胎盘功能减退：过期妊娠、胎儿生长受限、妊娠期高血压疾病、胎盘退行性变可导致胎盘功能减退，胎儿宫内慢性缺氧引起胎儿血液重新分配，为保证胎儿脑和心脏血供，肾血流量降低，胎儿尿生成减少导致羊水过少；③胎膜早破：羊水外漏速度超过羊水生成速度，导致羊水过少；④孕妇患病：孕妇脱水、血容量不足时，孕妇血浆渗透压增高能使胎儿血浆渗透压相应增高，尿液形成减少。孕妇服用某些药物（如利尿剂、吲哚美辛），也能引起羊水过少。

中医学认为，本病多为禀赋不足，胞脏虚损，或因孕后调养失宜，以致脏腑气血亏损，胎失所养所致。

【临床表现】

羊水过少的临床症状多不典型。部分孕妇自觉胎动时腹痛，产前检查发现宫高、腹围小于同期正常妊娠孕妇。子宫的敏感性较高，常因轻微刺激引起宫缩。临产后阵痛剧烈，宫缩多不协调，宫口扩张缓慢，产程延长。羊水过少易发生胎儿畸形、胎儿窘迫及新生儿窒息，围产儿死亡率增高。

【处理原则】

1. **西医**　羊水过少确诊有胎儿畸形者，应尽早终止妊娠。未发现明显胎儿畸形、妊娠 37 周后应终止妊娠；35 周后合并妊娠期高血压疾病、慢性高血压、胎儿生长受限者，经对症治疗后，症状仍未好转者，应终止妊娠。

2. **中医** 胎儿畸形者，下胎益母；胎儿无畸形者，益气养血、滋养胎元。

【护理评估】

1. **病史** 了解孕妇月经史、生育史、用药史、有无妊娠合并症、有无先天畸形家族史等，同时了解孕妇感觉到的胎动情况。

2. **身心状况及辨证** 病人及家属因担心胎儿可能会有畸形，常感到紧张无措、焦虑不安。本病主要是以孕妇自觉胎动时腹痛，宫高、腹围小于同期正常妊娠孕妇为辨证要点。临床常见以下证型：

（1）**气血虚弱型** 妊娠中晚期，腹部增大及子宫底高度明显小于孕月，身体虚弱，头晕，疲乏，气短懒言，面色萎黄或㿠白，舌淡嫩，少苔，脉细弱无力。

（2）**血寒型** 妊娠中晚期，腹形与子宫增大明显小于妊娠月份，形寒怕冷，腰腹冷痛，四肢不温，胎心音较弱，舌淡，白苔，脉沉滑迟。

（3）**血热型** 妊娠中晚期，子宫增大明显小于妊娠月份，烦躁不安，潮热盗汗，夜梦多，胎动频，尿频数而赤，大便干结，舌红，少或黄苔，脉细滑数。

3. **诊断检查**

（1）**产科检查** 羊水过少者宫高、腹围增长缓慢，电子胎心监护发现宫缩时可以出现晚期减速图形。

（2）**B 型超声检查** 测量单一羊水最大暗区垂直深度，≤2cm 即可考虑为羊水过少；≤1cm 为严重羊水过少。若用羊水指数法，则≤8cm 为诊断羊水过少的临界值，≤5cm 作为羊水过少的绝对值。

（3）**羊水直接测量** 破膜时如果总羊水量小于 300ml 即可诊断为羊水过少。本法缺点是不能早诊断。

【可能的护理诊断】

1. **有胎儿受伤的危险** 与羊水过少导致胎儿粘连或胎儿生长受限有关。

2. **恐惧** 与担心胎儿畸形有关。

【预期目标】

1. 羊水过少但胎儿正常者，母婴健康平安。

2. 羊水过少合并胎儿畸形者，孕妇能面对现实，积极配合治疗。

【护理措施】

1. **一般护理**

（1）**健康指导** 向孕妇及家属介绍羊水过少的可能原因。指导孕妇休息时取左侧卧位，改善胎盘血液供应；遵医嘱接受治疗方案；教会孕妇监测胎动的方法和技巧，同时积极预防胎膜早破的发生。胎儿出生后应全面评估，识别异常，及早干预治疗。

（2）**病情观察** 观察孕妇的生命体征，定期测量宫高、腹围和体重，以判断病情进展；根据胎盘功能测定结果、胎心监测、胎动及宫缩的变化，及时发现并发症。发现羊水过少者，B 超监测羊水量，并注意观察有无胎儿畸形。

（3）配合治疗 如妊娠未足月，胎肺不成熟者，行羊膜腔灌注期待治疗时，应注意严格无菌操作，防止发生感染，同时遵医嘱给予抗感染药物；发现羊水过少时若妊娠已近足月，应指导孕妇在短期内重复测定羊水量并监测胎心和胎动变化；若合并有过期妊娠、胎儿生长受限等需及时终止妊娠者，应遵医嘱做好阴道助产或剖宫产的准备。

2. 辨证施护 严密监护胎儿宫内情况，加强心理护理。

（1）气血虚弱型 宜益气养血、滋养胎元，用八珍汤（《正体类要》），水煎温服。

平素服苎麻根红枣饮：红枣 10 枚、核桃仁 10g、苎麻根 15g，先水煎苎麻根，去渣，加入红枣与核桃仁共煮，饮汤吃枣与核桃仁，每日 1 剂。

（2）血寒型 宜温阳散寒、养血育胎，用长胎白术散（《叶氏女科证治》），水煎温服。

平素可多食桂枝黄芪大枣汤：黄芪 30g、桂枝 10g、大枣 10 枚，共煮，饮汤食枣，每日 1 剂。或用花椒 15g、艾叶 30g、干姜 30g、菟丝子 30g、肉桂 10g、青盐 30g，煎水 1500ml，每晚临睡前进行沐足。

（3）血热型 宜清热凉血、养阴安胎，用保阴煎（《景岳全书》），水煎温服。

平素服生地糯米粥：糯米 90g，洗净加水煮粥，将熟时加入生地黄汁 90ml，煮沸服食，每日 2 次。

【结果评价】

1. 母婴平安，无并发症的发生。

2. 对于因胎儿畸形终止妊娠者，孕妇能面对现实，积极参与治疗与护理过程。

第九节 过期妊娠

凡平时月经周期规则，妊娠达到或超过 42 周尚未分娩者，称为过期妊娠（prolonged pregnancy）。其发生率占妊娠总数的 3% ～15%。过期妊娠的围生儿患病率和死亡率增高，并随妊娠期延长而增加。妊娠 43 周时围生儿死亡率为正常的 3 倍，也是影响围生儿发育与生存的重要原因。

中医称本病为"过期不产"，最早见于《诸病源候论》。

【病因及发病机制】

过期妊娠的发生可能与下列因素有关：①头盆不称：部分过期妊娠胎儿较大，导致头盆不称和胎位异常，使胎先露部不能紧贴子宫下段及宫颈内口，反射性子宫收缩减少，容易发生过期妊娠；②雌、孕激素比例失调：内源性前列腺素和雌二醇分泌不足而黄体酮水平增高，导致孕激素占优势，抑制前列腺素和缩宫素的作用，延迟分娩发动，导致过期妊娠；③胎儿畸形：如无脑儿，由于无下丘脑，使垂体－肾上腺轴发育不良，促肾上腺皮质激素产生不足，导致雌激素分泌减少；④遗传因素：某家族、某个体常反复发生过期妊娠，提示过期妊娠可能与遗传因素有关。

中医学认为，本病多与孕妇的体质有关，或素体虚弱，或形体消瘦，或因妊娠消耗较大而补充不足等，导致气血亏虚，胞宫无力动作，以致气滞血瘀，胎儿不下。

【临床表现】

超过预产期 2 周以上，孕妇自觉胎动减少，产科检查时子宫符合足月妊娠大小，体重不再增加反而减少。此时胎儿生长模式与胎盘功能有关，可分为以下 3 种：

1. **正常生长及巨大儿**　胎盘功能正常者，胎儿继续生长，出生时胎儿体重偏大或为巨大儿，或因颅骨钙化明显不易变形以致造成难产，新生儿发病率相应增加。

2. **成熟障碍**　由于胎盘功能减退和缺氧及营养不足而不再继续生长发育。临床分为 3 期：Ⅰ 期为过度成熟，表现为胎脂消失，皮下脂肪减少，皮肤干燥松弛多皱褶，头发浓密，指（趾）甲长，身体瘦长，容貌似"小老头"样。Ⅱ 期为胎儿缺氧，肛门括约肌松弛，有胎粪排出，羊水及胎儿皮肤粪染，羊膜和脐带绿染，围生儿患病率及死亡率最高。Ⅲ 期为胎儿全身因粪染时间较长而广泛黄染，指（趾）甲和皮肤呈黄色，脐带和胎膜呈黄绿色。此期胎儿已度过 Ⅱ 期危险阶段，预后反较 Ⅱ 期好。

3. **胎儿生长受限**　小样儿可与过期妊娠共存，后者更增加胎儿的危险性。

【处理原则】

1. **西医**　一旦确诊，及时终止妊娠。

2. **中医**　补气升血，缩宫催产。

【护理评估】

1. **病史**　询问平时月经是否规律，核实末次月经日期，了解早孕反应及胎动出现的时间，进一步确定妊娠周数。了解家族史及本人有无过期妊娠史。

2. **身心状况及辨证**　超过预产期仍迟迟不发动宫缩，担心胎儿安全，孕妇出现烦躁、焦虑心理。本病主要是以孕妇身体状况、妊娠过期时间为辨证要点。临床常见以下证型：

（1）**气虚血瘀型**　胎元过期不下，孕妇神疲乏力，头晕目眩，腹胀不适，二便正常，舌暗红，边有瘀斑，苔薄，脉弦滑。

（2）**肝肾不足型**　妊娠过期，胎儿不下，腰膝酸软，头晕眼花，形体消瘦，纳食不香，二便正常，舌淡，苔薄，脉沉细。

（3）**寒凝脉滞型**　妊娠过期不产，小腹寒凉，四肢不温，腹胀，大便溏泄，小便清长，舌淡暗，苔薄白，脉沉紧而涩。

3. **诊断检查**

（1）**核实预产期**　诊断过期妊娠之前必须准确核实预产期，确认妊娠是否真正过期。

（2）**判断胎盘功能**　测定胎盘功能，以判断胎儿有无缺氧。①胎动计数：凡 12 小时内胎动计数小于 10 次，或逐日下降 50% 而不能恢复，或突然下降 50%，应视为胎盘功能减退，胎儿有缺氧存在；②尿液雌三醇（E_3）总量测定：如小于 10mg/24h 为胎盘功能减退；③测定尿雌三醇与肌酐（E/C）比值：采用单次尿测定 E/C 比值，若小于 10 或下降超过 50% 者为胎盘功能减退；④无应激试验（NST）及宫缩应激试验（CST）：NST 有反应型提示胎儿无缺氧，如 NST 无反应型需做 CST，如多次反复出现晚期减速型胎心率，提示胎盘功能减退，胎儿明显缺氧。

（3）B型超声检查　每周1～2次监测胎心、胎动、胎儿肌张力、胎儿呼吸运动及羊水量。羊水暗区小于2cm者，提示胎儿宫内明显缺氧，胎儿危险性增加。

（4）羊膜镜检查　直接观察羊水性状、颜色、羊水量，以了解胎儿是否缺氧、是否排出胎粪而污染羊水。

【可能的护理诊断及合作性问题】

1. **知识缺乏**　缺乏过期妊娠危害的知识。

2. **潜在并发症**　胎儿窘迫、难产。

【预期目标】

1. 妊娠过期但胎儿正常者，胎儿健康平安。

2. 孕妇了解过期妊娠对母儿的不良影响，并能积极配合治疗。

【护理措施】

1. **一般护理**

（1）加强相关知识教育　经核实确属过期妊娠者，向孕妇及家属介绍过期妊娠对母儿的不良影响，说明适时终止妊娠的必要性及终止妊娠的方法，减轻他们的矛盾心理，并取得合作。

（2）防止围生儿受伤，促进围生儿健康　①嘱孕妇左侧卧位，勤听胎心，给予氧气吸入。②协助医生终止妊娠：若胎盘功能减退，有产科指征、高龄初产妇或引产失败者采取剖宫产，遵医嘱做好剖宫产术前准备工作；引产术者协助医生人工破膜，静脉滴注缩宫素并严密监护；临产后严密观察产程进展和胎心率变化，吸氧，发现胎心异常或羊水浑浊及时报告，做好剖宫产及抢救新生儿窒息的准备。③过期儿按高危儿加强护理。

（3）健康指导　加强产前检查，准确核实预产期，避免过期妊娠。教会孕妇自我监护胎儿的方法。加强新生儿的护理。围生儿死亡者，给予心理安慰，指导避孕措施，至少半年后再妊娠。

2. **辨证施护**

（1）气虚血瘀型　宜益气活血、缩宫催生，用参芪启宫汤（《中西医结合妇产科学》），水煎温服。

（2）肝肾不足型　宜滋养肝肾、缩宫催生，用张氏助产汤（《中西医结合妇产科学》），水煎温服。

（3）寒凝脉滞型　宜补气活血、暖宫催生，用保产无忧散（《傅青主女科》），水煎温服。

【结果评价】

1. 妊娠过期但胎儿正常者，胎儿健康平安。

2. 孕妇了解过期妊娠对母儿的不良影响，并能积极配合治疗。

第十一章 妊娠合并症妇女的护理

第一节 心脏病

妊娠合并心脏病是严重的妊娠合并症，我国在 1992 年报道发病率约 1.06%，是孕产妇死亡的主要原因之一，高居孕产妇死亡原因的第 2 位，为非直接产科死因的第 1 位，仅次于产后出血，故应给予充分的重视。最常见的妊娠合并心脏病的种类及顺位是先天性心脏病、风湿性心脏病、妊娠期高血压疾病性心脏病、围生期心肌病、贫血性心脏病以及心肌炎等。

中医无此病名，根据其临床表现属"妊娠心悸"、"妊娠怔忡"等病证范畴。

【妊娠、分娩对心脏病的影响】

1. 妊娠期 妊娠期母体血容量自孕 6 周左右开始逐渐增加，至孕 32 ～ 34 周达高峰，比非孕时增加 30% ～45%，平均增加 1500ml，维持此水平直至分娩。妊娠期心排出量比非孕时平均增加 40% ～50%。心排出量的增加在妊娠早期以每搏输出量增加为主，妊娠中晚期则需增加心率以适应血容量的增加。至分娩前 1 ～2 个月，心率平均每分钟增加 10 次，使心脏负担加重。此外，妊娠晚期子宫增大、膈肌上升，心脏向左向上移位，导致心脏大血管扭曲，使心脏负担进一步加重，易使合并心脏病孕妇发生心力衰竭。

2. 分娩期 此期为心脏负担最重的时期。在第一产程中，每次宫缩有 250 ～500ml 血液被挤至体循环，使回心血量增加，血压升高；同时，子宫收缩增加外周循环阻力。第二产程，除子宫收缩外，腹肌、膈肌亦参加收缩活动，使外周循环阻力和肺循环阻力均增加；同时腹压的增加使内脏的静脉回流增加，因而心脏的前后负荷都增加。第三产程，子宫缩小和胎盘循环停止使子宫的血液分流减少，回心血量增加；此外，子宫缩小，腹腔内压力骤减，血液易瘀滞于内脏，使回心血量急剧减少。这些因素均会加重心脏负担，易使不良的心功能进一步减退而引起心力衰竭。

3. 产褥期 产后由于子宫缩复使大量血液进入体循环，同时组织内原来潴留的液体也开始回到体循环，使循环血量再度增加，加重心脏负担，严重时可导致心力衰竭。尤其以产后 3 日内心脏负荷较重。

综上所述，妊娠 32 ～34 周、分娩期及产后的最初 3 天内，是妊娠合并心脏病的孕产妇最危险的时期，极易发生心力衰竭，应严密监护。

【心脏病对妊娠的影响】

心脏病不影响受孕。心脏病变较轻、心功能 Ⅰ~Ⅱ 级、既往无心衰史亦无并发症者，经过密切监护和适当治疗，多能承受妊娠和分娩。不宜妊娠者若一旦受孕或妊娠后有心功能不良者，则可因缺氧而导致流产、早产、死胎、胎儿生长受限和胎儿宫内窘迫，甚至发生新生儿窒息；同时，心脏病孕妇由于心力衰竭和严重感染等原因，也使孕产妇的死亡率明显增加。

【临床表现】

根据心脏病孕妇的临床表现，按照纽约心脏病协会（NYHA）依据病人生活能力状况，将心功能情况分为四级：

心功能 Ⅰ 级：一般体力活动不受限制。

心功能 Ⅱ 级：一般体力活动轻度受限制，休息时无自觉症状，但在日常体力活动时即感心悸、轻度气短。

心功能 Ⅲ 级：一般体力活动显著受限制，休息时无不适，但从事轻微日常体力活动，即引起不适、心悸、呼吸困难，或既往有心力衰竭史者。

心功能 Ⅳ 级：一般体力活动严重受限制，不能从事任何体力活动，休息时仍有心悸、呼吸困难等心力衰竭症状。

这种心功能分级具有简便易行、不依赖任何器械检查等优点，多年来一直应用于临床。其不足之处是主观症状和客观检查不一定一致，有时甚至差距很大。体力活动的能力受平时训练、体力强弱、感觉敏锐性的影响，个体差异很大。因此 NYHA 对心脏病心功能分级进行多次修订，1994 年采取并行的两种分级方案，即第一种是上述的病人主观功能量（functional capacity），第二种是根据客观检查手段（心电图、负荷试验、X 线、超声心动图等）来评估心脏病的严重程度。后者也分为四级：

A 级：无心血管病的客观依据。

B 级：客观检查表明属于轻度心血管病病人。

C 级：客观检查表明属于中度心血管病病人。

D 级：客观检查表明属于重度心血管病病人。

其中轻、中、重度没有作出明确规定，由医师根据检查作出判断。分级时将病人的两种分级并列，如心功能 Ⅱ 级 C。

妊娠合并心脏病的孕妇，若出现下列症状和体征，应考虑为早期心衰：①轻微活动后即有胸闷、心悸、气短；②休息时心率超过 110 次/分，呼吸超过 20 次/分；③夜间常因胸闷而需坐起，或需到窗口呼吸新鲜空气；④肺底部出现少量持续性湿啰音，咳嗽后不消失。

【处理原则】

1. 西医 凡有下列情况之一者一般不宜妊娠：心脏病变较重，心功能 Ⅲ~Ⅳ 级，既往有心力衰竭史、有肺动脉高压、右向左分流型先心病、严重心律失常、活动性风湿热、心脏病并发细菌性心内膜炎、急性心肌炎等。不宜妊娠者应严格避孕，若已妊娠者应及时终止妊娠。可以妊娠者，从孕早期开始定期产前检查，积极预防和纠正各种妨碍心功能的因素。

2. **中医**　益气养血，调理阴阳，宁神安胎。

【护理评估】

1. **病史**　评估孕妇的既往史和孕产史、本次妊娠的详细经过、孕妇的心理状况及对心脏病和妊娠的认识情况，胎儿在宫内的情况，以及社会支持系统是否得力等。

2. **身心状况及辨证**　由于心悸、胸闷、气短时作，并且随妊娠月份逐渐加重，孕妇担心自身健康，担心能否继续维持妊娠；担心胎儿是否缺氧以及能否正常生长发育，因此易产生忧虑不安的情绪。本病主要是以心悸气短，动则尤甚为辨证要点，且以虚证居多。临床上常见以下证型：

（1）**心血虚型**　妊娠后心悸气短，失眠多梦，思虑劳心则甚，眩晕健忘，面色无华，口唇色淡，舌淡红，苔薄，脉细弱。

（2）**心阳虚型**　妊娠后心悸不安，动则尤甚，胸闷气短，自汗，面色㿠白，畏寒喜暖，伴心痛，肢面浮肿，下肢为甚，或见咳喘，不能平卧，舌淡，苔白，脉虚弱无力。

（3）**肝肾阴亏型**　妊娠后心悸失眠，眩晕耳鸣，腰膝酸软，五心烦热，潮热盗汗，口干咽燥，两目干涩，视物昏花，筋脉拘急，肢体麻木，舌红少津，苔少或无，脉细数。

（4）**血瘀气滞型**　妊娠后心悸，心胸憋闷或刺痛，心痛时作，常牵引肩背，伴两胁胀痛，善太息，面唇爪甲青紫，舌紫暗，或有瘀点、瘀斑，脉涩，或结或代。

3. **诊断检查**

（1）**X 线检查**　X 线胸片示心界扩大（包括心房或心室扩大）。

（2）**心电图检查**　心电图提示各种心律失常、S－T 段改变。

（3）**二维超声心动图检查**　可提示心脏结构及各瓣膜异常情况。

（4）**胎心电子监护仪**　提示胎儿宫内健康状况。无应激试验（NST）可以观察胎动时胎心的变化情况；缩宫素激惹试验（OCT）可以了解宫缩时胎心的变化情况。

【可能的护理诊断及合作性问题】

1. **活动无耐力**　与妊娠合并心脏病心功能差有关。

2. **自理能力缺陷**　与心脏病活动受限及卧床休息有关。

3. **潜在并发症**　心衰。

【预期目标】

1. 孕妇住院期间基本需要得到满足。

2. 孕妇有心衰的早期表现时能够及时被发现和处理。

3. 孕妇能陈述妊娠与心脏病之间的相互影响，顺利度过妊娠、分娩及产褥期。

【护理措施】

1. **非孕期**　根据病人心脏病的类型、病变程度、心功能状况及是否手术矫治等因素，判断病人是否适宜妊娠。对不宜妊娠者，告诫病人采取有效的措施，严格避孕。

2. 妊娠期

（1）加强产前检查　可以妊娠者，产前检查应从确定妊娠时开始，检查次数及间隔时间可按病情而定，孕 20 周以前每 2 周 1 次，孕 20 周以后每周 1 次，以便及时了解孕妇心功能状况和胎儿宫内情况。每次产前检查的内容除一般产科检查外，应重点评估心脏功能情况及变化。

（2）防止心力衰竭的发生

①适当休息与活动：适当增加休息及睡眠时间，每日至少保证睡眠 10 小时，并有 2 小时左右的午休时间，休息时宜采取左侧卧位或半卧位。根据病人的心功能状况，限制体力活动，避免因劳累而诱发心衰。

②合理营养：应进高热量、高蛋白质、高维生素、低盐、低脂肪、富含钙及铁等矿物质的食物，且少量多餐。多吃水果及蔬菜，预防便秘。自妊娠 16 周起，限制食盐的摄入量，每日不超过 4 ~ 5g。注意出入量的平衡。

③积极预防、及早纠正各种妨碍心功能的因素：常见诱发心衰的因素有感染、贫血及妊娠期高血压疾病等。养成良好的卫生习惯，预防泌尿系统、口腔、消化道等的感染，注意保暖，减少出入人多的公共场所，预防上呼吸道感染。若出现感染征象，及时控制。积极预防并治疗贫血，从妊娠 4 个月起补充铁剂。定期监测血压，观察下肢水肿及体重增加情况，及早发现并治疗妊娠期高血压疾病。

④加强心理护理：耐心向孕妇及其家属解释目前的健康状况，告知预防心衰的有效措施，帮助其识别早期心衰的症状和体征以及出现心衰以后的应对措施，减轻孕妇及其家属的焦虑和恐惧心理，增强安全感。

⑤提前入院待产：心功能 Ⅰ ~ Ⅱ 级者，应于预产期前 1 ~ 2 周提前入院待产；心功能Ⅲ级或以上者，应立即住院治疗，以保证母婴安全。

3. 分娩期

（1）第一产程

①产程中有专人守候，及时解答病人提出的问题；家属陪同待产，为病人提供心理支持。指导病人应对产程的正确策略，指导产妇掌握正确的呼吸技巧以配合宫缩。

②严密观察产妇的生命体征变化，一旦发生心衰征象，应取半卧位，吸氧，并根据医嘱给予强心药物。

③监测胎儿宫内情况，每 30 分钟监测 1 次胎心音。

④尽量侧卧，避免仰卧；在宫缩间歇期鼓励产妇尽量放松休息，适当进食、饮水。

⑤宫缩时产妇常有剧烈宫缩痛或腰骶部疼痛，可予腰骶部按摩以减轻不适感，必要时遵医嘱适当运用镇静剂如地西泮（安定）或止痛剂如哌替啶。

⑥严密观察产程进展，发现产程进展不顺利或心功能不全者，应立即配合医生做好剖宫产的术前准备。

⑦临产后，根据医嘱给以抗生素预防感染，直至产后 1 周左右。

（2）第二产程

①严密观察产妇生命体征的变化、心功能及胎儿宫内情况。

②尽量减少产妇屏气用力，适时行会阴切开术或阴道助产（产钳或胎头吸引）术，以缩短第二产程。

③根据病人缺氧情况予以面罩或鼻导管吸氧。

④遵医嘱给予药物治疗，并观察用药后的反应。

⑤做好新生儿抢救的准备工作。

（3）第三产程

①胎儿娩出后，立即于腹部放置 1～2kg 重沙袋，持续 24 小时，以防腹压骤降，周围血液涌向内脏而增加心脏负担。

②给予心理支持，置产妇于安静环境，保证产妇安静休息，遵医嘱给予镇静剂。

③严密观察并记录宫底高度、宫缩情况和阴道出血量。膀胱充盈者及时排空膀胱；子宫收缩不良者可予以按摩宫底，必要时遵医嘱静脉或肌内注射缩宫素。禁用麦角新碱，以免静脉压增高而诱发心衰。

④产后出血过多者应遵医嘱输血，但应严格控制输血、输液速度，以预防心衰。

4. 产褥期

（1）预防心衰的发生　产褥早期，尤其产后 72 小时内仍应密切观察产妇的生命体征及心功能变化，预防心衰的发生，一旦发生应及时处理。

（2）保证充足的休息　产后应保证产妇充足的睡眠和休息，必要时遵医嘱给予小剂量口服镇静剂（苯巴比妥、地西泮等）。产后 24 小时内应绝对卧床休息；病情轻者，产后 24 小时后根据病人的心功能情况，可适当下地活动。

（3）预防便秘　注意饮食清淡、合理，多吃蔬菜和水果，必要时使用缓泻剂。

（4）预防感染　注意外阴部清洁，预防感染，特别是防止感染性心内膜炎的发生，产后应继续用抗生素 1 周或更长时间。

（5）选择合适的喂养方式　心功能 I～II 级的产妇可以哺乳，但应避免劳累。心功能III级或以上者不宜哺乳，应及时回奶，指导病人及其家属正确地进行人工喂养。

（6）指导避孕　不宜再妊娠需做绝育术者，如心功能良好，应于产后 1 周手术；如有心力衰竭，待心衰控制后行绝育手术。未做绝育术者要采取有效措施严格避孕。

（7）产后复查　根据病情，定期产后复查。

5. 辨证施护　避风寒、慎起居，注意休息，以免过劳伤及心神；饮食宜清淡、勿过咸，既要补充营养，又要控制体重；增加产前检查次数，并提前入院待产。

（1）心血虚型　宜养血益阴、宁心安胎，用归脾汤（《济生方》），水煎温服。

平素服独参汤，用于治疗后保健。用法：生晒参 10g，熬汤当茶饮，每日 1 剂。心悸多汗者可用红参 10g、乌梅 10g，熬汤加适量冰糖当茶饮，每日 1 剂。

（2）心阳虚型　宜温补心阳、化气利水、宁心安胎，用苓桂术甘汤（《金匮要略》），水煎温服。

平素服参芪五味子片，每次 4 片，每日 3 次。

（3）肝肾阴亏型 宜滋补肝肾、宁心安胎，用一贯煎（《续名医类案》）合酸枣仁汤（《金匮要略》），水煎温服。

平素服六味地黄丸、天王补心丹，1次各1丸，1日2次。亦可服用补肾防喘片，每次4片，每日3次。

（4）血瘀气滞型 宜化瘀行滞、通络安胎，用丹参饮（《时方歌括》）或枳实薤白桂枝汤（《金匮要略》），水煎温服。

平素服山楂桃红丹参茶：山楂20g、桃仁6g、红花6g、丹参10g、白糖适量，山楂洗净去核，桃仁洗净去皮、尖，红花洗净，丹参洗净切片，加清水300ml，炖煮15分钟后冷却、过滤，除去药渣，加入白糖拌匀即可，代茶饮用。

【结果评价】

1. 孕妇顺利经过妊娠、分娩和产褥期，母儿健康状况良好。

2. 孕妇能陈述预防产后感染的自我保健措施。

3. 选择的喂养方式得当。

第二节 糖尿病

糖尿病是一种由多种病因引起的以慢性高血糖为特征的全身代谢性疾病，因胰岛素绝对或相对不足而引起糖、脂肪和蛋白质代谢异常，久病可引起多系统损害。妊娠合并糖尿病属高危妊娠，对母儿均有较大影响，应予以重视。妊娠期间的糖尿病分两种情况：一种为糖尿病合并妊娠，指在原有糖尿病基础上合并妊娠；或者妊娠前为隐性糖尿病，妊娠后发展为糖尿病。该类型约占糖尿病孕妇总数的20%。另一种称为妊娠期糖尿病（gestational diabetes mellitus，GDM），指妊娠期首次发现或发生的糖代谢异常。糖尿病孕妇中80%以上为GDM。

中医无此病名，根据其临床表现，属妊娠"消渴"病证范畴，最早见于《内经》。

【病因及发病机制】

妊娠早期，随着妊娠周数的增加，胎儿对营养物质的需求量增加，从母体获取葡萄糖是胎儿能量的主要来源，孕妇血浆葡萄糖水平随着妊娠的进展而降低；到妊娠中晚期，孕妇体内抗胰岛素样物质增加，如胎盘生乳素、雌激素、黄体酮、皮质醇等使孕妇对胰岛素的敏感性随孕周增加而下降，为维持正常糖代谢水平，胰岛素需求相应增加。对于胰岛素分泌受限的孕妇，妊娠期不能代偿这一生理变化而使血糖升高，导致原有糖尿病加重或出现GDM。

中医学认为，本病的发生主要是素体阴虚，饮食不节而致燥热内生，妊娠后阴血下聚以养胎，其阴更虚，燥热之邪亦盛，而发本病。

【妊娠对糖尿病的影响】

1. 妊娠期 血容量增加、血液稀释，胰岛素相对不足；胎盘分泌的激素（胎盘生乳素、雌激素、孕激素等）在周围组织中具有抗胰岛素作用，使母体对胰岛素的需求较非孕时增加近1倍。妊娠妇女肾血流量及肾小球对糖的利用率增加，而肾小管对糖的回吸收率下降，导致肾糖阈下降，有 20%～30% 正常孕妇发生妊娠期糖尿病，故不宜以此计算胰岛素的需要量。妊娠早期，胰岛素敏感性相对增加，因而糖尿病妇女的胰岛素用量相应减少；妊娠晚期，胰岛素敏感性降低，导致胰岛素的需要量较孕前增加 50%。

2. 分娩期　子宫收缩消耗大量糖原，加之产妇进食减少，容易发生酮症酸中毒。

3. 产褥期　由于胎盘的排出和全身内分泌激素逐渐恢复至正常未孕水平，使机体对胰岛素的需要量减少，如产后不及时调整胰岛素的用量，会导致低血糖症。

【糖尿病对妊娠的影响】

1. 对孕妇的影响

（1）糖尿病妇女的全身情况一般较差，内分泌功能紊乱，因此受孕率低于正常妇女。

（2）羊水过多的发生率较非糖尿病妇女高 10 倍以上，原因不明，可能与羊水中含糖量过高刺激羊膜分泌增加有关。羊水过多致胎膜早破和早产的发生率增加。

（3）糖尿病病人多有小血管内皮细胞增厚、管腔狭窄，容易并发妊娠期高血压疾病。因此，糖尿病病人的妊娠期高血压疾病发病率比普通孕妇高 4～8 倍。子痫、胎盘早剥、脑血管意外的发生率亦相对较高。

（4）糖尿病病人的白细胞有多种功能缺陷，其趋化作用、吞噬作用、杀菌作用均明显下降。因此，糖尿病妇女在妊娠及分娩时，泌尿生殖系统极易感染，甚至发展为败血症。

（5）因巨大儿发生率高，所以手术产率相应增加。

2. 对胎儿、新生儿的影响

（1）巨大儿发生率增加　妊娠合并糖尿病妇女生育巨大儿的几率高达 25%～42%。由于孕妇血糖升高，可通过胎盘转运，而胰岛素不能通过胎盘，故使胎儿长期处于高血糖状态，刺激胎儿胰岛素的分泌，使蛋白、脂肪合成增加而脂肪分解减少，从而发生巨大儿。

（2）畸形胎儿发生率增加　其几率为 6%～8%，是非糖尿病妊娠妇女的 3 倍，病因不清。可能与早孕时的高血糖环境有关，也可能与治疗糖尿病的药物有关。

（3）围生儿死亡率增加　妊娠合并糖尿病病人往往有严重的血管病变或产科并发症，影响胎盘的血液供应，从而引起死胎或死产。新生儿出生后，由于母体血糖供应中断而发生的反应性低血糖和肺泡表面活性物质不足而导致的新生儿呼吸窘迫综合征，增加了新生儿死亡率。

【临床表现】

本病重者孕期出现"三多"症状，即多饮、多食、多尿，轻者症状不明显。孕妇还可表现为肥胖或妊娠期间体重增加过快，糖耐量异常，或尿糖、血糖升高。有些孕妇会出现皮肤瘙痒，尤其是外阴瘙痒等症状。

【处理原则】

1. 西医　凡糖尿病妇女合并有严重心血管病史、肾功能减退或眼底有增生性视网膜炎者不宜妊娠，应采取避孕措施，如已妊娠者应及早终止妊娠。对器质性病变较轻或病情控制较好者，可以继续妊娠，但应在内科与产科密切合作下，尽可能将孕妇的血糖控制在正常或接近正常范围内。根据孕妇和胎儿情况，适时采取合理的分娩方式。

2. 中医 清热养阴，生津润燥，治病与安胎并举。

【护理评估】

1. 病史 评估既往糖尿病病史和有无糖尿病家族史；了解既往生育史、本次妊娠的详细经过、有无异常情况、胎儿的宫内情况以及孕产妇及其家属对疾病的认识程度及社会支持系统是否得力。根据病人发生糖尿病的年龄、病程以及是否存在血管并发症等进行分级（White's分类法），评估糖尿病的严重程度。

A级：妊娠期出现或发现的糖尿病。

A1级：经控制饮食，空腹血糖<5.8mmol/L，餐后2小时血糖<6.7mmol/L。

A2级：经控制饮食，空腹血糖≥5.8mmol/L，餐后2小时血糖≥6.7mmol/L

B级：显性糖尿病，20岁以后发病，病程<10年。

C级：发病年龄10～19岁，或病程达10～19年。

D级：10岁前发病，或病程≥20年，或合并单纯性视网膜病变。

F级：糖尿病性肾病。

R级：眼底有增殖性视网膜病变或玻璃体积血。

H级：有冠状动脉硬化性心脏病。

T级：有肾移植史。

2. 身心状况及辨证 孕妇由于患病初期未能发现，无饮食禁忌而使病情加重，特别担心自身健康及胎儿安危，倍感委屈懊恼，精神沮丧。本病有"上消"、"中消"、"下消"之分。上消以口渴多饮为特点，中消以多食善饥为特点，下消以尿频量多、尿淋或如脂膏为特点。三消症状也可并存，初起阴虚为本，燥热为标，日久可损及气阴，进而阴阳俱损。临床常见以下证型：

（1）**肺热津伤型** 妊娠期间口干舌燥，烦渴引饮，小便频数，尿黄浊，大便干结，舌红少苔，脉滑数。

（2）**胃热炽盛型** 妊娠期间口渴多饮，消谷善饥，形体消瘦，口臭，小便色黄，大便干，舌红，苔黄，脉滑实。

（3）**肾阴亏虚型** 妊娠期间尿频量多，尿浊如脂膏或尿甜，口干欲饮，头昏耳鸣，腰膝酸软，皮肤干燥，全身瘙痒，舌红少苔，脉细数。

3. 诊断检查

（1）**尿糖测定** 测定阳性者应排除妊娠期生理性糖尿，需做空腹血糖及糖耐量试验确诊。

（2）**糖筛查试验** 在妊娠24～28周时进行。将50g葡萄糖粉溶于200ml水中，5分钟内服完，从开始服糖水时计时，60分钟时抽静脉血测血糖值。若≥7.8mmol/L为糖筛查阳性，应进一步做口服糖耐量试验（oral glucose tolerance test，OGTT）。

（3）**口服糖耐量试验** 糖筛查阳性者，行75g糖耐量试验。禁食12小时后，口服75g葡萄糖，测空腹血糖和服糖后1小时、2小时、3小时四个点的血糖值，正常值分别为 5.6mmol/L、10.3mmol/L、8.6mmol/L、6.7mmol/L。若其中有两项或两项以上超过正常值，可诊断为妊娠期糖尿病。仅一项高于正常，诊断为糖耐量异常。

（4）其他检查　包括眼底、24 小时尿蛋白定量、尿糖、尿酮体和肝肾功能检查等，及早发现有无并发症。

【可能的护理诊断】

1. 有胎儿受伤的危险　与糖尿病引起胎儿宫内窘迫、胎盘早剥有关。

2. 有感染的危险　与糖尿病病人白细胞多种功能缺陷有关。

3. 知识缺乏　缺乏有关妊娠期血糖控制的知识。

【预期目标】

1. 产妇分娩前，宫内胎儿生长情况正常。

2. 住院期间孕产妇未出现感染。

3. 孕产妇能列举妊娠期控制血糖的方法。

【护理措施】

1. 非孕期　怀孕前应征求医务人员意见，以制定适宜的怀孕时间、合理饮食、用药和运动方案。对病情严重不宜妊娠者，应当指导避孕。可以妊娠者应当控制血糖在正常或接近正常后再怀孕，怀孕前至少是怀孕开始应停止使用口服降糖药。

2. 妊娠期　确保妊娠期间病情控制良好，这对母婴的安全而言至关重要。

（1）健康教育　其目的是提高孕妇及其家属对于妊娠期糖尿病的认识，提高孕妇自我护理能力并建立良好的家庭和社会支持系统。宣教的对象包括孕妇及其家属，内容包括：有关糖尿病的一般知识，妊娠与糖尿病的关系；饮食指导和运动指导；血糖控制的目标和意义，如何做好血糖自我监测；胰岛素的使用方法、注意事项和皮肤护理；自我心理调节技巧，建立良好的家庭和社会支持系统；远期糖尿病的预防等。

（2）定期产前检查　加强对糖尿病孕妇及其胎儿的监护。初诊时应全面评估既往妊娠分娩史，根据 White's 分级确定病情严重程度，并做血糖、尿常规、眼底、肾功能及 B 型超声检查等。A1 级糖尿病孕妇产前检查次数同非糖尿病孕妇，A2 级以上的糖尿病孕妇则 28 周前每 2 周检查 1 次，28 周以后每周检查 1 次。如有特殊情况，须增加检查的次数，必要时住院检查和治疗。

（3）饮食控制　是糖尿病治疗的基础。由于孕妇对营养的特殊需要，要保证充足热量和蛋白质的摄入，避免营养不良或发生饥饿性酮症而危害胎儿。每日控制总热量为每日每千克体重（标准体重）146 ～ 159kJ（35 ～ 38kcal），并根据血糖和酮体情况适当调整。其中碳水化合物占 40% ～ 50%，蛋白质占 20% ～ 30%，脂肪占 30% ～ 40%，并给予维生素、叶酸、铁剂和钙剂。提倡少食多餐，适当限制食盐的摄入，勿食糖果，建议多食富含粗纤维的食物。如饮食控制得当，孕妇体重正常增长，血糖在正常范围且无饥饿感，则无需药物治疗。

（4）运动治疗　适当的运动可降低血糖，提高对胰岛素的敏感性，并保持体重增加不至过高，有利于糖尿病的控制和正常分娩。运动方式可选择极轻度运动（如散步）和轻度运动（如中速步行），而不提倡过量运动，每次持续 20 ～ 40 分钟，每日至少 1

次，于餐后 1 小时左右进行。一般散步 30 分钟，可消耗热量约 377kJ（90kcal）；中速步行 30 分钟可消耗热量 628kJ（150kcal）。通过饮食治疗和运动治疗，最好使病人在整个妊娠期体重增加保持在 10~12kg 的范围内。

（5）药物治疗　妊娠期对糖尿病病情的控制要求更加严格，要求维持血糖在正常水平。病情控制不满意者，根据孕妇血糖的情况，应用胰岛素来调节血糖水平，首选人胰岛素。药物应选用短效和中效胰岛素，忌用口服降糖药。应用胰岛素的孕妇应当注意防止低血糖和酮症酸中毒情况的发生，尤其在胰岛素达到峰效时间时，避免空腹和过量运动。对于使用胰岛素注射笔自我注射的孕妇，严格按照用药时间和剂量合理安排运动与进食的量和时间。同时，由于注射部位的不同会影响胰岛素的吸收并造成局部组织的损伤，因而孕妇应按照护士指导轮流使用三角肌、腹部，同时每日相应的注射时间选择相同部位，避免因注射部位的不同导致血糖水平的波动。

（6）糖尿病病情监测　妊娠期间需要内科、内分泌科、产科医生的密切合作，共同监测糖尿病病情和产科方面的变化。监测血糖通常用血糖和糖化血红蛋白而不用尿糖作为监测指标，尿常规检查常用于监测尿酮体和尿蛋白。孕妇血糖控制理想的情况为：空腹血糖 <5.1mmol/L，餐前 30 分钟 <5.3mmol/L，餐后 1 小时 <7.8mmol/L，餐后 2 小时血糖 <6.7mmol/L，夜间血糖 ≥3.9mmol/L，糖化血红蛋白 <7%，尿酮体阴性。因孕早期（孕 8 周以前）血糖水平与胎儿异常的关系最密切，所以此期尤其应控制血糖。对于院外使用血糖仪的孕妇，应监测空腹和餐后 1 小时或 2 小时血糖并做好记录，如 20% 以上的血糖记录都不理想，应当及时与医生联系，重新调整胰岛素用量。血糖控制良好的孕妇可每 2~7 天监测 1 次，控制不理想者则应每天监测血糖。由于通常夜间血糖水平较低而晨间较高，孕妇尤其应注意夜间和晨间血糖的监测。此外，进行 24 小时尿蛋白定量、尿培养、肝肾功能、血脂及眼科监测也十分重要。

（7）低血糖反应的护理　低血糖反应表现为饥饿感、头疼、乏力、颤抖、恶心、视力模糊，甚至意识障碍。低血糖反应尤其易出现在夜间。出现低血糖反应时应立刻测量血糖，如血糖低于 2.8mmol/L（50mg/dl）需立即处理。处理低血糖反应时不建议大量静脉滴注葡萄糖，而以口服葡萄糖或口服果汁（因果汁内的葡萄糖吸收较快）为首选。果汁中以葡萄汁为最佳，其他依次为苹果汁、橙汁。如无果汁，其他葡萄糖饮料也可，而其他食物如牛奶、饼干和水果等因葡萄糖的吸收较慢故不用于处理急性低血糖反应。同时，根据对宫内胎儿情况的估计，决定选择终止妊娠的时间和方式。

3. 分娩期

（1）适时终止妊娠　当出现以下指征时，应适时终止妊娠：①严重妊娠期高血压疾病，尤其是发生子痫者；②酮症酸中毒；③严重肝肾损害；④恶性、进展性、增生性视网膜病变；⑤动脉硬化性心脏病；⑥胎儿生长受限（intrauterine growth retardation，IUGR）；⑦严重感染；⑧孕妇营养不良；⑨胎儿畸形或羊水过多。

（2）选择合适的分娩时间和分娩方式

①分娩时间的选择：应根据孕妇全身情况、血糖控制情况、并发症以及胎儿大小、成熟度、胎盘功能等情况综合考虑，力求使胎儿达到最佳成熟度，同时又避免胎死宫

内。因妊娠 35 周前早产儿死亡率较高，而妊娠 36 周后胎死宫内发生率又逐渐增加，故现在多主张于 36~38 周终止妊娠。如在待产过程中发现胎盘功能不良或胎儿宫内窘迫时应及时终止妊娠。

②分娩方式的选择：如有巨大儿、胎位异常、胎盘功能不良、糖尿病病情严重及其他产科指征者，应采取剖宫产结束分娩。无手术指征者，主张经阴道分娩。

（3）终止妊娠时的注意事项

①终止妊娠前，按医嘱静脉滴注地塞米松，每日 10mg，连用 2 日；或肌内注射地塞米松 6mg，每 12 小时 1 次，共 4 次，以促进肺泡表面活性物质的产生，减少新生儿呼吸窘迫综合征的发生。

②分娩过程中，如血糖波动比较大，可按每 4g 葡萄糖加 1U 胰岛素的比例进行输液，同时监测血糖和尿酮体，注意勿使血糖低于 5.6mmol/L，以免发生低血糖。

③分娩后，由于胎盘娩出，抗胰岛素的激素水平急剧下降，故产后 24 小时内的胰岛素用量要减少至原用量的一半，第 2 日以后约为原用量的 2/3，以防发生低血糖。

④分娩后应注意水、电解质平衡，积极预防产后出血。

⑤产后按照医嘱可用广谱抗生素预防伤口感染，拆线时间可适当延迟。

（4）新生儿的处理　糖尿病孕妇所生的婴儿抵抗力较弱，均应按早产儿处理。密切观察新生儿有无低血糖、呼吸窘迫综合征、高胆红素血症及其他并发症的发生。为防止新生儿低血糖，出生后 30 分钟开始定时滴服 25% 葡萄糖溶液，多数新生儿在生后 6 小时内血糖可恢复至正常值，必要时静脉缓慢滴注 10% 葡萄糖液 30~40ml（每分钟 10~15 滴）。

4. 产褥期　预防产褥期感染，除保持腹部和会阴部伤口清洁外，还应注意皮肤清洁。产妇未用对婴儿有害的药物，鼓励母乳喂养，但母乳喂养可使母体血糖降低，对于使用胰岛素者需调整胰岛素用量。指导产妇定期接受产科及内科复查，动态评估糖尿病情况。产后应长期避孕，根据情况选择适宜的避孕方式。有血管病变或高血压、血栓性疾病的妇女慎用口服避孕药；无生育要求者可选择绝育手术。

5. 辨证施护　孕妇注意饮食调节，忌食甜腻肥厚之品，以免损伤脾胃；禁食辛辣刺激之品，以防伤阴助燥；避免情志不遂，忧思焦虑，保持心情舒畅。

（1）肺热津伤型　宜清热润肺、生津止渴，用消渴方（《丹溪心法》），水煎温服。平素用苦瓜 250g、蚌肉 100g、水 1000ml，加盐、油煮食，每日 1~2 次。

（2）胃热炽盛型　宜清泻胃火、养阴增液，用玉女煎（《景岳全书》），水煎凉服。平素服白龙散：寒水石、甘草、葛根各等份为末，每次服 6g，麦冬汁送服。也可用鲜藕适量，煮粥、凉拌或蒸食。

（3）肾阴亏虚型　宜滋阴补肾、养血安胎，用六味地黄丸（《小儿药证直诀》），水煎温服。

平素服止消渴速溶饮：鲜冬瓜皮、西瓜皮各 1000g，捣碎加水 1000ml，同煮 1 小时，捞渣后小火煮，浓缩后备用。每次取 20g，沸水冲服，每日 2~3 次。

【结果评价】

1. 分娩经过顺利，母婴健康状况良好，无并发症发生。

2. 孕妇饮食控制方法得当。

3. 孕产妇能列举控制血糖的方法。

第三节 病毒性肝炎

病毒性肝炎（viral hepatitis）是由各种肝炎病毒引起的以肝脏损害为主的传染性疾病，包括甲型病毒性肝炎（HAV）、乙型病毒性肝炎（HBV）、丙型病毒性肝炎（HCV）、丁型病毒性肝炎（HDV）、戊型病毒性肝炎（HEV）、庚型病毒性肝炎（HGV）及输血传播型肝炎（TTV）。其中以乙型肝炎最常见。病毒性肝炎在孕妇中较常见，是肝病和黄疸的最常见的原因，据报道孕妇病毒性肝炎发病率为0.8%～17.8%。重症肝炎是我国孕产妇死亡的主要原因之一。

中医无此病名，根据其临床表现，属"黄疸"、"疫黄"、"瘟黄"、"湿热病"、"胁痛"、"积聚"等病证范畴。

中医学认为，肝炎为郁怒伐肝、饮食不节加之湿热疫毒之邪外侵，湿热中阻导致脏腑功能失调、阴阳气血亏损，形成气滞、血瘀、湿阻、热郁、气阴亏虚等复杂证候，并影响到肝、胆、脾、胃、肾等脏腑功能。

【妊娠、分娩对病毒性肝炎的影响】

妊娠、分娩本身不增加对肝炎病毒的易感性，而妊娠期的生理变化及代谢特点，可使病毒性肝炎病情加重，增加诊断和治疗难度。

1. 妊娠期机体新陈代谢率高，营养物质消耗增多，而且早孕反应可使母体饮食摄入减少，体内营养物质相对不足，可使肝内糖原被消耗，糖原储备降低，导致肝脏抗病能力下降。

2. 妊娠期妇女体内产生大量的雌激素需要在肝脏灭活，雌激素过多妨碍肝脏对脂肪的转运和胆汁的排泄，胎儿代谢产物也需经母体肝脏解毒，加重肝脏负担。

3. 妊娠、分娩可能发生某些并发症，还有分娩期体力消耗，酸性代谢产物蓄积等，可进一步加重肝损害。

【病毒性肝炎对妊娠分娩的影响】

1. 对孕妇的影响

（1）病毒性肝炎可加重早孕反应，增加妊娠期高血压疾病的发生率。

（2）因肝功能受损可导致凝血因子合成功能减退，易发生产后出血。重症肝炎时常并发 DIC，威胁生命。

（3）孕产妇死亡率高。在发生肝功能不全的基础上，如果再并发产后出血、感染、上消化道出血等情况，可诱发肝性脑病和肝肾综合征，导致孕产妇死亡。

2. 对胎儿及新生儿的影响

（1）围生儿患病率及死亡率高 妊娠合并病毒性肝炎，胎儿畸形发生率较正常妊娠高 2 倍，肝功能异常的孕产妇流产、早产、死胎、死产和新生儿死亡率明显增加。有报道肝功能异常的孕产妇，围生儿死亡率高达 46‰。

（2）肝炎病毒的母婴垂直传播　以乙型肝炎病毒多见，围生期感染的胎儿和新生儿，部分可转为慢性病毒携带状态，以后易发展为肝硬化或原发性肝癌。

【临床表现】

妊娠期可出现不能用早孕反应解释的消化系统症状，如食欲减退、恶心、呕吐、腹胀、肝区痛、乏力、畏寒、发热等，部分病人出现黄疸。妊娠早中期可触及肝大，并有肝区叩击痛。妊娠晚期受增大子宫的影响，肝脏极少被触及。重症肝炎多见于妊娠晚期，起病急，病情重，表现为畏寒发热、皮肤巩膜黄染迅速、频繁呕吐、腹胀腹水、肝臭味、肝脏进行性缩小、急性肾衰竭及不同程度的肝性脑病症状。

【处理原则】

1. **西医**　肝炎病人原则上不宜妊娠。

2. **中医**　保胎与治病并举，但要视具体病情而定。如一般情况尚好，黄疸轻，应以保胎为主，清热解毒利湿为辅；如病情偏重，黄疸明显，应清热退黄与安胎并举。

（1）妊娠期轻型肝炎　处理原则与非孕期肝炎病人相同，注意休息，加强营养，给予高维生素、高蛋白质、足量碳水化合物、低脂肪饮食。积极应用中西药物进行保肝治疗。避免使用损害肝脏的药物并预防感染。

（2）妊娠期重症肝炎　保护肝脏，积极预防及治疗肝性脑病，限制蛋白质的摄入，每日应 <0.5g/kg，增加碳水化合物的摄入，保持大便通畅。预防 DIC 及肾衰竭。妊娠晚期重症肝炎者，经积极治疗 24 小时后，尽快剖宫产结束妊娠。

（3）分娩期及产褥期　备新鲜血液，为缩短第二产程，可行阴道助产，并注意防止母婴传播及产后出血。应用对肝脏损害较小的抗生素预防感染，避免加重病情。

【护理评估】

1. **病史**　评估有无与肝炎病人密切接触史，有无输血、注射血制品史，有无肝炎病家族史及当地流行史等。重症肝炎应评估其诱发因素及治疗用药情况，病人及家属对肝炎相关知识的知晓程度。

2. **身心状况及辨证**　由于担心感染胎儿，孕妇会产生焦虑、矛盾及自卑心理。本病主要是以恶心、呕吐、胁肋胀满疼痛为辨证要点，临床常见以下证型：

（1）肝郁气滞型　妊娠期间胁肋疼痛，胸闷脘痞，嗳气，舌淡红，苔薄白，脉弦滑。

（2）湿热熏蒸型　妊娠期间身目俱黄如橘色，右胁肋疼痛，或恶寒发热，小便深黄，倦怠乏力，纳少，口苦，腹胀，舌苔腻，脉弦滑。

（3）湿邪困脾型　孕妇胁痛，身目发黄，色晦暗，恶心欲呕，胃纳不佳，不欲食，身重，便溏，舌淡，苔白腻，脉濡。

（4）热毒内陷型　起病急，突然出现黄疸，口有肝臭味，或伴高热神昏，心烦口渴，脘腹胀满，极度乏力，小便黄赤，大便秘结，舌红绛，苔黄腻干燥，脉弦数或弦大。

3. 诊断检查

（1）肝功能检查 血清中丙氨酸氨基转移酶（ALT）增高，数值常大于正常值 10 倍以上，持续时间较长；血清胆红素 >17μmol/L（1mg/dl），尿胆红素阳性对病毒性肝炎有诊断意义。

（2）血清病原学检测 甲型病毒性肝炎：急性期病人血清中抗 HAV – IgM 阳性有诊断意义。乙型病毒性肝炎：HBsAg 阳性是 HBV 感染的特异性标志，抗 HBs 是保护性抗体，阳性表示机体有免疫力，HBeAg 阳性反映 HBV 复制及传染性强弱，HBcAg 阳性表示 HBV 在体内复制。抗 HBc 分为 IgM 和 IgG，IgM 阳性见于乙型肝炎急性期，IgG 阳性见于恢复期和慢性感染。丙型病毒性肝炎：出现抗 HCV 抗体可诊断为 HCV 感染。

（3）凝血功能及胎盘功能检查 凝血酶原时间，HPL 及孕妇血或尿雌三醇检测等。

【可能的护理诊断及合作性问题】

1. 预感性悲哀 与肝炎病毒感染造成的后果有关。

2. 知识缺乏 缺乏有关病毒性肝炎的知识。

3. 潜在并发症 肝性脑病、产后出血。

【预期目标】

1. 母儿在妊娠期、分娩期及产褥期维持良好的健康状态，无并发症发生。

2. 孕产妇及家人能描述病毒性肝炎的病程、感染途径及疾病自我保健措施等。

3. 病人并发症得到及时发现和正确处理。

【护理措施】

1. 非孕期 开展综合性预防措施，重视高危人群，婴幼儿疫苗接种，夫妇一方有肝炎者避免交叉感染。慢性肝炎活动期的育龄妇女应避孕。急性肝炎痊愈后，应在医生的指导下妊娠。

2. 妊娠期

（1）注意休息，避免体力劳动，加强营养，增加高蛋白、高维生素、足量碳水化合物、低脂肪食物的摄入。保持大便通畅，详细讲解疾病的相关知识，提高自我照顾能力。

（2）定期产前检查，防止交叉感染，严格执行传染病防治法中的有关规定，定期进行肝功能、肝炎病毒血清病原学标志物的检查。积极治疗各种妊娠并发症，预防感染。

（3）阻断乙型肝炎的母婴传播，乙肝病毒阳性的孕妇，于妊娠 28 周起每 4 周肌内注射 1 次乙型肝炎免疫球蛋白（HBIG）200IU，直至分娩。

（4）积极防治肝性脑病，遵医嘱给予保肝药物，严格限制蛋白质的摄入。严密观察有无性格改变，行为异常，扑翼样震颤等症状。

（5）监测凝血功能，检查出凝血时间及凝血酶原时间，观察产妇有无口鼻、皮肤黏膜出血倾向，预防 DIC，分娩前 1 周肌注维生素 K$_1$，每日 20 ~ 40mg，备新鲜血液。

3. 分娩期

（1）严密监测产程进展，预防并发症发生，保证产妇舒适，提供良好的待产环境，避免不良刺激，为产妇提供心理支持。

（2）正确处理产程，避免软产道损伤，防止发生母婴传播。

（3）严格执行消毒隔离制度，凡病毒性肝炎产妇使用的医疗用品均需用 2000mg/L 的含氯消毒液浸泡后按相关规定处理。

4. 产褥期

（1）观察子宫收缩及阴道流血情况，预防产后出血。

（2）新生儿出生后 24 小时内注射乙型肝炎疫苗 30μg，生后 1 个月、6 个月再分别肌内注射 10μg；也可使用乙型肝炎免疫球蛋白，生后立即注射 0.5ml，生后 1 个月、3 个月再各注射 0.16ml/kg。可减少或阻止 HBV 的传染。

（3）指导母乳喂养，母血 HBsAg、HBeAg、抗－HBc 三项阳性及后两项阳性的孕妇，均不宜哺乳；乳汁 HBV－DNA 阳性者不宜哺乳；有主张新生儿接受免疫，母亲仅为 HBsAg 阳性可为新生儿哺乳。

（4）遵医嘱提供保肝指导，注意休息和营养，指导合适的避孕措施，促进产后恢复，出现异常及时就诊。

5. 辨证施护 病人应注意休息，加强营养，宜高维生素、高蛋白、足量碳水化合物、低脂肪饮食。注意预防感染，有黄疸者立即住院治疗。

（1）**肝郁气滞型** 宜疏肝理气、健脾安胎，用柴胡疏肝散去陈皮，加桑寄生、菟丝子，水煎温服。

平素服鸡骨草汤：将 500g 田螺放入水中 2～3 天，使其排泄，再敲去尾部少许，与鸡骨草 50～100g，同煮汤服。

（2）**湿热熏蒸型** 宜清热利湿，佐以安胎，用茵陈蒿汤（《伤寒论》）加金银花、连翘、板蓝根、虎杖、川断、甘草，水煎温服。

平素服赤小豆、大米各 50g，淘净煮粥，顿服，每日 1 次。

（3）**湿邪困脾型** 宜健脾化湿、养血安胎，用胃苓汤（《丹溪心法》）去桂枝，加薏苡仁、车前子、茵陈、桑寄生、菟丝子，水煎温服。

平素服山药扁豆大米粥：山药 30g、白扁豆 15g、大米 100g、白糖少许，大米淘净、山药切片、扁豆洗净，将大米、扁豆入锅，加水适量，武火煮沸，再用文火熬至八成熟，放入山药片、白糖后，熬熟即成，每日 1 次。

（4）**热毒内陷型** 宜清热解毒、凉血救阴，用犀角地黄汤（《千金要方》）加茵陈、大青叶、板蓝根、大黄、郁金，水煎温服。

平素服夏枯草 30g、瘦猪肉 100g，加水适量煲汤，调味后喝汤。

【结果评价】

1. 产妇及家属获得有关病毒性肝炎的相关知识，积极地面对现实。

2. 妊娠及分娩经过顺利，母婴健康。

3. 产妇适应母亲角色。

第四节　贫　血

贫血是妊娠期最常见的一种合并症。由于妊娠期血容量增加，其中血浆量的增加多于红细胞数目的增加，因此血液出现稀释。孕妇贫血的诊断标准较非孕期低，当红细胞计数 $< 3.5 \times 10^{12}/L$，血红蛋白 $< 100g/L$，血细胞比容 < 0.30 时，即诊断为贫血。最常见的妊娠期贫血为缺铁性贫血。

中医无此病名，根据其临床表现，属"血虚"、"虚劳"等病证范畴，最早见于《金匮要略·血痹虚劳病脉证并治》。

【病因及发病机制】

正常非孕妇女体内含铁总量约为 2g，铁的排泄量与代偿摄取量保持着动态平衡。妊娠妇女铁的需要量增加，胎儿生长发育需铁 250～350mg，母体血容量增加而需铁 650～750mg，故孕期需铁约 1000mg。食物中铁的含量较低，每日饮食中含铁 10～15mg，正常人铁的吸收率为 10%，为 1～1.5mg，而此时孕妇每日需铁量至少为 4mg。当缺铁时，吸收率可增至 30%～40%，但仍不能满足需求，故孕妇易患缺铁性贫血。

中医学认为，本病的发生主要是先天禀赋不足，精血亏虚；后天脾胃不足，化生乏源；或大病久病，精血暗耗，复因孕后阴血下聚养胎，母体气血更虚所致。

【贫血与妊娠的相互影响】

妊娠期母体的骨髓与胎儿组织两者竞争摄取母体血清中的铁，一般总是胎儿组织占优势，而且铁通过胎盘的转运是单向性的，因此不论母体是否缺铁，胎儿总是按其需要量摄取铁，即使在母体极度缺铁时，也不可能逆转运输，故胎儿缺铁的程度不会太严重。但若母体过度缺铁，影响骨髓的造血功能可致重度贫血，会因胎盘供氧和营养不足而致胎儿生长受限、胎儿宫内窘迫、早产，甚至死胎。

孕妇重度贫血时常有心肌缺血，以致引起贫血性心脏病，甚至发生充血性心力衰竭。贫血也降低了机体的抵抗力，容易发生产褥感染，对失血的耐受力也差，故孕期、产时或产后发生并发症的机会较多。

【临床表现】

轻者无明显症状；重者可有乏力、头晕、心悸、气短、食欲不振、腹胀、腹泻、皮肤黏膜苍白、皮肤毛发干燥、指（趾）甲薄脆及口腔炎、舌炎等。

【处理原则】

1. **西医**　调整饮食，并根据贫血情况适当补充铁剂，重度贫血者可少量多次输血。
2. **中医**　调理脏腑，养血安胎。

【护理评估】

1. **病史**　评估有无营养不良史及慢性失血性疾病史，血常规情况及孕期饮食和铁剂的使用情况，孕产妇的焦虑情绪，社会支持系统的情况，孕产妇及其家属对有关妊娠合并缺铁性贫血知识的掌握情况。

2. **身心状况及辨证**　由于妊娠贫血，身体多虚弱，易产生精神紧张、忧虑的情绪，担心胎儿发育不良，将来体质差；母体产时出血，则加重病情。本病主要是以乏力、心悸、气短为辨证要点，且以虚证为多。临床常见以下证型：

（1）心脾两虚型　妊娠期间心悸怔忡，失眠多梦，面色无华，唇甲色淡，或胎动不安，或胎萎不长，舌淡嫩，苔薄白，脉细弱或结代。

（2）肝血亏虚型　妊娠期间头晕目眩，两胁疼痛，肢体麻木，筋脉拘急，爪甲不荣，或胎动不安，舌淡，苔白，脉细弦。

3. 诊断检查

（1）血常规检查　可见典型的小红细胞、低色素性外周血象。血红蛋白低于100g/L可诊断为妊娠期贫血。如孕期血红蛋白在100～110g/L之间，则为血液稀释所致的生理性贫血。

（2）血清铁测定　血清铁浓度能更灵敏地反映缺铁状况。正常成年妇女血清铁为7～27μmol/L。如血清铁低于6.5μmol/L，可以诊断缺铁性贫血。

【可能的护理诊断】

1. 活动无耐力　与贫血导致疲劳有关。

2. 有受伤危险　与贫血引起头晕有关。

3. 有感染危险　与贫血导致机体抵抗力下降有关。

【预期目标】

1. 妊娠期间及产后母婴健康，无并发症发生。

2. 孕产妇能描述妊娠合并缺铁性贫血的自我保健措施。

【护理措施】

1. 非孕期　怀孕前应积极预防贫血，治疗易引起贫血的疾病，如月经过多、消化道慢性失血性疾病等，增加铁的贮备。适当增加营养，必要时补充铁剂。

2. 妊娠期

（1）饮食指导　指导孕妇重视从饮食中摄取所需的铁。食物品种应多样化，纠正偏食，多食富含铁的食物，如瘦肉、家禽、动物肝脏、蛋类等。含咖啡因的饮料、茶叶等会影响铁的吸收，因而孕期禁用。

（2）适当休息　贫血孕妇应适当减轻工作量，血红蛋白在70g/L以下者应全休，以减轻机体对氧的消耗。同时应注意安全，避免因头晕、乏力晕倒而发生意外。

（3）补充铁剂　铁剂的补充以口服制剂为首选。一般血红蛋白在60g/L以上的贫血者，按医嘱选用副作用小、利用率高的口服铁剂，如硫酸亚铁、琥珀酸亚铁、富马酸亚铁、硫酸甘油铁、葡萄糖酸亚铁、枸橼酸铁铵等。这些铁剂的吸收和利用率都较好。应用剂量一般为每日二价铁200～600mg，同时口服维生素C 300mg，每日3次，促进铁的吸收。铁剂对胃黏膜有刺激性，常见有恶心、呕吐等副作用，因此应于饭后服用。服药后大便呈黑色是正常现象，应向孕妇解释。

如口服疗效差，或对口服铁剂不能耐受或病情较重（血红蛋白<60g/L）者，可注射补充铁剂或少量多次输血。注射时铁的利用率可达90%～100%。常用的制剂有右旋糖酐铁及山梨醇铁。铁的刺激性较强，注射时应行深部肌内注射。

（4）定期产前检查　常规检查血常规，尤其是在妊娠晚期，以便早期发现、早期治疗。积极预防孕期并发症，注意胎儿生长发育情况，预防上呼吸道感染、消化系统及泌尿系统感染。

3. 分娩期

（1）临产前按医嘱给维生素 K_1、维生素 C 及止血药，并配新鲜血备用。

（2）密切观察产程进展情况，为产妇提供心理护理。

（3）注意缩短第二产程，必要时给予阴道助产，减少产妇体力消耗。

（4）胎肩娩出时，按医嘱应用宫缩剂（缩宫素 10U 或麦角新碱 0.2mg），严密观察宫缩及阴道出血量，积极预防产后出血。出血多时应及时输血。

（5）产程中严格执行无菌操作原则。

4. 产褥期

（1）按医嘱应用广谱抗生素预防和控制感染。

（2）观察子宫收缩及恶露情况，预防产后出血，按医嘱补充铁剂，纠正贫血。

（3）严重贫血者不宜母乳喂养。向产妇及其家属讲解不能母乳喂养的原因，使其理解和配合，并教会其人工喂养常识及方法。

（4）产妇应保证足够的休息及营养，避免疲劳。并注意避孕，以免再度怀孕，影响身体康复。

5. 辨证施护　加强营养，鼓励孕妇多食含铁丰富且易吸收的食品，避免偏食、挑食；注意休息，预防早产；保持心情舒畅，勿紧张。

（1）心脾两虚型　宜健脾益气、养心安神，用归脾汤（《济生方》），水煎温服。也可用八珍丸，每次 1 丸，每日 2 次。

平素服养血当归精，每次 10ml，每日 2 次。或用归参补血片，每次 2~4 片，每日 2~3 次。亦可服阿胶杞子粥：枸杞子 20g，粳米 60g，加水 500ml，煮半熟加入阿胶 20g，使其溶化后再煮沸即可，每日 1 次，连服半月。

（2）肝血亏虚型　宜滋补肝肾、养血安胎，用圣愈汤（《医宗金鉴》），水煎温服。

平素食首乌肝汤：何首乌液 20ml、鲜猪肝 250g、水发黑木耳 25g、油菜 100g，将猪肝切片后用何首乌液浸泡半小时，用素油炒肝片，八成熟时加木耳、油菜和调料，可供佐餐，常服。

【结果评价】

1. 妊娠及分娩经过顺利，母儿健康状况良好。

2. 孕产妇能列举纠正缺铁性贫血的自我保健措施。

第十二章　异常分娩妇女的护理

　　分娩能否顺利进行，主要取决于产力、产道、胎儿及产妇的精神心理状态四个因素。任何一个或一个以上的因素发生异常，或这些因素之间不能相互适应而使分娩过程受阻，称为异常分娩（abnormal labor），俗称难产（dystocia）。若处理得当，可使难产转变为顺产；若处理不当，顺产也可以转变为难产。所以，当出现异常分娩时，要准确分析这四个因素及其相互关系，及时处理，以保证母儿安全。

第一节　产力异常

　　产力包括子宫收缩力、腹肌和膈肌收缩力以及肛提肌收缩力，其中以子宫收缩力为主，故产力异常主要是指子宫收缩力异常。在分娩过程中，子宫收缩的节律性、对称性及极性不正常或强度、频率有改变，称为子宫收缩力异常。子宫收缩力异常临床分类见图 12 - 1。

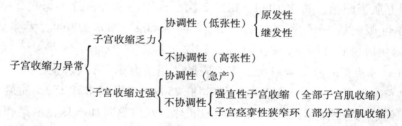

图 12 - 1　子宫收缩力异常的分类

一、子宫收缩乏力

【病因及发病机制】

　　子宫收缩乏力多由几种因素综合引起，常见原因如下：

　　1. 头盆不称或胎位异常　胎儿先露部下降受阻，胎先露不能紧贴子宫下段及子宫颈部，不能刺激子宫阴道神经丛引起有力的反射性子宫收缩，是导致继发性子宫收缩乏力的常见原因。

　　2. 精神因素　初产妇，尤其是 35 岁以上的高龄初产妇，由于精神过度紧张，干扰了中枢神经系统的正常功能，睡眠少，临产后进食少，体力消耗过大，可导致子宫收缩乏力。

3. 子宫因素 子宫肌纤维过度伸展使子宫肌纤维失去正常的收缩能力。经产妇子宫肌纤维变性，结缔组织增生影响子宫收缩。子宫发育不良、子宫畸形、子宫肌瘤等，均能引起宫缩乏力。

4. 内分泌因素 临产后雌激素、缩宫素及前列腺素等的合成和释放减少，均可影响肌细胞收缩，导致宫缩乏力。

5. 药物影响 临产后不恰当地使用大剂量镇静剂、麻醉药与止痛剂，可抑制宫缩。

6. 其他 营养不良、贫血和其他慢性疾病致体质虚弱，膀胱直肠充盈、前置胎盘影响先露下降等均可导致宫缩乏力。

【临床表现】

1. 协调性子宫收缩乏力（低张性子宫收缩乏力） 指子宫收缩的力量减弱，但具有正常的节律性、对称性和极性，持续时间短，间歇期长且不规律，宫缩少于 2 次/10 分钟。在收缩的高峰期，子宫体隆起和变硬不明显，用手指按压宫底部肌壁仍可出现凹陷。根据发生时期的不同，又分为原发性和继发性两种。原发性子宫收缩乏力，指产程开始即子宫收缩乏力；而继发性子宫收缩乏力，指产程开始子宫收缩力正常，在产程进行到某一阶段（多在活跃期或第二产程）时，子宫收缩力转弱，导致产程进展缓慢，甚至停滞。

2. 不协调性子宫收缩乏力（高张性子宫收缩乏力） 指宫缩的兴奋点是来自子宫的一处或多处，节律不协调。宫缩时宫底部不强，而是中段或下段强，宫缩间歇期子宫壁不能完全松弛，表现为子宫收缩不协调。这种宫缩不能使宫口扩张和先露下降，属于无效宫缩。这种宫缩容易使产妇持续腹痛、拒按，精神紧张，烦躁不安，体力消耗过大，产程延长或停滞，严重者出现脱水、电解质紊乱、肠胀气、尿潴留等。由于胎儿 - 胎盘循环障碍，可出现胎儿宫内窘迫。

3. 产程曲线异常 表现为潜伏期延长（初产妇超过 16 小时）、活跃期延长（初产妇超过 8 小时）、活跃期停滞（进入活跃期后，宫口不再扩张达 2 小时以上）、第二产程延长（初产妇超过 2 小时、经产妇超过 1 小时尚未分娩）、第二产程停滞（第二产程达 1 小时胎头下降无进展）、胎头下降延缓（活跃期晚期至第二产程，胎头下降速度每小时小于 1cm）以及胎头下降停滞（活跃期晚期胎头停留在原处不下降达 1 小时以上）等情况。总产程超过 24 小时则称为滞产，必须避免其发生。

【对母儿的影响】

1. 对产妇的影响 由于产程延长，产妇休息不好，进食少，精神疲惫及体力消耗，可出现肠胀气、尿潴留、水电解质紊乱等，加重子宫收缩乏力。由于第二产程的延长，膀胱被压迫于胎先露部（特别是胎头）与耻骨联合之间，可导致局部组织缺血、水肿、坏死脱落以致形成膀胱阴道瘘或尿道阴道瘘。子宫收缩乏力，还可影响胎盘剥离、娩出和子宫壁的血窦关闭，引起产后出血，而产程进展慢、滞产、多次肛查或阴道检查、胎膜早破、产后出血等均可增加产后感染的机会。

2. 对胎儿、新生儿的影响 由于产程延长、子宫收缩不协调而致胎盘血液循环受阻，供氧不足；或因胎膜早破、脐带受压或脐带脱垂易发生胎儿窘迫、新生儿窒息或死亡；又因产程延长，导致手术干预机会增多，产伤增加，新生儿颅内出血发病率和死亡率增加。

【处理原则】

找出原因，针对原因进行恰当处理。如有头盆不称、胎位异常或其他剖宫产指征者，应及时行剖宫产术。估计可以从阴道分娩者，协调性子宫收缩乏力，要根据产程进展情况采取措施加强子宫收缩；不协调性子宫收缩乏力，要给予适当的镇静剂如地西泮、哌替啶等，恢复子宫收缩的生理极性和对称性，使产妇经过充分休息后恢复为协调性子宫收缩，在子宫收缩恢复其协调性之前，严禁应用缩宫素。

【护理评估】

1. **病史**　要注意查阅产前检查的一般资料，了解产妇的一般身体状况、骨盆测量情况、胎儿大小及头盆关系等；还要注意既往病史，尤其是妊娠及分娩史。注意评估临产后产妇的精神状态、休息、进食及排泄情况；监测宫缩的节律性、强度与频率，观察其对称性和极性，绘制产程曲线，了解产程的进展情况；同时注意对产妇家属及其社会支持系统的评估。

2. **身心状况**　协调性子宫收缩乏力者表现为产程进展过程中出现宫缩无力，持续时间短，间歇时间长，产程进展缓慢或停滞。由于产程延长，产妇出现焦虑状态，表现为休息差、进食少、肠胀气、排尿困难等，以致产妇及其家属对阴道分娩方式失去信心，要求手术分娩。不协调性子宫收缩乏力者于临产后就表现为持续性腹痛拒按、烦躁不安、胎位触不清、胎心不规律及产程停滞，产妇及其家属非常恐慌，担心母儿的安危。

3. **诊断检查**　用手触摸腹部或用电子监护仪测宫缩的节律性、强度和频率的改变情况，或根据描绘的产程图，判断产程进展情况。多普勒胎心听诊仪监测可及时发现心率减慢、过快或心律不齐。实验室检查可发现尿酮体阳性及电解质的改变。

【可能的护理诊断】

1. **有体液不足的危险**　与产程中过度消耗及疲乏、疼痛，影响摄入有关。

2. **恐惧**　与惧怕难产和担心胎儿的安危有关。

【预期目标】

1. 产妇在产程中不出现水、电解质的失衡。

2. 产妇诉说恐惧感减轻，能够正确应对产程中遇到的问题，安全度过分娩期。

【护理措施】

明显头盆不称不能经阴道分娩者，应遵照医嘱积极做剖宫产的术前准备。估计可经阴道分娩者做好以下护理：

1. **促进宫缩**

（1）鼓励产妇进食进水，对摄入量不足者需补充液体，不能进食者每日液体摄入量不少于 2500ml，按医嘱可将维生素 C 1～2g 加入 5%～10% 葡萄糖液 500～1000ml 中静脉滴注。对酸中毒者根据二氧化碳结合力，补充适量 5% 碳酸氢钠液，同时注意纠正电解质紊乱。

（2）指导产妇在宫缩间歇时休息或在胎膜未破前适当下床活动，对产程时间长产妇过度疲劳或烦躁不安者，按医嘱可给予镇静剂，用地西泮 10mg 缓慢静脉推注或哌替啶 100mg 肌内注射，使其休息后体力有所恢复，子宫收缩力也得以恢复。

（3）督促产妇喝水并定时排空膀胱，对自然排尿有困难者可先行诱导法，无效时应予导尿，因为排空膀胱能增宽产道。

（4）如能排除头盆不称、胎位异常和骨盆狭窄，无胎儿窘迫，产妇无剖宫产史，可按医嘱给予哌替啶 100mg 或吗啡 10~15mg 肌内注射。在使不协调性宫缩转化为协调性宫缩的前提下，按医嘱可选用以下方法加强子宫收缩：①刺激乳头可加强宫缩。②人工破膜：宫颈扩张 3cm 或 3cm 以上，无头盆不称、胎头已衔接者，可行人工破膜。破膜后先露下降紧贴子宫下段和宫颈，引起反射性宫缩，加速宫口扩张。③缩宫素静脉滴注：第一产程用 5% 葡萄糖液 500ml 静脉滴注，每分钟 8~10 滴，然后加入缩宫素 2.5~5U，摇匀，每隔 15 分钟观察一次子宫收缩、胎心、血压和脉搏，并予记录。滴速一般每分钟不宜超过 40 滴，以子宫收缩达到持续 40~60 秒、间隔 2~4 分钟为好。缩宫素静脉滴注，必须专人监护，随时调节剂量、浓度和滴速，以免因子宫收缩过强而发生子宫破裂或胎儿窘迫。④第二产程于胎儿前肩娩出时用缩宫素 10U 肌内注射或静脉滴注，以预防产后出血。胎儿、胎盘娩出后加大宫缩剂用量，以防止产后出血。

2. 健康教育

（1）产程指导　医护人员要关心病人，耐心细致地向产妇讲解产程的经过、大约经历的时间及产程中的注意事项，解释疼痛的原因，告知产妇产程进展的情况，指导产妇宫缩时做深呼吸、腹部按摩及放松技巧，以减轻疼痛。要用更多时间陪伴不协调性宫缩乏力的产妇，稳定其情绪。经上述方法后，多数产妇均能恢复为协调性宫缩。若宫缩仍不协调或伴胎儿窘迫、头盆不称等，应及时通知医生，并做好剖宫产术和抢救新生儿的准备。

（2）提供心理支持，减少焦虑与恐惧　产妇的心理状态是直接影响子宫收缩的重要因素。护士必须重视评估产妇的心理状况，及时给予解释和支持，防止精神紧张。可用语言和非语言性沟通技巧以示关心，为产妇创造有利于其休息及活动的环境，并鼓励和动员产妇的家属及其社会支持系统为产妇提供心理支持，以陪伴产妇顺利度过分娩过程。

【结果评价】

1. 产妇无水、电解质失衡与酸中毒问题发生。

2. 产妇情绪稳定，能正确面对产程中出现的问题，顺利度过分娩期，总产程小于 24 小时。

二、子宫收缩过强

【病因及发病机制】

该病病因目前尚不十分明确，多因缩宫剂使用不当、多次粗暴宫腔操作或经产妇产道阻力减小等因素引起。

【分类及临床表现】

1. **协调性子宫收缩过强**　多见于经产妇，往往有痛苦面容，大声叫喊。子宫收缩的节律性、对称性和极性均正常，仅子宫收缩力过强、过频，往往造成急产（precipitate delivery），即总产程不超过 3 小时。若伴头盆不称、胎位异常或瘢痕子宫，有可能出现病理性缩复环或发生子宫破裂。

2. **不协调性子宫收缩过强**　表现为强直性子宫收缩，宫缩间歇期短或无间歇，产妇有烦躁不安、持续腹痛拒按、产程停滞等。子宫壁某部肌肉呈痉挛性不协调性收缩所形成的子宫痉挛性狭窄环及血尿等是先兆子宫破裂的征象（图 12 - 2）。胎儿方面则表现为胎方位及胎心音不清。

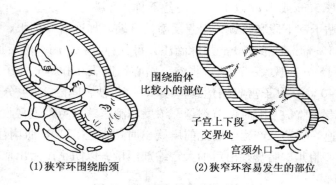

(1)狭窄环围绕胎颈　　　　(2)狭窄环容易发生的部位

图 12 - 2　子宫痉挛性狭窄环

【对母儿的影响】

1. **对产妇的影响**　宫缩过强、过频，产程过快易致软产道损伤，如胎先露下降受阻，可发生子宫破裂。无准备的分娩，来不及接产，则易导致产褥感染。胎儿娩出过快，宫颈、会阴体未充分扩展，易致宫颈、会阴裂伤。胎儿娩出后肌纤维缩复不良，易致胎盘滞留或产后出血。

2. **对胎儿及新生儿的影响**　宫缩过强、过频影响子宫胎盘血液循环，易造成胎儿宫内窘迫，甚至胎死宫内；新生儿娩出过快易导致颅内出血、外伤等。

【处理原则】

注意监测宫缩情况，及时发现宫缩过强，给予宫缩抑制剂，预防早产发生，并及早做好分娩及抢救新生儿的准备工作。

【护理评估】

1. **病史**　了解产妇有无妊娠分娩史及急产史，评估产妇骨盆及胎儿情况，对宫缩及胎儿情况进行持续监测。

2. **身心状况**　临产后产妇突感子宫收缩过强、过频，疼痛难忍，协调性子宫收缩过强时产程进展很快，不协调性子宫收缩过强则可见子宫痉挛性狭窄环，产程停滞，产妇表现为极度恐惧，担心胎儿与自身的安危。

3. **诊断检查**　宫缩监测时发现宫缩持续时间长、间歇时间短，宫内压过高，宫体硬，触诊胎方位不清，产程进展快，如遇产道梗阻可在腹部见到一环状凹陷即病理性缩复环，即可诊断子宫收缩过强。

【可能的护理诊断及合作性问题】

1. **焦虑** 与担心自身和胎儿安危有关。

2. **潜在并发症** 子宫破裂。

【预期目标】

1. 护士密切观察产妇情况，及时发现子宫破裂征象，及时处理。

2. 产妇能够叙述宫缩过强对母儿的影响，正确应对并配合医护处理，焦虑情绪减轻。

【护理措施】

1. **产程护理**

（1）密切监测宫缩、胎心及母体生命体征变化，观察产程进展，发现异常及时通知医生，与医生合作妥善处理。应及时给予宫缩抑制剂，如25%硫酸镁20ml加入5%葡萄糖液20ml中缓慢静脉推注，或肾上腺素1mg加入5%葡萄糖液250ml内静脉滴注。如属梗阻性原因，应立即行剖宫产术。

（2）对急产者，分娩时尽可能行会阴侧切术，以防止会阴撕裂，遇有宫颈、阴道及会阴的撕裂伤，应及时缝合，并给予抗生素预防感染。还要提早做好接生及抢救新生儿的准备，新生儿按医嘱给维生素 K_1 10mg 肌内注射，以预防颅内出血。

（3）如出现子宫痉挛性狭窄环，需寻找原因，并停止一切刺激，如禁止阴道内操作、停用缩宫素等。如无胎儿窘迫征象，按医嘱可给予镇静剂如哌替啶或吗啡，一般可消除异常宫缩。

（4）产后要观察宫体复旧、会阴伤口、阴道出血、生命体征等情况，注意发现感染征象。

2. **健康教育**

（1）**预防母儿损伤** 有急产史的孕妇应提前2周住院待产，以防院外分娩。产程中嘱其勿远离病房，需解大小便时，要评估宫口大小及胎先露的下降情况，并尽量在床旁如厕。分娩过程中要做深呼吸，不要向下屏气，以预防和减轻急产引起软产道撕裂及新生儿损伤。

（2）**心理支持** 有产兆后提供缓解疼痛、减轻焦虑的支持性措施。鼓励产妇做深呼吸，提供背部按摩，嘱其不要向下屏气，以减缓分娩进程。密切观察产妇状况，及时提供相应护理。与产妇交谈分散其注意力，向其说明产程进展及胎儿状况，以减轻产妇的焦虑与紧张。

【结果评价】

1. 产妇未发生子宫破裂，安全度过产程。

2. 产妇情绪稳定放松，正确应对分娩中出现的问题。

第二节 产道异常

产道包括骨产道（骨盆）及软产道（子宫下段、宫颈、阴道、盆底软组织），是胎儿娩出的通道。产道异常可使胎儿娩出受阻，临床上以骨产道异常多见。

【分类及临床表现】

1. 骨产道异常　骨盆一条径线过短或多条径线过短，一个平面狭窄或多个平面狭窄，阻碍胎先露的下降，称为狭窄骨盆。

（1）**骨盆入口平面狭窄**　指骶耻外径小于18cm，骨盆入口前后径小于10cm，对角径小于11.5cm。常见有入口平面呈横扁圆形、前后径缩短而横径正常的单纯扁平骨盆（simple flat pelvis）（图12－3）和由于儿童佝偻病骨骼软化、骨盆变形而使入口平面呈肾型的佝偻病性扁平骨盆（图12－4）两种。骨盆入口平面狭窄可造成妊娠末期或临产后胎头衔接受阻，不能入盆，胎头骑跨在耻骨联合上方（即跨耻征阳性），可致潜伏期和活跃早期延长，阴道检查与手术机会增多，感染出血发生率高。跨耻征阳性者强行经阴道分娩可致子宫破裂，危及产妇生命。临产后前羊水囊受力不均，胎膜早破，脐带脱垂，可致胎儿窘迫或胎死宫内。

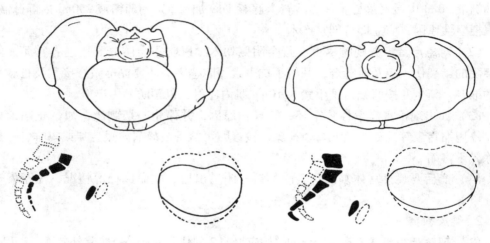

图12－3　单纯扁平骨盆　　　　　　　　图12－4　佝偻病性扁平骨盆

（2）**中骨盆及骨盆出口平面狭窄**　常见两侧骨盆壁向内倾斜的漏斗型骨盆（funnel shaped pelvis）（图12－5）和骨盆入口、中骨盆及出口横径均缩短的横径狭窄骨盆。漏斗型骨盆的坐骨棘间径、坐骨结节间径、耻骨弓角度小于正常，坐骨结节间径与出口后矢状径之和小于15cm，亦称男型骨盆。临产后胎头下降至中骨盆和出口平面时，常不能顺利转为枕前位，形成持续性枕横位或枕后位，活跃期或第二产程进展缓慢，甚至停滞，胎头长时间嵌顿于产道内压迫软组织，引起局部缺血、水肿、坏死，可致生殖道瘘。胎头受压时间长则易导致颅内出血的发生。

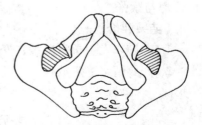

图12－5　漏斗型骨盆

（3）**骨盆三个平面狭窄**　见于身材矮小、体形匀称的妇女。骨盆外形属女型骨盆，但骨盆每个平面的径线均小于正常值2cm或更多，称均小骨盆（generally contracted pelvis）。此种骨盆者能否经阴道分娩主要取决于胎儿大小。

其他还可见由于骨软化症，骨肿瘤，钙、磷缺失或发育不良造成的严重骨盆畸形，均不能经阴道分娩。

2. 软产道异常

（1）宫颈异常　宫颈外口粘连、宫颈水肿、宫颈坚韧、宫颈瘢痕以及宫颈肌瘤、宫颈癌等，均可影响胎头下降，导致产程延长或停滞。

（2）阴道异常　阴道横隔、纵隔，瘢痕性狭窄及阴道壁囊肿或肿瘤等均可影响胎先露下降，分娩时容易发生阴道裂伤、血肿及感染。

（3）外阴异常　外阴瘢痕、外阴坚韧、外阴水肿，由于组织缺乏弹性，无伸展，使阴道口狭窄，影响胎头娩出或造成严重的撕裂伤。

【处理原则】

综合考虑产道异常种类、狭窄程度、胎儿大小、产力等因素，选择合理的分娩方式。

【护理评估】

1. 病史　了解产妇既往有无佝偻病、脊柱关节肿瘤、外伤史或结核病史等。若为经产妇应了解有无难产史。

2. 身心状况　检查软产道情况并做骨盆测量，评估妊娠的经过，了解产妇情绪、心理状态及其社会支持系统的情况。

3. 诊断检查

（1）产妇有无体型异常、跛足，有无脊柱及髋关节畸形，米氏菱形窝是否对称，有无悬垂腹等体征。

（2）身高＜145cm者，应警惕均小骨盆。

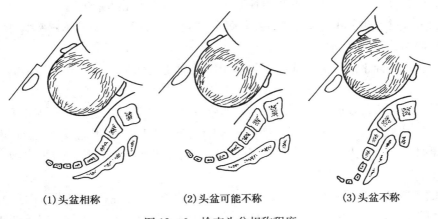

　　　(1)头盆相称　　　　　　　(2)头盆可能不称　　　　　　　(3)头盆不称

图 12 - 6　检查头盆相称程度

（3）产妇排尿后仰卧，两腿伸直，检查者将手放于耻骨联合上方，将浮动的胎头向骨盆方向推压，若胎头低于耻骨联合平面表示胎头可以入盆，头盆相称，称为跨耻征阴性［图 12 - 6(1)］；若胎头与耻骨联合在同一平面，表示可疑，为跨耻征可疑阳性［图 12 - 6(2)］；若胎头高于耻骨联合平面，则表示头盆明显不称，为跨耻征阳性［图

12 - 6(3)]。对出现跨耻征阳性的孕妇，应让其双腿屈曲半卧位再次检查，若跨耻征转为阴性，提示为骨盆倾斜度异常而非头盆不称。此项检查在初产妇预产期前 2 周或经产妇临产后胎头尚未入盆时有一定的临床意义。

（4）骨盆测量，包括骨盆外测量和内测量。

【可能的护理诊断及合作性问题】

1. 有感染的危险　与胎膜早破、产程延长、手术操作有关。

2. 潜在并发症　子宫破裂、新生儿窒息。

【预期目标】

1. 护士通过观察能够及时发现子宫破裂及胎儿窘迫征象，及时处理。

2. 产妇安全度过产程，住院期间不发生感染。

【护理措施】

1. 产程护理

（1）有明显头盆不称、不能从阴道分娩者，按医嘱做好剖宫产术的术前准备与护理。

（2）有轻度头盆不称者，在严密监护下可以试产，试产中的护理要点为：

①保证产妇休息，督促其摄入足够的营养及水分，必要时按医嘱补充水、电解质、维生素 C。

②及时发现子宫破裂的先兆，观察产妇腹部形态，倾听产妇主诉，监测子宫收缩及胎心率变化，发现病理性缩复环、产妇异常腹痛拒按、血尿及胎心异常时，应立即停止试产，及时通知医生及早处理，预防子宫破裂。

③勤听胎心音，注意观察羊水性状，了解产程进展，必要时行阴道检查，发现胎儿宫内窘迫征象及时通知医生，并做好阴道助产或剖宫产术的术前准备。

④胎位异常已破膜的产妇，应抬高床尾，防止脐带脱垂，试产 2~4 小时，胎头仍未入盆并伴胎儿窘迫者，则应停止试产。

⑤对软产道异常的产妇，应根据局部组织的病变程度及对阴道分娩的影响，选择局部手术治疗，以减少分娩过程出血。

⑥胎儿娩出后，及时注射宫缩剂。按医嘱使用抗生素，保持外阴清洁，每日苯扎溴铵冲（擦）洗会阴 2 次，使用消毒会阴垫。胎先露长时间压迫阴道或出现血尿时，应及时留置导尿管 8~12 天，必须保证导尿管通畅，防止发生生殖道瘘。定期更换尿袋，防止感染。

2. 健康教育　指导产妇进行系统的产前检查，及时发现产道异常，向产妇及其家属讲清楚阴道分娩的可能性及优点，增强其自信心，及时告知产妇和其家属产程进展情况、胎儿监测情况，以取得良好的合作，缓解其恐惧心理，使产妇安全度过分娩期。

【结果评价】

1. 产妇未发生子宫破裂，安全度过产程。

2. 胎儿宫内窒息被及时发现与处理，新生儿 Apgar 评分 >7 分。

3. 产妇无感染征象，产后体温、恶露、白细胞计数均正常，伤口愈合良好。

第三节　胎位与胎儿发育异常

一、胎位异常

胎位异常是造成难产的原因之一。分娩时除枕前位（约占90%）外，其余均为异常胎位，其中胎头位置异常占6%～7%，臀先露占3%～4%，肩先露已极少见，此外还有复合先露。

【分类及临床表现】

1. 胎头位置异常　在分娩过程中，胎头枕部持续位于母体骨盆后方或侧方，致使分娩发生困难者，称为持续性枕后位（persistent occipito posterior position）、持续性枕横位（persistent occipito transverse position），多因骨盆异常、胎头俯屈不良、子宫收缩乏力而致内旋转受阻引起。分娩过程中，由于枕后位、枕横位的胎头不易紧贴宫颈及子宫下段，常导致宫缩乏力及宫颈扩张缓慢，特别是胎头直接压迫直肠，产妇过早有肛门坠胀及排便感，在子宫颈口尚未开全时，便使用腹压，使产妇疲劳，宫颈前唇水肿，影响产程进展，尤其表现为第二产程延长。如阴道口虽已见到胎发，但历经多次宫缩屏气却不见胎头继续顺利下降时，应想到有持续性枕后位的可能。由于胎头长时间压迫软产道可造成局部组织缺血、坏死，形成生殖道瘘，而手术助产增加了软产道损伤、产后出血及产褥感染的发生率。其他胎头位置异常还常见高直位（sincipital presentation），即胎头入盆时不俯屈不仰伸，以矢状缝与骨盆入口前后径一致；前不均倾位（anterior asynclitism），即枕横位的胎头以前顶骨先入盆，都会造成胎头不能顺利下降，致使产程延长。

2. 胎产式异常　多由于胎儿在宫腔内的活动范围过大或过小，或胎头衔接受阻造成，最常见的是臀先露（breech presentation），以骶骨为指示点构成6种胎位（骶左前、骶左横、骶左后；骶右前、骶右横、骶右后）。根据胎儿两下肢所取的姿势又可分为单臀先露或腿直臀先露，完全臀先露或混合臀先露，以及不完全臀先露。产程中孕妇常感觉肋下或上腹部有圆而硬的胎头，胎臀不能紧贴子宫下段及子宫颈，常导致子宫收缩乏力，产程延长，且胎臀小于胎头，后出头困难，行阴道助产分娩时，强行牵拉易造成宫颈撕裂，严重者甚至可延及子宫下段，使手术机会增多。不完全臀先露产程开始后转为足先露，易发生胎膜早破、脐带脱垂，增加围生儿死亡率。其他还可见肩先露（shoulder presentation），是一种对母儿最不利的胎位，胎体纵轴与母体纵轴垂直为横产式，先露为肩称肩先露，不能经阴道分娩，容易造成子宫破裂，危及母儿生命，占妊娠足月分娩总数的0.1%～0.25%；面先露（face presentation），因胎头极度仰伸，以颏骨为指示点，胎儿枕部与胎背接触，多于临产后发现，经产妇多于初产妇，发生率约为0.2%，由于颜面部骨质不易变形，容易发生会阴裂伤，颏后位可发生梗阻性难产，处理不及时，可致子宫破裂；复合先露（compound presentation），胎先露伴肢体同时进入骨盆入口等。

二、胎儿发育异常

【临床表现】

胎儿发育异常可导致难产，最常见的是巨大儿（fetal macrosomia）及脑积水畸形儿（hydrocephalus）。巨大儿指出生体重达到或超过4000g的胎儿，约占出生总数的6.4%，多见于父母身材高大或轻型糖尿病孕妇。脑积水儿指脑脊液量在500~3000ml或更多的胎儿，发生率为0.05%。妊娠期表现为子宫增大较快，妊娠后期孕妇可出现呼吸困难，自觉腹部及肋两侧胀痛，跨耻征阳性，可引起头盆不称、肩性难产、软产道损伤、新生儿产伤等不良后果。

【处理原则】

胎位异常者，妊娠30周以前顺其自然；妊娠30周以后胎位仍不正常者，则根据不同情况给予矫治。若矫治失败，根据产妇及胎儿具体情况综合分析，选择对产妇及胎儿损伤小的分娩方式。巨大儿应及时查明原因，如系糖尿病孕妇则需积极治疗，于孕36周后根据胎儿成熟度、胎盘功能及血糖控制情况择期引产或行剖宫产。各种畸形儿一经确诊，应及时终止妊娠。

【护理评估】

1. **病史** 询问既往妊娠分娩史，是否有分娩巨大儿、畸形儿等家族史。询问产妇一般身体状况，包括身高、体重及孕期体重增加、有无糖尿病等，了解B超检查结果。

2. **身心状况** 进行产科检查，测量骨盆，确定胎方位，估计胎儿大小及有无头盆不称、羊水过多、前置胎盘、盆腔肿瘤等。评估产程进展情况，有无因胎位异常或胎儿发育异常继发的宫缩乏力、胎膜早破、脐带脱垂及胎儿宫内窘迫。产妇因产程时间过长，极度疲乏，失去信心而产生急躁情绪，同时也十分担心自身及胎儿的安危。

3. **诊断检查**

（1）**四步触诊** 如在宫底部触到圆而硬、按压时有浮球感的胎头，在耻骨联合上方触及软而宽、不规则的胎臀，胎心在脐上左或右侧听得最清楚时为臀位。

（2）**肛门或阴道检查** 当宫颈口部分开大或开全时，如为枕后位，行肛查或阴道检查时感到盆腔后部空虚，胎头矢状缝在骨盆斜径上，前囟在骨盆的左（右）前方，后囟在骨盆的右（左）后方；如矢状缝位于骨盆横径上，则为枕横位；若触及软而宽且不规则的胎臀、胎足或生殖器等可确定为臀位；若感胎头很大，颅缝宽，囟门大且紧张，颅骨骨质薄而软，如乒乓球的感觉，则考虑脑积水。

（3）**B型超声检查** 可估计胎儿和胎头的大小、位置及形态。

（4）**实验室检查** 孕妇血清或羊水中的甲胎蛋白水平可作为判断有无胎儿畸形的依据。

【可能的护理诊断】

1. **有感染的危险** 与胎膜早破、产程延长有关。

2. **有新生儿窒息的危险** 与分娩因素异常有关。

【预期目标】

1. 产妇能与医护积极配合，接受分娩处理方案，顺利分娩，无并发症发生。

2. 新生儿出生无窒息，Apgar 评分 >7 分。

【护理措施】

1. **孕期监护**　定期产检，了解胎位与胎儿发育情况，胎位异常者可膝胸卧位，每日 2 次，每次 15 分钟，1 周后复查。有妊娠合并糖尿病者，应积极控制血糖。如发现畸形胎儿，应选择及时终止妊娠。

2. **分娩期的监护**　有明显头盆不称、胎位异常或确诊为巨大胎儿难以经阴道分娩的产妇，按医嘱做好剖宫产术的术前准备。

若选择阴道分娩则要保证产妇足够的营养及热量的摄入，必要时遵医嘱给予补液，指导产妇正确用力。对于枕后位者，要防止其过早使用腹压，造成体力消耗及宫颈水肿，影响产程。产程中肛查应少于 10 次，并在严格消毒后进行阴道检查，以防止胎膜早破及产褥感染的发生。要严密监测胎儿宫内情况，做好抢救新生儿的准备，尽量缩短第二产程，可行阴道助产，但产后要认真检查软产道损伤情况，防止产后出血，并遵医嘱给予宫缩剂和抗生素。

3. **心理护理**　护士在执行医嘱进行治疗时，应向产妇及其家属进行解释，将产程进展及胎儿情况及时告诉产妇及家属。指导产妇放松的技巧，深呼吸，避免屏气用力、过早使用腹压，讲明产时出现不适的原因及应对方法，增强产妇信心，使其顺利分娩。

【结果评价】

1. 产妇能与医护配合，顺利度过分娩期，无产后并发症发生。

2. 未发生胎儿宫内窘迫，新生儿 Apgar 评分 >7 分。

第十三章　分娩期并发症妇女的护理

第一节　胎膜早破

胎膜早破（premature rupture of membranes，PROM）是指临产前胎膜自然破裂。胎膜早破是常见的分娩期并发症，其发生率占分娩总数的 2.7%～17%，可导致早产率及围生儿死亡率的增加，使孕产妇宫内感染率和产褥感染率增加。

中医称本病为"胎水早破"、"胞衣先破"，又称"试水"，最早见于《张氏医通》。

【病因及发病机理】

胎膜早破与以下因素有关：宫颈内口松弛、机械性刺激如创伤或妊娠后期性交，增加了绒毛、羊膜感染的机会，引起胎膜炎；胎膜发育不良可致胎膜菲薄脆弱；多胎妊娠、羊水过多等致羊膜腔内压力升高；下生殖道细菌、病毒或弓形虫感染等。

中医学认为，本病的发生有内、外因之别。内因是由于产妇气血不足，气虚下陷或胞衣脆薄易破所致；外因则由于外力损伤或房事损伤所致。

【临床表现】

临产前孕妇突感有较多液体自阴道流出，继而少量间断性排出。当咳嗽、打喷嚏、负重等使腹压增加时，羊水即流出。

【处理原则】

1. 西医　以住院待产、预防感染及并发症、卧床休息为主，并依据孕龄和是否有临产先兆做出相应处理。如孕龄已达 37 周者，可适时终止妊娠；孕龄不足 37 周者，力争延长孕龄，同时严格控制感染，监测胎儿宫内安危。

2. 中医　调理气血，健脾益气，清热解毒。

【护理评估】

1. 病史　详细询问病史，了解诱发胎膜早破的原因，确定胎膜破裂的时间、妊娠周数、是否有宫缩及感染的征象发生。

2. 身心状况及辨证　孕妇因胎水外流，多惊慌失措，担心胎儿安危，易产生恐惧心理。本病主要是以临产前胎衣破裂、胎水外流为辨证要点。临床常见以下证型：

（1）气虚不摄型　妊娠中晚期，胞衣先破，阴道流水，质清稀，神疲乏力，心悸气短，舌淡胖或边有齿印，苔薄白，脉细软无力。

（2）湿热蕴结型　妊娠中晚期，胞衣先破，阴道流水，质稀或有秽气，腹痛，甚则发热，口干，大便干结，舌质红，苔黄腻，脉弦数。

3. 诊断检查

（1）肛诊检查　行肛诊检查，触不到羊膜囊，上推胎儿先露部可见到流液量增多，则可明确诊断。有时可见脐带脱出于胎先露部的前方，甚至经宫颈进入阴道或显露于外阴部，形成脐带脱垂（prolapse of umbilical cord）。

（2）阴道液酸碱度检查　正常阴道液呈酸性，pH 值为 4.5 ~ 5.5；羊水的 pH 值为 7.0 ~ 7.5；尿液的 pH 值为 5.5 ~ 6.5。用 pH 试纸检查，若流出液 pH 值≥7.0 时，视为阳性，胎膜早破的可能性极大。

（3）阴道液涂片检查　阴道液干燥片检查见羊齿植物叶状结晶为羊水。

（4）羊膜镜检查　可直视胎先露部，看不到前羊膜囊，即可确诊为胎膜早破。

【可能的护理诊断】

1. 有早产的危险　与胎膜早破可能诱发宫缩，引起早产有关。

2. 恐惧　与胎膜早破，羊水流出，产妇担心胎儿及自身安危有关。

3. 有感染的危险　与胎膜破裂后，下生殖道内病原体上行感染有关。

4. 有胎儿受伤的危险　与脐带脱垂或早产儿肺部不成熟有关。

【预期目标】

1. 病人无恐惧感。

2. 病人无感染发生。

3. 胎儿无并发症发生。

【护理措施】

1. 一般护理　密切观察胎心率的变化，对胎先露部未衔接者应绝对卧床休息，垫高臀部，采取侧卧位或平卧位，或抬高床尾，以防止脐带脱垂造成胎儿缺氧或宫内窘迫。定时观察羊水性状、颜色、气味等，如为混有胎粪的羊水流出，应及时给予吸氧等处理。若孕龄 <37 周，已临产，或孕龄达 37 周，在破膜 12 ~ 18 小时后尚未临产者，或发生脐带脱垂者，均可采取措施，尽快结束分娩。保持外阴清洁，放置吸水性好的消毒会阴垫，勤更换。严密观察产妇的生命体征，必要时遵医嘱给予抗生素。一般于胎膜破裂后 12 小时即给抗生素以预防感染发生。

向孕妇讲解胎膜早破的影响，分析孕妇目前的状况，使孕妇积极配合，主动参与护理。加强产前检查，使孕妇重视妊娠期卫生保健；妊娠后期禁止性交；避免负重及腹部受碰撞；宫颈内口松弛者，应卧床休息，并于妊娠 14 周左右行宫颈环扎术，环扎部位应尽量靠近宫颈内口水平。

2. 辨证施护　妊娠期间应多食富含钙质的食物，如牛奶、牡蛎等；妊娠晚期忌房事，防止房劳损伤。

（1）气虚不摄型　宜健脾益气、固摄胞宫，用补中益气汤（《脾胃论》）加减，水煎温服。

孕期可服人参茶：人参 30g 水煎服。

（2）湿热蕴结型　宜清热解毒、益气和血，用五味消毒饮（《医宗金鉴》）合蔡松汀难产方（经验方），水煎凉服。

孕期可服生地公英糯米粥：将鲜生地黄、蒲公英适量洗净捣汁，糯米洗净煮粥，待粥将熟时加入鲜汁，煮沸后即可，趁热服食，可连续服用。

【结果评价】

1. 病人恐惧行为减少，在心理或生理上舒适感增加。
2. 母儿生命安全，未发生宫腔感染、胎儿窘迫与脐带脱垂。

第二节　产后出血

产后出血（postpartum hemorrhage）是指胎儿娩出后 24 小时内阴道流血量超过 500ml。产后出血的发病率为分娩总数的 2%~3%，是分娩期严重并发症，是我国孕产妇死亡之首位原因。出血多、休克时间长者可引起脑垂体前叶缺血坏死，导致严重的垂体功能减退——希恩综合征（Sheehan's syndrome）。

中医称本病为"产后血崩"、"产后血晕"，最早见于《诸病源候论·产后血运闷候》。

【病因及发病机制】

引起产后出血的原因主要有子宫收缩乏力、胎盘因素、软产道裂伤和凝血功能障碍，可由单一因素引起，也可相互影响。其中子宫收缩乏力是最主要的原因，占产后出血总数的 70%~80%。

1. **子宫收缩乏力**　胎儿娩出后，子宫肌纤维有效地收缩和缩复，压迫血管而止血。若多种因素引起子宫肌纤维过度伸展，影响肌纤维收缩和缩复功能，则可引起子宫收缩乏力性出血。相关因素包括：产妇精神紧张、过度恐惧，产程延长，产妇体力消耗过多，临产后过量使用镇静剂、麻醉剂，羊水过多，双胎，全身慢性疾病，前置胎盘、胎盘早剥、妊娠期高血压疾病等产科并发症或合并症及子宫畸形、子宫肌瘤、子宫手术史等。

2. **胎盘因素**　胎盘剥离不全、胎盘滞留、胎盘嵌顿、胎盘胎膜残留、胎盘粘连和植入等影响子宫收缩和胎盘剥离面血窦的关闭，导致产后出血。

3. **软产道裂伤**　常因胎儿过大、急产、会阴保护不当、侧切不恰当、助产操作不规范以及会阴组织弹性差等，致软产道撕裂。常见会阴、阴道、宫颈裂伤，严重裂伤可达阴道穹隆、子宫下段，引起大出血。会阴裂伤可分为 3 度：

Ⅰ度：指会阴皮肤及阴道入口黏膜撕裂，未达肌层。

Ⅱ度：指裂伤达会阴体筋膜及肌层，累及阴道后壁黏膜，向阴道后壁两侧沟延伸并向上撕裂，裂伤多不规则，使原解剖结构不易辨认。

Ⅲ度：指肛门外括约肌已断裂，甚至直肠阴道隔及部分直肠前壁有裂伤。

4. **凝血功能障碍**　妊娠合并凝血功能障碍性疾病，如原发性血小板减少、再生障碍性贫血、重症肝炎等；或因妊娠并发症如妊娠期高血压疾病、胎盘早剥、羊水栓塞等导致凝血功能障碍，均可引起出血，甚至是难以控制的大出血。

中医学认为，本病多由分娩损伤元气，产妇虚弱，气虚致冲任不固，血失统摄；或产时血室正开，寒邪入侵，致血液凝滞；或因情志不遂，气滞血瘀引起；或产伤损伤脉络所致。

【临床表现】

主要为阴道流血过多及因失血过多引起的休克。

1. 阴道流血 阴道流血特点因病因而异。子宫收缩乏力引起的出血多有产程延长、胎盘剥离延缓，阴道流血呈间歇性、色暗红、有凝血块，宫缩差时出血多，宫缩改善时出血量减少。胎儿娩出后胎盘剥离或娩出延迟，伴有阴道流血，可考虑胎盘部分剥离、胎盘粘连或植入、胎盘嵌顿等，出血可凝固。若胎儿娩出后立即出现鲜红色阴道流血，多为软产道裂伤所致，裂伤深、波及血管时出血量大。若产妇主诉会阴部疼痛时，要考虑隐匿性软产道裂伤的可能。若阴道持续流血且血液不凝，应考虑凝血功能障碍引起的产后出血。

2. 休克 失血过多产妇可有头晕、面色苍白、寒战、口渴、心慌、血压下降、脉搏细数、呼吸急促、少尿、烦躁不安或意识淡漠，甚至昏迷等休克表现。

【处理原则】

1. 西医 针对出血原因迅速止血，补充血容量，纠正休克，防治感染。

2. 中医 辨清虚实，分清脱闭，因属危急重症，需立即抢救，救脱开闭。

【护理评估】

1. 病史 重点收集与产后出血有关的病史，包括有无剖宫产史或其他子宫手术史，有无子宫肌瘤、妊娠期高血压疾病、前置胎盘、胎盘早剥、羊水过多、双胎、巨大儿等；了解产程进展情况，产妇身心状态，镇静剂、麻醉剂的使用情况；了解是否患有影响凝血功能的疾病，如血液病、严重肝脏疾病等；了解胎盘剥离及娩出情况，胎盘胎膜完整性等。

2. 身心状况及辨证 一旦发生产后出血，产妇担心自己的生命安全，表现出惊慌失措、恐惧，甚至很快进入休克状态。本病主要是以出血量的多少为辨证要点，临床常见以下证型：

（1）气虚型 产后阴道流血，色鲜红，头晕眼花，心悸怔忡，汗出肢冷，面色苍白，甚则昏不知人，舌淡，苔少，脉虚数。

（2）血瘀型 产后阴道出血夹有血块，下腹疼痛拒按，块下后腹痛减轻，舌淡暗，或有瘀点、瘀斑，苔少，脉沉涩。

（3）产伤型 产后阴道出血色鲜红，持续不止，软产道有裂伤，面色苍白，心慌气短，舌淡，苔薄，脉细数。

3. 诊断检查

（1）评估产后出血量 注意观察阴道出血是否凝固，同时估计出血量。临床上常用有刻度的器皿收集阴道出血，可简便地了解出血量。同时也可采用称重法，把使用后的纱布、卫生巾等称总重，用其差值除以 1.05（血液比重）即为实际出血量。目测失血量往往只有实际出血量的一半。

（2）腹部检查　因宫缩乏力或胎盘因素导致的产后出血，子宫软，轮廓不清，按摩子宫时子宫变硬，阴道出血量减少；停止按摩时子宫又变软，阴道出血量再增多。

（3）软产道检查　检查会阴、阴道穹隆部及宫颈有无裂伤或血肿，并对会阴裂伤程度进行区分。必要时肛查，了解血肿及裂伤程度。

（4）胎盘检查　检查胎盘及胎膜的完整性，如胎盘边缘有无中断的血管、胎盘表面有无陈旧性血块附着、胎膜破裂口距胎盘边缘的距离等。

（5）实验室检查　检查产妇的血常规，出凝血时间，凝血酶原时间及纤维蛋白原测定等。

【可能的护理诊断及合作性问题】

1. 潜在并发症　失血性休克。

2. 有感染的危险　与大量出血导致机体抵抗力降低及反复检查、手术操作有关。

3. 恐惧　与失血过多引起死亡临近感有关。

【预期目标】

1. 产妇出血得到及时处理，未出现休克。

2. 出血后产妇无感染征象。

3. 产妇恐惧感减轻。

【护理措施】

1. 一般护理

（1）预防产后出血　加强产前保健，患有肝脏疾病、血液系统疾病等宜治疗后再妊娠，若已妊娠应及早终止。有产后出血高危因素如妊娠期高血压疾病、前置胎盘、多胎妊娠、羊水过多等的孕妇要加强妊娠期管理，提前入院待产。分娩开始后严密观察产程进展，增强产妇分娩信心，及时补充热量和水分，帮助保持体力，遵医嘱合理使用镇静剂和宫缩剂。宫口开全后，指导产妇正确使用腹压，协助胎儿娩出，必要时会阴切开，保护好会阴。胎儿娩出后，协助胎盘娩出，仔细检查胎盘、胎膜是否完整，避免残留。检查软产道是否裂伤，若有裂伤及时缝合。80％的产后出血发生于产后 2 小时内，此期间护士应密切观察子宫收缩情况、阴道流血量、膀胱充盈情况、生命体征及有无头晕、心慌、会阴部疼痛等主诉。督促产妇排尿，鼓励母婴早接触、早吸吮，有利于促进宫缩，减少出血。

（2）协助医生针对病因止血

1）子宫收缩乏力引起的产后出血　加强宫缩，按摩子宫，遵医嘱正确使用宫缩剂，常用药物有缩宫素、麦角新碱、米索前列醇、卡前列甲酯等。去除影响宫缩的不良因素，改善全身状态，为尿潴留者导尿。

子宫按摩的方法如下（图 13-1）：①单手按摩子宫法：最常用，护士一手置于产妇腹部，触摸子宫底部，四指置于子宫后壁，拇指置于子宫前壁，有节律地按摩子宫；②双手按摩子宫法：护士一手置于耻骨联合上方的下腹中部，将子宫托起，另一手握住宫体，有节律地按摩宫底，也可间断挤压宫底使宫内积血排出；③腹部-阴道双手按摩子宫法：护士一手戴无菌手套握拳置于阴道前穹隆，挤压子宫前壁，另一手经腹部置于子宫后壁，两手相对按摩子宫。

必要时可选用无菌纱布条填塞宫腔，局部压迫止血；宫腔填塞纱布条后应密切观察生命体征及宫底高度，警惕填塞不紧，阴道无出血而宫腔继续出血的情况；宫腔填塞后一般 24 小时应取出纱条，避免感染。经上述处理仍出血不止，若需行盆腔血管结扎术、髂内动脉栓塞术、子宫切除术以挽救产妇生命时，遵医嘱做好相应的手术准备。

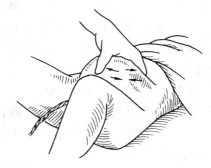

（1）单手按摩子宫法

2）软产道裂伤引起的产后出血 及时准确地缝合修补。若为阴道血肿所致，应切开血肿，清除血块，再缝合止血。

3）胎盘因素引起的产后出血 若胎盘已经剥离，但未娩出，可协助排空膀胱，轻轻牵拉脐带、按压宫底，帮助娩出胎盘；胎盘胎膜残留者做好刮宫准备；胎盘部分剥离者，可徒手剥离胎盘后取出；胎盘植入需行子宫切除者，做好手术准备。

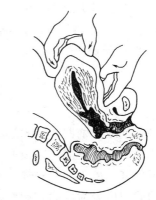

（2）双手按摩子宫法

4）凝血功能障碍引起的产后出血 遵医嘱输新鲜全血、血小板、凝血因子、纤维蛋白原等，根据病情进展，做好相应的护理。

（3）防治感染，纠正失血性休克 保持病室安静，产妇平卧，给予吸氧、保暖；及早建立静脉通道，止血的同时补充血容量，遵医嘱做好各项休克抢救措施。严密观察并记录产妇生命体征、出入量；皮肤黏膜、意识状态、子宫收缩及阴道流血情况；给予抗生素防治感染。

（4）心理护理 抢救工作应有条不紊，护士要主动安慰病人，尽量满足产妇身心需要，增加安全感。

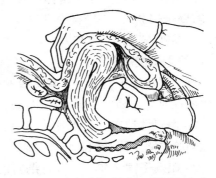

（3）腹部-阴道双手按摩子宫法

图 13-1 按摩子宫的方法

（5）健康指导 指导产妇逐步增加活动量，加强营养，选择富含蛋白质、铁、维生素的食物。教会产妇及家属子宫复旧的观察方法，发现异常及时就诊。告知产后复查的时间、目的，部分产妇分娩 24 小时后，于产褥期内发生子宫大量出血，被称为晚期产后出血（late postpartum hemorrhage），多见于产后 1~2 周内，也可推迟至产后 6~8 周甚至 10 周，应指导其高度警惕。

2. 辨证施护 重在预防，认真做好产前检查，产时、产后护理，防止产后血晕的发生。一旦发病，采用中西医结合方法进行抢救。

（1）气虚型 宜益气固冲、摄血止崩，用独参汤（《十药神书》）加升麻、黑芥穗，急煎服。若汗出肢冷，则用参附汤（《正体类要》）加姜炭、黑芥穗，急煎服。也可针刺印堂、水沟、涌泉等穴，强刺激以促速醒，然后以人参一两煎汤灌之；或烧秤锤、江石令赤，淬醋熏气促其苏醒。

（2）血瘀型 宜活血化瘀、理血归经，用化瘀止崩汤（《中医妇科学》），急煎服。也可先按摩子宫促瘀血排出，再脐部隔盐灸，灸3炷。

（3）产伤型 宜益气养血、生肌固经，用牡蛎散（《证治准绳》），水煎温服。及时缝合软产道裂伤。

【结果评价】

1. 产妇未出现休克。
2. 产妇没有感染迹象，体温正常，白细胞数正常，恶露正常，伤口愈合好。
3. 产妇恐惧感减轻。

第三节 子宫破裂

妊娠期或分娩期子宫体部或子宫下段发生的破裂称为子宫破裂（rupture of uterus），属于产科严重并发症，未及时诊治可严重威胁母儿生命。多见于经产妇，尤其是多产妇。近年来，由于妇女保健水平和产科质量的提高，其发生率明显下降。子宫破裂根据发生的原因可分为自然破裂和损伤性破裂；根据发生时间分为妊娠期破裂和分娩期破裂；根据破裂部位分为子宫体部破裂和子宫下段破裂；根据破裂程度分为完全性破裂（子宫壁全层断裂，宫腔与腹腔相通）和不完全性破裂（子宫肌层部分或全部断裂，浆膜层未穿破，宫腔与腹腔未相通，胎儿及附属物在宫腔内）。

【病因及发病机制】

难产、瘢痕子宫、子宫畸形或发育不良、多次刮宫及宫腔严重感染史等，使子宫壁发生病理改变，易发生子宫破裂。常见的原因有：

1. 梗阻性难产 由于骨盆狭窄、软产道阻塞、胎位异常、胎儿异常等，造成分娩过程中胎先露下降受阻，形成梗阻性难产，致子宫过强收缩，引起子宫破裂。

2. 瘢痕子宫 如孕妇曾行剖宫产术、子宫肌瘤剔除术、子宫成形术等，手术引起子宫瘢痕。妊娠晚期及临产后宫腔压力升高，子宫肌纤维被牵拉，可能引起瘢痕处肌纤维断裂。特别是前次手术后切口感染伴愈合不良者再次妊娠，更易于瘢痕处发生破裂。

3. 宫缩剂使用不当 宫缩剂使用指征把握不严，剂量过大或子宫对宫缩剂敏感性过高，引起子宫收缩过强，加之有产道梗阻，使子宫破裂。

4. 手术及外伤 强行剥离植入性胎盘或严重粘连的胎盘，产钳术、胎头吸引术等运用不当或过于粗暴，毁胎或穿颅术，腹部外伤等均可能误伤子宫，引起子宫破裂。

【临床表现】

子宫破裂多见于分娩过程中，为一渐进的过程，可分为先兆子宫破裂和子宫破裂两个阶段。

1. 先兆子宫破裂 临产后，胎先露下降受阻，子宫收缩过强，产妇多表现腹痛难忍、拒按、表情痛苦、呼吸急促、心跳加快、烦躁不安。过强的子宫收缩，使子宫上段肌纤维增厚变短，子宫下段则被进一步拉长变薄，于子宫上下段之间形成一明显的环状凹陷，称为病理性缩复环（pathologic retraction ring）（图13－2）。此环可随产程进展而逐渐上升。子宫下段膨隆，有明显压痛。膀胱由于受压过久而充血，孕妇出现排尿困难和血尿。胎儿血供受阻，可有胎心改变或难以听清。

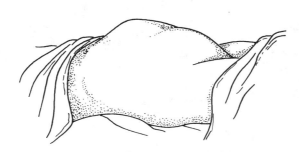

图13－2 先兆子宫破裂时的病理性缩复环

2. 子宫破裂 完全性子宫破裂发生时，产妇突感腹部剧烈撕裂样疼痛，后宫缩骤停，腹痛可缓解，随着宫腔内容物进入腹腔，腹痛又呈持续性加重。产妇可有面色苍白、脉搏细数、血压下降、呼吸急促等休克征象。检查有全腹压痛、反跳痛、肌紧张，在腹壁下可清楚地扪及胎体及位于胎儿侧方的缩小宫体；胎心、胎动多消失。阴道检查可有鲜血流出，胎先露上升，扩张的宫口缩小，若破口较低，可扪及破裂处。子宫前壁破裂时裂口可向前延伸导致膀胱破裂。不完全性子宫破裂症状多不典型，体征多不明显，破裂处可有压痛，胎心率多有异常。若破裂累及子宫动脉可有急性大出血表现。

【处理原则】

西医 先兆子宫破裂时应立即抑制子宫收缩，尽快行剖宫产术，防止子宫破裂；子宫破裂时，应在积极抢救休克的同时尽快手术治疗。

【护理评估】

1. 病史 了解产妇是否有子宫手术史、腹部外伤史，评估骨盆及胎儿大小、胎位等，了解产程中缩宫素使用情况、是否有梗阻性难产、是否行阴道助产等。

2. 身心状况 密切观察，进行体格检查，了解产妇生命体征、宫缩情况、腹部外形，有无腹痛及其程度、性质，阴道流血情况，有无排尿困难、血尿及胎心、胎动有无异常等。注意产妇及家属情绪及行为状态，评估其是否有烦躁不安、恐惧、焦虑；特别是胎儿生命受到威胁时，产妇是否出现悲哀、无助等。

3. 诊断检查

（1）妇产科检查　子宫下段压痛，胎先露部上升，宫颈口缩小，或触及子宫下段破裂口等。

（2）B型超声检查　可发现破口部位及胎儿与子宫之间的关系。

【可能的护理诊断及合作性问题】

1. 疼痛　与子宫收缩过强，子宫破裂血液流入腹腔刺激腹膜有关。

2. 有感染的危险　与失血较多抵抗力下降，宫腔内容物进入腹腔有关。

3. 焦虑　与子宫破裂后可能威胁产妇和胎儿生命安全有关。

4. 潜在并发症　失血性休克。

【预期目标】

1. 产妇疼痛程度减轻。

2. 产妇未出现失血性休克。

3. 产妇未出现感染。

4. 产妇和胎儿安全，产妇焦虑减轻。

【护理措施】

1. 一般护理

（1）子宫破裂的预防　建立健全孕产期保健三级管理体系，积极宣传围产保健的重要性。对于有子宫瘢痕者，慎重选择终止妊娠的方式，一般需提前入院待产。分娩过程中，密切观察产程，掌握宫缩剂使用指征及助产手术指征，严格按规程操作。观察并记录产妇生命体征、宫缩及排尿情况、腹部体征，注意胎心、胎动状况。

（2）先兆子宫破裂的护理　密切观察产程进展及宫缩、胎心状况。产妇有宫缩过强、腹痛持续难忍、腹部呈现凹陷并逐渐上升，伴有血尿等先兆子宫破裂征象时，应立即停静滴缩宫素；报告医生；遵医嘱给予宫缩抑制剂，如哌替啶100mg肌注；给产妇吸氧、备血，同时尽快做好剖宫产手术准备。

（3）子宫破裂的护理　应在积极抢救休克的同时，尽快实施手术。给予吸氧，迅速开放静脉通道，补充血容量，纠正酸中毒及电解质失衡，进行抗休克治疗；同时迅速做好剖宫产或剖腹探查手术准备。严密观察产妇生命体征、尿量、意识状态等，记录出入量，遵医嘱急查血、尿常规，血清电解质等。手术前后遵医嘱使用广谱抗生素预防感染。

（4）健康教育　①指导育龄期妇女避免多次人工流产，有子宫手术史者应根据不同手术方式在规定时间内避孕；有子宫破裂高危因素者应提前入院待产；为产妇及家属介绍疾病相关知识。②手术后出院的病人，鼓励其进食高热量、高蛋白、高维生素、清淡、易消化饮食；逐渐增加活动量，促进身体恢复；全子宫切除术后禁性生活3个月。告知产后及术后复查的时间、目的。③子宫破裂病情危重，产妇及家属会表现出恐惧、无助，护士应理解，提供疾病和治疗信息。若胎儿死亡，护士应倾听、安慰产妇，适当引导，鼓励其积极面对新生活。

【结果评价】

1. 产妇疼痛减轻。

2. 产妇未出现失血性休克。

3. 产妇没有感染迹象，体温正常，白细胞计数正常。

4. 产妇焦虑感减轻。

第四节　羊水栓塞

羊水栓塞（amniotic fluid embolism）是指在分娩过程中羊水进入母体血循环后引起的肺栓塞、休克、弥散性血管内凝血（DIC）、肾衰竭等一系列病理改变，是极其严重的分娩期并发症。也可发生于妊娠 10～14 周钳刮术终止妊娠时。羊水栓塞发病率为 1/20000，发生在足月分娩者病死率达 80% 以上，是孕产妇死亡的重要原因。

【病因及发病机制】

病因不明确。经产妇、高龄初产妇、子宫收缩过强、急产、胎膜早破、前置胎盘、子宫破裂以及剖宫产等是诱发因素。因前置胎盘、胎盘早剥、子宫破裂、剖宫产、宫颈裂伤、钳刮术、羊膜腔穿刺等均可导致子宫血管开放，羊水通过破损血管或胎盘后血管进入母体血循环。分娩过程中，尤其是第二产程，羊膜腔压力过高，羊水被挤入破损血管。此外，多数羊水栓塞发生在胎膜破裂后，羊水可从宫颈破裂小血管或子宫蜕膜进入母体血循环。羊水中的有形物质进入母体血循环后，造成肺小血管机械性阻塞，引起肺血管痉挛，形成肺动脉高压，从而使右心负荷加重，左心回心血量减少，左心室射血随之减少，导致周围循环衰竭。研究表明，羊水成分作为抗原可引起变态反应，导致过敏性休克，诱发支气管痉挛，使肺通气和换气功能受损。过敏反应是羊水栓塞一系列病理生理变化的核心问题。羊水成分可激活凝血系统和纤溶系统，诱发弥散性血管内凝血（DIC）。病人肾脏急性严重缺血，可引发肾衰竭。

【临床表现】

羊水栓塞多起病急骤、来势凶险，可在极短时间内因心、肺功能衰竭，休克而死亡。典型的临床经过可分为心肺功能衰竭和休克期、DIC 引起出血期及肾衰竭期 3 个阶段，但有时也可不典型。

多数产妇在破膜后突发寒战、气急、呛咳、呼吸困难、烦躁不安，继而出现发绀、血压下降、脉搏细数、抽搐、昏迷等心肺功能衰竭和休克表现。有时产妇表现大声惊叫一声后迅速进入昏迷状态，血压骤降甚至数分钟内迅速死亡。度过心肺功能衰竭和休克阶段后，进入凝血功能障碍阶段，产妇表现为全身皮肤黏膜出血点或瘀斑、针眼及切口渗血、阴道大量流血、呕血、便血、血尿等。循环衰竭导致肾功能受损甚至衰竭，产妇出现少尿、无尿等。

【处理原则】

西医　改善低氧血症，抗过敏，抗休克，防治 DIC、肾衰竭和感染。

【护理评估】

1. 病史　评估有无诱发羊水栓塞的因素，如是否为经产妇、高龄初产妇，有无剖宫产史、急产史，胎膜完整情况，是否有前置胎盘、胎盘早剥，分娩过程中宫缩情况，缩宫素使用情况等。

2. 身心状况 评估产妇有无呼吸困难、呛咳、紫绀，血压、心率状况，意识状态；皮肤黏膜有无出血点，针眼、切口有无渗血，有无消化道出血，产后阴道流血量，血液是否凝固；肺部有无湿啰音，咳出痰性状；注意尿量，有无血尿等。本病起病急骤，由于急性呼吸循环衰竭，产妇多烦躁，注意产妇及家属心理状态，有无焦急、无助、恐惧，甚至愤怒等。

3. 诊断检查 下腔静脉血涂片是否找到羊水有形物质；胸部 X 线检查有无弥散性点、片状浸润影及肺不张、右心扩大等；心脏彩超、心电图检查结果有无右心房室增大、心输出量减少等。

【可能的护理诊断及合作性问题】

1. 潜在并发症 心衰、休克、DIC、肾衰竭。

2. 气体交换受损 与肺栓塞的发生有关。

3. 有胎儿宫内受伤的危险 与母体循环衰竭、DIC 等导致胎儿宫内窘迫有关。

4. 恐惧 与死亡逼近感及担心胎儿安危有关。

【预期目标】

1. 产妇未发生心衰、DIC、休克、肾衰竭等。

2. 产妇气体交换正常。

3. 胎儿安全、健康。

4. 产妇恐惧程度减轻。

【护理措施】

1. 一般护理

（1）羊水栓塞的预防

①及时处理前置胎盘、胎盘早剥、子宫破裂等妊娠期及分娩期并发症。

②分娩过程中需人工破膜时，避免在宫缩期实施，需在宫缩间歇期进行，破口不宜过大，使羊水缓慢流出。

③遵医嘱正确使用缩宫素，密切监护产程，有宫缩过强、急产等情况时，要正确处理并严密观察。

④剖宫产时要快速吸尽羊水；钳刮术时应先刺破胎膜，羊水流尽后再钳夹胎儿及胎盘胎膜组织。

（2）配合医生进行羊水栓塞的抢救

①给氧：置病人于半卧位，吸氧，必要时协助进行气管插管正压给氧，以保证氧气的有效供给，改善低氧血症。

②解除肺动脉高压：遵医嘱给予罂粟碱 30～90mg 加入 50% 葡萄糖 20～40ml 缓慢静脉推注，直接松弛血管平滑肌，为解除肺动脉高压首选药物。也可与阿托品合用，扩张肺小动脉效果更好，将阿托品 1mg 加入 5% 葡萄糖 10ml 静脉注射。阿托品可阻断迷走神经反射引起的肺血管痉挛，兴奋呼吸中枢，降低心脏抑制，改善微循环。也可选择氨茶碱、酚妥拉明等药物以缓解肺动脉高压，改善肺及冠脉血流灌注。

③抗过敏：遵医嘱使用肾上腺皮质激素，首选氢化可的松，200mg 静脉缓慢注射，随后以 300～800mg 加入 5% 葡萄糖静脉滴注；也可选用地塞米松等。

④积极抗休克：输注新鲜血和血浆以扩充血容量；多巴胺可升高血压，一般以多巴胺 10～20mg 加于 5%～10% 葡萄糖 250ml 中静脉滴注，注意根据血压情况调整滴速。抢救过程中，护士采血做动脉血气及血清电解质测定。若出现酸中毒，可用 5% 碳酸氢钠 250ml 静脉滴注；若有电解质紊乱及时给予纠正措施。

⑤纠正心衰：遵医嘱选用毛花苷丙 0.2～0.4mg 加入 25% 葡萄糖 20ml 中静脉推注，配合辅酶 A、三磷腺苷等营养心肌药物纠正心衰。

⑥进行 DIC 防治：早期处于高凝状态时，肝素 25mg 加入 0.9% 氯化钠 100ml 中，静脉滴注，以后可用肝素 25mg 加入 5% 葡萄糖 200ml 中静脉缓慢滴注。24 小时肝素应控制在 100mg 以内。当羊水栓塞由高凝状态向纤溶亢进发展时，在肝素化基础上使用抗纤溶药物，如氨基己酸、氨甲苯酸、氨甲环酸等。

⑦及早发现并防治肾衰竭：注意观察产妇尿量，及时补足血容量。若血容量补足后仍然少尿，应给予 20% 甘露醇 250ml 滴注，以扩张肾小球前小动脉，滴速要快，滴速为每分钟 10ml。若仍少尿，可给予呋塞米 20～40mg 静脉注射。

⑧预防感染：遵医嘱选用肾毒性小的广谱抗生素预防感染。

（3）观察病情变化　注意产妇心率、呼吸、血压、尿量、意识状态、皮肤黏膜有无出血点或瘀斑及针眼、切口渗血情况，观察血液是否可凝固，有无呕血、便血、血尿及阴道流血过多等。

（4）积极进行产科处理　羊水栓塞经过抢救，待产妇病情稳定后做好剖宫产术前准备。羊水栓塞发生于第二产程，可根据情况配合医生实施经阴道助娩术。产后大量出血者，为挽救产妇生命，需行子宫切除术者，做好术前准备。

2. 健康教育

（1）指导产妇进行规律产前检查，高龄初产妇及经产妇，有胎膜早破、前置胎盘等羊水栓塞诱发因素者尤其重要。

（2）指导产妇产褥期保健知识，胎儿存活者，为其讲解新生儿护理知识与技能。出院前嘱咐其复查，告知目的及时间。

（3）羊水栓塞起病急骤，病情凶险，产妇会表现焦虑、恐惧等，护理人员应鼓励并安慰产妇。允许家属适当陪伴产妇，告知其疾病和治疗信息。产妇家属对突然到来的不良结局容易表现出否认与激动，护士应给予适当的解释与安慰，帮助其适应和度过哀伤。

【结果评价】

1. 产妇未发生心衰、DIC、休克、肾衰竭等并发症。

2. 产妇气体交换正常。

3. 胎儿健康、安全。

4. 产妇恐惧程度减轻。

第十四章　产后并发症妇女的护理

第一节　产褥感染

产褥感染（puerperal infection）是指分娩及产褥期生殖道受病原体侵袭，引起局部或全身感染。发病率约6%。产褥病率（puerperal morbidity）是指分娩24小时以后的10天内，用口表每日测量体温4次，间隔时间为4小时以上，有2次体温≥38℃。产褥病率主要是由产褥感染引起，也可由生殖道以外的感染如急性乳腺炎、上呼吸道感染、泌尿系感染、血栓静脉炎等原因所致。产褥感染、产科出血、妊娠合并心脏病及严重的妊娠期高血压疾病仍是目前导致孕产妇死亡的四大原因。

中医称本病为"产后发热"，最早见于《素问·通评虚实论》。

【病因及发病机制】

1. 诱因　任何削弱产妇生殖道和全身防御能力的因素均可成为产褥感染的诱因。如产妇体质虚弱、营养不良、孕期贫血、胎膜早破、羊膜腔感染、慢性疾病、产科手术操作、产程延长、产后出血等情况，使其抵抗力下降易致病原体入侵并繁殖。

2. 病原体种类

（1）外源性　以性传播疾病的病原体为主，如支原体、衣原体、淋病奈瑟菌等。

（2）内源性　孕期及产褥期生殖道内寄生大量厌氧菌、需氧菌、假丝酵母菌等，以厌氧菌为主。许多非致病菌在特定的环境下也可以致病，称为条件致病菌。

3. 感染来源

（1）外源性感染　由外界的病原体侵入生殖道而引起。常由被污染的衣物、用具、各种手术诊疗器械等接触病人后造成感染；或临近预产期性生活、阴道异物等将致病菌带入阴道内并繁殖。

（2）内源性感染　正常孕产妇生殖道或其他部位寄生的病原体，在有感染诱因存在的情况下可致病。

中医学认为，产后的生理特点是"多虚多瘀"，主要与产时用力及出血、元气亏损及子宫在复旧过程中余血未尽有关，即"正气易虚，易感病邪，易生瘀滞"。本病的发生主要是产后胞脉空虚，邪毒乘虚直犯胞宫；或正气亏虚，感受外邪，瘀血停滞，阻碍气机，营卫不和，郁而发热；或气血元气受损，血室开放，腠理不密，卫阳不固，外邪乘虚而入；或产后失血过多，血虚伤阴，阳浮于外而致发热。

【临床表现】

发热、疼痛、异常恶露是产褥感染三个主要症状。产褥早期发热最常见的原因是脱水，但在 2~3 日低热后突然出现高热，应考虑感染可能。由于感染部位、程度、扩散范围不同，其临床表现也不同。

1. **急性外阴、阴道、宫颈炎**　急性外阴炎多由分娩时会阴部损伤或手术产伤引起，表现为伤口边缘红肿，局部灼热、疼痛，下坠感，甚至形成脓肿。阴道、宫颈感染表现为黏膜充血、溃疡，脓性分泌物增多。产妇可有轻度发热、畏寒、脉数等全身症状。宫颈裂伤感染向深部蔓延，可达宫旁组织，引起盆腔结缔组织炎。

2. **急性子宫内膜炎、子宫肌炎**　表现为恶露量多、浑浊且有臭味，下腹疼痛及压痛明显。重者出现高热、头痛、寒战、白细胞明显增高等全身感染症状。

3. **急性盆腔结缔组织炎、急性输卵管炎**　病原体经淋巴或血液扩散到子宫周围组织而引起盆腔结缔组织炎，出现急性炎症反应而形成炎性包块，累及输卵管时可引起输卵管炎。病人出现持续高热，伴寒战、全身不适、子宫复旧差、单侧或双侧下腹部疼痛和压痛，子宫旁结缔组织增厚并有压痛，严重者侵及整个盆腔形成"冰冻骨盆"。

4. **急性盆腔腹膜炎及弥漫性腹膜炎**　炎症扩散至子宫浆膜，形成盆腔腹膜炎，甚至弥漫性腹膜炎。病人出现严重全身中毒症状及腹膜炎症状和体征，如高热、恶心、呕吐、腹胀，检查时腹部压痛及反跳痛，因产妇腹壁松弛，腹肌紧张多不明显。如脓肿波及肠管及膀胱，可有腹泻、里急后重和排尿困难。急性期若治疗不彻底可发展成盆腔炎性疾病后遗症。

5. **血栓静脉炎**　来自胎盘剥离处的感染性栓子，经血行播散引起盆腔血栓静脉炎，病变常为单侧性，病人多于产后 1~2 周继子宫内膜炎后出现寒战、高热，持续数周或反复发作。下肢血栓静脉炎多继发于盆腔静脉炎，病变多在股静脉、腘静脉及大隐静脉，表现为弛张热、下肢持续性疼痛、局部静脉压痛或呈硬条索状，致血流受阻，引起下肢水肿、皮肤发白，习称"股白肿"。病变轻时无明显阳性体征，彩色多普勒超声检查可协助诊断。

6. **脓毒血症及败血症**　感染血栓脱落进入血循环可引起脓毒血症，随后可并发感染性休克和迁徙性脓肿（肺脓肿、左肾脓肿）。若病原体大量侵入血循环并繁殖形成败血症，出现持续高热、寒战、全身明显中毒症状，可危及生命。

【处理原则】

1. **西医**　改善全身情况，清除病原组织，控制感染，积极抢救中毒性休克。

2. **中医**　调气血，和营卫，清热毒。

【护理评估】

1. **病史**　评估产褥感染的诱发因素，主要是健康史及孕产史的评估。健康史包括是否有贫血、营养不良，是否有泌尿道、生殖道感染病史，月经史及产妇的个人卫生习惯；孕产史包括本次妊娠是否合并糖尿病、心脏病或并发高血压，本次分娩是否有胎膜早破、产程延长、手术助产、软产道损伤、产后出血等。

2. 身心状况及辨证　评估产妇全身状况、伤口愈合及子宫复旧情况；观察恶露量、颜色、性状、气味等；了解产妇情绪与心理状态，产妇是否存在因发热、不能喂哺、与婴儿分离而出现的沮丧及焦虑情绪。本病主要是以产褥期内发热、恶露异常、少腹疼痛为辨证要点。临床常见以下证型：

（1）**感染邪毒型**　产后高热寒战，热势不退，体温 38℃ 以上，伴小腹疼痛拒按，恶露量或多或少、色紫暗、气臭秽，口渴喜冷饮，尿少色黄，大便燥结，舌淡红，苔黄腻，脉数有力。若高热持续不退，神昏惊厥，属产后危急重症。

（2）**外感发热型**　产后恶寒发热，头痛，肢体疼痛，无汗或微汗，或咳嗽流涕，舌红，苔薄白，脉浮。

（3）**血瘀型**　产后乍热乍寒，恶露不下或量少、色紫暗有块，小腹疼痛拒按，舌质紫暗或有瘀点，脉弦涩。

（4）**血虚型**　产后身有微热，自汗，头晕目眩，腹痛绵绵、喜按，手足麻木，恶露量少、色淡，舌淡红，苔薄白，脉虚数。

3. 诊断检查

（1）**腹部检查**　下腹部压痛、反跳痛。

（2）**妇科检查**　外阴伤口感染时，局部皮肤红、肿、硬且有压痛。窥阴器检查阴道、宫颈及分泌物情况。双合诊检查，宫颈举痛阳性，提示腹腔有一定量炎性渗出。子宫体软，轮廓不清，压痛明显，子宫一侧或双侧压痛或扪及增粗的输卵管或炎性包块。

（3）**实验室检查**

①血常规检查：严重感染或全身感染时可有白细胞计数增高，尤其是中性及白细胞升高明显，血沉加快。

②病原体检查：对阴道流出液、宫腔分泌物、切口周围分泌物、后穹隆穿刺液、脓肿穿刺物进行细菌培养和药敏试验，以确定病原体及指导治疗。

（4）**影像学检查**　B 型超声、CT 及磁共振检查了解产褥感染形成的炎性包块、脓肿的位置及性状。

【可能的护理诊断】

1. 体温过高　与产褥感染有关。

2. 疼痛　与感染有关。

3. 焦虑　与疾病及母子分离或自理能力受影响有关。

4. 知识缺乏　缺乏有关产褥感染的自我护理知识。

【预期目标】

1. 产妇感染得到控制，体温正常。

2. 产妇疼痛减轻，舒适感增加。

3. 产妇焦虑症状减轻。

4. 产妇掌握产褥感染的自我护理知识。

【护理措施】

1. 一般护理

（1）采取半卧位或抬高床头，有利于恶露引流及炎症局限，防止感染扩散。

（2）保证产妇获得充足休息和睡眠，必要时按医嘱给镇静剂；给予高蛋白、高热量、高维生素饮食；并保证足够的液体摄入。

（3）做好病情观察与记录，内容包括生命体征，恶露量、颜色、性状与气味，子宫复旧情况，腹部体征，会阴伤口情况。

（4）指导和帮助产妇做好会阴部护理，每日用1：5000高锰酸钾溶液冲洗外阴2次，应注意由前向后的清洗原则。督促产妇及时更换会阴垫，每位产妇应有专用便盆及会阴清洁用品，共用的烤灯和澡盆使用后应清洗干净并消毒备用。

（5）严格、准确、及时执行医嘱。注意抗生素使用间隔时间，维持有效血药浓度；按医嘱使用宫缩剂、肾上腺皮质激素等。配合做好脓肿切开引流术、清宫术、后穹隆穿刺术的准备及护理。

（6）做好心理护理，解除产妇及家属的疑问，让其了解产褥感染的症状、诊断和治疗的一般知识，帮助产妇及家属照顾孩子，提供母婴接触的机会，减轻其焦虑。鼓励家属为产妇提供良好的社会支持，鼓励产妇表达自己的情绪，让其倾诉不安、恐惧及母子分离的痛苦。

（7）健康教育与出院指导，指导产妇养成良好的个人卫生习惯，正确进行乳房护理。使用过的清洗会阴用物应及时清洁和消毒，做好隔离预防工作。提供有关产后休息与活动、饮食、服药、复查及有关性生活、避孕方法的具体指导。教会产妇识别产褥感染征象，如恶露异常、腹痛、发热等。若有异常情况及时就诊检查。

2. 辨证施护 饮食宜清淡、易消化，多进食富含蛋白质及维生素的食物、汤水，忌油腻辛辣之品。注意休息，严禁盆浴及房事，避免急躁。观察体温及恶露排出情况，保持会阴部清洁，勤换内衣裤。

（1）**感染邪毒型** 宜清热解毒、凉血化瘀，用解毒活血汤（《医林改错》）加金银花、益母草，水煎凉服。

平素服地丁败酱糖水：紫花地丁、蒲公英、败酱草各30g，红糖适量。将上药加水500ml，煎后取汁400ml，加糖调匀即可，每日2次，每次200ml，温或凉服。

（2）**外感发热型** 宜养血祛风、疏风清热，用荆防四物汤（《医宗金鉴》），水煎温服。

平素服银花薄荷饮：金银花30g，薄荷10g，芦根60g，红糖适量。先将金银花、芦根加水500ml，煮15分钟，后下薄荷煮沸3分钟，去渣取汁，入红糖调匀。每日3~4次，温服。

（3）**血瘀型** 宜活血化瘀、清热和营，用生化汤（《傅青主女科》），水煎温服。

平素服桃仁连藕糖汤：桃仁10g、白莲藕250g、红糖适量。将桃仁、连藕切片放煲内加水煮汤，再放入红糖，食藕饮汤。

（4）**血虚型** 宜补血益气、和营退热，用八珍汤（《正体类要》），水煎温服。

平素服花生衣红枣汁：花生仁100g、干红枣50g、红糖适量。将花生仁温水泡半小时，取皮，干红枣洗净泡发，与泡花生仁水及花生衣同放入砂锅内，文火煮半小时，捞出花生衣，加适量红糖即可。每日 3 次，饮汁，吃红枣。

【结果评价】

1. 产妇能采取预防感染的措施进行自我护理，体温正常。

2. 产妇疼痛症状减轻。

3. 产妇焦虑情绪减轻，心理和生理上的舒适感增加。

4. 产妇掌握了相关的自我护理知识。

第二节　泌尿系统感染

产后有 2%～4% 的产妇发生泌尿系感染（urinary tract infection），出现尿频、尿急、尿痛等症状。引起感染的病原体绝大部分为革兰阴性杆菌，以大肠杆菌多见，其他有变形杆菌、产气杆菌和葡萄球菌等。感染途径主要为上行性感染，即细菌从尿道外口侵入，首先感染膀胱，然后再沿输尿管上行感染肾盂、肾盏。

中医称本病为"产后小便淋痛"，又称"产后淋"、"产后溺淋"，最早见于《诸病源候论·产后淋候》。

【病因及发病机制】

1. 女性尿道短且直，尿道口与肛门靠近，产后机体抵抗力低，容易造成上行感染引起膀胱炎、肾盂肾炎。

2. 分娩过程中膀胱受压引起局部黏膜充血、水肿、挫伤，容易发生膀胱炎。

3. 分娩时膀胱受压导致膀胱肌收缩力减弱，不能将膀胱内的尿液完全排出，出现尿潴留而引起膀胱炎。

4. 分娩过程中安插尿管或过多的阴道检查，可引起细菌侵入造成感染。

5. 产后因会阴部伤口疼痛使产妇不敢排尿，造成排尿困难、尿潴留而引起细菌感染。

中医学认为，尿液的正常排出有赖于膀胱气化的调节。肾与膀胱相表里，肾司膀胱之开阖。本病的发生有虚实之分，虚者因肾阴不足，阴虚火旺，导致膀胱气化不利；实者因湿热流注膀胱，或产后情志所伤，肝郁气滞，郁而化火，移热膀胱，导致膀胱气化失司。

【临床表现】

1. **膀胱炎**　症状多在产后 2～3 天出现，病人有尿频、尿急、尿痛，排尿时烧灼感或排尿困难的表现；也可表现为尿潴留或膀胱部位压痛或下腹部胀痛不适；或伴有低热，但通常没有全身症状。

2. **肾盂肾炎**　多由下泌尿道上行感染所致，多发生在右侧，也可两侧均受累。病人症状常发生在产后第 2、3 天，也可发生在产后 3 周。除有膀胱炎表现外，还有高热、寒战、恶心、呕吐、周身酸痛、单侧或双侧腰部疼痛等全身症状。

【处理原则】

1. **西医**　抗炎治疗。

2. 中医　清热利尿通淋。

【护理评估】

1. 病史　评估病人既往是否有泌尿系感染的病史。评估本次分娩情况，如是否有产程延长、排尿困难、手术助产、安放尿管以及产后第一次自解小便时间、尿量、膀胱功能恢复情况等。

2. 身心状况及辨证　因产后排尿异常，周身不适，或体温升高，病人常感到非常懊恼和焦虑，无心照看孩子。本病主要是以产后尿频、尿急、淋沥涩痛为辨证要点，且以热证、实证居多。临床常见以下证型：

（1）湿热蕴结型　产后突感小便短涩，淋沥灼痛，小腹疼痛胀急，尿黄赤或浑浊，口渴不欲饮，心烦，舌红，苔黄腻，脉滑数。

（2）肾阴亏虚型　产后小便频数，淋沥不爽，尿道灼热，尿色深黄，五心烦热，伴腰膝酸软，手足心热，头晕耳鸣，舌红少苔，脉细数。

3. 诊断检查

（1）体格检查　膀胱炎病人膀胱部位有压痛，可有轻度发热，体温在 37.8℃ ~ 38.3℃；肾盂肾炎病人表现为单侧或双侧的肾区叩痛阳性，体温常达 40℃。

（2）实验室检查　尿常规检查可见白细胞、脓细胞、红细胞，可有尿蛋白、管型；中段尿培养细菌数 $\geqslant 10^5/\text{ml}$。行血尿素氮及肌酐检查，以确定肾功能有无受损。

【可能的护理诊断】

1. 疼痛　与感染有关。

2. 焦虑　与排尿异常、周身不适有关。

3. 知识缺乏　缺乏预防泌尿系统感染的相关知识。

【预期目标】

1. 病人疼痛感减轻。

2. 病人焦虑症状减轻。

3. 病人掌握了预防泌尿道感染的相关知识。

【护理措施】

1. 一般护理

（1）产后要仔细评估产妇宫底高度、恶露量，并识别尿潴留的临床表现。采取各种方法使产妇自解小便，如提供隐蔽的环境，必要时采用温水冲洗会阴、加压于耻骨联合上方、听流水声或针灸疗法等。

（2）产妇在急性感染期应卧床休息，摄取营养丰富、易消化食物，忌食辛辣刺激之品。鼓励产妇多饮水或补充足量液体，使每日尿量保持在 2000ml 以上。

（3）按医嘱提供敏感有效的抗生素，症状减轻后仍需持续用药，直至感染症状完全消除、复查尿常规或行尿培养确定无致病菌为止，以防转为慢性病例。病人如有不适，按医嘱使用抗痉挛药和止痛药，对发热及其他症状给予对症护理。

（4）给予病人健康教育和出院指导，指导产妇养成定时排尿的习惯，保证摄入充足的液体量，以防止泌尿系统感染复发。

2. 辨证施护　嘱病人多饮水，勤排尿，饮食清淡，忌食肥甘辛辣之品，禁房事。

（1）湿热蕴结型　宜清热利湿通淋，用加味五淋散（《医宗金鉴》），水煎凉服。

平素服葡萄藕地汁：鲜葡萄、鲜藕各 200g，生地黄 10g，葡萄、藕捣烂取汁，生地黄煎水，合并。分 3~5 次饮服。

（2）肾阴亏虚型　宜滋肾养阴通淋，用化阴煎（《景岳全书》），水煎温服。

平素用糯稻根须 30g，水煎频服。

【结果评价】

1. 病人疼痛感减轻。

2. 病人焦虑症状减轻。

3. 病人出院后能进行自我护理，并能定期复查。

第三节　乳汁过少

产后哺乳期内，产妇乳汁分泌量少或全无，不能满足婴儿需要，称乳汁过少。多发生于产后 2~3 天或半个月内，也可发生于整个哺乳期。

中医称本病为"缺乳"或"产后乳汁不行"、"产后乳无汁"，最早见于《诸病源候论》。

【病因及发病机制】

1. 垂体功能低下、孕期胎盘功能不全或激素分泌不足，阻碍乳腺发育，出现乳汁不足。

2. 产妇营养不足，全身健康状况差。

3. 情绪不稳定，过度疲劳，睡眠不足，压力过大，生活无规律。

4. 产妇未掌握正确哺乳方法，或由于乳头凹陷、皲裂，婴儿不能很好吸吮，因而乳汁常得不到排空，造成乳汁淤积，继而影响乳汁分泌。

5. 产妇服用含雌激素的药物，或因疾病正服用某种药物，可影响泌乳量。

中医学认为，乳汁由气血化生，赖肝气疏泄与调节。故本病的发生主要是气血亏虚，脾胃素弱，或因产时失血耗气，生化之源不足，不能化生乳汁，导致乳汁甚少或无乳汁可下的虚证；素性抑郁或产后情志不畅，肝失条达，气机不畅，乳脉不通，导致乳汁淤滞不行而无乳的实证。

【临床表现】

观察婴儿喂养和排尿、排便情况，如不能达到以下指标，则为乳汁过少。

1. 哺乳次数　出生 1~2 个月的婴儿，24 小时哺乳 8 次以上，哺乳时能听到吞咽声。

2. 排泄情况　尿布 24 小时湿 6 块以上，每日有多次软便或一次多量软便。

3. 睡眠　两次授乳之间婴儿满足、安静，3 个月婴儿常在吸吮中入睡，自发放弃乳头。

4. 体重　平均每日增加 18~30g，每月增加 0.5~1kg。

5. **神情** 婴儿双眼明亮，反应灵敏。

另外母亲在哺乳前乳房有胀感，哺乳时有下乳感，哺乳后乳房柔软。

【处理原则】

1. **西医** 针对原因处理，树立产妇哺乳信心。

2. **中医** 虚者，补益气血、通络增乳；实者，疏肝解郁、通络下乳。

【护理评估】

1. **病史** 了解产妇乳汁分泌情况及母乳喂养中是否有不合理现象，寻找引起母乳不足的因素。如产妇乳头有无异常，是否正确掌握喂哺技巧及熟练程度，产妇的饮食、休息和对哺乳的信心，是否存在精神抑郁，是否误食具有退乳作用的药物或食品等。

2. **身心状况及辨证** 产后乳汁过少或全无，担心婴儿喂哺不足，影响孩子生长发育，易产生焦虑情绪。本病主要是以乳房的柔软、胀硬，乳汁的清稀、浓稠来辨虚实。临床常见以下证型：

（1）气血虚弱型 产后乳汁量少，甚至无乳，乳汁清稀，乳房柔软无胀感，面色少华，神疲乏力，食少便溏，舌淡，苔薄白，脉细弱。

（2）肝郁气滞型 产后乳汁不行，或可挤出少量乳汁，乳房胀硬或有硬结红肿，乳汁稠，伴情志抑郁，胁胀，嗳气叹息，食欲不振，舌质暗红，苔薄黄，脉弦细。

3. **诊断检查** 全身检查可发现营养不良，或激素分泌异常，引起乳汁分泌过少。查乳房柔软无胀痛，挤压乳房乳汁点滴而出；或乳房胀硬成块，挤压乳房疼痛难忍，乳汁难出。还应注意乳头有无凹陷或皲裂，影响正常吸吮过程。

【可能的护理诊断】

1. **焦虑** 与担心婴儿营养不足有关。

2. **母乳喂养无效** 与乳汁分泌过少有关。

【预期目标】

1. 病人焦虑症状减轻。

2. 母乳供给充足，产妇对喂养过程满意，能按需哺乳婴儿。

【护理措施】

1. **一般护理**

（1）产妇需得到家庭尤其是丈夫的支持，帮助产妇树立母乳喂养成功的信心，同时需消除产妇焦虑情绪，保证充足的睡眠时间和适当的户外活动，保持愉快的心情。

（2）产后30分钟内实行早吸吮，让母婴皮肤接触；24小时母婴同室相处，促进早期泌乳。

（3）鼓励产妇坚持按需哺乳，养成良好的哺乳习惯，一侧乳房吸空后再吸另一侧，指导其掌握正确的喂哺技巧。若乳儿未吸空，定时用吸奶器将乳汁吸空或用手挤空。如果发现乳头凹陷或皲裂，应加以纠正和治疗。树立哺乳信心，勿过早给婴儿添加辅食。

（4）注意产妇营养，应鼓励产妇少食多餐，多吃富含蛋白质、维生素和碳水化合物的食物，如豆浆、牛奶、鱼、肉、蛋、新鲜蔬菜和水果等，并要多喝汤水，但不要滋腻太过。

（5）乳腺先天发育不良者可行人工喂养。

2. 辨证施护　加强产后营养，保持乐观情绪，心情舒畅，注意乳房护理。

（1）气血虚弱型　宜补气养血，佐以通乳，用通乳丹（《傅青主女科》），水煎温服。

平素服当归猪蹄汤：当归15g、生黄芪30g，炖猪蹄2只，食猪蹄饮汤。或服花生黄豆猪蹄汤：花生仁、黄豆各60g，猪蹄2只，加水清炖，分早晚2次服用。或花生仁45g（不去红衣）、山药30g、粳米100g、冰糖适量，同煮粥。

（2）肝郁气滞型　宜疏肝理气、通络行乳，用下乳涌泉散（《清太医院配方》），水煎温服。或金银花根30g、通草20g、当归6g、芙蓉花叶60g，捣烂敷贴于乳房胀痛部位，1日2次，3天为1疗程。

平素服鲫鱼猪蹄汤：活鲫鱼1条、猪蹄2只，加水煮熟后调味，食肉饮汤，分早晚2次服食。若乳房胀痛、有块，局部用橘皮煎水外敷。

【结果评价】

1. 产妇焦虑症状减轻。

2. 产妇乳汁分泌增多，满足婴儿生长需要。

第四节　子宫复旧不全

分娩后由于子宫体肌纤维收缩及缩复作用，子宫体积明显缩小，子宫腔内的胎盘剥离面亦随之缩小，且子宫内膜再生使剥离面得以修复，通常在产后6~8周子宫恢复到未孕前状态，这个过程称为子宫复旧（involution of uterus）。当上述复旧功能受到阻碍时，即为子宫复旧不全（subinvolution of uterus）。

中医称本病为"恶露不绝"、"恶露不下"、"产后腹痛"，最早见于《金匮要略·妇人产后病脉证并治》。

【病因及发病机制】

胎盘、胎膜残留，蜕膜脱落不完全，子宫肌炎，子宫内膜炎或盆腔感染，子宫肌瘤影响子宫收缩致子宫复旧不良；子宫过度后屈，恶露排出不畅，使恶露滞留在子宫腔内致子宫复旧不良；胎盘面积过大、胎盘附着处的肌层薄弱，子宫收缩力减弱影响子宫复旧；膀胱过度膨胀、产后尿潴留影响子宫收缩。

中医学认为，气血调和，冲任功能正常，胞宫缩复亦正常。若气虚不能固摄胞络，或产后瘀血阻滞，湿热蕴结，阴虚内热或肝郁化热，均可影响胞宫缩复，恶露过期不止。

【临床表现】

血性恶露持续时间延长，可至7~10天；若因胎盘残留所致，则血性恶露持续时间更长，出血量可明显增多，或时多时少，恶露常浑浊或伴有臭味，有时可见到坏死的胎盘和（或）胎膜残留组织随恶露一起排出。

【处理原则】

1. **西医** 针对病因进行治疗。抗感染，促子宫收缩，或行刮宫术。

2. **中医** 补气摄血，活血化瘀，清热固冲。

【护理评估】

1. **病史** 评估产妇是否素体虚弱，是否有子宫肌瘤、多次分娩、流产史。评估本次分娩情况，有无产程延长，胎盘、胎膜组织残留，产后感染等。

2. **身心状况及辨证** 产妇因恶露持续时间延长，而出现焦虑情绪，或担心变生他病。本病主要是以恶露的量、色、质、气味等为辨证要点。临床常见以下证型：

（1）**气虚型** 产后恶露过期不止，量较多、色淡红、质清稀、无异味，小腹空坠，少气懒言，舌淡红，苔薄白，脉缓弱。

（2）**血瘀型** 产后恶露过期不止，量时多时少、色暗红有瘀血块，小腹疼痛拒按，舌紫暗或舌边有瘀点，脉弦涩或沉而有力。

（3）**血热型** 产后恶露过期不止，恶露量或多或少、色紫红、臭秽，小腹压痛，手足心热，口干咽燥，舌红，苔黄腻或少苔，脉弦滑数或细数。

3. **诊断检查**

（1）**妇科检查** 子宫较同期正常产褥期子宫稍大、稍软，并有轻微压痛。若因子宫肌炎、子宫内膜炎或盆腔感染所致的子宫复旧不全时，子宫压痛明显，甚至附件区也有不同程度的压痛。

（2）**实验室检查** 血、尿常规检查可了解感染与贫血情况；B型超声检查可了解宫腔内有无残留物，子宫复旧及剖宫产切口愈合情况；必要时进行宫腔分泌物培养或涂片检查。

【可能的护理诊断】

有感染的危险 与恶露持续时间长或多次宫腔操作有关。

【预期目标】

产妇生命体征平稳，无感染发生。

【护理措施】

1. **一般护理**

（1）加强早期妊娠检查，妊娠期注意营养调护以增强孕妇体质。

（2）应加强分娩及产褥期护理，尽可能预防子宫复旧不全的发生。如有组织残留时，应行清宫术，同时给予子宫收缩剂促进子宫收缩，预防性应用抗生素。

（3）为避免产后尿潴留，嘱产妇于胎盘娩出后4小时内及时排尿，可辅助应用热敷下腹部、针灸等方法。若产后6小时仍不能自行排尿并诊断为尿潴留时，应及时处理，必要时导尿。

（4）嘱产妇避免长时间仰卧位，并鼓励产妇早期下床活动。若确诊为子宫后倾后屈位，每日行胸膝卧位2次，每次15~20分钟予以纠正。

2. **辨证施护** 注意休息，适当活动。休息时尽可能取侧卧位或半卧位。观察体温及恶露排出情况，保持会阴部清洁。加强营养，按需哺乳，协助子宫收缩。

（1）气虚型　宜补气摄血固冲，选用补中益气汤（《脾胃论》），水煎温服。

平素服参术黄芪粥：党参9g、黄芪15g、白术15g、粳米60g，先将前三味药煎汤30分钟后放入粳米煮粥食用。

（2）血瘀型　宜活血化瘀止血，用生化汤（《傅青主女科》），水煎温服。

平素服山楂糖水：山楂30g、红糖适量，加水煎至山楂熟烂，加入红糖即可服用。

（3）血热型　宜养阴清热止血，用保阴煎（《景岳全书》），水煎凉服。

平素可用益母草、黑木耳各10g，加水煎煮30分钟，后加入白糖适量溶化即可服用。

【结果评价】

1. 产妇恶露正常。

2. 子宫大小与产后周数相符。

3. 产妇全身状况良好。

第五节　产后抑郁

产妇在产褥期间出现以情绪低落为主要临床表现的一种精神障碍，称为产后抑郁，是产褥期精神综合征最常见的一种类型。其发病原因较复杂，一般认为由多种因素造成，因此应从产妇生理、心理及社会支持等多方面予以预防、治疗与护理。

中医称本病为"产后癫狂"、"产后脏躁"、"产后乍见鬼神"，最早见于《诸病源候论·产后风虚瘀狂候》。

【病因及发病机制】

1. **内分泌因素**　产时内分泌系统发生一系列急剧变化。临产前胎盘类固醇的释放达最高值，分娩后胎盘类固醇分泌突然减少，体内雌、孕激素的不平衡在产后抑郁的发生上起一定作用。

2. **分娩因素**　产时及产后的并发症、难产、滞产、手术产等均可给产妇带来紧张与恐惧，容易造成心理不平衡，对本病发生有一定影响。

3. **社会因素**　孕期遭遇不良生活事件，如夫妻分离、亲人丧亡、家庭不和睦、失业以及缺少家庭和社会支持与帮助等，均是产后抑郁发生的危险因素。

4. **心理因素**　产妇性格内向敏感，情绪不稳定，产后易发生心理障碍；另外由于产妇对婴儿的期待，对即将承担母亲角色的不适应，对各种生活难题心理准备不充分，均可对产妇造成心理压力。

5. **遗传因素**　是产后抑郁发生的潜在因素。有精神病家族史者特别是有家族抑郁病史的产妇易患本病。

中医学认为，此类病人多因体质虚弱，产时失血耗气，阴血不足，血不养心，心神失养；或平素性格懦弱、境遇不佳，过度忧愁思虑，损伤心脾；或产后气血亏虚，血虚不能养肝木，肝失藏血、血不摄魂，则魂不守舍；或产后元气亏损，气虚运血无力，败血滞留成瘀、攻心而为病。

【临床表现】

多在产后 2 周内出现症状，产后 4~6 周症状明显，可持续数周至 1 年，少数病人可持续 1 年以上。主要表现有：①情绪改变：心情压抑、沮丧、感情淡漠，甚至焦虑、恐惧。②自我评价降低：自责、自罪，对身边的人充满敌意，与家人、丈夫关系不协调；有时表现为孤独、社会退缩行为。③创造性思维受损，主动性降低，对事物缺乏兴趣。④流露出对生活的厌倦，出现厌食、睡眠障碍、乏力、性欲减退等。严重者甚至绝望，有迫害妄想，出现自杀或杀婴倾向。

【处理原则】

1. **西医** 进行心理治疗和药物治疗。

2. **中医** 调和气血，安神定志。

【护理评估】

1. **病史** 评估病史包括抑郁症、精神疾病的个人史和家族史，有无重大精神创伤史；评估本次妊娠心理状态及分娩过程是否顺利；了解有无难产、滞产、手术产及产时产后并发症，婴儿健康状况，婚姻家庭关系及社会支持系统，尤其是来自丈夫的支持等因素。

2. **身心状况及辨证** 分娩后原有的生活规律改变，家庭琐事增多，产妇不能尽快适应角色转换，易出现抑郁、焦虑等症状。本病主要是以产妇的精神心理改变为辨证要点。临床常见以下证型：

（1）**心脾两虚型** 产后抑郁，焦虑，心神不宁，失眠多梦，神疲乏力，面色萎黄，脘腹胀满，纳少便溏，恶露色淡，质稀；舌质淡，苔薄白，脉细弱。

（2）**肝气郁结型** 产后抑郁，心神不安，或烦躁易怒，夜不入寐，或噩梦纷纭，惊恐易醒，恶露量或多或少，色紫暗有块；舌质红，苔薄，脉弦。

（3）**瘀血内阻型** 产后默默不语，抑郁寡欢，神思恍惚，面色晦暗，恶露淋沥日久，色暗有块；舌质暗有瘀斑，苔白，脉弦或涩。

3. **诊断检查**

（1）妇科检查无异常。

（2）实验室检查：血常规检查可见血红蛋白低于正常或各项指标检查无异常。

【可能的护理诊断】

1. **个人应对无效** 与产妇抑郁行为有关。

2. **有暴力行为的危险** 与产后精神状态不佳有关。

3. **有婴儿生长、发育改变的危险** 与缺乏智力刺激有关。

【预期目标】

1. 产妇情绪稳定，能配合护理人员及家人采取有效应对措施。

2. 产妇的生理、心理行为正常。

3. 产妇能进入母亲角色，关心爱护婴儿，婴儿生长发育正常。

【护理措施】

1. **一般护理**

（1）倾听产妇诉说心理问题并给予相应的心理指导，解除不良的社会、心理因素，减少或避免精神刺激，教会产妇处理情绪问题的方法与技巧。

（2）协助和促进产妇适应母亲角色，指导产妇与婴儿进行交流、接触，为婴儿提供照顾，培养产妇的自信心。

（3）发挥社会支持系统的作用，指导家属对产妇多关心照顾，改善夫妻关系。

（4）重症者需请心理医生或精神科医生协助治疗；遵医嘱指导产妇用药。

（5）高度警惕产妇的伤害性行为，注意产妇自身及婴儿的安全保护。

2. 辨证施护　产妇应保证充分的睡眠与休息，避免过劳和过重的心理负担。

（1）心脾两虚型　宜健脾益气、养心安神，用归脾汤（《济生方》），水煎温服。

平素服二味猪脑汤：猪脑 1 具、山药 50g、枸杞 15g，上三味洗净后同放入锅中，加适量清水、食盐，煨熟即食。

（2）肝气郁结型　宜疏肝解郁、镇静安神，用逍遥散（《太平惠民和剂局方》）加夜交藤、合欢皮、磁石、柏子仁，水煎温服。

平素服陈皮猪脑汤：陈皮 5g、猪脑 1 具。将猪脑洗净，与陈皮一同放入锅内，加适量清水，隔水炖熟，调味即成。饮汤食猪脑，隔日服 1 次。

（3）瘀血内阻型　宜活血逐瘀、镇静安神，用调经散（《太平惠民和剂局方》），水煎温服。

平素服菖蒲炖猪心：石菖蒲 10g、猪心 1 个、盐适量。前两味洗净后加水适量，放炖盅内隔水炖熟，加盐调味，饮汤食猪心。

【结果评价】

1. 住院期间产妇情绪稳定，能配合诊治及护理方案。

2. 产妇与婴儿健康安全。

3. 产妇掌握并能正确示范护理婴儿的技巧，婴儿身体与智能发育良好。

第十五章 妇产科护理病历

第一节 护理评估

护理评估是有计划、有目的、有系统地收集病人资料的过程。根据收集到的资料信息，对护理对象作出推断，从而为护理活动提供依据。护理评估是整个护理程序的基础，同时也是护理程序中最为关键的步骤。如果护理评估不正确，将导致护理诊断和护理计划的错误，不能达到预期目标。常用的评估方法有交谈、询问、观察和体格检查等。因妇产科护理评估通常涉及病人的隐私问题，常使病人感觉羞怯、不适和不愿意多说，出现不配合的情况，故在护理评估的过程中应尽可能让病人理解评估过程和保护病人的隐私，询问病史及体格检查时做到语言亲切和蔼、态度严肃、耐心细致。

妇产科护理病历分为妇科和产科护理病历。产科护理病历多采用填写表格来完成，已在"妊娠期妇女的护理"章节中介绍，故本章介绍妇科护理病历。

【病史内容】

1. **一般项目** 包括病人的姓名、性别、年龄、籍贯、职业、婚姻、民族、教育程度、宗教信仰、家庭住址、入院日期、入院方式、病史陈述者、可靠程度，若非病人陈述，应注明其与病人的关系。

2. **主诉** 主诉是对促使病人就诊的主要症状（或体征）、持续时间等简单明确的描述。妇科临床常见的症状有外阴瘙痒、阴道流血、白带异常、下腹痛及下腹部包块等。若病人无任何自觉症状，仅于妇科普查发现问题，应据实写为：普查发现"×××"×日。

3. **现病史** 现病史是病史的主要组成部分，包括从起病至此次住院时疾病的发生、发展和治疗的全过程。要求围绕主要症状，按时间发展的先后顺序系统地进行描述。包括发病诱因、具体时间、起病缓急及演变过程，有无伴随症状，重点要了解与主要症状的关系。此外还应仔细评估病人的心理反应，并且询问病人的食欲、睡眠、大小便、活动能力、自我感觉、角色关系、应激能力等的变化情况。

4. **月经史** 包括初潮年龄、月经周期、月经持续时间、月经量、有无血块、有无痛经及痛经起始消失时间和程度，经前和经期有无其他不适表现。如初潮年龄11岁，周期 26~28 天，经期 5~6 天，记录为 $11\frac{5\sim6}{26\sim28}$ 天。常规询问末次月经（LMP）情况，包括末次月经的时间、经期、经量等。必要时还应了解前次月经（PMP）情况。绝经后病人应询问绝经年龄、白带情况及其他不适等。

5. 婚育史　包括婚次及每次结婚年龄，是否近亲结婚（直系血亲及三代旁系），男方健康状况及夫妻同居情况，有无性病史或冶游史。孕产史，包括足月产、早产、流产次数及现存子女数（如足月产 1 次，无早产，流产 2 次，现存子女数 1 人，可简写为 1－0－2－1，或用孕 3 产 1（G_3P_1）表示。同时记录分娩方式、有无产后或流产后出血及感染、有无难产史、新生儿出生情况等；记录末次分娩或流产的日期及相关情况，所采用的计划生育措施及其效果。

6. 既往史　包括既往健康情况，曾患何种疾病，尤其是妇科疾病，有无腹部手术史；同时询问有无药物、食物过敏史。

7. 个人史和家族史　个人生活和居住情况、出生地和曾居住地区，有无烟、酒嗜好等。病人的父母、兄弟、姐妹及子女健康状况，家族成员是否有遗传性疾病（如血友病、白化病等）或可能与遗传有关的疾病（如高血压、糖尿病、癌肿等）以及传染病（如结核等）。

【身体评估】

身体评估常常在采集病史后进行，包括全身检查、腹部检查和盆腔检查。除急诊外，一般可按以下顺序进行检查：

1. 全身检查　常规测量体温、脉搏、呼吸、血压，必要时测量体重、身高。其他检查项目应按照全身各系统模式进行检查，包括神志、精神状态、面容、全身发育、毛发分布、皮肤、浅表淋巴结、头颈、乳房、心肺、脊柱及四肢。

2. 腹部检查　腹部检查是妇科体格检查的一个重要组成部分，应于妇科检查前进行。视诊腹部有无凹陷或隆起，腹壁有无手术疤痕、妊娠纹、静脉曲张、腹壁疝及腹直肌分离等。扪诊腹壁厚度，肝、脾、肾有无增大及压痛，腹部有无压痛、反跳痛、肌紧张及有无包块，若扪及包块还应记录其部位、大小（以厘米为单位或用相当于妊娠子宫月份表示，如包块相当于妊娠 2 个月大）、形状、质地、活动度、表面是否光滑及有无压痛。叩诊鼓音和浊音分布范围，有无移动性浊音。若合并妊娠，应检查宫高、腹围、胎心、胎位及胎儿大小等。

3. 盆腔检查　盆腔检查又称妇科检查，为妇科所特有的检查。检查部位包括外阴、阴道、宫颈、子宫及双附件。检查前要准备阴道窥器、无菌手套、长镊、宫颈刮板、玻片、棉拭子、消毒液、生理盐水、液状石蜡或肥皂水等器械和物品。

（1）注意事项

①所有检查器械必须消毒和未被污染。

②检查者应关心体贴病人，语言亲切，态度严肃，检查时仔细认真，动作轻柔，及时向病人做好解释工作。男性护理人员检查时，应有其他医护人员陪同，以减轻病人的紧张心理，避免发生不必要的猜疑和误会，应对其他突发事件。

③检查前应嘱病人排空膀胱，大便充盈者先让其排便。

④每检查一人均应更换臀下垫单（或塑料布、纸单）、检查器械和无菌手套。

⑤一般嘱病人取膀胱截石位，尿瘘病人可取膝胸位。臀部置于检查床缘，头略抬高，两手平放于身边，使腹肌尽量松弛。检查者面向病人，立在病人两腿之间。不宜搬动的危重病人，可在病床上检查。

⑥尽量避免在经期进行盆腔检查，若为异常出血必须检查者，检查前应先消毒外阴，佩戴无菌手套以防发生感染。

⑦对无性生活的病人一般禁行阴道窥器和双合诊检查，可行直肠－腹部诊。如必须检查时，应在其家属及本人同意后，方可将食指缓慢放入阴道进行扪诊。

⑧对怀疑有盆腔内病变的、腹壁肥厚的、高度紧张不配合的以及无性生活的病人，盆腔检查不满意时，可行 B 型超声检查，必要时麻醉下进行盆腔检查。

（2）检查方法

1）外阴检查 观察外阴发育、阴毛多少及分布、阴蒂、阴阜、会阴、大小阴唇等情况，注意有无畸形、溃疡、水肿、炎症、赘生物或肿块，观察皮肤和黏膜的色泽有无减退及有无萎缩、增厚或变薄等。用拇指和食指分开小阴唇，暴露阴道前庭、阴道口和尿道口。查看尿道口周围黏膜色泽及有无赘生物，注意观察处女膜是否完整。让病人用力向下屏气，观察有无阴道前后壁膨出、子宫脱垂及尿失禁等。

2）阴道窥器检查 根据病人年龄、身高及阴道腔大小选择合适的阴道窥器。

①放置与取出：将阴道窥器前后两叶并合，用润滑剂润滑两叶前端以利于插入，减轻不适感。放置窥器的时候，检查者以左手拇指、食指将两侧小阴唇分开，暴露阴道口，右手持阴道窥器避开敏感的尿道周围区，沿阴道后壁斜行缓慢插入阴道内，然后向上向后推进，边推进边将两叶转平，并逐渐张开两叶，充分暴露宫颈、阴道壁及后穹隆（图 15－1，图 15－2）。取出窥器时，应先将两叶合拢再取出。

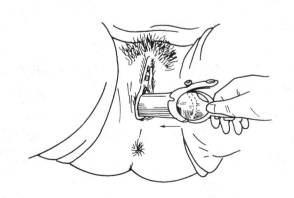
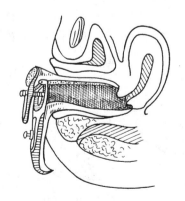

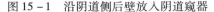

图 15－1　沿阴道侧后壁放入阴道窥器　　　　图 15－2　暴露宫颈

②视诊：观察阴道黏膜颜色、皱襞及有无红肿、溃疡、结节或囊肿等，是否有阴道隔或双阴道等先天畸形，阴道分泌物的色泽、量、性状，有无臭味。白带异常者应进行涂片检查或培养查找滴虫、念珠菌、淋菌等。观察宫颈大小、颜色、外口形状，有无出

血、糜烂、腺囊肿、息肉、撕裂、外翻、赘生物、畸形，宫颈管内有无出血或分泌物。此时可进行宫颈刮片检查。

3）双合诊检查　指检查者一手食指和中指放入病人阴道内，另一手在病人腹部配合检查，是盆腔检查中最重要的部分，适用于有性生活的妇女。目的是扪清阴道、宫颈、子宫、输卵管、卵巢及宫旁结缔组织和韧带，以及盆腔内其他各组织是否有异常情况（图15－3，图15－4）。

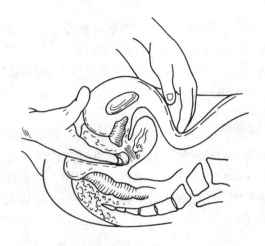 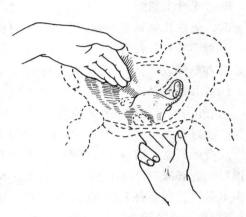

图 15－3　双合诊检查　　　　　　图 15－4　双合诊检查子宫旁附件

检查方法：检查者一手戴好消毒手套，轻轻通过阴道口沿后壁放入阴道。先检查阴道通畅度、深度，有无畸形、结节及肿块；再触摸宫颈大小、硬度，有无接触性出血，若向上或两侧摆动宫颈时病人感觉疼痛称宫颈举痛，是盆腔器官有病变的表现。检查子宫了解其大小、位置、形态、活动度、有无压痛等。扪清子宫后，阴道内的两指由子宫后方分别移向侧穹隆部，另一手在腹部与阴道内手指相互对合，了解输卵管、卵巢、宫旁组织情况。正常输卵管不能触及，卵巢偶可触及，有酸胀感。

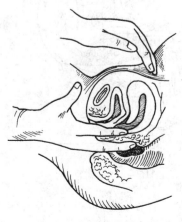

图 15－5　三合诊检查

4）三合诊检查　指经阴道、直肠、腹部的联合检查，是双合诊的补充。通常是双合诊后，检查者将中指退出阴道，放入直肠，另一手仍在腹部配合（图15－5）。通过三合诊可进一步了解后倾或后屈子宫的大小，盆腔后壁的情况，直肠阴道隔、骶骨前方及直肠内有无病变等。三合诊是生殖器官肿瘤、子宫内膜异位症、炎症、结核等非常重要的检查。

5）直肠－腹部诊　适用于无性生活、阴道闭锁或其他原因不宜做阴道检查的病人。检查者一手食指伸入直肠，另一手在腹部配合检查，又称为肛腹诊。

（3）记录　按照解剖部位先后顺序记录检查结果。

①外阴：阴毛分布形态、发育情况、婚产类型、有无异常。

②阴道：是否通畅，黏膜情况，分泌物量、色、性状及有无异味。

③宫颈：大小、硬度、糜烂、息肉、腺囊肿、撕裂，是否有接触性出血、举痛及摇摆痛等。

④宫体：位置、大小、硬度、活动度、是否有压痛等。

⑤附件：有无肿块、增厚或压痛等。如扪及块物，应记录其位置、大小、质地、活动度、表面是否光滑、有无压痛及与子宫及盆壁关系。左右两侧情况应分别记录。

【心理社会评估】

妇科疾病常牵涉到生育、性生活等个人和家庭问题，且有涉及隐私的内容，病人易有各种不同的心理社会问题，如害羞、焦虑或恐惧的情绪，应予重视。一般评估的内容应包括：精神状态、对目前健康问题的理解、应激水平和应对措施、人格类型及其他心理社会状况等。

第二节 护理计划

计划是指挥实施的准则，是控制活动的依据。护理计划的内容包括护理诊断的顺序、预期目标和护理措施，以及进行护理评价。

【护理诊断】

护理诊断（nursing diagnosis）是关于个人、家庭或社区对现存的或潜在的健康问题以及生命过程的反应的一种临床判断，是护士为达到预期结果选择护理措施的基础，这些结果是由护士负责的。护理诊断应包括病人的潜在性与现存性问题、合作性问题、自我护理的能力及妇女群体健康改变的趋势。

我国目前使用的是北美护理诊断协会（NANDA）认可的155个护理诊断。

妇科病人的护理诊断通常包括恐惧、焦虑、疼痛、舒适的改变、自我形象紊乱、皮肤完整性受损、知识不足等问题。确认护理诊断后，按照其重要性先后顺序排列。一般的排列顺序是把威胁最大的问题放在首位，其他的依次排列，以根据病人疾病的轻、重、缓、急采取先后措施。

【预期目标】

预期目标是指通过护理干预对病人及家属提出的能达到的、可测量的、能观察到的病人行为目标。预期目标不是护理行为，但能指导护理行为，并在工作结束时作为对效果评价时的标准。

每个目标都应有针对性，应针对护理诊断，一个护理诊断可制订多个目标，但一个目标不能针对多个护理诊断。目标应切实可行，在病人的能力和护理技能所能解决的范围之内，并要注意医护协作，与医嘱一致。

【护理措施】

护理措施是指护士为病人提供的具体护理活动，是为协助病人达到预期目标而制订的具体工作内容。针对不同的护理诊断，采用不同的护理措施。一般包括观察病人、执行医嘱、缓解症状、促进舒适及预防、减轻和消除病变反应的措施，用药指导及健康教育等。制订护理措施应具有科学依据，基于护理学科及相关学科的理论基础之上，不要与医疗措施相冲突；要针对目标切实可行，保证病人的安全；要具体并明确时间和内容，便于操作和检查。

【护理评价】

评价是有计划地、系统地将病人的健康状况与预期目标进行比较的活动。护理评价是病人经历护理照顾后心理、生理等变化的评估，是对整个护理效果的鉴定。其目的是检查是否达到预期的护理目标，并在此基础上重新估计病人的健康情况，然后作出全面决定，一般有停止、继续、修订、排除或确定四种情况。

护理评价的基本方法包括调查法、对比法、观察法和统计分析法。

第十六章　女性生殖系统炎症病人的护理

第一节　概　述

【女性生殖系统的自然防御功能】

女性生殖系统的解剖和生理特点使健康妇女具有比较完善的自然防御功能，一般不引起生殖系统的炎症。但是，由于外阴前与尿道相邻，后与肛门相近，容易受到污染；且外阴和阴道又是性交、分娩及各种宫腔操作的必经之道，容易受到损伤和各种外界病原体的感染，所以保护防御功能的完整性是控制感染途径，预防和治疗女性生殖系统炎症的重要方面。女性生殖系统的自然防御功能主要有以下几个方面：

1. 女性两侧大阴唇自然合拢，遮盖阴道口及尿道口。

2. 由于盆底肌的紧张性，阴道口闭合，阴道前后壁紧贴，可减少外来病原体感染的机会。

3. 阴道具有自净作用，是指阴道上皮在卵巢分泌雌激素的作用下增生变厚，抵抗病原体侵入的能力加强；另外上皮细胞中的丰富糖原在阴道杆菌作用下，分解成乳酸，使阴道内环境呈弱酸性（pH 值 <4.5），抑制适应于弱碱性环境中繁殖的病原体。

4. 宫颈内膜所分泌的黏液形成碱性的"黏液栓"，堵塞子宫颈管并抑制嗜酸性病原体的活动和繁殖，且宫颈内口紧闭，有利于阻止病原体侵入。

5. 育龄妇女子宫内膜周期性剥脱，是消除宫腔感染的有利条件。

6. 输卵管黏膜上皮细胞的纤毛向子宫腔方向摆动以及输卵管的蠕动，有利于阻止病原体进一步侵入。

【病原体】

各种病原体均可侵入女性生殖系统并繁殖而引起生殖系统炎症。细菌有葡萄球菌、链球菌、大肠杆菌、厌氧菌、变形杆菌、淋病奈氏菌、结核杆菌等；原虫以阴道毛滴虫最为多见，其次为阿米巴原虫；真菌以假丝酵母菌为主；病毒以疱疹病毒、人乳头瘤病毒为多见；螺旋体多为苍白螺旋体；衣原体常为沙眼衣原体等；支原体在一定条件下也可引起生殖道炎症。

【感染途径】

1. 沿生殖器黏膜上行蔓延　病原体侵入外阴、阴道后，沿黏膜表面经宫颈、子宫内膜、输卵管黏膜达卵巢及腹腔。葡萄球菌、淋病奈氏菌及沙眼衣原体多以此方式扩散。

2. 经血液循环蔓延 病原体先侵入或感染其他系统，再经过血液循环传播到生殖器官。结核杆菌主要以此途径播散。

3. 经淋巴系统蔓延 病原体通过淋巴循环侵入盆腔结缔组织及内生殖器。产褥感染、流产后感染及放置宫内节育器后感染主要以此途径扩散。

4. 直接蔓延 腹腔其他脏器感染后，直接蔓延到邻近的内生殖器。如阑尾炎引起的右侧输卵管炎。

【炎症的发展与转归】

1. 痊愈 当病人抵抗力强、病原体致病力弱或得到及时、有效的治疗时，病原体可被完全消灭，炎症得到控制，炎性渗出物完全被吸收，称为痊愈。痊愈后组织结构、功能一般都可以恢复正常。但如果坏死组织、炎性渗出物机化形成瘢痕或粘连，则组织结构和功能不能完全恢复。

2. 转为慢性 炎症治疗不彻底、不及时，身体防御功能和病原体的作用处于相持状态，则炎症长期存在。机体抵抗力强时，炎症被控制并逐渐好转；机体抵抗力降低时，常可引起慢性炎症的急性发作。

3. 扩散与蔓延 病人抵抗力低下、病原体作用强时，炎症可扩散或蔓延到邻近器官。

【临床表现】

白带异常、外阴瘙痒、腹痛以及阴道出血是生殖系统炎症常见的临床表现，由于炎症的部位及病因、发病机制不同，分泌物的量、色、质、气味也不同。部分生殖系统炎症的病人可引起不孕。

【处理原则】

1. 西医 针对病因全身与局部治疗相结合。针对病原体可选用相应的抗生素全身或局部治疗，做到及时、足量、规范、有效的使用。局部治疗可用药物热敷、坐浴、熏洗及冲洗。也可采用手术治疗以避免遗留病灶再复发，达到彻底治愈的目的。

2. 中医 健固任带二脉，清热解毒利湿，内外同治。

【护理评估】

1. 病史 仔细询问病人的年龄、疾病、可能的诱因，追问月经史、婚育史、性生活史、哺乳史、生殖系统手术史、肺结核病史及糖尿病病史，有无吸毒史、输血史，有无接受大剂量雌激素治疗或长期应用抗生素治疗史，宫腔内手术操作后、产后、流产后有无感染史，采用的避孕或节育措施，个人卫生及月经期卫生保健。询问发病后有无发热、寒战、腹痛、阴道分泌物增多及分泌物颜色和性状改变，有无排尿、排便改变，有无外阴痒、痛、肿胀、灼热感等，此次疾病的治疗经过和效果。

2. 身心状况及辨证 耐心细致做好病人的思想工作，鼓励其坚持治疗，主动向病人解释诊疗方法和注意事项，减轻病人的紧张和恐惧心理，使其心情舒畅、精神愉快，并争取配偶的理解和支持。此类疾病主要是以带下的量、色、质、气味异常，结合全身和局部症状以及舌脉为辨证要点。临床证型见于以下各节。

3. 诊断检查

（1）妇科检查　仔细观察生殖系统局部的变化，外阴有无红肿等异常，分泌物的量及性状有无异常，阴道黏膜情况，阴道后穹隆分泌物的量及性状，宫颈充血、水肿、糜烂、肥大的程度；双合诊和三合诊检查宫体大小、位置、质地、活动及压痛情况，附件有无肿块、增粗、压痛等。

（2）实验室检查　通过阴道分泌物查找病原体，必要时可做细菌培养。

（3）其他　宫颈刮片或分段诊刮术、阴道镜检查、局部组织活检、腹腔镜、B型超声检查等。

【可能的护理诊断】

1. 有组织完整性受损的危险　与局部瘙痒搔抓有关。

2. 疼痛　与局部炎性刺激有关。

【预期目标】

1. 病人瘙痒症状减轻，搔抓外阴次数减少。

2. 病人疼痛的程度减轻。

3. 病人带下量减少。

【护理措施】

1. 一般护理

（1）缓解症状，促进舒适　嘱病人多休息，避免劳累。指导病人增加营养，宜高热量、高蛋白、高维生素饮食；定时更换消毒会阴垫，便后冲洗及会阴擦洗时遵循由前向后、从尿道到阴道最后肛门的原则，以保持会阴部清洁。炎症急性期的病人应采取半卧位，以利分泌物积聚于子宫直肠陷凹而使炎症局限或便于引流。为发热病人做好物理降温并及时为其更换衣服、床单。疼痛症状明显者或局部奇痒难忍时，按照医嘱给予止痛剂或止痒药膏。

（2）执行医嘱，配合治疗　帮助病人接受妇科诊疗时的体位、方法及各种治疗、护理措施，多陪伴病人并为其提供有助于保护隐私的环境，解除病人的不安、恐惧等情绪。尽量使用通俗易懂的语言与病人及其家属沟通，认真回答病人的疑问，准确执行医嘱。及时、正确收集各种送检标本，协助医生完成诊断和治疗。

（3）心理护理，精神支持　耐心向病人解释，告之及时就医的重要性，并鼓励其坚持治疗和定期随访。对待慢性病人要及时了解其心理问题，尊重病人，耐心倾听其诉说，主动向病人解释各种诊疗的目的、作用、方法、注意事项和副反应，与病人及家属共同讨论治疗及护理方案，减轻病人的恐惧和焦虑，争取家人的理解和配合，必要时提供直接帮助。

（4）病情观察，做好记录　认真听取病人的主诉，观察其生命体征、分泌物的量和性状、用药反应等客观情况，详细记录，如有异常情况应及时与医生取得联系。

（5）健康教育，出院指导　①指导妇女穿棉织品内裤，以减少局部刺激，治疗期间勿去公共浴池、游泳池。浴盆、浴巾等用具应消毒，并禁止性生活。注意经期、孕期、分娩期和产褥期等特殊生理时期的局部卫生。②积极开展普查普治，指导病人定期进行妇科检查，及早发现异常，并积极治疗。③耐心教会病人自己用药的方法及注意事项，向病人讲解有关药物的作用和副反应。④向病人及其家属讲解常见妇科炎症的病因、发病机制、诱发因素、预防措施，并与病人及其家人共同讨论适用于个人、家庭的防治措施。

2. 辨证施护 加强对育龄期妇女的卫生宣教，注意个人卫生，提倡淋浴。洗浴用具要清洁卫生、不可混用，经期、产褥期禁止坐浴及房事，开展计划生育宣教工作，避免早婚、早育、多产、不洁性生活及反复人工流产；观察病人带下的量、色、质的变化，有无异味，必要时取白带送检，患病后要积极彻底治疗，以防交叉感染；老年性阴道炎病人，在治疗时适当锻炼身体，增加机体抗病能力，定期体检，做到防治结合。

【结果评价】

1. 病人外阴瘙痒症状减轻，搔抓外阴的次数减少或消失。
2. 病人学会运用减轻疼痛的技巧缓解疼痛。
3. 病人分泌物量减少，疼痛症状减轻。

第二节　外阴部炎症

一、外阴炎

外阴炎（vulvitis）指外阴部皮肤与黏膜发生的炎症。由于外阴部暴露于外，与外界接触较多，故易发生炎症，其中以大、小阴唇最多见。

中医称本病为"阴痒"、"阴痛"，最早见于《肘后备急方》。

【病因及发病机制】

外阴常受到阴道分泌物、血液、尿液、粪便的刺激，不注意皮肤清洁则易发生外阴部炎症；其次，糖尿病病人糖尿的刺激，粪瘘、尿瘘病人粪、尿的刺激等也可引起外阴部炎症；此外，穿紧身化纤内裤、局部潮湿、经期卫生巾的刺激等亦可引起外阴部炎症。

中医学认为，本病主要与肾、肝、脾功能失常及感染邪毒有关。肾藏精主生殖，开窍于二阴，脾主运化水湿，肝肾不足、脾虚失运、肝郁犯脾、脾虚湿盛，蕴而化热，湿热下注，虫扰阴中，均可致外阴瘙痒，引起灼热疼痛。

【临床表现】

外阴皮肤瘙痒，局部红肿，有痛感，尤以性交、活动、排泄时加重。严重时可形成外阴部溃疡而致行走不便。

【处理原则】

1. **西医** 针对病因，全身与局部治疗相结合。
2. **中医** 实者清热解毒利湿，虚者滋补肝肾止痒。并配合外治法以提高疗效。

【护理评估】

1. **病史** 多有尿液或阴道分泌物浸渍刺激因素，如长期局部卫生不良或穿紧身化纤内裤，或有糖尿病、维生素缺乏等病史。

2. **身心状况及辨证** 由于外阴的瘙痒疼痛，病人容易产生精神紧张、烦躁不安等异常情绪，影响工作与生活。本病主要是以局部症状为辨证要点。临床常见以下证型：

（1）肝经湿热型 外阴红肿瘙痒，灼热疼痛，充血或有糜烂、溃疡，带下量多、色黄质稠、秽臭，伴烦躁易怒，口干口苦，尿黄便秘，舌体胖大、色红，苔黄腻，脉弦数。

（2）肝肾阴虚型 阴痒难忍，干涩灼热，夜间加重，或阴部肤色变白、粗糙、皲裂或破溃，伴眩晕耳鸣，五心烦热，腰酸腿软，口干不欲饮，舌红苔少，脉细数无力。

3. **诊断检查** 急性炎症者妇科检查可见外阴、大小阴唇肿胀充血，重者可有糜烂或溃疡，局部常有抓痕；慢性炎症者外阴瘙痒，皮肤增厚、粗糙或呈苔藓样变，有时可发生皲裂。

【可能的护理诊断】

1. **组织完整性受损** 与外阴皮肤瘙痒搔抓有关。

2. **疼痛** 与局部炎性刺激溃烂有关。

【预期目标】

1. 病人瘙痒症状减轻，表现为不搔抓外阴。

2. 病人疼痛程度减轻。

【护理措施】

1. **一般护理**

（1）治疗指导 积极寻找病因，告知病人若有糖尿病应积极治疗，若有尿瘘、粪瘘应适时行修补术。指导病人坐浴，教病人取高锰酸钾结晶加温开水配成肉眼观为淡玫瑰红色溶液（浓度约为1∶5000），温度以40℃左右为宜，每次坐浴20分钟，每天2次，坐浴时要使会阴部浸没于溶液中。注意药液浓度不宜太高，以防灼伤皮肤，月经期应停止坐浴。

（2）健康教育 指导病人勤换内衣裤，穿纯棉内裤，保持外阴清洁、干燥，严禁搔抓，勿用刺激性药物或肥皂擦洗外阴。外阴溃破者应使用柔软无菌会阴垫，以预防继发感染。勿饮酒，少进辛辣食物。

2. **辨证施护** 注意个人卫生，洗浴用具和洗脚用具分开使用，勿搔抓外阴。教病人学会用中药熏洗外阴，包括外洗药的煎煮、温度、熏洗方法、熏洗时间以及注意事项，并告诉病人内服药和外洗药配合能提高疗效，缩短病程。

（1）肝经湿热型 宜清利湿热、杀虫止痒，用龙胆泻肝汤（《医宗金鉴》）加野菊花、蒲公英、白鲜皮、百部，水煎温服。也可用蛇床子散：蛇床子、苦参、花椒、百部、枯矾各9～15g，煎汤取汁，先熏后洗，每日1次，10次为1疗程。

平素可服苋菜薤菜汤：马齿苋、生薤菜各30g，加水煎煮，取汁，每日1次。

（2）肝肾阴虚型 宜滋补肝肾、清热止痒，用知柏地黄丸（《医宗金鉴》）加炒栀子、当归、女贞子、枸杞子，水煎温服。也可用4%紫草油涂外阴。

平素可服绿豆百合薏苡仁粥：绿豆25g、鲜百合100g、薏苡仁50g，文火熬粥，每日1次。

【结果评价】

1. 病人瘙痒症状减轻，不再搔抓外阴。

2. 病人局部疼痛程度减轻。

二、前庭大腺炎

致病菌侵入小阴唇内侧的前庭大腺管口引起的腺管炎症称为前庭大腺炎（bartholinitis）。如果炎性渗出物阻塞管口，脓液积聚不能外流则形成前庭大腺脓肿（abscess of bartholin gland）。如果前庭大腺管开口部阻塞，分泌物积聚于腺腔则形成前庭大腺囊肿（bartholin cyst）。

中医称本病为"阴疮"、"阴肿"、"阴痛"，最早见于《内经》。

【病因及发病机制】

因解剖位置的特点，在性交、分娩等其他情况污染外阴部时，病原体容易入侵而引起炎症，主要病原体为葡萄球菌、链球菌、大肠杆菌、肠球菌等。

中医学认为，本病的发生主要是湿热下注，蕴结成毒，或寒湿凝滞，侵蚀阴部肌肤，日久溃腐而成本病。

【临床表现】

炎症多发生于一侧，初起局部肿胀、疼痛、灼烧感，可致行走不便，甚至大小便困难，且可出现发热等全身症状。前庭大腺囊肿病人往往无明显症状。囊肿大者，外阴有坠胀感或性交不适，慢性炎症者，囊肿可持续数年不增大。

【处理原则】

1. **西医** 控制炎症，必要时切开引流或行前庭大腺囊肿造口术。

2. **中医** 内治与外治兼顾，在内服药的同时重视局部治疗。

【护理评估】

1. **病史** 急性炎症者常有不洁性交或外阴污染史，多见于育龄期妇女，幼女及绝经后妇女少见。慢性炎症者多有前庭大腺急性炎症病史。

2. **身心状况及辨证** 由于局部肿胀、疼痛及烧灼感导致病人行走不便，有时大小便困难，容易产生精神紧张、焦虑不安、恐惧等异常情绪，影响工作与生活。本病主要是以局部症状为辨证要点。临床常见以下证型：

（1）热毒蕴结型 外阴一侧肿块，色红、灼热、疼痛拒按，或破溃溢脓，带下量多、色黄、臭秽，甚或恶寒发热，口苦咽干，心烦易怒，便秘尿黄，舌红，苔黄腻，脉弦滑数。

（2）寒凝瘀滞型 外阴一侧肿块，坚硬，皮色不变，或有肿痛，经久不消，或日久溃烂，溃后脓水淋沥，疮久不敛，舌暗，苔薄，脉细弱。

3. **诊断检查** 妇科检查见局部皮肤红肿、发热，压痛明显；当脓肿形成时，表面皮肤发红、变薄，可触及波动感。或见囊肿呈椭圆形，大小不等，位于外阴部后下方，可向大阴唇外侧突起。

【可能的护理诊断】

1. 有组织完整性受损的危险　与外阴大阴唇处破溃有关。

2. 疼痛　与局部炎性刺激有关。

【预期目标】

1. 病人局部红肿减轻或消失。

2. 病人局部疼痛症状减轻。

3. 病人局部无分泌物刺激。

【护理措施】

1. 一般护理

（1）急性期嘱病人卧床休息，取前庭大腺开口处分泌物做细菌培养，以明确致病菌。遵医嘱给予抗生素治疗。

（2）脓肿或囊肿切开造口术后，局部用引流条引流，引流条需每日更换。外阴用1∶5000氯己定（洗必泰）棉球擦洗，每日2次。伤口愈合后，改用1∶8000呋喃西林溶液坐浴，每日2次。

2. 辨证施护　保持外阴清洁卫生，经期、产褥期以及治疗期间禁房事，宜穿宽松、舒适、柔软纯棉内裤，不垫卫生护垫，以防磨擦破溃。忌食辛辣厚味之品，以防湿热蕴结加重病情。

（1）**热毒蕴结型**　宜清热解毒、凉血散结，用仙方活命饮（《校注妇人良方》），水煎凉服。也可用外治法：野菊花15g、紫花地丁30g、蒲公英30g、龙胆草15g、赤芍9g，煎汤熏洗或坐浴，每日2次，5~7天为1个疗程。

平素服鲜马齿苋凉菜：大蒜泥10g，用酱油等调入煮熟的鲜马齿苋60g，不拘时服，连食5~7日。

（2）**寒凝瘀滞型**　宜温散寒湿、消瘀散结，用阳和汤（《外科证治全生集》）加皂角刺、昆布、夏枯草，水煎温服。

平素服薏苡仁粥：将薏苡仁洗净，加水适量，武火煮沸，文火煨热，待薏苡仁熟后加入红糖即可。

【结果评价】

1. 病人局部红肿减轻或消失。

2. 病人局部疼痛程度减轻或消失。

3. 病人未感外阴部有异常分泌物刺激。

第三节　阴道炎症

一、滴虫性阴道炎

滴虫性阴道炎（trichomonal vaginitis）是由阴道毛滴虫引起的阴道炎症。本病主要经性交直接传播；也可经公共浴池、浴盆、浴巾、游泳池、坐式便器、衣物等间接传播；或通过污染的器械及敷料传播。

中医称本病为"带下"、"阴痒"，最早见于《素问·骨空论》。

【病因及发病机制】

滴虫呈梨形，体积为多核白细胞的 2～3 倍，其顶端有 4 根鞭毛，体侧有波动膜，后端尖并有轴柱凸出，无色透明如水滴。适宜在温度 25℃～40℃、pH 值为 5.2～6.6 的潮湿环境生长，在 pH 值为 5.0 以下或 7.5 以上的环境中则不生长。滴虫性阴道炎病人的阴道 pH 值一般在 5.0～6.6，多大于 6.0。滴虫能消耗或吞噬阴道上皮细胞内的糖原，阻碍乳酸的生成，降低阴道酸度而有利于滴虫的繁殖。月经前后阴道 pH 值发生变化，经后阴道 pH 值升高，接近中性，妊娠期、产后等阴道环境改变，均适于滴虫生长繁殖而易发生滴虫性阴道炎。滴虫不仅寄生于阴道，还常侵入尿道或尿道旁腺，甚至膀胱、肾盂以及男性的包皮皱褶、尿道或前列腺中。

中医学认为，本病的发生主要是由于脾虚湿盛，湿郁化热，或肾虚湿郁，湿热下注，虫蚀阴中而致。

【临床表现】

潜伏期为 4～28 日。典型症状是外阴瘙痒及稀薄泡沫样白带增多。瘙痒部位主要为阴道口及外阴，间或有灼热、疼痛、性交痛等。若尿道口有感染，可有尿频、尿痛，有时可见血尿。妇科检查时见阴道黏膜充血，严重者有散在出血点，后穹隆有多量白带，呈灰黄色、黄白色稀薄液体或黄绿色脓性分泌物，常呈泡沫状。少数病人阴道内有滴虫存在而无炎症反应，称为带虫者，带虫者阴道黏膜常无异常表现。

【处理原则】

1. **西医** 切断传播途径，杀灭阴道毛滴虫，恢复阴道正常 pH 值，保持阴道自净功能。

2. **中医** 清热利湿，解毒杀虫。并配合局部外治法以提高疗效。

【护理评估】

1. **病史** 常有不洁性交史，或有滴虫污染源接触史，如公共浴池、浴盆、浴巾、游泳池、厕所、衣物、器械及敷料。

2. **身心状况及辨证** 由于白带增多，外阴瘙痒，伴灼热、疼痛、性交痛等，病人易产生烦躁不安、忧虑多疑等异常情绪，影响工作与家庭生活。本病主要是以带下的量、色、质、气味的变化为辨证要点。临床常见以下证型：

（1）湿热下注型 外阴瘙痒，白带量多，色白或黄，或脓性，甚或杂有赤带，心烦失眠，舌红，苔黄腻，脉弦或弦数。

（2）湿虫滋生型 阴部瘙痒，如虫行状，甚则奇痒难忍，灼热疼痛，带下量多，色白呈泡沫米泔样，味臭秽，胸闷呃逆，心烦少寐，口苦咽干，小便短赤，舌红，苔黄腻，脉滑数。

3. **诊断检查** 根据本病的传染病史及伴有黄色或脓性泡沫状白带增多、外阴瘙痒症状、白带化验找到阴道毛滴虫，即可诊断。

【可能的护理诊断】

1. 有组织完整性受损的危险　与局部瘙痒搔抓有关。

2. 疼痛　与局部炎性刺激溃破有关。

【预期目标】

1. 病人自觉瘙痒、疼痛的程度减轻。

2. 病人带下症状得到改善。

【护理措施】

1. 一般护理

（1）向病人介绍治疗方法　可单独局部用药，亦可全身及局部联合用药，以联合用药效果为佳。全身用药一般为甲硝唑 400mg，每日 2~3 次，7 天为 1 疗程，对初次患病者也可采用单次口服甲硝唑 2g；局部用药是将甲硝唑 200mg 每晚塞入阴道 1 次，7~10 天为 1 疗程。

（2）指导病人配合检查　拟做分泌物培养者，告知病人在取分泌物前 24~48 小时内避免性交、阴道灌洗及局部用药。分泌物取出后要及时送检并注意保暖，避免滴虫活动力减弱，辨认困难。

（3）指导病人用药　对局部用药者，指导病人用药前可用 1% 乳酸液或 0.1%~0.5% 醋酸液冲洗阴道，改善阴道内环境以提高疗效。在月经期间应暂停坐浴、阴道冲洗及阴道用药。对全身用药者，告知病人甲硝唑口服后偶有胃肠道反应，如食欲减退、恶心、呕吐，此外偶见头痛、皮疹、白细胞减少等，一旦出现应报告医生并停药。另外，由于甲硝唑抑制醇在体内氧化而产生有毒的中间代谢产物，故用药期间应禁酒。还应告知病人，甲硝唑可透过胎盘到达胎儿体内，亦可从乳汁中排泄，故孕 20 周前及哺乳期病人禁用。

（4）健康教育　教育病人注意个人卫生，保持外阴部清洁、干燥，尽量避免搔抓外阴部致皮肤破损。由于滴虫性阴道炎常于月经后复发，故治疗后检查滴虫阴性时，仍应于每次月经干净后复查白带，若连续 3 次检查均阴性，方可称为治愈。教会病人自我护理，已婚者应避免夫妻间交叉感染，检查男方是否有生殖器滴虫病，前列腺液有无滴虫，若为阳性，宜夫妻双方同时治疗，才能达到理想效果。

2. 辨证施护　保持外阴清洁，每天更换内裤。内裤及擦洗毛巾煮沸消毒 5~10 分钟后，阳光下曝晒，以消灭湿虫。教会病人自我护理，了解与本病有关的医疗知识，避免夫妻间交叉感染，患病后宜夫妻双方同时治疗，治疗期间禁房事。外洗药经期停用。

（1）湿热下注型　宜清热利湿止痒，用止带方（《世补斋》），水煎温服。

局部治疗，将鸦胆子 20 个去皮，用水 1 杯，煎成半杯，将带线棉球浸药汁后纳入阴道，2 小时后取出，每日 1 次，10 次为 1 疗程。

平素可将金樱子、白果、鸡冠花各 20g，煮水去渣，加入冰糖，微温饮服，每日 1 次，3~5 日为 1 疗程。

（2）湿虫滋生型　宜清热利湿、解毒杀虫，用萆薢渗湿汤（《疡科心得集》）加薏苡仁、车前子、泽泻、椿皮、百部，水煎温服。

局部治疗用蛇花汤：蛇床子 30g、花椒 9g、黄柏 9g、白矾 9g、苦参 15g，煎汤先熏，待药温 40℃左右，坐浴或阴道冲洗。每日 1 次，10 天为 1 疗程。

平素可服秦皮乌梅汤：将秦皮、乌梅加适量水煎煮，去渣取汁，服用时加适量白糖。每日 2 次，早、晚空腹服，连服 5 日。

【结果评价】

1. 病人自觉瘙痒、疼痛的程度减轻或消失。

2. 病人带下症状有所改善。

二、外阴阴道假丝酵母菌病

外阴阴道假丝酵母菌病（vulvovaginal candidiasis，VVC）是一种常见的外阴、阴道炎症，也称外阴、阴道念珠菌病。其主要病原体为白假丝酵母菌，其他还有光滑假丝酵母菌、近平滑假丝酵母菌和热带假丝酵母菌等。假丝酵母菌适宜在酸性环境中生长，有利于感染的阴道 pH 值多在 4.0～4.7，通常小于 4.5。假丝酵母菌不耐热，加热至 60℃ 1 小时即死亡；但对于干燥、日光、紫外线及化学制剂等抵抗力较强。

中医称本病为"阴痒"、"阴痛"、"带下"，最早见于《素问·骨空论》。

【病因及发病机制】

白假丝酵母菌为条件致病菌，10%～20% 非孕妇女及 30% 孕妇阴道中有此菌寄生，但菌量极少，呈酵母相，并不引起症状。只有在全身及阴道局部细胞免疫能力下降的情况下，假丝酵母菌才可大量繁殖，并转变为菌丝相，出现临床症状。常见发病诱因有妊娠、糖尿病、大量应用免疫抑制剂及广谱抗生素。妊娠期妇女、糖尿病病人机体免疫力低下，阴道组织内糖原增加，酸度增高，有利于假丝酵母菌生长。大量应用免疫抑制剂如皮质类固醇激素或免疫缺陷综合征，使机体抵抗力降低；长期应用抗生素，抑制乳酸杆菌生长，从而利于假丝酵母菌繁殖。另外，穿紧身衣裤及肥胖等使会阴局部温度及湿度增加，假丝酵母菌易于繁殖而引起感染。

中医学认为，本病的原因有外因和内因。外因是湿邪侵入，湿蕴化热，湿热生虫，虫毒侵蚀；内因为脾虚失运，肾虚气化失常，水湿内停，蕴而化热，湿热互结，流注下焦，伤及任带二脉。

【临床表现】

外阴瘙痒、灼痛，严重时坐卧不宁，还可出现尿频、尿痛及性交痛。急性期白带增多，典型白带为白色稠厚凝乳状或豆渣样。检查可见外阴皮肤有抓痕，小阴唇内侧及阴道黏膜附有白色膜状物，擦除后可露出红肿的黏膜面，急性期还可见到局部糜烂及浅表溃疡。

【处理原则】

1. **西医**　消除诱发因素，局部与全身用药相结合。

2. **中医**　实者清热利湿，解毒杀虫；虚者健脾除湿，杀虫止痒。并结合局部外治法以促使病愈。

【护理评估】

1. **病史**　常有外阴阴道假丝酵母菌病接触史；或长期服用避孕药物，或处于妊娠期，或有糖尿病及接受大剂量雌激素治疗、大量长期应用抗生素及肾上腺皮质激素，或严重的传染病、消耗性疾病以及 B 族维生素缺乏等病史。

2. 身心状况及辨证　由于外阴奇痒灼痛，白带增多，病人容易产生焦虑不安或急躁易怒等异常情绪，影响工作与生活。本病主要是以外阴瘙痒及带下的量、色、质、气味的异常为辨证要点。临床常见以下证型：

（1）脾虚湿盛型　阴部瘙痒，带下量多，色白如凝乳块或豆渣样，伴四肢倦怠，不思饮食，舌淡，苔薄白，脉细濡。

（2）湿虫滋生型　阴部瘙痒灼痛，带下量多，色白如豆渣样，臭秽，伴口苦咽干，心烦少寐，小便黄赤或疼痛，舌红，苔黄，脉滑数。

3. 诊断检查　结合病人的感染病史及临床症状，带下量、性状及妇科检查情况，做阴道分泌物悬滴涂片，如发现芽孢和假菌丝或白色念珠菌者，即可确诊。

【可能的护理诊断】
1. 有皮肤完整性受损的危险　与外阴局部瘙痒搔抓有关。
2. 疼痛　与局部刺激溃破有关。

【预期目标】
1. 病人自觉瘙痒、疼痛的程度减轻。
2. 病人带下症状减轻。

【护理措施】
1. 一般护理

（1）健康教育　做好卫生宣教，告诉病人消除诱因的意义，使其了解本病相关知识，加强孕期保健，积极治疗糖尿病，正确应用抗生素，每天清洗外阴、更换内裤，切忌搔抓外阴，养成良好的卫生习惯。

（2）用药指导　指导病人局部用药，先用 2% ~ 4% 碳酸氢钠液坐浴或冲洗阴道，改变阴道酸碱度，再将咪康唑栓、克霉唑栓、制霉菌素栓剂或片剂等药物放于阴道内；经期停药。局部用药效果差者，可选用伊曲康唑、氟康唑、酮康唑等药物口服。但对妊娠期合并感染者，应告知病人为避免胎儿感染，要坚持局部治疗至妊娠 8 个月。性伴侣应同时进行检查和治疗。

2. 辨证施护　消除发病诱因，讲究卫生，避免公共场所的交叉感染。锻炼身体，增强抗病能力。饮食宜清淡，少吃辛辣、甜腻之品。

（1）脾虚湿盛型　宜健脾益气、升阳利湿，用完带汤（《傅青主女科》）加藿香，水煎温服。

局部治疗用藿香 30g、蛇床子 30g、土茯苓 30g，煎汤冲洗阴道，每日 1 次，7 ~ 10 天为 1 疗程。

平素可服茯苓粳米粥：茯苓 30g 研末，加入粳米 30 ~ 60g 煮粥，空腹服用。

（2）湿虫滋生型　宜清热利湿、解毒杀虫，用萆薢渗湿汤（《疡科心得集》），水煎温服。

局部治疗蛇床子散外洗：蛇床子 15g、花椒 15g、明矾 15g、萆薢 15g、百部 15g、苦参 15g，外阴溃破者去川椒，煎汤趁热先熏后洗，每日 1 次，10 次为 1 疗程。

平素可服鲤鱼赤豆汤：鲤鱼 1 条，去头、尾及骨头，取肉与赤小豆 60g 共煮至豆烂，分 2 次服用。

【结果评价】

1. 病人自觉瘙痒、疼痛的程度减轻或消失。

2. 病人自觉带下症状得到改善。

三、老年性阴道炎

老年性阴道炎（senile vaginitis）常发生于绝经前、后的妇女。主要表现为阴道分泌物增多及外阴瘙痒、灼热。

中医称本病为"带下"、"阴痒"，最早见于《素问·骨空论》。

【病因及发病机制】

绝经前后的妇女因卵巢功能减退、体内雌激素水平降低、阴道上皮细胞内糖原含量减少等原因，阴道壁萎缩，黏膜变薄，阴道内 pH 值增高，局部抵抗力降低，故致病菌容易入侵繁殖而引起阴道炎症。此外，手术切除双侧卵巢、卵巢功能早衰、盆腔放疗后、长期闭经、长期哺乳等均可引起本病发生。

中医学认为，本病的发生是由于年过"七七"，肝肾亏损，冲任虚衰，或下焦感受湿热之邪，任带损伤，固约无力而致。

【临床表现】

阴道分泌物增多，稀薄，呈淡黄色，严重者呈血样脓性白带。由于分泌物刺激，病人可出现外阴瘙痒、灼痛，严重者还可出现尿频、尿急等泌尿系统症状。妇科检查见阴道呈老年性改变，阴道上皮萎缩，皱襞消失，上皮平滑、菲薄，且可见阴道黏膜充血，常伴有小出血点，重者可见浅表小溃疡。

【处理原则】

1. **西医**　增加机体及阴道抵抗力并抑制细菌生长。

2. **中医**　滋补肝肾，清热利湿。并配合外治法以提高疗效。

【护理评估】

1. **病史**　多发生于绝经前后或卵巢切除术后，或有肿瘤放、化疗病史，或由于其他原因导致的雌激素水平不足者。

2. **身心状况及辨证**　由于白带增多，伴外阴瘙痒，灼热干涩及盆腔坠胀不适，病人容易产生焦虑、恐惧等异常情绪，影响工作与生活。本病主要是以年龄、局部症状为辨证要点。临床常见以下证型：

（1）**肝肾阴虚型**　带下增多或不多，色白或色黄，阴户干涩疼痛、灼热，腰膝酸软，头晕目眩，心慌心悸，潮热汗出，口干咽燥，尿赤，舌红，苔薄，脉细或细数。

（2）**湿热下注型**　带下增多，色黄臭秽，甚则呈脓样，口干口苦，小便黄赤，大便干结，舌红，苔黄腻，脉弦数。

3. **诊断检查**　根据发病的年龄或有卵巢切除、盆腔放射治疗史，病人出现带下增多、呈黄水样，阴部灼痒干涩，外阴阴道呈老年性并有急性炎症改变的症状和体征，阴道分泌物检查镜下见大量基底细胞和白细胞，排除真菌和滴虫感染，即可确诊。妇科检查发现阴道出现病变者，应与生殖道恶性肿瘤鉴别，需做局部刮片或病理组织学检查。

【可能的护理诊断】

1. 有组织完整性受损的危险　与局部搔抓有关。

2. 疼痛　与局部灼热干涩有关。

【预期目标】

1. 病人自觉灼热、疼痛和瘙痒的程度减轻。

2. 病人局部红肿减轻或消失。

【护理措施】

1. 一般护理

（1）健康教育　指导病人加强营养，宜多食含有维生素的食物，如新鲜蔬菜和水果，保持心情愉快。告知病人切勿滥用抗生素及过度清洗外阴、阴道，以维持阴道的酸碱平衡。

（2）指导局部用药方法　用药前要注意洗净双手及会阴，以减少交叉感染的机会。自己用药有困难者，指导其家属协助用药或由医务人员帮助使用，做到正确用药。

2. 辨证施护　保持外阴清洁，穿棉质内裤，减少对外阴的刺激，使其掌握老年性阴道炎的预防措施和技巧，指导局部用药方法，定期查体。忌食油炸、辛温助阳之品。

（1）肝肾阴虚型　宜滋补肝肾、清热止带，用知柏地黄丸（《医宗金鉴》）加莲须、金樱子、芡实、女贞子、旱莲草，水煎温服。也可用柏己片：黄柏 3g、己烯雌酚 0.125mg，研末制片，每晚睡前阴道内塞 1 片，10 次为 1 疗程。

平素服枸杞炒猪肝：枸杞子 30g、猪肝 250g，加适量调味品炒熟佐餐。

（2）湿热下注型　宜清热利湿止带，用止带方（《世补斋》），水煎凉服。也可用黄连膏：黄连、黄柏、当归尾、片姜黄各 4.5g，生地黄 18g，香油 180g，黄蜡 30g。以香油浸药 2 天，文火熬枯去渣，再入蜡煎成膏。用药前先清洗阴道分泌物，将黄连膏涂于阴道壁，每日 1 次，10 天为 1 疗程。

平素常服芹菜、鸡冠花、车前草等品，或用适量粳米、糯米、山药、扁豆煮粥服。

【结果评价】

1. 病人灼热、疼痛和瘙痒的程度减轻。

2. 病人局部红肿症状减轻或消失。

第四节　子宫颈炎症

子宫颈炎症（cervicitis）是妇科常见的疾病，有急性和慢性两种类型。正常情况下，宫颈具有多种防御功能，但容易受分娩、宫腔操作的损伤，且宫颈管单层柱状上皮抗感染能力较差，并且由于宫颈管黏膜皱襞多，一旦发生感染，不易彻底清除，故常形成慢性宫颈炎症。

中医无此病名，根据其临床表现属"带下"病证范畴，最早见于《素问·骨空论》。

【病因及发病机制】

慢性宫颈炎（chronic cervicitis）多由急性宫颈炎（acute cervicitis）转变而来，常因急性宫颈炎治疗不彻底，病原体隐藏于宫颈黏膜内而形成慢性炎症，多见于分娩、流产或手术损伤宫颈后，病原体侵入而引起感染。也有病人无急性宫颈炎的表现，直接发生慢性宫颈炎。病原体主要为葡萄球菌、链球菌、大肠杆菌及厌氧菌。目前，沙眼衣原体及淋病奈氏菌感染引起的慢性宫颈炎亦日益增多。慢性宫颈炎的病理有以下几种类型：

1. 宫颈糜烂　宫颈糜烂是慢性宫颈炎最常见的一种病理改变。宫颈阴道部的鳞状上皮因炎症刺激而脱落后由柱状上皮覆盖，故可见宫颈外口处的宫颈阴道部呈细颗粒状的红色区。

临床上根据糜烂表面深浅程度可分为三型：①单纯型糜烂：糜烂面仅为单层柱状上皮所覆盖，表面平坦。②颗粒型糜烂：由于腺上皮过度增生并伴有间质增生，糜烂面呈凹凸不平的颗粒状。③乳头型糜烂：柱状上皮和间质增生显著，表面呈高低不平的乳突状。

根据糜烂面积大小可将宫颈糜烂分为三度（图16－1）：①糜烂面积小于整个宫颈面积的1/3为轻度（Ⅰ度）。②糜烂面占整个宫颈面积的1/3～2/3为中度（Ⅱ度）。③糜烂面占整个宫颈面积的2/3以上为重度（Ⅲ度）。

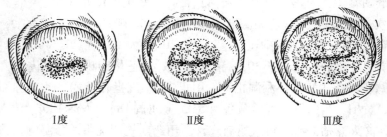

Ⅰ度　　　　　Ⅱ度　　　　　Ⅲ度

图16－1　宫颈糜烂分度

2. 宫颈肥大　由于慢性炎症的长期刺激，宫颈组织充血、水肿，腺体和间质组织增生，使宫颈呈不同程度的肥大，但表面多光滑。由于纤维结缔组织增生，宫颈硬度增加。

3. 宫颈息肉　慢性炎症长期刺激使宫颈管黏膜增生，增生的黏膜逐渐自基底部向宫颈外口突出而形成息肉（图16－2），息肉呈舌形、色红、质软而脆，易出血，蒂细长。由于宫颈炎症刺激的持续存在，息肉摘除后极易复发。

4. 宫颈腺囊肿　多为宫颈糜烂愈合过程中，新生的鳞状上皮覆盖宫颈管口或伸入腺管，将腺管口阻塞而形成。也可因为腺管周围的结缔组织增生或瘢痕形成压迫腺管，使腺管变窄甚至阻塞，腺体分泌物引流受阻、潴留形成囊肿。宫颈表面呈现数个半透明状小囊泡，内含无色黏液，若伴感染囊泡呈白色或淡黄色（图16－3）。

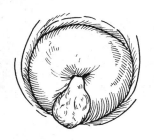

图 16-2　宫颈息肉图

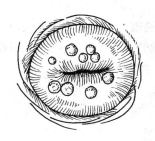

图 16-3　宫颈腺囊肿

5. 宫颈管炎　宫颈阴道部外观光滑，病变局限于宫颈管黏膜及黏膜下组织，仅见宫颈外口有脓性分泌物堵塞，有时宫颈管黏膜增生向外口突出，可见宫颈口充血发红。

中医学认为，本病的发生主要是由于湿邪伤及任带二脉，致使任脉不固，带脉失约。湿邪有内湿与外湿之分。内湿主要与脾肾肝三脏有关，脾虚失运，水湿内生；命门火衰，气化失调，水湿内停；肝郁克脾，脾虚湿盛，湿邪下注。外湿多因冒雨涉水或久居湿地，或长期在水湿中作业所致。另外房事或洗浴用具不洁等，也可感受湿邪而致病。

【临床表现】

主要症状是白带增多，白带的性状因病原体的种类、炎症的范围和程度不同而各异。可呈乳白色黏液状、淡黄色脓性或血性白带，还可出现经间期出血、性交后出血等症状。当炎症沿宫骶韧带扩散到盆腔时，可有腰骶部疼痛、下腹部坠痛等。因黏稠脓性分泌物不利于精子穿过，亦可造成不孕。

【处理原则】

1. **西医**　局部治疗为主，可采用物理治疗、药物治疗及手术治疗。

2. **中医**　除湿止带，同时配合外治法。

【护理评估】

1. **病史**　常有分娩、流产、手术，或经期不卫生、不洁性生活史，或有宫颈损伤、化学物质刺激、病原体感染等病史。

2. **身心状况及辨证**　由于白带增多，或伴有腰骶及小腹坠胀疼痛、性交时出血等，病人多烦躁不安，甚至影响夫妻生活。本病主要是以带下的量、色、质、气味的变化，及局部检查为辨证要点。临床常见以下证型：

（1）**脾虚型**　白带量多，绵绵不断，色白或淡黄，质黏稠，无臭味，面色萎黄或淡白，神疲倦怠，纳少便溏，腹胀足肿，舌质淡胖，苔白或腻，脉缓弱。

（2）**肾阳虚型**　白带量多清冷，质稀如水，久下不止，无臭味，面色苍白无华，腰脊酸楚，大便稀薄或五更泄泻，尿频清长或夜尿增多，舌苔薄白或无苔，脉沉迟。

（3）**湿热下注型**　带下量多，色黄或黄白相间，质稠有臭味，或伴少腹胀痛，胸胁胀痛，心烦易怒，口干口苦但不欲饮，舌红，苔黄腻，脉弦数。

（4）**热毒蕴结型**　带下量多，色黄或黄绿如脓，质稠，或夹血色，或浑浊如米泔，臭秽，小腹胀痛，腰骶酸楚，小便黄赤，或有阴部灼痛，瘙痒，宫颈糜烂或有息肉，触之出血，舌红，苔黄，脉滑数。

3. 诊断检查　妇科检查宫颈可见不同程度糜烂、肥大、息肉、裂伤外翻或宫颈腺体囊肿。排除宫颈上皮内瘤样变或早期子宫颈癌，即可确诊。

【可能的护理诊断】

1. 有组织完整性受损的危险　与宫颈表面出现糜烂有关。

2. 出血　与宫颈糜烂、息肉有关。

【预期目标】

1. 病人分泌物性状正常。

2. 病人腰骶部坠胀症状减轻。

【护理措施】

1. 一般护理

（1）**疾病预防**　指导妇女定期做妇科检查，发现宫颈炎症要及时、规范、彻底的治疗。治疗前常规行宫颈刮片细胞学检查，以排除子宫颈上皮内瘤样病变或早期子宫颈癌。避免分娩或器械损伤宫颈，产后发现宫颈裂伤应立即缝合，以减少宫颈炎症的发生。

（2）**向病人介绍治疗方法**　局部治疗包括物理治疗、药物治疗和手术治疗。①宫颈糜烂多用物理治疗，过去常用电熨法，近年有激光治疗、冷冻治疗、红外线凝结疗法及微波疗法等。②局部药物治疗适用于糜烂面积小和炎症浸润较浅的病人。③有宫颈息肉者需行息肉摘除术；对宫颈肥大、糜烂面较深广且累及宫颈管者，可考虑做宫颈锥切术。④宫颈腺囊肿多数无需处理。⑤宫颈管炎局部用药疗效差，需行全身治疗。

（3）**指导病人配合治疗**　物理治疗应选择月经干净后 3 ~ 7 日内进行，有急性生殖器炎症者应先治疗急性生殖器炎症。告知病人物理治疗周期为 3 ~ 4 周，病变较深者需 6 ~ 8 周。物理治疗术后阴道分泌物增多，甚至有大量黄水流出，术后 1 ~ 2 周脱痂时有少量血水或少许流血均属正常现象，但如出血量多需及时就诊。

（4）**术后护理**　术后应每日清洗外阴 2 次，保持外阴清洁，禁止性交、盆浴及阴道冲洗，直至创面完全愈合（4 ~ 8 周）。选择两次月经干净后 3 ~ 7 天时复查，未痊愈者可择期再进行第二次治疗，复查时应注意有无颈管狭窄或粘连。

2. 辨证施护　向病人讲述防病治病常识，注意个人卫生，每日更换内裤，清洗外阴，保持清洁，提倡晚婚，实行计划生育，避免反复人工流产。

（1）**脾虚型**　宜健脾益气、升阳除湿，用完带汤（《傅青主女科》），水煎温服。

平素可服杜仲粳米粥：杜仲 30g（布包）、粳米 30 ~ 60g，煮粥去药渣食用。每天 1 剂，连食 7 ~ 8 日。

（2）**肾阳虚型**　宜温肾固涩、收敛止带，用内补丸（《女科切要》），水煎温服。也可用妇炎灵，每晚阴道内塞 1 ~ 2 片，10 次为 1 疗程，经期停用。

平素可取鹿茸、白果仁、怀山药适量煮粥服。

（3）**湿热下注型**　宜清利湿热、解毒止带，用止带方（《世补斋》），水煎凉服。

平素可将新蚕砂 30g（布包）、薏苡仁 30g，加水适量煎服，每天 1 次，连服 5 ~

7 天。

（4）**热毒蕴结型** 宜清热解毒、凉血止带，用五味消毒饮（《医宗金鉴》）加白花蛇舌草、鱼腥草、土茯苓、败酱草、薏苡仁、赤芍、牡丹皮，水煎凉服。

平素可服鱼腥草猪肺汤：鲜鱼腥草 60g、猪肺 200g，加水适量煲汤，饮汤食猪肺。

以上各型均可局部治疗，用宫颈炎散（经验方）：蛇床子 4g，血竭 7g，没药 9g，乳香、冰片、硼砂、脑砂各 4g，儿茶 10g，雄黄 4g，钟乳石 12g，章丹 50g，白矾 60g。上药研末加麻油调成膏状，月经干净后 3 天开始使用。用时先擦净阴道及宫颈表面分泌物，在带线棉球上涂上宫颈炎散，紧贴宫颈糜烂面。上药时注意勿碰到阴道壁，以免损伤阴道壁黏膜。上药后宫颈糜烂面有碎片状组织脱落，此时可伴有少量阴道出血或流液或带下增多。5～10 次为 1 疗程，1 个月后复查宫颈，治疗期间及治疗后 2 周禁房事、游泳及盆浴。

【结果评价】

1. 病人阴道分泌物性状正常。
2. 病人腰骶部坠胀症状减轻。

第五节　盆腔炎症

女性内生殖器及其周围的结缔组织、盆腔腹膜发生炎症时称为盆腔炎（pelvic inflammatory disease，PID），为妇科常见疾病。炎症可局限于一个部位，也可同时累及几个部位。多发生在性活跃期、有月经的妇女。初潮前、绝经后或未婚女性很少发生。根据其发病过程和临床表现可分为急性盆腔炎和慢性盆腔炎。

一、急性盆腔炎

急性盆腔炎（acute pelvic inflammatory disease）发展可引起弥漫性腹膜炎、败血症、感染性休克，严重者可危及生命。急性盆腔炎发病初期临床症状以发热为主，热退后以小腹疼痛和盆腔炎性包块为主症。

中医无此病名，根据其临床表现属"热入血室"、"妇人腹痛"、"产后发热"、"带下病"、"癥瘕"等病证范畴，最早见于《伤寒论》。

【病因及发病机制】

女性生殖系统有较完整的自然防御机能，但分娩、手术等损伤，或机体免疫功能下降、内分泌发生变化或外源性致病菌侵入时均可导致炎症的发生。急性盆腔炎多发生于产后或流产后感染，另外宫腔内手术操作后感染、经期卫生不良、感染性传播疾病、邻近器官炎症蔓延、慢性盆腔炎急性发作、宫内节育器等原因也可引起急性盆腔炎的发生。

中医学认为，本病的发生主要是经期、产后摄生不慎，房事不洁，手术损伤，或正气虚弱，湿热之邪侵袭胞宫、胞脉，与气血相搏，正邪交争而致。

【临床表现】

因炎症轻重及范围大小而有不同的临床表现。轻者为下腹痛伴发热，重者可有寒战、高热、头痛、食欲不振，病人呈急性病容，体温升高，心率加快。腹部检查可见下腹部压痛、反跳痛、肌紧张，肠鸣音减弱或消失。

【处理原则】

1. **西医**　采用支持疗法、药物治疗或手术治疗等措施控制炎症、消除病灶。

2. **中医**　发热期以清热解毒为主，辅以凉血化瘀；热退后以化瘀消癥为主。

【护理评估】

1. **病史**　常有经期不卫生，产褥期感染，宫颈、宫腔、盆腔手术创伤史，或盆腔炎症反复发作病史。

2. **身心状况及辨证**　由于腹痛、发热，甚或高热、寒战、带下量多味臭，病人容易产生紧张、焦虑、恐惧等情绪，影响工作和生活，甚则需要他人照料。本病高热阶段多属实热，主要是以发热、腹痛或伴白带量多臭秽为辨证要点。临床常见以下证型：

（1）**热毒壅盛型**　高热恶寒，甚或寒战，下腹疼痛拒按，带下量多，色黄如脓，臭秽，口干口苦，精神不振，恶心纳少，大便秘结，小便黄赤，舌红，苔黄燥或黄腻，脉洪数或滑数。

（2）**湿热瘀结型**　发热恶寒，或低热起伏，下腹疼痛拒按，带下黄稠臭秽，腰骶部酸痛，口干纳差，胸脘满闷，尿黄便秘，舌红，苔黄腻或薄黄，脉弦滑数。

3. **诊断检查**

（1）**妇科检查**　阴道充血，有大量脓性分泌物，宫颈充血、水肿，宫颈触痛、举痛明显；宫体稍大、较软，有压痛，活动受限；输卵管压痛明显，有时可扪及包块。有宫旁结缔组织炎时，下腹一侧或双侧可触及片状增厚或两侧宫骶韧带高度水肿、增粗。有脓肿形成且位置较低时，后穹隆或侧穹隆可扪及肿块且有波动感。

（2）**实验室检查**　血白细胞总数及中性粒细胞增高；血沉加快；宫腔分泌物或血培养可找到致病菌；B 型超声显像提示盆腔内有炎性渗出或炎性包块。

【可能的护理诊断】

1. **疼痛**　与局部炎性刺激有关。

2. **体温升高**　与感染病菌有关。

【预期目标】

1. 病人自觉疼痛症状减轻。

2. 住院期间，病人体温恢复正常。

【护理措施】

1. **一般护理**

（1）**预防**　做好经期、孕期及产褥期的卫生宣教；发生急性盆腔炎时应及时治疗、彻底治愈，防止转为慢性盆腔炎；做好产科、妇科手术术前准备，术中注意无菌操作，术后做好局部护理，预防感染。

（2）**对症护理**　提供良好的环境，使病人得到充分休息，取半卧位以利于脓液积聚于子宫直肠陷凹而使炎症局限。高热者采用物理降温，给予高热量、高蛋白、高维生素流食或半流食，补充液体，纠正电解质紊乱和酸碱失衡；腹胀者行胃肠减压；避免不必要的妇科检查，以免引起炎症扩散。

（3）用药护理　在抗生素的使用上多采用联合用药，抗生素使用要及时足量，并根据药敏试验结果与临床治疗反应，随时予以调整。用药过程中，要注意观察药物的作用及副反应，给药途径以静脉点滴效果最快，准确及时按医嘱给药，并注意输液反应，做好输液的护理。

（4）消毒隔离　病人的会阴垫、便盆、被褥等用后立即消毒，出院病人做好终末消毒处理。

2. 辨证施护　进行健康教育，指导房事卫生，经期、产褥期禁房事，注意外阴部清洁卫生，保持心情舒畅，加强营养，高热病人应多饮水，卧床休息时取半卧位，观察并记录病人体温、脉搏、神志及腹痛情况。

（1）**热毒壅盛型**　宜清热解毒、凉血化瘀，用五味消毒饮（《医宗金鉴》）加白花蛇舌草、牡丹皮、薏苡仁、大黄，水煎凉服。

平素可服苦菜莱菔汤：苦菜 100g、金银花 20g、蒲公英 25g、青萝卜 200g（切片），上四味共煎煮，去药后吃萝卜喝汤，每日 1 剂。

（2）**湿热瘀结型**　宜清热利湿、化瘀消癥，用清热调血汤（《古今医鉴》）加金银花、白花蛇舌草、红藤、薏苡仁，水煎凉服。

平素可服银花瓜仁汤：金银花 20g、冬瓜籽仁 20g、黄连 2g、蜂蜜 50g，水煎温服，每日 1 剂。

两型均可用复方红藤汤保留灌肠：红藤 30g、蒲公英 30g、金银花 20g、丹参 30g、连翘 20g、鸭跖草 20g，将上方加水浓煎取汁 100ml，每晚睡前保留灌肠，10 天为 1 疗程。也可用金黄膏外敷小腹部，每日 1 次，7 天为 1 疗程。

【结果评价】

1. 病人出院时疼痛症状减轻。

2. 出院前 3 天，病人体温降至正常。

二、慢性盆腔炎

中医无此病名，根据其临床表现属"妇人腹痛"、"带下病"、"癥瘕"、"月经不调"、"不孕"等病证范畴，最早见于《金匮要略》。

【病因及发病机制】

慢性盆腔炎（chronic pelvic inflammatory disease）常为急性盆腔炎未彻底治愈，或病人体质较差病程迁延所致，也可无急性病史。慢性盆腔炎病情较顽固，很难彻底治愈，当机体抵抗力较差时，可有急性发作。慢性盆腔炎的病理特点如下：

1. 慢性输卵管炎与输卵管积水　慢性输卵管炎以双侧居多，输卵管呈轻度或中度肿大，伞端可部分或完全闭锁，并与周围组织粘连。积水的输卵管表面光滑，管壁甚薄，形似腊肠或曲颈蒸馏瓶状，可游离或与周围组织粘连。

2. 输卵管卵巢炎及输卵管卵巢囊肿　输卵管炎症时波及卵巢，输卵管与卵巢相互粘连形成炎性肿块，或输卵管伞端与卵巢粘连贯通，液体渗出形成输卵管卵巢囊肿，也可由输卵管卵巢脓肿的脓液被吸收后由渗出物替代而形成。

3. 慢性盆腔结缔组织炎　炎症蔓延至宫骶韧带处，使纤维组织增生、变硬。若蔓延范围广泛，可使子宫固定，宫旁组织也增厚变硬，形成"冰冻骨盆"。

中医学认为，本病的发生主要是素体虚弱，经期、产后外邪乘虚侵入，或邪热残留，湿热内阻，蕴积于胞宫、胞脉，气血受损，日久难愈，甚至反复发作。

【临床表现】

全身症状多不明显，有时可出现低热、乏力。由于病程时间较长，部分病人可有神经衰弱症状，如精神不振、周身不适、失眠等。当病人抵抗力下降时，易有盆腔炎性疾病急性或亚急性发作。炎症形成的瘢痕粘连以及盆腔充血，常引起下腹部坠胀、隐痛及腰骶部酸痛。盆腔瘀血病人可出现经量增多；卵巢功能损害时可致月经失调；输卵管粘连堵塞时可致不孕。

【处理原则】

1. 西医　采用综合性方案控制炎症，同时注意增强局部和全身的抵抗力。

2. 中医　清热利湿，化瘀消癥，佐以扶正。

【护理评估】

1. 病史　有盆腔炎反复发作史、宫颈炎病史、妇产科手术操作史，或邻近器官的炎症病变史。

2. 身心状况及辨证　由于少腹部坠胀隐痛，长期迁延，经久难愈，病人多心烦愁苦，夜寐多梦，生活质量下降，甚或造成不孕。本病主要是以腹痛的性质或包块的大小，以及伴随症状来辨其寒热虚实。临床常见以下证型：

（1）**湿热瘀结型**　少腹隐痛或腹痛拒按，痛连腰骶，经行或劳累后加重，带下量增多，色黄黏稠或臭秽，或低热起伏，口干不欲饮，胸闷纳呆，尿赤便秘，舌质红，苔黄腻，脉弦数或滑数。

（2）**气滞血瘀型**　少腹部胀痛或刺痛，经行腰骶疼痛加重，经血量多有块，瘀块排出则疼痛减轻，带下量多，婚久不孕，经前情志抑郁，乳房胀痛，舌质紫暗或有瘀斑、瘀点，苔薄，脉弦涩。

（3）**寒凝血瘀型**　少腹冷痛或坠胀疼痛，喜热恶寒，得热痛缓，月经后期，量少色暗有块，白带量增多，婚久不孕，神疲乏力，小便频数，舌淡，苔白腻，脉沉迟。

（4）**气虚血瘀型**　少腹疼痛结块，隐隐而作，缠绵不休，痛连腰骶，经行加重，带下增多，精神不振，疲乏无力，食少纳呆，舌质暗红或有瘀点，苔白，脉弦涩无力。

3. 诊断检查　妇科检查子宫常呈后倾后屈，活动受限或粘连固定。输卵管炎症时在子宫一侧或两侧可触及呈索条状的增粗输卵管，伴有轻度压痛。输卵管积水或输卵管卵巢囊肿时，在盆腔一侧或两侧可触及囊性肿物，活动受限。盆腔结缔组织炎时，子宫一侧或两侧可有片状增厚、压痛，宫骶韧带常增粗、变硬，有触痛。B型超声显像示盆腔积液或有炎性包块，或子宫输卵管碘油造影示输卵管部分或完全堵塞，或油滴状集聚。腹腔镜检查有明显充血、水肿、粘连。

【可能的护理诊断】

1. 有组织完整性受损或慢性炎性包块存在的危险 与炎症反复发作有关。

2. 疼痛 与局部慢性炎症刺激有关。

3. 焦虑 与病程长、反复发作有关。

【预期目标】

1. 病人自觉疼痛的程度减轻。

2. 病人局部带下症状减轻。

3. 病人焦虑情绪改善。

【护理措施】

1. 一般护理

（1）健康教育 指导病人注意个人卫生，及时彻底治疗急性盆腔炎，预防慢性盆腔炎的发生。向病人介绍疾病相关知识，解除病人思想顾虑，增强治愈疾病的信心。

（2）介绍治疗方法 可采用中药、物理疗法、抗炎药物及手术治疗等综合治疗方案。物理疗法的原理主要是利用温热促进盆腔局部血液循环，改善组织营养状态，提高新陈代谢，利于炎症吸收和消退。常用短波、超短波、离子透入等。中药可行保留灌肠。盆腔脓肿形成或盆腔炎性肿块反复发作者，除选用抗生素静脉点滴外，可考虑手术治疗。

2. 辨证施护 加强锻炼，增强体质，提高机体的抗病能力；保持外阴清洁，房事有节，避免劳倦过度；饮食宜清淡富有营养，忌食肥甘厚味。

（1）湿热瘀结型 宜清热利湿、凉血化瘀，用银甲汤（《王渭川妇科经验选》），水煎凉服。同时用中药保留灌肠，每晚1次，10天为1疗程，经期停用，治疗期间禁房事。方用化瘀解毒汤：败酱草30g，三棱、莪术、赤芍、牡丹皮、红藤、木香、槟榔、昆布、大黄各10g。上药加水浓煎至100ml，每晚睡前保留灌肠。

平素可服马齿败酱饮：马齿苋（鲜品）60g、车前草（鲜品）30g、败酱草（鲜品）30g，水煎30分钟，去渣取汁，加入红糖，分次温服。

（2）气滞血瘀型 宜活血化瘀、理气止痛，用膈下逐瘀汤（《医林改错》），水煎温服。也可用复方丹参注射液12ml，加入5%葡萄糖液250ml内静脉滴注，每日1次，7～10天为1疗程。

平素可服青皮红花茶：青皮10g、红花10g，煎煮30分钟，过滤、去渣、取汁即成，代茶频频饮用，或早晚2次分服。

（3）寒凝血瘀型 宜温经除湿、活血化瘀，用少腹逐瘀汤（《医林改错》），水煎温服。也可用中药外敷：艾叶、肉桂、鸡血藤、红花、川芎、延胡索、五灵脂、当归、皂角刺各20g，切成细末，装入布袋内，蒸后热敷小腹部，每日1～2次，10天为1疗程。

平素可服羊肉、薏苡仁、当归、生姜等温经散寒之品。

（4）气虚血瘀型 宜益气健脾、消癥散结，用理冲汤（《医学衷中参西录》），水煎温服。

也可用针刺治疗。体针：主穴取关元、中极、气海穴，配穴取三阴交、阴陵泉、子宫穴，中等刺激，每日 1 次，10 次为 1 疗程。耳针：取子宫、卵巢、内分泌、肾上腺、盆腔、交感穴，以磁粒或王不留行籽贴压，夏季 1 天 1 贴（更换），冬季 3 天 1 贴（更换），每日按压 3~5 次，10 天为 1 疗程。

平素可服归芪酒：当归、黄芪各 150g，红枣 100g，加酒 500ml，加盖密封 7 日，每次饮 10ml，每日 2 次，7 日为 1 疗程。

【结果评价】

1. 病人经过治疗疼痛症状减轻。

2. 病人带下症状减轻。

3. 病人以积极态度接受治疗过程。

第六节 尖锐湿疣

尖锐湿疣（condyloma acuminatum）是由人乳头瘤病毒（human papilloma virus，HPV）感染引起的鳞状上皮增生性疣状病变。主要经性交直接传播，有不洁性生活史、多个性伴侣者最易感染；其次是通过污染的衣物、器械等间接传播；婴幼儿则可通过患病母亲的产道感染。

中医无此病名，根据其临床表现属"瘙瘊"、"阴疱"等病证范畴，最早见于《外科正宗》。

【病因及发病机制】

HPV 主要感染鳞状上皮，适宜在温暖、潮湿的外阴皮肤黏膜处生长。妊娠、糖尿病或患有影响细胞免疫功能的全身性疾病时，尖锐湿疣生长迅速，且不易控制。少部分病人的尖锐湿疣可自行消退，但机制尚不明确。HPV 除可引起生殖道的尖锐湿疣外，还可能与生殖道肿瘤的癌前病变有关。

中医学认为，本病主要是摄生不慎，久居湿地，或经行产后，房事不洁，致湿浊蕴结阴门，与气血搏结而成；或久病体虚，房劳多产，致肝肾亏虚，复交合不洁，淫邪乘虚而入，积于阴器而发病。

【临床表现】

本病潜伏期为 2 周~10 个月，平均 3 个月。临床多发于 20~30 岁女性，好发于舟状窝附近、大小阴唇、肛门周围、阴道前庭、尿道口，也可累及阴道和宫颈。症状常不明显，部分病人有外阴瘙痒、烧灼痛或性交后疼痛。典型体征为微小散在的乳头状疣，柔软，其上有细小的指样突起，或为小而尖的丘疹，质地稍硬，孤立、散在或呈簇状，粉色或白色。病灶逐渐增大、增多，互相融合成鸡冠状或菜花状，顶端可有角化或感染溃烂。

【处理原则】

1. 西医 去除外生疣体，抗病毒治疗。

2. 中医 清热利湿，解毒辟秽，散结消疣，佐以扶正。

【护理评估】

1. **病史**　多有不洁性生活史，或有多个性伴侣，或不注意个人卫生，接触污染的衣物或器具。

2. **身心状况及辨证**　由于外阴部乳头状隆起，瘙痒或疼痛，且具有传染性，病人容易产生愤怒、烦躁不安等异常情绪，影响夫妻感情，若为孕妇则担心传染胎儿。本病主要是以局部乳头状赘生物为辨证要点。临床常见以下证型：

（1）湿浊蕴结型　阴部乳头状隆起，色淡红或暗红，带下量多，色黄黏稠，或伴痒痛，舌红，苔白腻，脉濡。

（2）肝肾亏虚型　阴部乳头状隆起，色暗红或污灰，或皮损互相融合重叠，病程日久，反复发作，伴腰膝酸软，阴道干涩灼热，舌红，少苔，脉细数。

3. **诊断检查**

（1）妇科检查　外阴、阴道、宫颈见散在或呈簇乳头状隆起，色淡红或暗红，质软或稍硬，触之可出血。

（2）实验室检查　醋酸试验呈阳性。皮损活检见典型的挖空细胞。原位杂交及聚合酶链反应（PCR）可证实标本中有 HPV－DNA。

【可能的护理诊断】

1. **组织完整性受损**　与局部疣状物刺激引起搔抓有关。

2. **焦虑**　与治疗后易复发有关。

【预期目标】

1. 病人接受治疗后会阴处乳头状突起减少或消失。

2. 病人接受医务人员指导，定期复查，不再复发。

【护理措施】

1. **一般护理**

（1）心理护理　尊重病人，以耐心、热情、诚恳的态度对待病人，并替病人保守秘密。指导病人正确对待已发生的疾病，解除其思想顾虑、负担，及时到医院就医。使病人患病后能够及早接受正规诊断和治疗。

（2）健康教育　宣传普及性病防治知识，避免性关系混乱，以防病情加重或传给他人。

（3）向病人介绍治疗方法　①局部药物治疗：可用0.5%足叶草毒素酊、50%三氯醋酸、5%咪喹莫特霜涂抹疣体。②物理或手术治疗：物理治疗有微波、激光、冷冻。对数目多、疣体大及其他治疗失败者，可用微波刀或手术切除。③干扰素：多用于局部治疗后、病变持续存在或反复发作者。

（4）患病孕妇的护理　由于分娩后病灶有可能消退，故主张孕期可暂不处理。如病灶较大，可采用物理疗法。影响阴道分娩者应选择剖宫产术，并为其提供相应的手术护理，以避免感染新生儿。

2. **辨证施护**　未病先防，患病即治。被污染的衣裤、生活用品要及时清毒。注意及时治疗各种原因引起的带下病。局部涂擦、湿敷，甚至腐蚀治疗时，要注意保护健处皮肤和黏膜。疾病治愈前，应禁房事，饮食以清淡富于营养为主，忌辛辣肥腻之品。

（1）湿浊蕴结型　宜清热利湿、解毒消疣，用萆薢渗湿汤（《疡科心得集》）加黄芪，水煎凉服。

平素服薏苡仁粥：薏苡仁40g，蚕豆、荞麦适量，冬瓜250g，煎汤饮用。

（2）肝肾阴虚型　宜除湿解毒、调补肝肾，用知柏地黄汤（《医宗金鉴》）加黄芪、白术、紫草，水煎温服。

平素可选用糯米、玉米、扁豆、白菜适量，煮粥服。

在内服中药的同时加上局部搽鸦胆子液。将鸦胆子粉碎后浸泡在75%乙醇中，2周后去渣过滤，去除部分乙醇后加入防腐剂，分装备用。用法：用棉签蘸此液，涂于皮损处，直至疣体脱落。

以上各型均可用 LK 植物液（克疣液）外涂，或用物理疗法治疗后局部涂抹黄柏液。

【结果评价】

1. 病人经过正规治疗，会阴处乳头状突起消失。

2. 病人能定期接受复查，症状不再复发。

第七节　淋　病

淋病（gonorrhea）由革兰阴性淋病奈氏菌（简称淋菌）感染引起，是我国发病率最高的一种性传播疾病（sexually transmitted disease，STD），以侵袭生殖泌尿系统黏膜的柱状上皮和移行上皮为特点。可发生于各年龄段妇女，尤以 20～30 岁有性生活的妇女多见。本病可分为急性和慢性两种，急性淋病以排尿烧灼样痛，伴尿频、白带增多，呈脓性或黏液脓性为特征；慢性淋病以腰骶部或下腹部隐痛，伴有不孕不育等为基本特征。

中医无此病名，根据其临床表现属"淋证"、"淋浊"、"带下"、"白浊"等病证范畴，最早见于《素问·六元正纪大论》。

【病因及发病机制】

成人淋病99%～100%通过性交直接传播，幼女可通过间接途径如接触染菌衣物、毛巾、床单、浴盆等物品及消毒不彻底的检查器械等感染外阴和阴道。

中医学认为，本病的发生主要是外阴不洁或不洁交合，秽浊之物或湿热毒邪内侵，聚于下焦，渗入阴户或膀胱而发病。

【临床表现】

潜伏期 3～7 日，大多数病人感染后并无症状，有症状者初期病变局限于下生殖道、泌尿道，随病情发展可累及上生殖道。按病理过程分为急性和慢性两种。

1. **急性淋病**　病人有尿频、尿急、尿痛等急性尿道炎的症状，白带增多呈黄色、脓性，外阴部红肿、有烧灼样痛。继而出现前庭大腺炎、急性宫颈炎的表现。如病程发展至上生殖道时，可发生急性盆腔炎、盆腔脓肿及弥漫性腹膜炎，甚至中毒性休克。病人出现发热、寒战、恶心、呕吐、下腹两侧疼痛等症状。

2. 慢性淋病　急性淋病未经治疗或治疗不彻底可逐渐转为慢性淋病。病人可出现慢性尿道炎、尿道旁腺炎、前庭大腺炎、慢性宫颈炎、慢性输卵管炎、输卵管积水等相应症状。淋菌可长期潜伏在尿道旁腺、前庭大腺或宫颈黏膜腺体深处，作为病灶可引起反复急性发作。

【处理原则】

1. 西医　及时、足量、规范的抗生素治疗。

2. 中医　清热，利湿，解毒。

【护理评估】

1. 病史　多有不洁性生活史，或有多个性伴侣，或不注意个人卫生，接触污染的衣物或毛巾、浴盆。

2. 身心状况及辨证　由于小便不适，阴道分泌物异常或增多，伴少腹痛及腰痛，经检查确诊为性传播疾病，病人容易产生惊讶、怀疑，甚或愤怒等异常情绪，影响夫妻感情，若为孕妇则担心传染胎儿。本病主要是以局部症状为辨证要点。临床常见以下证型：

（1）**湿热下注型**　排尿时灼热疼痛，尿急、尿频、尿道口流脓，外阴红肿热痛，带下量多色黄臭秽，舌红，苔黄腻，脉弦滑。

（2）**阴虚夹湿型**　排尿时灼热疼痛，尿道或阴道流白浊物，腰膝酸软，头晕耳鸣，口干咽燥，手足心热，舌红，苔少或黄腻，脉细数。

（3）**脾虚下陷型**　淋浊日久，尿道有轻微灼痛，带下量多，小腹坠胀，神疲乏力，劳则加重，舌淡胖，苔白或腻，脉细缓。

3. 诊断检查

（1）**妇科检查**　宫颈充血，宫颈口大量脓性白带，子宫压痛。

（2）**实验室检查**　宫颈管处分泌物涂片行革兰染色，见到多个革兰阴性双球菌。宫颈管处分泌物培养，见典型革兰阴性双球菌。

【可能的护理诊断】

1. 皮肤组织完整性受损　与外阴部瘙痒搔抓有关。

2. 疼痛　与局部炎症或尿液刺激有关。

3. 不舒适　与带下量多、浸渍阴部有关。

【预期目标】

1. 病人尿频、尿急、尿痛等急性尿道炎的症状减轻或消失。

2. 病人白带量减少，下腹两侧疼痛的症状减轻或消失。

【护理措施】

1. 一般护理

（1）**急性淋病病人护理**　嘱病人卧床休息，做好严密的床边隔离。将病人接触过的生活用品进行严格的消毒灭菌，污染的手需经消毒液浸泡消毒等，防止交叉感染。

（2）**心理护理**　患病后易产生恐惧、自责心理，有些病人羞于就诊。应尊重病人，给予适当的关心、安慰，解除病人的顾虑。

（3）**用药护理**　向病人强调急性期及时、彻底治疗的重要性和必要性，根据医嘱正确及时给药，解释大剂量一次彻底治愈的必要性，首选头孢曲松钠的原因以及药物的作用和效果。

（4）健康教育　指导病人治疗后 7 日复查分泌物，以后每月查 1 次，连续 3 次阴性方能确定治愈。因为淋病病人有同时感染滴虫和梅毒的可能，所以随访同时应监测阴道滴虫、梅毒血清反应。教会病人自行消毒隔离的方法，因淋菌喜潮湿、怕干燥，在微湿的衣裤、毛巾、被褥中可生存 10～17 小时，离体后在完全干燥的情况下 1～2 小时死亡，对一般消毒剂或肥皂液敏感，所以指导病人应将内裤、浴盆、毛巾煮沸消毒 5～10 分钟并经太阳晒干，所接触的物品及器具用 1% 苯酚溶液浸泡。

2. 辨证施护　应大力宣传性病防治知识，发病后及早就医；注意纠正忍尿、纵欲等不良生活习惯；患病期间禁止性生活，必要时性伴侣做相应检查。

（1）湿热下注型　宜清热解毒、利湿除秽，用八正散（《太平惠民和剂局方》）加小蓟、白花蛇舌草，水煎凉服。

平素多食清热利尿的食物，如冬瓜、西瓜、赤小豆、莴苣等。也可将车前草、冬瓜皮、赤小豆洗净煮汤饮用。

（2）阴虚夹湿型　宜滋肾益阴、清热利湿，用知柏地黄汤（《医宗金鉴》）加土茯苓、紫花地丁，水煎凉服。

平素用荠菜、香椿、刀豆、蕨菜适量煎汤服。也可将生地黄煎取汁后，加入葡萄汁、鲜藕汁煎熬成膏，再入蜂蜜煮沸服用。

（3）脾虚下陷型　宜补中益气、升阳除湿，用补中益气汤（《脾胃论》）加蒲公英、瞿麦，水煎温服。

平素用玉米、山药、蚕豆适量，鲤鱼 1 条，熬粥服。或将山药粉、茯苓粉加水调成糊状后蒸熟，以其他配料做成馅，制成包子进食。

以上各型也可用药物外洗治疗：如土茯苓、苦参各 50g，蛇床子、地肤子、山豆根各 30g，黄连 20g，苏叶 15g，水煎取药汁，温热适度时浸泡外阴。

【结果评价】

1. 病人经过治疗，尿频、尿急、尿痛等症状消失。

2. 病人接受正规治疗和护理指导后，白带量减少，下腹两侧疼痛的症状减轻或消失。

第十七章 月经失调病人的护理

第一节 功能失调性子宫出血

功能失调性子宫出血（dysfunctional uterine bleeding，DUB）简称功血，是由于调节生殖的神经内分泌机制失常引起的异常子宫出血，而全身及内外生殖器官无明显器质性病变。常表现为月经周期或经期长短不一、流血量异常或不规则阴道流血。功血可分为无排卵性和排卵性两类，有70%～80%的病人属于无排卵性功血。功血可发生于月经初潮至绝经间的任何年龄，多见于绝经期（50%），其次是育龄期（30%）和青春期（20%）。

中医称本病为"崩漏"、"月经过多"、"经期延长"、"月经先后无定期"，最早见于《素问·阴阳别论》。

【病因及发病机制】

1. 无排卵性功血 多见于青春期和绝经期，也可以发生于育龄期。当机体受到诸多内外因素影响时可通过大脑皮质和中枢神经系统，引起下丘脑-垂体-卵巢轴功能调节或靶细胞效应异常而导致月经失调。青春期女性下丘脑-垂体-卵巢轴间的反馈调节尚未成熟，大脑中枢对雌激素的正反馈作用存在缺陷，FSH呈持续低水平，无排卵性LH高峰形成而不能排卵。绝经过渡期女性卵巢功能逐渐衰退，对促性腺激素敏感性降低，或下丘脑-垂体-卵巢轴功能下降，故先出现黄体功能不足，随后排卵停止。育龄期因应激、劳累、环境骤变等因素干扰引起暂时性无排卵。亦可因肥胖、多囊卵巢综合征、高催乳素血症等疾病引起持续性无排卵。

中医学认为，本病的发生与肾-天癸-冲任-胞宫生殖轴的失调密切相关。病本在肾，病位在胞宫，变化在气血，表现为子宫藏泻失度。主要病机是冲任不固，不能制约经血；或因禀赋不足，肾气稚弱，天癸初至，冲任未盛；或因绝经前后，天癸将竭，肾失固藏；或因脾虚统摄无权，中气下陷；或因阴虚内热，迫血妄行等，均可致功血。功血还与血热伤及冲任，瘀血阻于冲任等因素有关。由于脏腑、气血、经络密切相关，且病程日久，缠绵反复，故本病常气血同病，多脏受累。

2. 排卵性功血 多发生于育龄期妇女，常因黄体功能异常引起。分为黄体功能不足和子宫内膜不规则脱落两种类型。前者的原因在于神经内分泌调节功能紊乱，导致卵泡期 FSH 缺乏，LH 峰值不高，使黄体发育不全，孕激素分泌减少，导致子宫内膜分泌反应不足。后者在月经周期中黄体发育良好，但因萎缩过程延长，导致子宫内膜持续受孕激素影响，不能如期完整脱落，表现为子宫内膜不规则脱落。

中医学认为，本病是因脏腑功能失常，气血失调，导致冲任损伤所致，其中主要为虚、热、瘀所致。气虚或血热引起冲任不固，经血失于制约，导致月经先期、月经过多；虚热内扰或瘀阻冲任，致经期延长。

【临床表现】

1. 无排卵性功血　常见的症状是不规则子宫出血，特点是月经周期紊乱，经期长短不一，出血量时多时少，多为停经数周或数月后大量出血，可持续 2~3 周甚至更长时间，不易自止。也有表现为长时间少量出血，淋沥不断。少数表现为类似正常月经的周期性出血，但量较多。出血期不伴有下腹疼痛或其他不适，出血多或时间长者可伴贫血。根据出血特点，将异常子宫出血分为：①月经过多：月经周期规则，但经期延长（＞7 天）或经量增多（＞80ml）；②月经过频：月经频发，周期缩短（＜21 天）；③子宫不规则过多出血：周期不规则，经期延长，经量过多；④子宫不规则出血：周期不规则，经期可延长而经量正常。

2. 排卵性功血　黄体功能不足者表现为月经周期缩短，月经频发。有时月经周期虽在正常范围内，但因卵泡期延长，黄体期缩短，故不孕或早孕期流产发生率高。子宫内膜不规则脱落者表现为月经间隔时间正常，但经期延长，多达 9~10 日，出血量多少不一，也有表现为阴道流血淋沥不断者。

【处理原则】

1. 西医　出血阶段应迅速有效地止血并纠正贫血，血止后根据病因进行治疗，目的在于调节月经周期或诱导排卵。同时注意改善全身状况，治疗并发症，预防病情复发。

2. 中医　本着"急则治其标，缓则治其本"的原则，灵活掌握塞流、澄源、复旧三法。

【护理评估】

1. 病史　询问病人年龄、月经史、婚育史、避孕措施、既往史、有无慢性疾病（如肝病、血液病、高血压、代谢性疾病等），了解病人发病前有无应激事件、过度劳累及环境改变等引起月经紊乱的诱发因素，回顾发病及诊治经过如发病时间、流血情况、所用激素名称和剂量、效果、诊刮的病理结果等，区分功血类型。

2. 身心状况及辨证　本病可发生于月经初潮至绝经之间的任何年龄，青春期病人因月经的长期不规则及大量失血，绝经期病人因担心疾病的严重后果，均易产生恐惧和焦虑的情绪，甚至影响正常的学习和工作。本病主要以异常子宫出血为辨证要点。临床常见以下证型：

（1）**无排卵性功血**

①肾阴虚型：经血非时而下，出血量或少或多，淋沥不断，血色鲜红，质稠，头晕耳鸣，腰酸膝软，手足心热，颧赤唇红，心烦，舌红，苔少，脉细数。

②肾阳虚型：经血非时而下，出血量多，或淋沥不尽，色淡质稀，腰痛如折，畏寒肢冷，小便清长，大便稀溏，面色晦暗，舌淡暗，苔薄白，脉沉弱。

③脾虚型：经血非时而下，量多如崩，或淋沥不断，色淡质稀，神疲体倦，气短懒言，不思饮食，四肢不温，或面浮肢肿，面色萎黄，舌淡胖，苔薄白，脉缓弱。

④血热型：经血非时而下，量多如崩或淋沥不净，色深红或紫红，质黏稠，口渴烦热，小便黄或大便干结。舌红，苔黄，脉滑数。

⑤血瘀型：经血非时而下，时来时止，或淋沥不净，或停闭日久，又突然崩中下血，继而淋沥不断，色紫暗有块，小腹坠胀。舌紫暗或有瘀斑，苔薄白，脉涩。

（2）排卵性功血

①气虚型：月经周期提前，或伴经行量多，色淡质稀，神疲肢倦，气短懒言，小腹空坠，面色苍白，舌淡，苔薄，脉缓弱。

②血热型：月经周期提前，经量多，或经期延长，经色深红或紫红，质黏稠，有血块，心烦多梦，口渴饮冷，尿黄便结，舌红，苔黄，脉滑数。

③血瘀型：经行量多或量少，或伴经期延长，经色紫暗，有血块，小腹疼痛拒按，舌紫暗或有瘀斑、瘀点，脉细涩。

3. 诊断检查

（1）妇科检查　排除生殖器官器质性病变。

（2）妊娠试验　有性生活史者应行此检查，以排除妊娠及与妊娠有关的疾病。

（3）B 型超声检查　通过超声检查了解子宫大小、形状，宫腔内有无赘生物，子宫内膜厚度等。

（4）诊断性刮宫　适用于生育期或绝经过渡期出血量多的病人，但对于青春期病人激素治疗失败或疑有器质性病变者，在征得家属同意的情况下也可考虑刮宫。诊刮的目的是了解宫腔大小、形态，子宫壁是否光滑，刮出物的性质和量；同时止血并送检子宫内膜以判断病理类型。具体诊刮时间与疾病的种类有关，若需判断卵巢有无排卵及黄体功能是否正常，应于月经前 3～7 天或月经来潮 6 小时内刮宫；若需确定是否为子宫内膜不规则脱落，应在月经期第 5～6 天进行诊刮；不规则流血病人或临床初步考虑子宫内膜恶性病变者可随时进行刮宫。

（5）宫腔镜检查　是近年来采用的微创检查方法，可直视子宫内膜是否光滑、有无组织突起及充血，初步判断有无子宫内膜息肉、子宫黏膜下肌瘤、子宫内膜癌等，并在直视下选择病变区进行活检，比传统诊刮的方法诊断价值更高也更准确。

（6）基础体温测定　基础体温测定是了解卵巢排卵功能最简单、操作性较强的方法。无排卵性功血病人基础体温呈单相曲线（图 17-1）。有排卵性功血者则表现为双相，黄体功能不足者排卵后体温上升缓慢，上升幅度偏低，升高时间仅维持 9～10 日即下降（图 17-2）。若黄体萎缩不全致子宫内膜脱落不全者，则基础体温呈双相，但下降缓慢（图 17-3）。

（7）宫颈黏液结晶检查　经前进行宫颈黏液刮片检查，若出现羊齿植物叶状结晶提示无排卵。

（8）宫颈细胞学检查　宫颈 TCT（液基超薄细胞技术）及 TBS（the Bethesda system）检查系统，可帮助排除宫颈癌及其癌前病变。

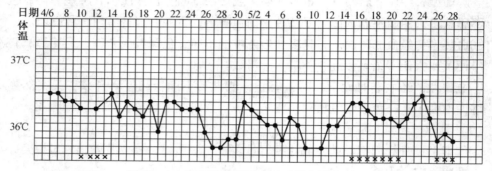

图 17 – 1　基础体温单相型（无排卵性功血）

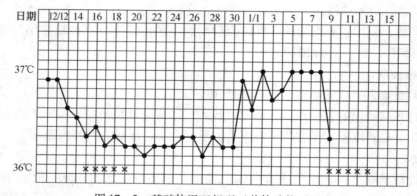

图 17 – 2　基础体温双相型（黄体功能不足）

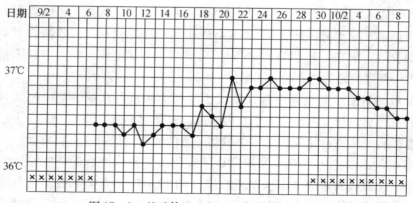

图 17 – 3　基础体温双相型（黄体萎缩不全）

（9）激素测定　月经前血清黄体酮呈卵泡期水平为无排卵；甲状腺功能检查借以排除甲状腺疾病造成的子宫异常出血。

（10）实验室检查　血常规及凝血功能测定可了解有无贫血及凝血功能障碍性疾病。

通过以上评估可排除妊娠及与妊娠有关疾病引起的出血、生殖系统肿瘤、生殖器官感染、内科血液系统及肝肾重要脏器疾病、甲状腺疾病、生殖系统发育畸形、外源性激素及异物刺激引起的异常子宫出血等。

【可能的护理诊断及合作性问题】

1. **疲乏**　与子宫长期出血导致贫血有关。

2. **焦虑**　与担心影响学习、长期出血能否治愈有关。

3. **潜在并发症**　失血性休克、生殖器官感染。

【预期目标】

1. 病人能够完成日常活动。

2. 病人住院期间无感染发生。

3. 能及时发现和正确处理并发症。

【护理措施】

1. **一般护理**

（1）病情观察与生活起居护理　①指导病人记录出血量，监测生命体征；②保持会阴部的清洁，每日温开水清洁外阴 1～2 次，及时更换会阴垫，预防生殖器官感染；③指导加强营养，可根据病人的饮食习惯制订营养计划，尤其注意补充含铁、钙、维生素 C、维生素 B_{12}、蛋白质等食物，少食辛辣、油腻之品；④叮嘱病人卧床休息，保证足够睡眠，避免过度劳累和剧烈运动。

（2）用药护理　药物治疗是功血的首选方法，无论是性激素还是中药及其他促进凝血和抗纤溶等止血药，均应遵循相关原则制订相应的治疗方案，及时控制病情发展，预防并发症的发生；贫血者应补充铁剂、维生素 C 和蛋白质；严重贫血者则输血，长期出血者应使用抗生素预防感染；性激素治疗者需按时按量服用，保持药物在血中的稳定程度，不得随意停服和漏服。必须遵医嘱按规定在血止后才能开始药物减量，通常每 3 天减量 1 次，每次减量不得超过原剂量的 1/3，直至维持量。

（3）手术护理　无排卵性功血病人常用的治疗性手术包括诊断性刮宫术、子宫内膜切除术、子宫切除术等。应该严格掌握手术适应证和禁忌证。对于需要做手术的病人要向其讲明手术方法、过程及目的；配合医生做好手术前各项准备，确保手术顺利完成，做好手术后相应护理；术中所取标本必须送病检以进一步明确诊断。

（4）急救护理　大出血时应立即采取平卧位，给予吸氧，注意保暖，密切观察生命体征；迅速建立静脉通道，做好输血前的准备，并配合医生进行输血、输液治疗，注意控制输血速度；做好急诊手术准备。

（5）心理护理　鼓励病人表达内心感受，耐心倾听病人的诉说，了解病人的疑虑；向病人解释病情及提供相关信息，帮助澄清问题，解除思想顾虑；可交替使用放松技术，如看电视、听音乐、看书等分散注意力。

（6）健康教育　告知病人平时应加强锻炼，增强体质；指导加强营养及经期卫生保健常识。

2. **辨证施护**　出血期间注意休息和保暖，消除紧张焦虑情绪。出血多者，坐卧起立时，动作要缓慢，切忌过快过猛，不宜单独外出或上厕所，以防止眩晕跌仆；发病日久，宜卧床休息；鼓励病人树立战胜疾病的信心；宜加强营养，多食用鱼类、肉类、奶蛋类及新鲜蔬菜，忌食生冷和辛辣等刺激性食物。

（1）无排卵性功血

①肾阴虚型：宜滋肾益阴、固冲止血，用左归丸（《景岳全书》）合二至丸（《医方集解》），水煎温服。

平素可服用怀山药、黑芝麻、鱼胶、猪肾等补肾养阴之品。

②肾阳虚型：宜温肾助阳、固冲止血，用右归丸（《景岳全书》），水煎温服。

平素可多食鹿茸炖鸡、杜仲焖狗肉等温肾补虚之品。

③脾虚型：宜补气摄血、固冲止崩，用固本止崩汤（《傅青主女科》）或固冲汤（《医学衷中参西录》），水煎温服。

平素可常用桂圆、红枣煮瘦肉汤、鱼汤、鸡汤等。适当炖服吉林参、莲子、芡实、怀山药、北芪等健脾益气之品；冬日可多食生姜羊肉汤以温运脾胃；也可用隔姜片灸法灸脾俞、胃俞等穴。

④血热型：宜清热凉血、止血调经，用清热固经汤（《简明中医妇科学》），水煎偏凉服。

平素可食绿豆粥、木耳、西瓜、甘蔗汁、藕汁、生地汁、鲜旱莲草汁等清热凉血止血。忌食辛辣煎炸油腻之品。大便干结者，可多食用蜂蜜水、香蕉等。

⑤血瘀型：宜活血化瘀、止血调经，用逐瘀止血汤（《傅青主女科》），水煎温服。

平素可选用山楂红糖汤、玫瑰花汤等散瘀止血食物口服。

（2）排卵性功血

①气虚型：宜补气升提、固冲调经，用补中益气汤（《脾胃论》），水煎温服。

平素可多食牛奶、鸡蛋、豆浆、猪肝、菠菜等。

②血热型：宜清热凉血、固冲调经，用清经散（《傅青主女科》），水煎凉服。

平素可多食绿豆粥、雪梨、西瓜、冬瓜、荷叶、荠菜、白菜、茄子、甘蔗、藕等清热凉血之品。

③血瘀型：宜活血化瘀、固冲调经，用桃红四物汤（《医宗金鉴》），水煎温服。

平素可用苏木 30g、木耳 30g，加黄酒适量煮服。或服食玫瑰花粥、山楂红糖饮等。

【结果评价】

1. 住院期间，病人未发生感染。

2. 病人得到严密监护和有效治疗，无意外发生。

3. 病人了解本病有关知识，焦虑减轻。

第二节　闭　经

闭经（amenorrhea）是妇科常见症状，表现为无月经或月经停止来潮，分为原发性闭经和继发性闭经两类。原发性闭经指年龄超过 16 岁（有地域性差异）、第二性征已发育、月经尚未来潮，或年龄超过 14 岁、无月经及第二性征尚未发育者。继发性闭经指以往曾建立正常月经，但以后因某种病理性原因致月经停止 6 个月以上者，或按自身以往建立的月经周期计算停经 3 个周期以上者。青春期前、妊娠期、哺乳期及绝经后，因属生理现象，本节不讨论。

中医称"闭经"，又称"不月"、"经闭"、"月水不通"、"血闭"、"月闭"等。最早见于《素问·阴阳别论》。

【病因及发病机制】

正常月经周期有赖于下丘脑－垂体－卵巢轴的神经内分泌调节，以及靶器官子宫内膜对性激素的周期性反应，其中任何一个环节发生障碍都会导致闭经。原发性闭经较少见，往往由于遗传学原因或先天性发育缺陷引起；继发性闭经病因复杂，根据其病变部位可分为：

1. **下丘脑性闭经**　是最常见的一类闭经，主要由于中枢神经系统——下丘脑功能失调影响垂体，继而影响卵巢造成闭经，病因最复杂。包括：特发性因素、精神性因素、体重下降及神经性厌食、营养缺乏、剧烈运动、药物、颅咽管瘤等。

2. **垂体性闭经**　主要病变在垂体，由于垂体前叶器质性病变或功能失调影响促性腺激素的分泌，继而影响卵巢功能而引起闭经。如垂体肿瘤、垂体梗死（希恩综合征 Sheehan's yndroms）、空蝶鞍综合征（empty sella syndromes）。

3. **卵巢性闭经**　主要原因在卵巢，由于卵巢分泌的性激素水平低落，子宫内膜不能相应发生周期性变化而导致闭经。如先天性卵巢发育不全或缺如、卵巢早衰、卵巢已切除或组织被破坏、卵巢功能性肿瘤和多囊卵巢综合征等。

4. **子宫性闭经**　原因在子宫，此时月经调节功能正常，第二性征发育也往往正常，由于子宫内膜受到破坏或对卵巢激素不能产生正常的反应，从而引起闭经。如先天性子宫缺陷、子宫内膜损伤、子宫内膜炎、子宫切除后或子宫腔内放射治疗后。

5. **其他内分泌功能异常**　肾上腺、甲状腺、胰腺等功能异常也可引起闭经。常见的疾病为甲状腺功能减退或亢进、肾上腺皮质功能亢进、肾上腺皮质肿瘤、糖尿病等。

中医学认为，本病的发生主要是冲任气血失调，并分属虚、实两端。虚者因冲任气血亏败，源断其流；实者因邪气阻隔冲任，血有所结。导致闭经的病因复杂，有先天因素，也有后天获得；可由月经失调发展而来，也有因他病而致闭经。

【临床表现】

无月经来潮或月经停止 6 个月以上。

【处理原则】

1. **西医**　改善全身健康状况，进行心理和病因治疗。

2. **中医**　辨虚实，调经血。

【护理评估】

1. **病史**　全面评估病人婴幼儿期生长发育过程，有无先天性缺陷或其他疾病；评估家族中有无相同疾病者；详细询问月经史，包括初潮年龄、第二性征发育情况如音调、乳房发育、阴毛及腋毛情况、骨盆及是否具有女性体态，并挤压双乳观察有无乳汁溢出；评估已婚妇女生育史及产后并发症；评估月经周期、经期、经量，有无痛经，了解闭经前月经情况；特别注意评估闭经期限及伴随症状，发病前有无引起闭经的诱因如精神因素、环境改变、体重增减、剧烈运动、各种疾病及用药影响等。

2. **身心状况及辨证**　月经停止来潮易产生焦虑的情绪，育龄妇女担心没有月经会影响性生活和生育，造成家庭不和；中年女性担心没有月经可导致内分泌紊乱，较早衰老；青春期女孩月经停止来潮，家长多担心患其他疾病，影响身体发育，对以后产生不良影响。本病的辨证要点是明确经病还是他病所致经病，因他病致经病者须先治他病而后调经，经病则需辨明虚实，分型论之。本病虚证多、实证少，亦有虚实夹杂的情况。临床常见以下证型：

（1）**肝肾虚损型**　年逾 16 岁尚未行经，或月经初潮偏迟，时有月经停闭，或月经周期建立后，月经后期量少，渐至经闭不行；兼见体质虚弱，面色憔悴，肌肤不荣，头晕耳鸣，腰膝酸软，阴中干涩，阴毛腋毛稀疏脱落。舌淡暗，苔少，脉沉细弱。

（2）**气血亏虚型**　月经周期逐渐延长，经行延迟，经血量少，色淡，渐至经闭不行。兼见面色萎黄，神疲肢倦，食欲不振，心悸气短，毛发不泽或早白。舌淡红，苔薄，脉沉缓或细弱。

（3）**阴虚血燥型**　月经由量少渐至停闭不行；兼面颈烘热，五心烦热，颧红唇干，多汗或盗汗，甚至劳热骨蒸，咳唾痰血。舌瘦红，少苔，脉细数。

（4）**气滞血瘀型**　月经停闭不行，少腹部胀痛拒按，腰骶部疼痛，精神抑郁，表情呆滞，胸胁满闷，心烦易怒，身重乏力。舌体紫暗，有瘀斑、瘀点，脉沉弦或沉涩。

（5）**痰湿阻滞型**　月经由稀发量少，渐至停闭不行；全身症见形体肥胖，胸胁满闷，呕恶痰多，神疲倦怠，嗜睡懒言，面目虚浮，带下量多而清稀。舌体胖大，苔厚腻，脉沉滑。

3. **诊断检查**

（1）**体格检查**　评估精神状态，检查全身发育状况及第二性征发育程度。妇科检查内、外生殖器的发育情况，有无畸形及器质性病变。

（2）**子宫功能检查**　主要了解子宫、子宫内膜状态及功能。

①B 型超声检查：了解子宫发育情况，子宫的大小、位置、形态等。

②诊断性刮宫：了解宫腔情况，刮取子宫内膜做病理学检查。

③子宫输卵管碘油造影：了解宫腔形态、大小及输卵管情况，用以诊断生殖系统发育不良、畸形、结核及宫腔粘连等病变。

④宫腔镜检查：在直视下观察子宫腔及内膜情况，常规取材送病理学检查。

（3）**药物撤退试验**　常用孕激素试验和雌、孕激素序贯试验来评估内源性雌激素水平。

①孕激素试验：黄体酮胶囊 100mg，每日 2 次，连用 5 天；或黄体酮针，每日 20mg，连用 5 天，停药 3~7 日后如果出现撤药性出血，说明孕激素试验呈阳性反应，表明体内有一定量的雌激素，为Ⅰ度闭经。如无撤药性出血说明体内雌激素水平低下，孕激素试验呈阴性反应，应进一步行雌、孕激素序贯试验。

②雌、孕激素序贯试验：适用于孕激素试验阴性的闭经病人。先用小剂量雌激素促进子宫内膜增生，再以孕激素促进转化为分泌期，停药后出现撤退性出血，一般雌激素服用 21 天，最后 10 天加服孕激素，于停药后 3～7 日发生撤药性出血为阳性，提示子宫内膜功能正常，闭经是由于体内雌激素水平低落所致，为 Ⅱ 度闭经，应进一步寻找原因。若无撤药性出血为阴性，可再重复试验一次；若再为阴性，提示子宫内膜有缺陷或被破坏，可诊断为子宫性闭经。

（4）卵巢功能检查

①基础体温测定：基础体温若呈双相改变提示卵巢有排卵功能，若为单相型说明卵巢不排卵。

②阴道脱落细胞检查：行阴道上 1/3 段脱落细胞检查，涂片见有正常周期性变化，提示性腺轴调节功能正常，闭经原因在子宫；反之涂片中仅见中、底层细胞，表层细胞极少或无，且无周期性变化，提示病变部位不在子宫，而在卵巢、脑垂体和下丘脑。可进一步结合血性激素检查初步判断病变部位，若 FSH 升高，提示病变在卵巢；若 FSH、LH 均低，提示病变部位在垂体或下丘脑。

③宫颈黏液结晶检查：取宫颈黏液涂片，干燥后显微镜下观察，若仅见羊齿状结晶，提示卵巢无排卵；若见成串珠状排列的椭圆体，提示子宫内膜已受孕激素影响，卵巢有排卵。

④血性激素测定：对性激素各项指标按照周期性变化标准进行分析可帮助判断病因及病变部位。

⑤B 型超声检查：了解卵巢大小、形态，卵泡数目等。

（5）垂体功能检查　适用于雌激素试验阳性提示病人体内雌激素水平低落者，为进一步明确发病部位在卵巢、垂体或下丘脑，需做以下检查：

①血性激素放射免疫测定：当血 PRL ＞25μg/L 时称高泌乳素血症，进一步测血 TSH，升高为甲状腺功能减退；TSH 正常，而血 PRL ＞100μg/L 时应进一步做头颅蝶鞍部 X 线摄片或 CT 检查，以排除垂体肿瘤；PRL 正常，应测定垂体促性腺激素。若两次测定 FSH ＞25～40U/L，为高促性腺激素性腺功能减退，提示卵巢功能衰竭；若 LH ＞25U/L 或 LH/FSH ＞3 时则高度怀疑多囊卵巢综合征；FSH、LH 均 ＜5U/L，提示垂体功能减退，病变可能在垂体或下丘脑，应进一步进行垂体兴奋试验；肥胖、多毛、痤疮可参考多囊卵巢综合征的检查。

②垂体兴奋试验：亦称 GnRH 刺激试验，用以了解造成垂体功能减退的原因和具体病变部位是垂体还是下丘脑。先空腹抽血查 LH，然后静脉注射 LHRH，15～60 分钟后再次抽血。若 LH 较注射前高 2～4 倍以上，说明垂体功能正常，病变在下丘脑；若经多次重复试验，LH 值仍无升高或增高不显著，提示引起闭经的病变在垂体，进一步行脑垂体的影像学检查。

③影像学检查：临床考虑有垂体肿瘤时应做头颅蝶鞍 X 线摄片，阴性时需再做 CT 或 MRI 检查。

（6）其他检查

①血染色体检查：疑有先天性畸形者，应做染色体核型分析及分带检查。

②甲状腺功能检查：考虑闭经与甲状腺功能异常有关者应测甲状腺功能。

③肾上腺功能检查：疑与肾上腺功能有关时可做尿 17－酮、17－羟类固醇或血皮质醇测定。

【可能的护理诊断】

1. 功能障碍性悲哀 与长期闭经、家属不理解及治疗效果不明显有关。

2. 焦虑 与担心疾病对生育、性生活、健康的影响有关。

3. 自尊紊乱 与长期不能按时来月经形成自我否定的心理有关。

【预期目标】

1. 病人能够接受闭经的事实，客观地评价自己。

2. 病人能够主动诉说病情及担心。

【护理措施】

1. 一般护理

（1）生活护理 改善全身健康状况，包括饮食调节、减缓压力、控制体重、调节运动量等。

（2）心理护理 心理治疗和护理在闭经治疗中占有重要地位。要向病人讲明闭经发生的原因，以及与精神因素之间的密切关系，强调心情的调节和心理压力的舒缓对于改善内分泌调节有至关重要的作用。因闭经病因复杂，诊断步骤繁多且治疗周期长，要帮助病人树立信心，积极配合治疗和检查；要以成功的案例鼓励其积极参与治疗方案的确定。

（3）性激素替代治疗及护理配合

1）性激素替代治疗的目的 ①维持女性性征、维持月经；②维持女性全身健康及预防内分泌紊乱导致的疾病发生；③实现女性生育的愿望。

2）性激素替代治疗的方法 ①性激素替代治疗：适用于无子宫者。常用结合雌激素（倍美力）0.625mg，用药 21 天，停药 1 周后重复给药。②人工周期：适用于有子宫且体内雌激素水平较低、性功能减退的病人，方法详见功能失调性子宫出血。③孕激素疗法：适用于体内有一定雌激素水平的病人，常用醋酸甲羟孕酮，每日6～10mg，共10 日。④诱发排卵：适用于年轻有生育要求的病人，常用药物有氯米芬、HMG、HCG、GnRH，具体方法详见功能失调性子宫出血。

3）性激素替代治疗的护理配合 ①叮嘱病人按时按量服药，不要擅自停服或漏服，不要随意更改药量；②详细告知病人激素治疗的必要性和可能出现的不良反应及应对措施；③定时检查肝肾功能、乳腺彩超，及早发现异常情况及时处理；④告知病人严格遵医嘱停药。

2. 辨证施护 注意调畅情志，饮食清淡，忌食肥甘厚味及辛辣、刺激之品，避免过度劳累，肥胖者尤其应注意加强锻炼、控制体重。

（1）肝肾虚损型 宜补益肝肾、养血通经，用归肾丸（《景岳全书》），水煎温服。

平素可食用杞子乳鸽汤、核桃莲子粥等补益肝肾的药膳。

（2）气血亏虚型　宜补中益气、养血调经，用人参养荣汤（《太平惠民和剂局方》），水煎温服。

平素可食用党参黄芪粥、枣泥山药糕或茯苓饼等具有补气养血作用的药膳。

（3）阴虚血燥型　宜滋阴润燥、益精通经，用加减一阴煎（《景岳全书》），水煎温服。

平素多食猪肉、猪肝、鳖肉、龟肉、百合、蜂蜜、麦冬、枸杞等滋阴养血润燥之品。

（4）气滞血瘀型　宜理气活血、祛瘀通经，用血府逐瘀汤（《医林改错》），水煎温服。

平素可食用萝卜、玫瑰花、山楂、益母草蜜等疏肝理气、活血调经之品。

（5）痰湿阻滞型　宜健脾除湿、化痰通经，用丹溪治湿痰方（《丹溪心法》），水煎温服。

平素可食用冬瓜、薏苡仁、绿豆、白术、茯苓、荷叶、决明子等健脾化痰祛湿之品。

【结果评价】

1. 病人能够客观地评价自己。

2. 病人诉说无忧虑，积极配合治疗过程。

第三节　痛　经

凡在行经前后或月经期出现下腹疼痛、坠胀、腰酸或合并乏力、头晕、恶心等其他不适，影响生活和工作质量者称为痛经（dysmenorrhea）。痛经分为原发性和继发性两类，前者指生殖器官无器质性病变的痛经，后者指由于盆腔器质性疾病引起的痛经。本节只叙述原发性痛经。

中医称本病为"痛经"，亦称"经行腹痛"。最早见于《金匮要略·妇人杂病脉证并治》。

【病因及发病机制】

原发性痛经多见于青少年期，其疼痛与子宫肌肉活动增强所导致的子宫张力增加和过度痉挛性收缩有关。原发性痛经的发生受内分泌因素、遗传因素、免疫因素及精神、神经因素等的影响。原发性痛经的发生与月经期子宫内膜释放前列腺素（prostaglandin，PG）有关。临床发现痛经病人子宫内膜和月经血中 PG 含量尤其 $PGF_{2\alpha}$ 和 PGE_2 较正常妇女明显升高，前列腺素诱发子宫平滑肌收缩，产生分娩样下腹痉挛性绞痛。子宫平滑肌过度收缩致使子宫腔压力升高，造成子宫供血不足引起子宫缺血，刺激子宫自主神经疼痛纤维而发生痛经。痛经病人子宫的基础张力较正常妇女高，收缩强度及频率亦增加，且收缩不协调或呈非节律性。异常的子宫收缩使子宫缺血、缺氧，引起疼痛。无排卵性子宫内膜因无黄体酮刺激，所含 PG 浓度低，一般不发生痛经。

中医学认为，本病的发生主要是肾气亏损、气血虚弱而致精亏血少，血虚不足以载气，气虚不足以行血，胞宫失于濡养，导致"不荣则痛"的虚证；或因气滞血瘀、寒凝血瘀、湿热蕴结而致胞宫气血瘀滞，经血运行不畅，形成"不通则痛"的实证。另与冲任、胞宫的周期性生理变化密切相关。

【临床表现】

月经期下腹痛是原发性痛经的主要症状，疼痛多位于下腹部，也可放射至腰骶部、外阴与肛门。疼痛常于经前数小时开始，月经第 1 日达高峰，多呈痉挛性，持续 2～3 日缓解，可伴发恶心、呕吐、腹泻、头晕、乏力等症状，严重者出现面色苍白、四肢厥冷、出冷汗甚至昏厥。

【处理原则】

1. **西医**　避免诱因，对症治疗。

2. **中医**　养血活血，理气止痛。

【护理评估】

1. **病史**　了解病人的年龄、月经与婚育史，疼痛与月经的关系，疼痛发生的时间、部位、性质、程度及伴随症状，用药情况及效果，识别诱发痛经的相关因素，评估个案有效缓解疼痛的方法和体位。

2. **身心状况及辨证**　由于经期腹痛，容易产生精神紧张、焦虑不安、恐惧等异常情绪而加重病情，影响工作与学习。本病主要是以疼痛的时间、部位和性质来辨其虚实寒热，一般痛在经前多属实，痛在经后多属虚；痛甚于胀多属血瘀，胀甚于痛多属气滞；剧痛多为实证，隐痛多为虚证；绞痛属寒，灼痛属热。本病以实证居多，虚证较少，也有虚实夹杂者。临床常见以下证型：

（1）肾气亏损型　经期或经后小腹隐痛喜按，月经量少，色淡质稀，头晕耳鸣，腰酸腿软，小便清长，面色晦暗，舌淡，苔薄，脉沉细。

（2）气血虚弱型　经期或经后小腹隐痛喜按，月经量少，色淡质稀，神疲乏力，头晕心悸，失眠多梦，面色苍白，舌淡，苔薄，脉细弱。

（3）气滞血瘀型　经前或经期小腹胀痛拒按，经行不畅，或经量少，经色紫暗有块，块下痛减，胸胁乳房胀痛，舌紫暗，或有瘀点，脉弦或弦涩有力。

（4）寒凝血瘀型　经前或经期小腹冷痛拒按，经血量少，色暗有块，得热则痛减，畏寒肢冷，面色青白，舌暗，苔白，脉沉紧。

（5）湿热蕴结型　经前或经期小腹灼痛拒按，痛连腰骶，经量多或经期长，经色紫红，质稠或有血块，平素带下量多，黄稠臭秽，或伴低热，小便黄赤，舌红，苔黄腻，脉滑数或濡数。

3. **诊断检查**　妇科检查无阳性体征。为排除盆腔病变，可作 B 型超声、子宫输卵管造影、宫腔镜、腹腔镜检查，用于排除子宫内膜异位、子宫肌瘤及盆腔粘连、感染、充血等疾病。

【可能的护理诊断】

1. **疼痛**　与月经期子宫痉挛性收缩有关。

2. 恐惧 与长期痛经造成的精神紧张有关。

【预期目标】

1. 病人的疼痛症状缓解。

2. 病人月经来潮前及经期恐惧感减轻。

3. 病人能掌握缓解经期腹痛的简单方法。

【护理措施】

1. 一般护理

（1）缓解症状 ①腹部热敷和进食热汤或热茶。②服用止痛剂：疼痛不能忍受时可做非麻醉性镇痛治疗，适当应用镇痛、镇静、解痉药。每次经期习惯服用止痛剂者，则应防止药物依赖性和成瘾。③药物处理：有两种药物可以有效地治疗原发性痛经，即口服避孕药和前列腺素合成酶抑制剂。避孕药适用于要求避孕的痛经妇女，用药后可抑制子宫内膜生长，使月经量减少；药物抑制排卵，使黄体缺乏，无内源性黄体酮产生，而黄体酮刺激为子宫内膜生物合成 PG 所必需，从而使月经血 PG 浓度降低。前列腺素合成酶抑制剂可抑制环氧合酶系统而减少 PG 的产生。④应用生物反馈法：增加病人的自我控制感，使身体放松，以解除痛经。

（2）健康教育 ①月经期保健指导：注意经期清洁卫生，禁止性生活，加强经期保护，预防感冒，保证充足睡眠；②提供精神心理支持：关心并理解病人的不适和恐惧心理，阐明月经期小腹坠胀和轻度腰酸等不适属于生理反应，疼痛不能忍受时提供非麻醉性镇痛治疗得以缓解。

2. 辨证施护 经前经期忌食生冷、酸醋、河蚌等寒凉食物，注意腹部保暖，避免重体力劳动及剧烈运动，服药宜在经前 3 ~ 5 天。饮食宜清淡，加强营养。

（1）肾气亏损型 宜补肾填精、养血止痛，用调肝汤（《傅青主女科》），水煎温服。

平素多食用鸡蛋、牛奶、核桃、桑椹、黑芝麻、黑米、猪肾、海参、雪蛤、龟肉等补肾的食品。还可用耳穴压豆，选子宫、肾、肝、盆腔、交感等穴，用王不留行籽贴敷，每天按压 4 ~ 5 次，每次每个穴位按压 10 ~ 15 次，隔日换药 1 次。

（2）气血虚弱型 宜补气养血、和中止痛，用黄芪建中汤（《金匮要略》），加当归、党参，水煎温服。

平素多食用桂圆、红枣、花生、黄精、瘦肉汤、鱼汤、鸡汤等补血益气的食品。还可用艾条灸脾俞、关元、足三里等具有补益性质的穴位，采用温和灸法，每穴 3 ~ 5 分钟。也可用食、中、无名指沿任脉（腹正中线）上下摩擦，从神阙穴开始，依次摩气海、关元、中极，随之摩双侧天枢、气冲、子宫等穴，以缓解疼痛。

（3）气滞血瘀型 宜行气活血、祛瘀止痛，用膈下逐瘀汤（《医林改错》），水煎温服。

平素可食用萝卜、玫瑰花、素馨花、佛手瓜等疏肝理气的食物。或用麝香痛经膏外贴穴位，取穴子宫、三阴交、气海或腹部痛点，痛经发作时贴敷，1 ~ 3 天更换 1 次，痛经消失后除去。

（4）寒凝血瘀型　宜温经散寒、祛瘀止痛，用温经汤（《妇人大全良方》），水煎温服。

平素可适当进食核桃、韭菜、刀豆、羊肉、狗肉、鹿肉等温补之品。还可用花椒15g、艾叶30g、三棱15g、莪术15g、干姜30g、菟丝子30g、肉桂10g、青盐30g，加水煎1500ml，每晚临睡前进行沐足。亦可用隔附子片灸法灸气海、关元等穴。

（5）湿热蕴结型　宜清热除湿、化瘀止痛，用清热调血汤（《古今医鉴》），加红藤、败酱草、薏苡仁，水煎凉服。

平素可饮绿茶、荷叶茶、溪黄草茶等利湿化瘀之品，也可食用绿豆荷花粥、薏米山楂粥、冬瓜葫芦桃仁汤等的膳食。还可用梅花针叩刺血海、三阴交、中极、阴陵泉等穴。

【结果评价】

1. 病人疼痛症状减轻，并能够列举疼痛减轻的应对措施。

2. 病人恐惧的行为表现和体征减少，在心理和生理上的舒适感增加。

第四节　经前期综合征

经前期综合征（premenstrual syndrome，PMS）是指妇女反复在黄体期出现影响日常生活和工作的躯体、精神以及行为改变的综合征，而月经来潮后症状多自然消失。不在经前发生但在经前加重的疾病如偏头痛、子宫内膜异位症等不属于经前期紧张综合征的范畴。PMS 的发病率为 30% ~40%，严重者占 5% ~10%。

中医称本病为"经行前后诸证"，又称"月经前后诸证"。根据不同主症，分别有"经行发热"、"经行乳房胀痛"、"经行头痛"、"经行身痛"、"经行泄泻"、"经行浮肿"、"经行吐衄"、"经行情志异常"等不同病证的记载。

【病因及发病机制】

目前病因不明，可能与中枢神经递质改变、卵巢激素比例和自主神经系统失调有关。还可因缺乏维生素 B_6 以及精神、心理、社会等因素引起。

1. **精神社会因素**　临床发现精神紧张会使 PMS 病人原有症状加重，使用安慰剂治疗时治愈率高达 30% ~50%，说明社会环境因素与精神心理之间的相互作用与本病的发病关系密切。

2. **卵巢激素失调**　目前认为本病可能与黄体后期雌、孕激素撤退有关。临床补充雌、孕激素合剂减少性激素周期性生理性变动，能有效缓解症状。

3. **神经递质异常**　神经类阿片肽在月经周期中对性激素的波动和变化敏感，排卵期或黄体晚期因阿片肽浓度下降而引起紧张、忧虑、易激动和攻击行为，从而引起 PMS。

4. **其他**　维生素 B_6 是合成多巴胺和 5 - 羟色胺的辅酶，经前期综合征病人中由于缺乏维生素 B_6，在黄体晚期和经前期循环中的 5 - 羟色胺水平会下降，而 5 - 羟色胺活性降低时机体对应激刺激的敏感性增加、对环境的应激处理能力降低，可引起行为和精神症状。

中医学认为，本病的发生取决于病人的体质因素及阴阳气血的偏盛偏衰。经前阴血聚于冲任二脉，血海充盈，而全身阴血相对不足。若素体脏腑功能正常，气血调和，便可以通过自身调节，适应这种生理变化；若平时脏腑功能失常，气血不和，经期不能适应生理变化，阴阳失调，脏腑功能紊乱，便发生以上诸证。本病病位在肝、肾，常可累及心、脾。病机以肝失条达、脾失运化、肾气失司为主，其中以肝失条达最为多见。

【临床表现】

本病多见于 25～45 岁妇女，常出现于月经前 1～2 周，月经来潮后症状明显减轻甚至消失，有周期性的特点。主要症状有：

1. **精神症状**　可分为两种类型：①焦虑型：如精神紧张，情绪不稳定，烦躁易怒，感情易冲动，争吵哭闹。②抑郁型：无精打采，情绪淡漠，郁郁寡欢，失眠健忘，注意力不集中，判断力减弱，有时精神错乱，偏执妄想。

2. **躯体症状**　表现为：①水钠潴留症状：手、足、颜面浮肿，体重增加，腹部胀满。②疼痛：乳房胀痛，头痛可伴恶心、呕吐或腹泻，腰骶部痛，盆腔痛或全身各处疼痛。③其他：疲乏，食欲增加，喜食甜食或咸食。

3. **行为改变**　思想不集中，工作效率低，意外事故倾向，出现叛逆性或虐待儿童的行为，甚至有犯罪行为或自杀意图。

【处理原则】

1. **西医**　轻者提供心理支持；重者对症治疗。

2. **中医**　疏肝解郁，健脾益肾。

【护理评估】

1. **病史**　评估病人生理、心理方面的疾病史；既往妇科、产科疾病史；识别诱发症状的相关因素，排除精神病及心、肝、肾等疾病引起的浮肿症状。

2. **身心状况及辨证**　由于证候比较复杂，多表现出肝、肾、心、脾诸脏的失调症状，其中以肝郁之证最为多见，如精神紧张、烦躁易怒、易激动，或精神抑郁、情绪不稳定、苦闷无欲、倦怠乏力、纳呆浮肿等，严重者影响工作与人际关系。本病主要是以同一类症状在经前反复发作，经期、经后自然消失为辨证要点。临床常见以下证型：

（1）**肝气郁结型**　经期前后情志抑郁，烦躁易怒，胸闷不舒，两胁、两乳与少腹胀痛，呈窜痛或刺痛，经行后期经量少，或胃脘痞闷且时时作痛，呕恶纳呆，嗳气频频，或面红目赤，头晕耳鸣目眩，口苦咽干，小便短赤，尿道热痛，舌红或紫暗，苔薄白，脉弦。

（2）**肝肾阴虚型**　经期前后烦躁易怒，头晕目眩耳鸣，两胁、两乳胀痛，腰膝酸软，五心烦热，舌红少苔，脉弦细。

（3）**脾肾阳虚型**　经期前后畏寒肢冷，倦怠乏力，腰膝酸软，头晕耳鸣，面目、四肢浮肿，脘腹胀满，便溏，舌质淡，苔白腻，脉沉缓。

3. **诊断检查**　部分病人可有头面、四肢浮肿，但妇科检查常无异常。必要时配合相关检查排除心、肝、肾等疾病引起的水肿。

【可能的护理诊断】

1. 焦虑　与周期性经前出现不适症状有关。

2. 体液过多　与性激素失调有关。

3. 疼痛　与精神紧张有关。

【预期目标】

1. 病人在月经来潮前 2 周及月经期能够缓解焦虑。

2. 病人能够叙述水肿的促成因素和预防水肿的方法。

3. 病人能掌握缓解各种疼痛（头痛、乳房胀痛及全身酸痛等）的方法。

【护理措施】

1. 一般护理

（1）饮食指导　均衡饮食，多摄取富含 B 族维生素的食物如猪肉、牛奶、蛋黄和豆类食物。有水肿者限制盐分、糖分、咖啡因、乙醇等的摄入。

（2）加强锻炼，增强体质　鼓励病人加强运动，改善血液循环，增强抵抗力，以有氧运动为主如舞蹈、慢跑、游泳等，对肌肉张力具有镇定的作用。

（3）调节情绪，有效应对压力　指导病人保持心情舒畅，鼓励表达内心感受，提供缓解及应对压力的技巧。教会病人放松减压的技巧如腹式呼吸、生物反馈训练、渐进性肌肉松弛等。

（4）用药指导及护理　遵医嘱指导病人正确使用药物，并提供相应护理。

①抗抑郁药：适用于有明显抑郁的病人，黄体期口服抗抑郁药，可明显缓解精神症状及改变行为，常用药物有氟西汀（fluoxetine），每次 20mg，每日 1 次。

②抗焦虑药：适用于有明显焦虑的病人，经前口服阿普唑仑（alprazolam），每次 0.25mg，每日 2~3 次，逐渐递增至最大剂量每日 4mg，用至月经来潮的 2~3 日。

③醛固酮受体的竞争性抑制剂：适用于月经前体重增加明显者，可通过利尿作用缓解月经前的水钠潴留，并对血管紧张素有直接抑制作用，对改善精神症状也有效。常选用螺内酯 20~40mg，每日 2~3 次。

④维生素 B_6：可调节自主神经系统与下丘脑 - 垂体 - 卵巢轴的关系，还可抑制催乳激素的合成而减轻抑郁症状，每次 10~20mg，每日 3 次。

（5）健康教育　向病人和家属讲解诱发经前期综合征的因素，告知他们预防该病的有效措施，争取得到家属的帮助、关心、理解和支持；指导病人建立月经记录卡，详细记录月经前后的不适及评估治疗效果；加强女性自我情绪控制能力技巧的宣教。

2. 辨证施护　普及妇女生理卫生知识，减少对月经的恐惧或焦虑心理，正确对待经前某些症状的出现。本病精神症状明显，病人在担心疾病的同时，害怕影响生育，应注意采取保护性语言，积极解除病人的顾虑。

（1）肝气郁结型　宜疏肝解郁、理气活血，用逍遥散（《太平惠民和剂局方》），水煎温服。

平素多食用玫瑰花茶、决明子茶、桂花蜜、猪肚粥等疏肝解郁的食物。

（2）肝肾阴虚型　宜滋阴养血、调补肝肾，用一贯煎（《续名医类案》），水煎温服。

平素多食用竹丝鸡、猪肾、水鱼、紫河车、桑椹、黑芝麻、黑米、海参等补益肝肾之品。

（3）脾肾阳虚型　宜温肾化气、健脾利水，用肾气丸（《金匮要略》）合苓桂术甘汤（《伤寒论》），水煎温服。

平素可适当进食韭菜、羊肉、狗肉、鹿肉等助阳温通之品，药膳配料可用八角、茴香、花椒、草果、豆蔻、肉桂、姜等温阳散寒之品。

【结果评价】

1. 病人了解本病有关知识，自觉控制自己的情绪，焦虑症状减轻。

2. 病人能叙述预防或减轻水肿的办法，注意控制饮食，水肿减轻。

第五节　绝经综合征

绝经综合征是指妇女绝经前后出现性激素波动或减少所致的一系列躯体及精神心理症状。绝经（menopause）分为自然绝经和人工绝经。自然绝经指卵巢内卵泡生理性耗竭所致的绝经；人工绝经指两侧卵巢经手术切除或接受放射治疗所致的绝经。人工绝经病人更易发生绝经综合征。据统计，目前我国妇女的平均绝经年龄，城市妇女为 49.5 岁，农村妇女为 47.5 岁。

中医无此病名，根据其临床表现属"脏躁"、"百合病"、"年老血崩"等病证范畴，现称"经断前后诸证"，最早见于《金匮要略》。

【病因及发病机制】

绝经前后最早发生的是卵巢功能衰退，随后出现下丘脑－垂体功能减退，进一步出现内分泌紊乱，性激素水平波动或下降。

1. **雌激素**　首先表现为卵泡对 FSH 敏感性降低，FSH 水平升高，引起卵泡过度刺激，此时雌激素水平波动很大，甚至高于正常卵泡期水平。但当卵泡停止生长发育后，雌激素水平急剧下降，至绝经后卵巢不再分泌雌激素，而血液中的激素水平多来自于肾上腺皮质和卵巢雄烯二酮转化的雌酮。

2. **孕激素**　绝经过渡期卵巢偶有排卵功能，仍有孕激素分泌；但由于卵泡期延长，引起黄体功能不全，可有孕激素分泌减少；绝经后无孕激素分泌。

3. **雄激素**　绝经后总体雄激素水平下降，其中雄烯二酮水平仅为育龄期妇女的一半，且主要来源于肾上腺。

4. **促性腺激素**　绝经过渡期 FSH 水平升高，LH 仍在正常范围，FSH/LH 仍 < 1。绝经后雌激素水平降低，负反馈抑制作用减弱，引起下丘脑 GnRH 升高，刺激垂体释放 FSH 和 LH 增加，并且 FSH/LH > 1。卵泡闭锁导致雌激素和抑制素水平降低以及 FSH 水平升高，是绝经的信号。

5. **促性腺激素释放激素**　绝经后下丘脑分泌 GnRH 量增加，伴 LH 同步增加。

6. **抑制素**　绝经后妇女血抑制素水平下降比雌二醇早且明显，用于监测卵巢功能衰退更敏感。

中医学认为，妇女在绝经前后，肾气渐衰，天癸渐竭，冲任二脉逐渐亏虚，精血不足，脏腑失于濡养，易引起机体阴阳失衡，从而导致本病发生。故肾虚是本病发生的根本，包括肾阴虚和肾阳虚，以肾阴虚证多见。肾虚常累及心、肝、脾等脏。如肾水不能上济心火，则心肾不交；肾阴不足以涵养肝木，则情志不舒；肝气郁结，郁久化火，灼伤真阴，则阴不制阳而肝阳上亢；劳倦过度，耗损脾阳，亦可出现脾肾阳虚之候。

【临床表现】

1. 近期症状

（1）月经紊乱 是绝经过渡期最常见症状。由于卵巢无排卵，病人表现为无排卵性功能失调性月经特征，即月经周期不规则、经量增多或减少及经期持续时间延长。

（2）血管舒缩症状 是雌激素水平下降所致的特征性症状。以阵发性烘热、多汗为主，表现为短暂阵发性面部、颈部和胸部皮肤发红、潮热、多汗，一般持续 1~3 分钟，常反复发作。此种血管不稳定情况个体差异较大，短者 1~2 年，长者 5 年或更长。严重影响妇女的生活、睡眠及工作。

（3）自主神经功能失调症状 常表现为心悸、失眠、耳鸣、眩晕、头痛等。

（4）精神神经症状 主要包括情绪、记忆及认知功能症状。常表现为激动易怒、情绪低落、焦虑不安、抑郁寡欢、自我控制情绪能力低下、注意力不易集中、记忆力减退等症状。

（5）皮肤的变化 皮肤变薄、干燥甚至皲裂，皮肤色素沉着，出现斑点、皮炎、瘙痒、多汗等。

2. 远期症状

（1）泌尿生殖道症状 主要表现为生殖道萎缩，出现阴道干涩、性交困难、反复阴道感染和反复发生的尿急、尿痛、排尿困难等尿道感染症状，甚至出现张力性尿失禁。

（2）骨质疏松 女性绝经后由于雌激素水平下降，骨质吸收速度快于骨质生成速度，易引起骨质丢失而导致疏松，主要指骨小梁减少。骨质疏松可引起骨骼压痛、身材变矮，甚至发生骨折，以桡骨远端、股骨颈、椎体等部位多发。50 岁以上妇女半数以上会发生绝经后骨质疏松，一般发生于绝经后 5~10 年。

（3）阿尔茨海默病（Alzheimer's disease） 是老年性痴呆的主要类型。绝经后期妇女比老年男性发病率高，可能与绝经后内源性雌激素水平降低有关。

（4）心血管疾病 包括冠状动脉疾病和脑血管疾病。主要原因与绝经后雌激素水平下降和雄激素活性增强有关。

【处理原则】

1. 西医 根据个案具体情况选择对症治疗或激素替代治疗（hormone replacement therapy，HRT）。

2. 中医 调补肾之阴阳。

【护理评估】

1. **病史**　了解病人的年龄、月经史，既往有无妇科手术史和放疗史。评估是否有月经紊乱，外阴、尿道干涩、萎缩症状；有无血管舒缩症状及腰背关节酸痛等骨质疏松症状；有无神经、精神方面的改变等。

2. **身心状况及辨证**　由于处于绝经前后阶段，病人可能出现一系列不适的临床表现。月经改变，尤其是出现周期、经期、经量严重紊乱，病人常感到恐惧，担心是生殖器官的恶性肿瘤所致；烘热汗出，失眠多梦，使病人感到精神不振、倦怠乏力、注意力不集中等，出现烦躁易怒或情绪抑郁，对生活失去信心，甚至产生轻生念头。本病以全身症状和舌脉为辨证要点。临床常见以下证型：

（1）肾阴虚型　经断前后，头晕耳鸣，腰膝酸软，烘热汗出，五心烦热，失眠多梦，口燥咽干，或皮肤瘙痒，月经周期紊乱，量少或多，经色鲜红，舌红，苔少，脉细数。

（2）肾阳虚型　经断前后，头晕耳鸣，腰痛如折，腹冷阴坠，形寒肢冷，小便频数或失禁，带下量多，月经不调，量多或少，色淡质稀，精神萎靡，面色晦暗，舌淡，苔白滑，脉沉细而迟。

3. **诊断检查**

（1）激素测定　测血清 FSH 及 E_2 值，可了解卵巢功能。绝经过渡期血清 FSH > 10U/L，提示卵巢储备功能下降；FSH > 40U/L 且 E_2 < 10～20pg/ml，提示卵巢功能衰竭。

（2）骨密度测定　通过 X 线检查了解有无骨质疏松。

（3）B 型超声检查　可见子宫缩小，内膜变薄。

（4）心电图及血脂检查　可了解心脏冠状血管受损情况。

（5）宫颈刮片　定期进行宫颈癌防癌普查。

【可能的护理诊断】

1. **自我形象紊乱**　与月经紊乱、出现神经及精神症状有关。

2. **性生活形态改变**　与缺乏应对健康状况改变的知识和技能有关。

3. **焦虑**　与绝经过渡期不能适应内分泌改变，治疗效果不满意有关。

4. **有感染的危险**　与绝经后膀胱、阴道黏膜变薄，对感染防御能力下降有关。

【预期目标】

1. 病人能够积极参与社会活动，正确评价自己。

2. 病人能掌握应对健康状况改变的知识，夫妻生活和谐。

3. 病人能够描述自己的焦虑心态和应对方法。

4. 避免泌尿生殖道的感染发生。

【护理措施】

1. **一般护理**

（1）心理护理　绝经综合征病人可因精神不稳定而加剧症状，故应先进行心理护理：①护理人员应向绝经过渡期妇女及其家属讲解绝经是一个生理过程，介绍绝经发生的原因及绝经前后各种常见症状。与绝经期妇女交往时，注意通过语言、表情、态度、行为等去影响对方的认识、情绪和行为，使护理人员和病人双方发挥积极性，相互配合，达到缓解症状的目的。②使其家人了解绝经期妇女可能出现的症状并给予理解，提供安慰和鼓励。必要时选用适量的镇静剂以利睡眠，谷维素可调节自主神经功能。

（2）激素替代治疗的用药护理　绝经及绝经后期，由于此时期的内分泌环境主要是雌激素水平低下，所以主要采取激素替代治疗（hormone replacement therapy，HRT）补充外源性雌激素，来改善和预防绝经期各种症状及相关疾病。激素替代治疗必须在医生指导下用药。①使病人了解激素替代治疗的目的、常用药物、药物剂量、适应证、禁忌证、药物副反应等。②告知病人在专业医师指导下应用激素替代治疗，了解应用性激素治疗过程中定期随访的重要性。③对长期用药病人商定定期随访计划，并具体书写药名、服用剂量、用药次数和日期，确定病人能掌握用法。④告知病人用药期间如出现子宫不规则出血，应及时就诊或行妇科检查。⑤帮助病人了解常见药物不良反应。雌激素用量过大多表现为乳房胀痛、白带增多、阴道出血、头痛、水肿及色素沉着等；孕激素不良反应常表现为抑郁、易怒、乳房痛和水肿等；雄激素常见不良反应为可诱发高血脂、动脉硬化、血栓性疾病。告知病人出现以上情况应及时就诊。

（3）健康教育

1）介绍减轻绝经前后症状的方法：①记录潮热发生情况，避免诱发因素如情绪激动、进食辛辣食物及兴奋性食物，指导病人在潮热状态下利用电扇、空调、冷毛巾擦拭等方法缓解症状。②使用水溶性润滑剂润滑阴道壁来维持性生活，以加强阴道的血液循环，维持组织的伸缩性；必要时还可使用雌激素软膏缓解和预防阴道干涩。③鼓励病人积极参加户外活动，多与他人交流和沟通，陶冶情操，增加含钙质丰富的饮食（牛奶、鱼虾、深绿色或白色蔬菜、豆制品、坚果等）或服用钙剂，预防骨质疏松。必要时服用降钙素，有助于预防骨质丢失。

2）设立绝经期妇女咨询服务机构，以便提供咨询、指导和加强护理。具体咨询内容包括：

①帮助护理对象理解绝经期是正常生理过程，消除无谓的恐惧和焦虑，以乐观积极的态度对待老年期的到来，并帮助解决各种心理矛盾、情绪障碍、心理冲突、思维方法等问题。

②耐心解答病人提出的问题，建立护患合作和相互信任的关系，共同发挥防治作用。

③主动参与防癌检查，重点是女性生殖道和乳腺肿瘤。

④积极防治绝经期妇女常见病、多发病，如糖尿病、高血压、冠心病、肿瘤和骨质疏松症等。同时防治绝经期妇女常见、多发的妇女病，如阴道炎症、绝经后出血、子宫脱垂、尿失禁等。

⑤宣传激素补充疗法的相关知识。

适应证：主要用于缓解绝经症状（血管舒缩症状及泌尿生殖道萎缩症状），也是预防骨质疏松的有效方法。

禁忌证：绝对禁忌证包括妊娠、不明原因子宫出血、血栓性静脉炎、胆囊疾病及肝脏疾病；已有或可疑子宫内膜癌、乳腺癌、近期有活动性血栓病、重症肝脏疾病等。相对禁忌证有心脏病史、偏头痛史、子宫内膜癌史、血栓性疾病史、肝胆疾病史、乳腺良性疾病史和乳腺癌家族史者。

制剂及剂量：尽量选用天然性激素，剂量个体化，以取最小有效量为佳。常用的是戊酸雌二醇、替勃龙、结合雌激素或妊马雌酮、微粒化 17 - β 雌二醇等，可有效地控制潮热、多汗、阴道干燥和尿路感染。

用药途径：选择不同制剂经不同途径使用。口服以片剂为主；经皮肤使用的有皮贴、皮埋片、涂抹胶；经阴道的有霜、片、栓、硅胶环及盐悬剂；肌内注射有油剂等；还有鼻喷用制剂。

用药时间：应选择最小剂量且有效的短时间用药。治疗从卵巢功能衰减至出现绝经症状开始，一般持续 3～5 年。用药期间应定期评估，如受益大于风险方可继续应用，反之则停药或减量，停止用药时主张缓慢减量或间歇用药，以防止症状复发。

副作用及危险性：使用性激素替代治疗可有以下副作用及危险。子宫出血：使用 HRT 时可出现异常子宫出血，一旦出现应高度重视仔细查明原因，必要时诊断性刮宫排除子宫内膜癌。性激素副作用：雌激素使用剂量过大时可出现乳房胀、白带多、头痛、水肿、色素沉着等，应酌情减量或更换药物，如雌三醇制剂；孕激素使用剂量过大时可出现抑郁、易怒、乳房疼痛、乳房肿胀，长时间用药病人难以耐受。子宫内膜癌：长期使用雌激素的病人，可使子宫内膜异常增生和增加子宫内膜癌的危险性，用药时间和用药剂量与风险呈正相关；目前临床常采取间断使用孕激素的方法来对抗上述风险，效果满意。乳腺癌：流行病学研究表明，雌激素替代治疗用药时间超过 5 年者，有增加乳腺癌的危险。

2. 辨证施护　鼓励病人多参与社会活动，学会自我调适，消除紧张、恐惧心理，保持心情舒畅，处理好家庭、邻里关系。

（1）肾阴虚型　宜滋肾益阴、育阴潜阳，用六味地黄丸（《小儿药证直诀》），温水送服。

平素多食用银耳百合羹、生地黄瘦肉煲等滋阴降火类食物。若伴失眠多梦者可服小麦大枣粥、桂圆甲鱼汤等以养阴安神。

（2）肾阳虚型　宜温肾壮阳、填精养血，用右归丸（《景岳全书》），温水送服。

平素可食用当归羊肉汤、核桃仁粥、姜桂狗肉煲等补益肾阳之品。

【结果评价】

1. 病人认识到绝经是女性正常生理过程，能以乐观、积极的态度对待自己，参与社会活动。

2. 与家人、亲戚及朋友关系融洽，夫妻互相理解，性生活和谐。

3. 泌尿生殖道无感染发生。

第十八章 妊娠滋养细胞疾病病人的护理

妊娠滋养细胞疾病（gestational trophoblastic disease，GTD）是一组来源于胎盘绒毛滋养细胞的疾病，根据组织学将其分为葡萄胎、侵蚀性葡萄胎、绒毛膜癌（简称绒癌）及胎盘部位滋养细胞肿瘤。滋养细胞是胎儿的附属物，对母体来说是一种同种异体移植物，具有其特异的病理特点和生物学行为。结构良性的葡萄胎具有比正常胎盘绒毛明显的侵蚀力，可能发生侵蚀性生长和宫外转移，继续发展成侵蚀性葡萄胎或绒毛膜癌，大部分病人可经化学治疗得以缓解甚至痊愈。滋养细胞疾病绝大部分继发于妊娠，本章主要讨论妊娠滋养细胞疾病。

本病属中医"鬼胎"、"癥瘕"、"崩漏"等病证范畴，最早见于《诸病源候论》。

第一节 葡萄胎

葡萄胎（hydatidiform mole，HM）是一种滋养细胞的良性病变，主要为组成胎盘的绒毛滋养细胞增生，终末绒毛水肿变性，形成大小不一的水泡，水泡间有细蒂相连成串，形如葡萄而得名，亦称水泡状胎块。它可以发生在任何年龄的生育期妇女，年龄小于20岁及大于35岁妊娠妇女的发生率显著升高，可能与该年龄段容易发生异常受精有关。曾患葡萄胎的女性再次患病的可能性是第一次患病率的40倍。另外，营养因素、感染因素、孕卵异常、细胞遗传异常等可能与发病有关。

葡萄胎分为完全性和部分性两类，大部分为完全性葡萄胎，表现为宫腔内充满水泡状组织，没有胎儿及其附属物，且有较高恶变率；少数为部分性葡萄胎，表现为胚胎、胎盘绒毛部分水泡状变性，并有滋养细胞增生，罕见恶变。

中医称本病为"鬼胎"、"伪胎"，最早见于《诸病源候论》。

【病因及发病机制】

葡萄胎的真正发病原因不明。临床资料发现，葡萄胎的发生与营养状况、社会经济、年龄、孕卵异常、细胞遗传异常等有关。东南亚国家或地区的发病率比欧美国家高。病变局限于子宫腔内，不侵入肌层，也不发生远处转移。显微镜下见滋养细胞呈不同程度的增生，绒毛间质水肿呈水泡样，间质内血管稀少或消失。这些变化在部分性葡萄胎呈局灶性改变，而在完全性葡萄胎则呈弥漫性变化，因病变的绒毛失去吸收营养的作用，致使胚胎早期死亡。部分性葡萄胎尚存在部分正常绒毛，故胚胎可能存活。由于滋养细胞过度增生，产生大量的绒毛膜促性腺激素，刺激卵巢导致过度黄素化反应，形成黄素化囊肿。黄素化囊肿多为双侧性，在葡萄胎排出数周或数月后自然消失。

中医学认为，本病的发生多由于先天禀赋异常，或素体冲任失调，或孕后感染邪毒，损伤胎元，以致精血虽凝而终不成胎形，化为瘀血，留滞胞宫而发病。

【临床表现】

1. 停经后阴道流血　为最常见的症状，多数病人在停经 1～2 个月，迟至 2～3 个月时出现不规则反复阴道流血，时断时续，开始量少，呈咖啡色黏液或暗红色血，以后逐渐增多，至葡萄胎自行排出前，常可发生大量出血。反复大量出血可造成贫血及继发感染，有时在血中可发现水泡状物。

2. 妊娠期高血压疾病症状　葡萄胎病人妊娠呕吐症状的出现较正常妊娠者为早，持续时间较长，且症状严重。病人较早出现蛋白尿、水肿、高血压等症状及相应体征。

3. 子宫异常增大、变软　由于滋养细胞增生及水泡状变化，或因宫腔内积血，大多数病人的子宫大于正常妊娠相应月份，质地极软，并伴有血清 HCG 水平显著升高，无自觉胎动，不能扪及胎体。少数病人因水泡状物及血块排出、绒毛水泡退行性变或稽留流产的缘故，其子宫大小可能与正常妊娠月份相符或较小。

4. 卵巢黄素化囊肿　由于滋养细胞过度增生，形成黄素化囊肿。妇科检查发现部分病人双侧卵巢囊性增大，囊壁薄，表面光滑。一般无症状，偶可发生扭转。黄素化囊肿在水泡状胎块清除后 2～4 个月自行消退。

5. 腹痛　为阵发性下腹隐痛。一般发生在阴道流血前，是葡萄胎流产的表现。葡萄胎增长迅速、子宫急速膨大时可引起下腹胀痛。若是黄素化囊肿发生急性蒂扭转时则为急性腹痛。

部分性葡萄胎病人可有完全性葡萄胎病人的上述大多数症状，但程度轻。

【处理原则】

1. 西医

（1）清除宫腔内容物　一旦确诊应迅速清除子宫腔内容物，一般采用吸刮术，吸管宜尽量选用大号，以免吸出物堵住管腔而影响操作。子宫大于妊娠 12 周或术中感到一次刮净有困难时，可于 1 周后行第 2 次刮宫，并将刮出物送病理检查。必要时采用预防性化疗。

（2）子宫切除术　40 岁后的妇女葡萄胎后发生恶变的概率较年轻妇女高 4～6 倍，故主张采用子宫切除术。如黄素化囊肿并发蒂扭转则应手术处理。

（3）合并妊娠期高血压疾病的处理　约有 10% 的葡萄胎病人合并有高血压、水肿和蛋白尿等妊娠期高血压疾病的症状，处理时既不能急于清宫，又不能等症状好转再处理，需具体对待。

2. 中医　下胎祛瘀，佐以调补气血。

【护理评估】

1. 病史　了解病人的既往史及家族史，包括滋养细胞疾病史、月经史、婚育史，以及此次妊娠的反应，有无剧吐、阴道流血及处理经过等。如有阴道流血，应询问流血的量、质及出血时间，并询问是否有水泡状物排出。

2. 身心状况及辨证　一旦确诊为葡萄胎，病人由原来的怀子欣喜遂即转为困惑疑虑，对自己患病表示不可理解，更担心影响以后的生育，故而忧心忡忡。本病以阴道不规则出血，或水泡状物排出，子宫异常增大，妊娠反应较重为辨证要点。临床常见以下证型：

（1）**气血虚弱型**　孕期腹大异常，阴道不规则出血，量多色淡，质稀，时有腹部隐痛，无胎心胎动，面色苍白或萎黄，头晕眼花，神疲乏力，气短懒言，心悸失眠，舌淡嫩，苔薄白，脉细弱。

（2）**气滞血瘀型**　孕期腹大异常，阴道不规则出血，量少或量较多，血色紫暗有块，时有腹部胀痛拒按，无胎心胎动，精神抑郁或烦躁易怒，胸胁胀满，舌紫暗或有瘀点，苔白，脉涩或沉弦。

（3）**寒湿郁结型**　孕期腹大异常，阴道不规则出血，量少，色紫暗有块，小腹冷痛，得热痛减，无胎心胎动，面色青白，形寒肢冷，苔白腻，脉沉紧。

（4）**痰浊凝滞型**　孕期腹大异常，阴道不规则出血，量少色暗，无胎心胎动，胸胁满闷，呕恶痰多，形体肥胖，舌淡或淡胖，苔白腻，脉滑。

3. 诊断检查

（1）**产科检查**　子宫大于停经月份，腹部检查扪不到胎体。

（2）**绒毛膜促性腺激素（HCG）测定**　用尿 HCG 酶联免疫吸附试验及血 HCG 放射免疫测定法。病人的血、尿 HCG 处于高值范围且持续不降或超出正常妊娠水平。

（3）**超声检查**　多普勒超声检查听不到胎心音。B 型超声检查可见增大的子宫区充满长形光片如雪花状，未见正常胎体的影像。

（4）**其他检查**　包括胸部 X 线摄片、血常规、出凝血时间、血型及肝肾功能等。近年来采用流式细胞仪测定。

【可能的护理诊断】

1. 恐惧　与阴道流血伴水泡状胎块排出有关。

2. 自我形象紊乱　与角色紊乱及担心将来的妊娠有关。

3. 有感染的危险　与长期阴道流血、贫血造成免疫力下降有关。

4. 知识缺乏　缺乏相关疾病的信息及葡萄胎随访的知识。

【预期目标】

1. 病人对此病有正确认识，恐惧感消失，心情舒畅。

2. 病人适应角色改变，积极配合治疗。

3. 病人配合治疗方案，避免及降低感染的发生。

4. 病人能陈述随访的重要性和具体方法，积极参与随访。

【护理措施】

1. 一般护理

（1）**心理护理**　详细评估病人对疾病的心理承受能力，确定主要的心理问题。评估病人接受治疗方案的心理准备。通过护理活动与病人建立良好的护患关系，鼓励病人表达不能得到良好妊娠结局的悲伤。给病人讲解葡萄胎疾病的相关知识和清宫手术的过程，纠正错误认识，解除顾虑和恐惧。对有生育要求者，告诉病人治愈 2 年后可以妊娠，让病人以比较平静的心理接受手术，增强其信心并取得配合。

（2）严密观察病情 观察腹痛及阴道流血情况，检查阴道排出物内有无水泡状组织并保留消毒纸垫，以评估出血量及流出物的性质。流血过多时，密切观察血压、脉搏、呼吸等生命体征，有异常及时通知医生。

（3）做好治疗配合 刮宫前配血备用，建立静脉通路，并准备好催产素和抢救药品及物品，以防治大出血造成的休克。术后将刮出物送病理检查，并注意挑选较小的及靠近宫壁的葡萄状组织送检，以提高阳性检出率。葡萄胎清宫不易一次吸刮干净，一般于 1 周后再次刮宫。对合并妊娠期高血压疾病者做好相应的治疗配合及护理。

（4）健康及随访指导 告知病人进高蛋白、高维生素、易消化饮食，适当活动，睡眠充足；正确留置尿标本（清晨第 1 次尿）；保持外阴清洁，以防感染；每次刮宫术后禁止性生活 1 个月。葡萄胎的恶变率为 10% ～25%，为此需重视刮宫术后的定期随访，一般为葡萄胎刮宫术后 3 个月内每周随访 1 次血、尿 HCG。3 个月内如一直阴性，改为每半月检查 1 次，共 3 个月；如连续阴性，改为每月检查 1 次持续半年，第 2 年起每半年 1 次，共随访 2 年。在随访血、尿 HCG 的同时应注意有无阴道异常流血、咳嗽、咯血及其他转移症状，定期做妇科检查、盆腔 B 超及 X 线胸片检查。在 2 年随访期间，宜选阴茎套避孕。

2. 辨证施护 保持心情舒畅，积极配合治疗，树立战胜疾病的信心，注意休息，加强营养，节制房事。

（1）气血虚弱型 宜益气养血、活血下胎，用救母丹（《傅青主女科》），水煎温服。

平素可用乌贼骨 30g、鸡肉 90g，乌贼骨打碎，鸡肉切成小块，放入碗内加水适量，蒸熟加盐少许食之，以补气血。

（2）气滞血瘀型 宜理气活血、祛瘀下胎，用脱花煎（《景岳全书》），水煎温服。

平素服艾蒿粥：艾蒿（艾之嫩苗）30g、粳米 30～60g，先将艾蒿洗净水煎，去渣取汁，再将粳米煮粥，待八成熟时入药汁，共煮至熟烂即可，每日 1 剂，可连续服用。

（3）寒湿郁结型 宜散寒除湿、逐水下胎，用芫花散（《妇科玉尺》），水煎温服。

平素用干姜 30g、红糖适量、大枣 30g，水煎温服。

（4）痰浊凝滞型 宜化痰祛湿、行气下胎，用平胃散（《太平惠民和剂局方》），水煎温服。

平素用薏苡仁 30g，大枣 15g，红糖、米酒适量，同煮粥食用，每天 1 剂，连服数天。

【结果评价】

1. 病人在住院期间能以积极态度配合诊疗全过程。

2. 病人表达生理和心理舒适感增加。

3. 出院时病人能正确陈述随访的意义及具体过程。

第二节　侵蚀性葡萄胎

侵蚀性葡萄胎（invasive mole），指葡萄胎组织侵入子宫肌层或转移至子宫以外者。侵蚀性葡萄胎来自良性葡萄胎，多数在葡萄胎清除后 6 个月内发生，也有在未排除前即发生恶性病变。肌层内的水泡状组织继续发展可以穿破子宫壁，引起腹腔内大出血，也可侵入阔韧带内形成宫旁肿物。常转移至阴道、肺，甚至脑部引起死亡。

中医无此病名，根据其临床表现属"鬼胎"、"癥瘕"、"崩漏"等病证范畴。最早见于《诸病源候论》。

【病因及发病机制】

侵蚀性葡萄胎由良性葡萄胎发展而来，原因目前尚不清楚，可能由母体免疫力降低和葡萄胎滋养细胞的侵袭能力增强两方面的因素促成。其病理特点是显微镜下可见绒毛结构，滋养细胞呈过度增生及程度不等的不典型增生，具有过度的侵蚀能力。绒毛和滋养细胞可破坏正常组织侵入血管，造成血管壁坏死、出血。

中医学认为，本病的发生主要是水泡状胎块排出后，余毒未尽，蕴结胞宫，损伤冲任、胞脉胞络而发病。

【临床表现】

1. **原发灶症状**　多数在葡萄胎清除后几个月开始出现不规则阴道流血，或恢复正常月经数月后又不规则阴道流血，量多少不定，长期流血者可继发贫血；子宫不能如期复原，黄素化囊肿持续存在；浸润的滋养细胞穿破子宫可引起急性腹痛和腹腔内出血。

2. **转移灶症状**　最常见的转移部位是肺，其次是阴道及子宫旁组织，肝和脑转移较少。肺转移的常见症状为咳嗽、血痰或反复咯血、胸痛等。发生阴道、宫颈转移时，局部可出现紫蓝色结节，其溃破后可发生大出血。脑转移时则出现神经系统的相应症状和体征，如头痛、呕吐、抽搐、偏瘫及昏迷。侵蚀膀胱可出现血尿。

【处理原则】

1. **西医**　以化疗为主，或手术后再进行化疗。年轻未生育者尽可能不切除子宫，以保留生育能力。如不得已切除子宫者仍可保留正常的卵巢。需手术治疗者一般主张先化疗，待病情基本控制后再手术，对肝、脑有转移的重症病人，除以上治疗外，可加用放射治疗。

2. **中医**　益气养血补之，金刃利器削之。

【护理评估】

1. **病史**　采集病人及其家属的既往史，包括滋养细胞疾病史、药物使用及药物过敏史。采集葡萄胎第一次刮宫的详细资料，包括时间，水泡大小、量及病理检查结果；刮宫次数及刮宫后阴道流血的量、持续时间，子宫复旧情况。注意收集血、尿 HCG 随访的资料。询问有关原发病灶及转移灶的症状，肺 X 线检查结果。

2. **身心状况及辨证**　本病病程较长，病人及家属可能会出现严重的抑郁、悲观情绪，对病情的反复，如 HCG 值的升高可能非常敏感，护士在告知、发放化验结果时要非常注意，了解病人及其家属对疾病的反应，以免发生差错给病人及其家人带来不必要的心理打击。由于阴道不规则流血，病人情志抑郁，神疲乏力，心中充满恐惧感，担心疾病的预后，害怕化疗。本病主要是以"水泡状胎块"排出后，阴道不规则出血为辨证要点。临床分型可参见本章第三节绒毛膜癌。

3. 诊断检查

（1）妇科检查　子宫大于正常、质软，发生阴道宫颈转移时局部可见紫蓝色结节。

（2）血、尿 HCG 测定　病人往往于葡萄胎排空后 8 周内，血、尿 HCG 测定持续阳性或一度阴性后又转阳性。

（3）胸部 X 线摄片　有结节状阴影是肺部转移体征。

（4）B 型超声检查　子宫正常大或不同程度增大，肌层内可见高回声团，边界清但无包膜。彩色多普勒超声主要显示丰富的血流信号和低阻力型血流频谱。

（5）其他　出现神经系统症状时，可做脑部 CT 显示转移灶。此外，腹腔镜检查、病理标本切片的组织学诊断有助于临床确诊。

【可能的护理诊断】

1. 恐惧　与恶性疾病及接受化治有关。

2. 角色紊乱　与较长时间住院及化疗有关。

3. 知识缺乏　缺乏本病自我调护的相关知识。

【预期目标】

1. 病人恐惧感减轻或消失。

2. 病人适应角色改变，积极配合治疗。

3. 病人能够列举与本病相关的自我保健知识。

【护理措施】

1. 一般护理

（1）心理护理　评估病人及其家属对疾病的心理反应，了解病人既往面对应激情况的反应方式，并指导正确的应对方式。对住院者做好环境、病友及医护人员的介绍，减轻病人的陌生感。提供疾病及护理信息，帮助病人和家属树立信心。让病人诉说心理痛苦及失落感，接受现实。提供有关化学药物治疗及其护理的信息，以减少病人恐惧及无助感。主动听取病人、家属的意见，以了解其对有关治疗进展和预后的真实想法。

（2）严密观察病情　严密观察腹痛及阴道流血情况，记录出血量，流血多时除密切观察病人的血压、脉搏、呼吸外，应及时做好手术准备。认真观察转移灶症状，发现异常立即通知医生并配合处理。

（3）做好治疗配合　化疗者按化疗护理（见本章第四节）。手术治疗者按妇科手术前后护理常规实施护理活动。

（4）有转移灶者的护理

1）肺转移病人的护理　①卧床休息，减轻病人消耗，呼吸困难者给予半卧位并吸氧。②按医嘱给予镇静剂及化疗药物。镇静剂能保证病人安静休息，减轻症状。因肺部接受药物比较直接，局部药物浓度最大，故用药效果比较好。③大量咯血者有窒息、休克甚止死亡的危险，如发现应立即通知医生，同时给予头低侧卧位，并保持呼吸道的通畅，轻击背部，排出积血。

2）阴道转移病人的护理 ①限制走动，密切观察阴道有无破溃出血，禁行不必要的检查和窥阴器检查。②配血备用，准备好各种抢救器械和物品（输血及输液用物、长纱条、止血药物、照明灯、氧气等）。③如发生溃破大出血时，应立即通知医生并配合抢救。用长纱条填塞阴道局部压迫止血，填塞的纱条必须于 24～48 小时内取出，必要时再用无菌纱条重新填塞，取出纱条未见继续出血者仍应严密观察阴道出血情况及生命体征。同时给予输血、输液，按医嘱用抗生素，及时发现感染及休克征象。

3）脑转移病人的护理 ①严密观察病情，观察生命体征、摄入量及排出量，并做好观察记录，警惕发生水电解质紊乱。②按医嘱给予静脉补液、止血剂、脱水剂、吸氧、化疗等。③采取必要的护理措施预防跌倒、咬伤、吸入性肺炎、角膜炎、褥疮等的发生。④正确留置样本，做好 HCG 测定、腰穿、CT 等项目的检查配合。⑤昏迷、偏瘫者按相应的护理常规实施护理。

（5）卫生健康指导 提供高蛋白、高维生素、易消化的饮食，鼓励病人进食，以增强机体的抵抗力。注意休息，防止过度疲劳。阴道转移者应卧床休息，以免引起溃破大出血。注意外阴清洁，以防感染。节制性生活，做好避孕。出院后严密随访，第 1 年内每月随访 1 次；1 年后每 3 个月 1 次，持续 3 年；然后每年 1 次，直至 5 年；此后每 2 年 1 次。随访内容及避孕方法同葡萄胎病人。

2. 辨证施护 参见绒毛膜癌。

【结果评价】

1. 住院期间病人能与医护人员讨论化疗方案，获得一定的化疗自我护理知识、技能。诊治过程中表现出积极的行为。

2. 病人能安心住院，正视现实，接受治疗。

3. 病人能正确复述出院后的健康行为和随访过程。

第三节 绒毛膜癌

绒毛膜癌（choriocarcinoma）是滋养细胞疾病中恶性程度最高的一种，早期即可通过血行转移至全身，破坏组织或器官。具有早期经血行转移的特点，破坏性较大。近年由于 HCG 监测技术及化学治疗手段的发展，绒毛膜癌的预后有了很大的改观，成为少数可经化疗治愈的恶性肿瘤之一。

中医无此病名，根据其临床表现，属"癥瘕"、"崩漏"等病证范畴。

【病因及发病机制】

绒毛膜癌确切的病因尚不清楚。病人多为育龄妇女，其中 50% 继发于葡萄胎，少数发生于足月产、流产及异位妊娠后。绒毛膜癌也可发生于绝经后的妇女，这是因为滋养细胞具有可隐匿多年的特性。癌肿在宫壁形成单个或多个肿瘤，呈深红、紫或棕褐色。它可突入宫腔或穿破宫壁而至阔韧带或腹腔。因没有间质，癌肿质脆，极易出血，宫旁静脉中往往发现癌栓。卵巢也可形成黄素化囊肿。其病理特点为滋养细胞呈极度不规则增生，分化不良并侵入肌层及血管，周围大片出血、坏死，绒毛结构消失。

中医学认为，本病的起始主要是邪毒瘀结，其后是气血俱虚，或瘀久化热，瘀伤血脉而成。

【临床表现】

1. **阴道流血**　为最主要症状。表现为产后、流产后，尤其在葡萄胎刮宫手术后不规则阴道流血，量多少不定；也可以由于子宫病灶侵蚀血管或阴道转移结节破溃引起。如果原发灶消失而仅有转移灶，可以无阴道流血。

2. **盆腔包块**　因子宫增大或阔韧带内血肿或黄素化囊肿形成，病人往往有下腹包块；也可因原发灶消失而子宫不增大，黄素化囊肿也不如葡萄胎时明显。

3. **腹痛**　癌组织侵蚀子宫壁或子宫腔积血所致；也可因癌组织穿破子宫或转移灶破裂致急性腹痛。

4. **转移灶表现**　基本与侵蚀性葡萄胎相同，但症状更严重，破坏性更强。肺部最多发（80%），其次是阴道（30%）、盆腔（20%）、肝和脑（各10%）等，脑转移常继发于肺转移之后，是死亡的主要原因。

【处理原则】

1. **西医**　以化疗为主，手术为辅。需手术治疗者一般主张先化疗，待病情基本控制后再手术。

2. **中医**　扶正攻毒，涩血止崩。

【护理评估】

1. **病史**　采集阴道不规则流血的病史，如是葡萄胎病人，注意采集葡萄胎的刮宫病史，血、尿HCG测定的结果资料，询问转移灶相应的症状，详细了解接受化疗的经过，包括化疗的时间、药物、剂量、疗效及用药后机体的反应情况。

2. **身心状况及辨证**　由于病情较严重，病人常感到悲哀，不能接受现实，对疾病的预后万分担忧；又因需要多次化疗而发生经济困难，表现出焦虑不安，有时会产生放弃治疗的想法。若需要手术切除子宫，则会产生沉重的心理负担，迫切希望取得医护人员及亲人的理解和帮助。本病以"水泡状胎块"排出后或堕胎、小产后，阴道不规则出血或伴咯血、腹部包块为辨证要点。临床常见以下证型：

（1）邪毒蕴结型　阴道出血不止，量多色红，心烦易怒，胸疼、咳嗽、咯血，口鼻或牙龈出血或见紫色结节，口干咽燥，大便秘结，小便黄赤，舌质红，苔黄，脉弦数。

（2）气滞血瘀型　阴道出血不止，量时多时少，夹有血块，色紫暗，少腹疼痛拒按，血块下后痛减，舌暗红，边有瘀点，苔薄白，脉涩。

（3）肝肾阴虚型　阴道出血不止，量时多时少，头晕耳鸣，心烦失眠，颧红，手足心热，腰酸腿软，便秘尿赤，舌质红，苔少，脉细数。

（4）气血两虚型　阴道出血不止，量时多时少，色淡红，甚则阴道大出血，出现昏厥，面黄体瘦，心悸气短，舌质淡，苔白，脉细弱。

3. 诊断检查

（1）血、尿 HCG 测定　在葡萄胎清宫、人工流产、自然流产、异位妊娠清除或足月妊娠分娩后，血、尿 HCG 值在规定时间内未能降至正常水平而持续高值并有上升。

（2）超声检查　是诊断子宫原发病灶最常用的方法。在声像图上，子宫肌层内有回声不均区域或团块，边界不清且无包膜；也可表现为整个子宫呈弥漫性增高回声，内部伴不规则低回声或无回声。彩色多普勒超声主要显示丰富的血流信号和低阻力型血流频谱。

（3）其他　出现肺部、脑部转移症状时，应做相应的检查。

（4）组织学检查　在子宫肌层内或子宫外转移灶组织中仅见大量的滋养细胞和坏死出血灶，没有绒毛结构。

【可能的护理诊断】

1. **营养失调低于机体需要量**　与癌症消耗、手术创伤或化疗副反应有关。

2. **活动无耐力**　与体质素弱，正气不足，失血耗气有关。

3. **有围术期受伤的危险**　与接受手术有关。

【预期目标】

1. 病人身体营养状况得到改善。

2. 病人体力恢复，生活自理能力增强。

3. 病人没有手术期受伤征象。

【护理措施】

1. **一般护理**

（1）提供信息，增强信心　护理人员为服务对象提供正确的疾病治疗知识及相关信息，赢得病人的信任；运用沟通技巧，让病人表达其悲哀，给予同情。为病人提供交流和活动机会，参加一些娱乐活动，增强其信心，认识自身价值。帮助病人分析可利用的支持系统，纠正消极的应对方式。

（2）病情观察　严密观察并记录腹痛及阴道流血情况，出血多时注意生命体征变化情况，阴道大量出血或剧烈腹痛常提示伴有内出血，可能为癌肿穿破子宫，应立即通知医生，并做好手术准备。

（3）缓解不适　对疼痛、化疗副反应等，积极采取措施，减轻症状。

（4）做好治疗配合　对于接受化疗、手术者以及出现转移灶症状者，讲解治疗方案，取得病人主动配合，并提供相应护理，满足个体的需要。

（5）健康教育　鼓励进食，提供病人喜欢的食谱，经常变换口味。有转移灶症状出现时，应卧床休息，待病情缓解后再适当活动。节制性生活并落实避孕措施，有阴道转移者严禁性生活。出院后随访内容及避孕方法同侵蚀性葡萄胎病人。

2. **辨证施护**　鼓励病人树立战胜疾病的信心，要坚持治疗，避免七情刺激，保持心情愉快。

（1）邪毒蕴结型　宜清热解毒、凉血止血，用犀角地黄汤（《千金要方》）合五味消毒饮（《医宗金鉴》），水煎温服。还可选用向日葵 90g、凤尾草 60g、水杨梅 60g，水煎温服。

平素服赤豆鲤鱼：活鲤鱼 1 条（约 2000g），赤小豆 50g，陈皮 6g，葱、姜、调料适量；鲤鱼去鳃、鳞、内脏，洗净，将赤小豆、陈皮塞入鱼腹，另加适量姜、葱、食盐、料酒等，再加少量开水，上笼蒸一个半小时后即可食用。或葵树子 30g，捣碎，水煎数小时，同鸡炖后服用。

（2）气滞血瘀型　宜活血散结、行气破瘀，用大黄䗪虫丸（《金匮要略》），水煎温服。

平素服佛手柑粥：粳米 100g、佛手柑 15g、冰糖适量，佛手煎汤去渣备用，粳米加水适量为粥，粥成入佛手汁及冰糖微沸即可，每日 1 次，连服 10 ~ 15 天。或服桃花粥：粳米 30g、鲜桃花瓣 10g（干品 2g），桃花瓣与粳米煮稀粥，隔日服 1 次，连服 7 ~ 14 天。

（3）肝肾阴虚型　宜补益肝肾、滋阴降火，用大补阴丸（《丹溪心法》）水煎温服。

平素服首乌粥：粳米 100g、何首乌 30g，清水 1000ml 文火煎何首乌 30 分钟后去渣，将粳米洗净，置药水中，用武火煮至沸，改文火熬成粥即可食用。或服红杞海参鸽蛋：枸杞子 15g、海参 2 只、鸽蛋 12 个，调料适量；将海参用水焯两遍切片，鸽蛋煮熟放凉水内剥壳，滚干淀粉，放入油锅中炸成金黄色待用；炒锅内放入鸡汤，加入海参、鸽蛋、枸杞子，湿淀粉勾芡即可。

（4）气血两虚型　宜益气养血、扶正祛邪，用八珍汤（《正体类要》），水煎温服。

平素服天冬蜜汁：取鲜天冬 30 ~ 80g，红糖、熟蜜各适量，天冬洗净泡透，切碎榨汁，调入适量红糖蜜水即可饮用，每日 2 ~ 3 次，连服 7 ~ 10 天。或服杏圆炖银耳：冰糖 60g，干银耳 30g，南杏仁、干桂圆肉各 15g，北杏仁 6g。以温开水发银耳，洗净去根，开水泡杏仁 15 分钟，去皮备用；桂圆肉洗净浸 10 分钟后，与杏仁共蒸 1 小时，加入银耳与冰糖水再蒸 15 分钟即可，每日分 2 次饮用，可连服 2 ~ 3 周。另外，对绒毛膜癌术后转移疼痛者，可用针灸治疗，取内关、气海、关元、中脘、三阴交、足三里穴，缓慢进针，用平补平泻手法，行针 5 分钟，留针 30 分钟，每日 1 次，10 天为 1 疗程。

【结果评价】

1. 病人心态良好，主动参与治疗与护理活动。

2. 病人没有因护理不当引起并发症。

3. 手术经过顺利，病人不存在手术期受伤的情况。

第四节　化疗病人的护理

化疗药物在治疗恶性肿瘤方面已取得了肯定的功效。通过化学药物治疗（简称化疗），许多恶性肿瘤病人的症状得到缓解，有的甚至达到临床痊愈。滋养细胞疾病是所有肿瘤中对化疗最为敏感的一种。随着化疗方法和药物学的快速进展，绒毛膜癌病人的死亡率已大为下降。

【药物作用机制】

1. 中药 目前有关中药治疗恶性肿瘤的机制尚不十分清楚。可知中药治疗肿瘤有如下作用：

（1）减轻癌症病人的各种症状和体征，提高癌症病人的免疫功能及其他功能状况。

（2）提高癌症病人的生存质量。

（3）减轻化学治疗、放射治疗的毒副作用。

（4）提高化学治疗的效果。

（5）抑制或延缓肿瘤的生长。

（6）促进肿瘤病人术后康复，减少复发转移，从而延长癌症病人的生存期。

2. 西药 主要作用机制为：

（1）影响去氧核糖核酸（DNA）的合成。

（2）直接干扰核糖核酸（RNA）复制。

（3）干扰转录、抑制信使核糖核酸（mRNA）的合成。

（4）阻止纺锤丝的形成。

（5）阻止蛋白质的合成。

【常用药物种类】

1. 中药

（1）**天花粉注射液** 具有清热解毒、消肿抗癌的功效，适用于恶性滋养细胞肿瘤。应用本品前需做过敏试验，皮试阴性时，还要再注射试探剂量 0.2ml，至少观察 2 小时无过敏反应时，才可注射治疗量，心、肝、肾功能不良者禁用本品。常用天花粉注射液每次 6~10mg 加入 5% 葡萄糖液 500~1000ml 内，静脉缓慢滴注。每 5~7 日注射 1 次，3~5 次为 1 疗程。

（2）**西豆根注射液** ①全身用药：采取静脉滴注或肌内注射，10 天为 1 疗程。②局部用药：适用于恶性葡萄胎阴道转移者。用西豆根总碱 10ml，取肿瘤结节基底部做放射状注射，每日或隔日 1 次，注射 2~3 次后，可同时从瘤体中心注入，至转移结节干枯脱落为止。

（3）**石上柏注射液** 具有清热解毒抗癌的功效，适用于恶性滋养细胞肿瘤。用石上柏注射液 15~20ml，加入 5% 葡萄糖液 500~1000ml 中静脉滴注，每日 1 次，10 天为 1 疗程。

（4）**穿心莲注射液** 具有清热解毒、消癥散结的功效。用 1% 穿心莲注射液 50~100ml，加入 5%~10% 葡萄糖液 500~1000ml 内，静脉滴注，每日 1 次。伴有阴道转移者，可同时用 1% 穿心莲注射液每次 50~100ml，每日或隔日在癌结节基底部注入，可使结节消失。

（5）**莪术注射液** 具有活血祛瘀、消癥散结的功效。用莪术注射液 4~6ml（内含药量相当于生药 6g）取癌结节部注入，每日或隔日 1 次，7 次为 1 疗程。

2. 西药

（1）**烷化剂** 是细胞周期非特异性药物。临床上常用的有邻脂苯芥（抗瘤新芥）和硝卡芥（消瘤芥），一般以静脉给药为主。

（2）抗代谢药物　能干扰核酸代谢，导致肿瘤死亡，属细胞周期特异性药物。常用的有甲氨蝶呤及氟尿嘧啶。甲氨蝶呤为抗叶酸类药，一般经口服、肌内、静脉给药；氟尿嘧啶为嘧啶拮抗剂，口服不吸收，需静脉给药。

（3）抗肿瘤抗生素　是由微生物产生的具有抗肿瘤活性的化学物质，属细胞周期非特异性药物。常用的有放线菌素 D（更生霉素）。

（4）抗肿瘤植物成分药　此类药物有长春碱及长春新碱。长春碱类属细胞周期特异性药物，一般经静脉给药。

3. 联合化疗方案　适用于妊娠滋养细胞肿瘤联合化疗的方案有很多，首选 EMA – CO 方案和 5 – FU 为主的联合化疗方案（表 18 – 1）。

表 18 –1　联合化疗方案及用法

方案	剂量、给药途径、疗程日数	疗程间隔
5–Fu + KSM		3 周
5–Fu	26 ~ 28mg/（kg·d），静脉滴注 8 日	
KSM	6μg/（kg·d），静脉滴注 8 日	
EMA – CO		2 周
第 1 部分 EMA		
第 1 日	VP – 16 100mg/m^2，静脉滴注	
	Act – D 0.5mg，静脉注射	
	MTX 100 mg/m^2，静脉注射	
	MTX 200 mg/m^2，静脉滴注 12 小时	
第 2 日	VP – 16 100mg/m^2，静脉滴注	
	Act – D 0.5mg，静脉注射	
	CF 15mg，肌内注射	
	（从静脉 MTX 后算 24 小时给药，每 12 小时 1 次，共 2 次）	
第 3 日	CF 15mg，肌内注射，每 12 小时 1 次，共 2 次	
第 4 ~ 7 日	休息（无化疗）	
第 2 部分 CO		
第 8 日	VCR 1.0mg/m^2，静脉注射	
	CTX 600mg/m^2，静脉滴注	

【常见药物毒副反应】

1. 中药

（1）骨髓抑制　表现为面色萎黄或苍白，唇甲色淡，疲乏无力，头晕眼花，心悸失眠等。

（2）消化道反应　表现为不同程度的恶心、呕吐，多数在用药后 2 ~ 3 天开始，5 ~ 6 天后达到高峰，停药后即逐步好转。饮食稍多即欲呕吐，时作时止，胃纳不佳，胸脘痞闷。

（3）心脏毒性　表现为心悸气短，头晕乏力，善惊易恐，胸闷不舒。

（4）**肝功能损害**　表现为胁痛，走窜不定，入夜更甚，或目赤身黄，小便黄赤。

（5）**肾毒性**　表现为腰部不适，小腹坠胀，小便点滴不通或短赤灼热，口渴欲饮，或口苦口黏。

（6）**神经毒性**　表现为手足麻木，面色苍白，自汗，心悸失眠。

2.　**西药**　抗肿瘤药物在杀伤肿瘤细胞的同时也对正常细胞有不同程度的损害，这些毒副反应是化疗中限制用量、化疗中止的主要原因。通常的全身反应主要有以下几种：

（1）**造血功能障碍**　主要表现为外周血白细胞和血小板计数减少，对红细胞影响较小。在停药后均可自然恢复，且有一定的规律性。用药期间细胞计数虽有下降，但常在正常范围，停药 10 天左右降至最低点。一般情况，用药前测白细胞计数低于 $4.0 \times 10^9/L$ 者，暂不能用药；用药过程中低于 $3.0 \times 10^9/L$ 时，考虑停药。

（2）**消化道反应**　最常见恶心、呕吐，多数在用药后 2～3 天开始，5～6 天后达高峰，停药后即逐渐好转，一般不影响继续治疗。如呕吐过多可出现低钠、低钾症状。病人还可有腹胀、腹痛、腹泻、乏力、神情淡漠等。消化道溃疡以口腔溃疡为明显，多数在用药后 7～8 天出现，一般于停药后能自然消失。

（3）**药物中毒性肝炎**　主要表现为用药后血转氨酶值升高，偶可见黄疸。一般在停药后一定时期恢复正常，未恢复时不能继续化疗。

（4）**肾功能损伤**　某些药对肾脏有一定的毒性，肾功能正常者才能应用。一旦发生肾脏损害，应立即停药、利尿，必要时血液透析治疗。

（5）**皮疹和脱发**　皮疹最常见于应用甲氨蝶呤后，严重者可引起剥脱性皮炎。脱发最常见于应用放线菌素 D 者，经 1 个疗程即可全脱，但停药后头发可恢复生长。

（6）**神经系统毒性反应**　常见于应用长春碱类药物，顺铂可引起听力损害、感觉异常、步态失调和细微运动失调。一旦发生，应立即停药并对症处理。

（7）**呼吸系统毒性反应**　许多抗肿瘤药物可引起不同程度的肺实质损伤，以博来霉素、环磷酰胺最常见。博来霉素引起的肺毒性反应无肯定有效的药物治疗方法。泼尼松每日 60mg，连用 1～2 周对早期病人有可能治愈。

（8）**过敏反应**　博来霉素、顺铂联合应用可发生致命性过敏反应。轻度反应可给予抗组胺药，重度反应应积极抢救。

【护理评估】

1.　**病史**　采集病人的肿瘤疾病史，包括发病时间、治疗方法、药物名称、疗程、效果，以及目前的病情状况。通过测量体温、脉搏、呼吸、血压等，评估病人一般情况（意识状态、发育、营养、面容与表情）；观察皮肤、黏膜、淋巴结有无异常；准确测量并记录体重，以正确计算和调整药量，一般在每个疗程的用药前及用药中各测一次体重，如体重不准确，用药剂量过大，可发生中毒反应，过小则影响疗效；了解病人的日常生活规律，如饮食嗜好、睡眠型态、排泄状态及自理程度；评估原发肿瘤的症状和体征，以便为护理活动提供依据。

2.　**身心状况及辨证**　病人往往对化疗的副反应有恐惧心理，尤其是具有化疗经历的病人更明显，了解病人对化疗的感受，病人获知身患癌症需进行化疗后，常难以接受现实，精神苦闷，情绪沮丧，甚至对生活丧失信心，表现为焦虑不安、郁闷悲伤、烦躁苦闷，甚至痛不欲生，不愿接受治疗。若病人接受治疗，化疗的副反应常可导致身体的不适。临床常见以下证型：

（1）脾胃虚弱型　脘腹胀闷，食欲不振，恶心呕吐，或吐痰涎，面色无华，头晕眼花，四肢倦怠无力，舌淡，苔薄，脉细弱。

（2）肝肾阴虚型　头痛眩晕，口干咽燥，腰酸腿软，形体消瘦，舌质红，苔少，脉细弱或细数。

3. 诊断检查　测血常规、尿常规、肝肾功能、血小板计数等，以了解化疗药物对个体的毒性反应，如有异常则暂缓治疗。

【可能的护理诊断】

1. 舒适改变　与食欲不振、恶心、呕吐有关。

2. 营养失调低于机体需要量　与化疗所致的消化道反应有关。

3. 有感染的危险　与化疗引起的白细胞减少、抵抗力低下有关。

【预期目标】

1. 病人能满足机体的营养需要。

2. 病人呕吐减轻，食欲有所增加。

3. 病人没有出现感染征象。

4. 病人能采取积极方式弥补化疗所致的形象改变。

【护理措施】

1. 一般护理

（1）心理护理　倾听病人诉说恐惧、不适及疼痛。关心病人以取得其信任。提供正确的信息，鼓励病人克服化疗不良反应。提供可利用的支持系统，帮助病人度过脱发等所造成的心理危险期。

（2）卫生健康指导　鼓励病人多进食，根据口味提供高蛋白、高维生素、易消化饮食，保证所需营养及液体的摄入。指导病人饮食前后漱口，经常擦身更衣，保持皮肤干燥和清洁，注意休息，保证充足睡眠以减少消耗。

（3）用药护理　根据医嘱严格三查七对，正确溶解和稀释药物，并做到现配现用，一般常温下不超过 1 小时，尤其是氮芥类药物。如果联合用药应根据药物的性质排出先后顺序。放线菌素 D、顺铂等需要避光的药物，使用时要用避光罩或黑布包好。注意保护静脉，从远端开始，有计划地穿刺，并使穿刺次数减少到最低。用药前，先注入少量生理盐水，确认针头在静脉后再注入化疗药物。如发现药物外渗应立即停止滴入，遇到局部刺激较强的药物，如氮芥、长春新碱、放线菌素 D 等外渗，需立即给予局部冷敷，并用生理盐水或普鲁卡因局部封闭，以后用中药金黄散外敷，防止局部组织坏死，减轻疼痛和肿胀。用药过程中要按医嘱调节滴速，以减轻药物对静脉的刺激。腹腔化疗者应让其经常变动卧位，维持局部药物浓度，保证疗效。化疗药物停药指征为：血 β - HCG 每周测定一次，连续 3 次阴性后至少给予 1 个疗程的化疗，而对于化疗过程中 β - HCG

下降缓慢和病变广泛者通常给予 2 ~ 3 个疗程的化疗。

（4）病情观察　观察体温，以判断有无感染；观察有无牙龈出血、鼻出血、皮下瘀血或阴道活动性出血；如有腹痛、腹泻，要严密观察次数及性状，及时报告医生以警惕伪膜性肠炎，并正确收集大便标本；观察肝损害的症状和体征，如上腹疼痛、恶心、腹泻等；观察膀胱炎症状，如尿频、尿急、血尿等；观察皮肤反应，如皮疹；观察神经系统的副作用，如肢体麻木、肌肉软弱、偏瘫等。如有上述发现，应即刻报告医生。

（5）药物毒副反应护理　①有口腔溃疡者，应保持口腔清洁，使用软毛牙刷刷牙或用清洁水漱口，进食前后用消毒溶液漱口。鼓励病人进食，给予流质或软食，少量多餐，避免刺激性食物，在进食前 15 分钟用丁卡因溶液涂敷口腔溃疡面以减少进食疼痛。进食后漱口完毕，用锡类散或冰硼散等局部涂抹。②用各种方法减少恶心、呕吐，如提供病人喜欢的可口饮食、合理安排用药时间、分散注意力、创造良好的进餐环境、给予镇吐剂等；对不能自行进餐者，主动提供帮助；病人呕吐严重时应补充液体，以防水电解质紊乱。③按医嘱定期检测白细胞计数，低于 3.0×10^9/L 应与医生联系考虑停药。对于白细胞计数低于正常的病人要采取预防感染的措施，严格无菌操作。如白细胞低于 1.0×10^9/L 者要进行保护性隔离、减少探视、禁止带菌者入室、净化空气，按医嘱应用抗生素、输新鲜血或白细胞等。

2. 辨证施护　化疗病人由于药物的副反应及家庭和社会因素等，常有精神不振、情绪低落及一系列消化道不适，要耐心做病人的思想工作，合理安排饮食，吃易消化、高能量的食品，忌辛辣刺激食物，并口服扶正祛邪之中药以提高化疗的疗效，减轻化疗的各种副反应。

（1）脾胃虚弱型　宜健脾和胃、益气养血，用归脾汤（《济生方》），水煎温服。

平素服花生黄芪猪脚汤：花生仁 40g、黄芪 30g、猪脚 1 只，一起放入锅内，加清水适量，武火煮沸后，文火煮 2 小时，调味即可，适量饮用；或马铃红枣兔肉汤：兔肉 200g、马铃薯 100g、红枣 5 枚，加清水适量武火煮 1 小时，调味即可，随量饮汤食用。

（2）肝肾阴虚型　宜滋补肝肾、养阴清热，用两地汤（《傅青主女科》），水煎温服。

平素服番茄豆腐鱼丸汤：鱼肉（搅做鱼丸）120g、番茄 150g、豆腐 1 块、葱 1 根，把豆腐放入锅内，加清水适量煮沸后，放番茄，再煮沸几分钟，放鱼丸、葱花，煮熟即可，随量饮用或佐餐。或参枣百合田鸡汤：田鸡 2 ~ 3 只、党参 15g、红枣 10g、百合 15g，加清水适量，煮沸后，文火煮 1 ~ 2 小时，调味饮用或佐餐。

【结果评价】

1. 病人情绪稳定，舒适度增加。

2. 病人体重保持在化疗前水平，正常进食。

3. 病人在化疗期间无感染发生，体温正常。

第十九章　腹部手术病人的护理

有关手术病人的护理内容已在《外科护理学》书中详尽介绍。本章着重介绍妇产科腹部手术病人的一般护理，以及需接受腹部手术治疗的部分妇科常见病病人所需要的护理内容，以便为接受手术治疗的妇女提供系统化整体护理。

第一节　腹部手术病人的一般护理

在妇产科工作中，手术治疗占有相当重要的地位。对于患妇科肿瘤的病人以及不能自然分娩须做手术终止妊娠的产妇，手术既是治疗的过程，也是创伤的过程。要保证手术的顺利进行、病人术后如期康复，对于患妇科肿瘤的病人以及不能自然分娩需做手术终止妊娠的产妇，则需要充分的术前准备和精心的术后护理。

【妇产科腹部手术种类】

按手术急缓程度，可分为择期手术、限期手术和急诊手术。按手术范围，可分为剖腹探查术、附件切除术、次全子宫切除术、全子宫切除术、次全子宫及附件切除术、全子宫及附件切除术、子宫根治术、剖宫产术等。

【手术适应证】

子宫本身及附件有病变，或因附件病变而不能或不必要保留子宫者，性质不明的下腹部肿块，诊断不清的急腹症以及困难的阴道分娩等。

【手术前准备】

一般手术准备内容与外科腹部手术相同（详见《外科护理学》）。妇产科病人有其特殊的方面，因此要求护士提供专业性指导，使病人术前保持良好的身心状态。

1. **心理支持**　当确定有手术必要时，病人已开始了术前的心理准备，例如会担心住院使其失去日常习惯的生活方式，手术会引起疼痛，或恐惧手术有夺去生命的危险。病人会担心身体的过度暴露，更顾虑手术可能会使自己丧失某些重要的功能，以致影响夫妻关系、改变自己的生活方式。因此，子宫切除术对病人及其家属都会造成精神压力。针对这些情况，护士需应用医学知识耐心解答病人的提问，为其提供有关术后性生活的资料等。使病人相信在医院现有条件下，她将得到最好的治疗和照顾，能顺利度过手术全过程。

2. **术前指导**　与外科手术病人一样，术前需对病人进行全面评估，同时提供针对性的指导。术前指导可以采用团体形式进行，也可采用个别会谈方式，以了解病人的感受和需求。

（1）用通俗易懂的语言向病人介绍手术名称及过程，解释术前准备的内容及各项准备工作所需要的时间及必要的检查程序等。还要使病人了解术后所处的环境状况：当她自手术室来到恢复室时，可能需要继续静脉输液，必要时吸氧，留置引流管或周围有监护设施等。同时让病人家属了解，经常地观察、记录病情是术后护理常规，目的在于能及时发现异常情况，因此不必紧张。让病人明白，术后尽早下床活动可促进肠功能恢复，增进食欲，预防坠积性肺炎等并发症。下床活动的时间则因人而异，一般手术后24 小时便可开始，病重者可适当推迟。早期活动需要扶持，运动量应适当。若是产妇，则应使其认识到及早哺乳的重要性。

（2）术前要使子宫切除者了解术后不再出现月经，卵巢切除者也会出现停经、潮热、阴道分泌物减少等症状。即使保留一侧卵巢，也会因手术影响卵巢血运，暂时性引起性激素水平波动而出现停经。症状严重者，可在医师指导下接受雌激素补充治疗以缓解症状。

（3）认真做好术前合并症的处理，例如贫血、营养不良等内科合并症的治疗，调整病人的身心状况。同时，认真进行预防术后并发症的健康教育工作，包括床上使用便器，术后需做的深呼吸、咳嗽、翻身、收缩和放松四肢肌肉的运动等。并要求病人在指导、练习后独立重复完成，直至确定病人完全掌握为止。上述内容同样希望家属了解，以便协助、督促病人执行。

（4）老年病人的重要脏器趋于老化，修复能力降低，耐受性差。术前应全面评估，并进行必要的处理，为手术创造条件。

（5）术前营养状况直接影响术后康复过程，护士要注意指导病人摄入高蛋白、高热量、高维生素及低脂肪全营养饮食。尤其老年人，常因牙齿缺失、松动、咀嚼困难而影响消化及营养摄入，需与营养师共同协商调整饮食结构，安排合理的食谱，以保证机体处于术前最佳的营养状况。

【手术前 1 天护理】

手术前 1 天，护士需认真核对医嘱，并取得病人或家属正式签字的手术同意书。签署手术同意书的目的是为了保护病人，避免接受不恰当的手术；也为了保护院方，避免病人因不理解病情和合并症的潜在危险性，对万一的可能性没有思想准备而滥加指责；或涉及不测所引起的法律纠纷。当手术已排表，护士应开始准备工作，并重复核实以下内容。

1. **备皮**　以顺毛、短刮的方式进行手术区剃毛备皮，上自剑突下，下至两大腿上 1/3，两侧至腋中线、外阴部。备皮完毕用温水洗净、拭干，以消毒治疗巾包裹手术野。美国疾病感染控制中心发表的有关预防伤口部位感染的资料（1999 年）提示：手术病人不必常规去除毛发，除非毛发密集在切口或周围干扰手术进行时需要，并建议采用脱毛剂或剪毛器去除毛发，以避免刮毛、剃毛时损伤皮肤，增加感染机会。还有资料表明，备皮时间越近手术时间感染率越低，即术前即刻备皮者的伤口感染率明显低于手术前 24 小时备皮者。最新观点指出，尽可能使用无损伤性剃毛刀备皮，时间尽量安排在临手术时。如经腹行全子宫切除术，在备皮同时需做阴道准备（详见第二十章）。

2. **消化道准备**　一般手术前 1 日灌肠 1~2 次，或口服缓泻剂，使病人能排便 3 次以上。术前 8~12 小时禁止由口进食，术前 6~8 小时严格禁饮，以减少手术中因牵拉内脏引起恶心、呕吐反应至误吸，也使术后肠道得以休息，促使肠功能恢复。根据手术需要术前 1 日进行清洁灌肠，直至排出的灌肠液中无大便残渣。预计手术可能涉及肠道时，例如卵巢癌有肠道转移者，手术前 3 日进无渣半流质饮食，并按医嘱给肠道制菌药物。术前口服番泻叶水，可代替多次灌肠，效果良好；但应少量试服，并按个体反应选择番泻叶用量。

3. **镇静剂**　为减轻病人的焦虑程度，保证病人充足睡眠，完成手术前治疗后，可给病人适量镇静剂，如异戊巴比妥（阿米妥）、地西泮（安定）等。手术前 1 日晚上，要经常巡视病人。如有必要，可第 2 次给镇静剂，但应在手术用药前 4 小时，以减少这些药物的协同作用，防止出现呼吸抑制状况。护士应为病人提供安静、舒适及有助于保证病人获得充分休息和睡眠的环境。

4. **其他**　与外科手术病人一样，护士要认真核对受术者生命体征、药物敏感试验结果、交叉配血情况等；必要时应与血库取得联系，保证术中血源供给；复习各项实验室检查项目报告，发现异常及时与医师联系，确保病人术前处于最佳身心状态。

【手术日护理】

手术日晨，护士宜尽早看望病人，核查体温、血压、脉搏、呼吸等，询问病人的自我感受。一旦发现月经来潮、表现为过度恐惧或忧郁的病人，需及时通知医师；若非急诊手术，应协商重新确定手术时间。

术日晨取下病人可活动的义齿、发夹、首饰及贵重物品交家属或护士长保管。长发者应梳成辫子，头戴布帽以防更换体位时弄乱头发，或被呕吐物污染。常规安置导尿管，保持引流通畅，避免术中伤及膀胱、术后尿潴留等并发症。女性尿道长约 4cm，短且直，导尿时必须严格执行无菌操作规程，以防上行感染。合理固定导尿管，防止脱落，目前已有医院常规使用硅胶弗勒（Foley）尿管代替普通橡皮尿管，以防止尿管脱落、反复插管增加病人不适和尿路感染的机会。拟行全子宫切除术者，术日晨阴道常规冲洗后，用吉尔碘消毒宫颈及阴道穹隆，并用大棉球拭干。

术前半小时给基础麻醉药物，通常为苯巴比妥和阿托品，目的在于缓解病人的紧张情绪并减少唾液腺分泌，防止支气管痉挛等因麻醉引起的副交感神经过度兴奋。

送病人去手术室前，应允许家属或亲友有短暂探视时间。手术室护士、病房护士在病人床旁需认真核对病人姓名、住院号、床号等病历资料，并随同病人至手术室。由病房护士直接向手术室巡回护士介绍病人，当面核对无误后签字。病房护士根据病人手术种类及麻醉方式，铺好麻醉床，准备好术后监护用具及急救用物。

【手术后护理】

术后护理内容详见《外科护理学》。妇产科护士要充分认识到术后护理恰当与否，直接关系到手术的效果、机体的康复。手术后，针对病人的具体情况，可以 Orem 理论为指导，运用护理程序科学管理方法，为病人分别提供全补偿系统、部分补偿系统或辅助教育系统的护理活动。努力使受术者尽早摆脱"病人"角色，通过护理活动由病人自己满足自理的需要。在术后观察、护理过程中，发现任何病情变化都应及时与医师联系，以便及时采取相应措施。

1. 在恢复室

（1）床边交班　病人被送回恢复室时，值班护士须向手术室护士及麻醉师详尽了解术中情况。及时为病人测量血压、脉搏、呼吸；观察病人的呼吸频率与深度，检查输液、腹部伤口，阴道流血情况，背部麻醉管是否拔除等，认真做好床边交班，详尽记录观察资料。

（2）体位　按手术及麻醉方式决定术后体位。全身麻醉病人在尚未清醒前应有专人守护，去枕平卧，头侧向一旁，稍垫高一侧肩胸，以免发生吸入性肺炎或窒息。蛛网膜下腔麻醉者，去枕平卧 12 小时；硬膜外麻醉者，去枕平卧 6 ~ 8 小时。由于腰麻穿刺留下的针孔约需 2 周方能愈合，脑脊液有可能经穿刺孔不断流出致使颅内压力降低，颅内血管扩张而引起头痛。为此，腰麻者术后宜平卧一段时间，以防头痛。如果病人情况稳定，术后次晨可采取半卧位。这样有助于降低腹部切口张力，减轻疼痛；也有利于深呼吸，增加肺活量，减少肺不张情况的发生。同时，半卧位有利于术后腹腔内血性液体、炎症渗出液以重力作用向直肠子宫陷凹引流。

护士要经常巡视病人，保持床单清洁、平整，协助病人维持正确的体位。鼓励病人活动肢体，每 15 分钟进行 1 次腿部运动，防止下肢静脉血栓形成。每 2 小时翻身、咳嗽、做深呼吸 1 次，有助于改善循环和恢复良好的呼吸功能。老年病人的卧床时间、活动方式及活动量需根据具体情况进行调整。注意防止老年人因体位变化引起血压不稳定、突然起床时发生跌倒等情况，随时提供必要的扶助，特别需要耐心重复交代相关事项，直到确定其完全掌握为止，例如呼唤器开关的使用等。

（3）观察生命体征　需依手术大小、病情，认真观察并记录生命体征。通常术后每 0.5 ~ 1 小时观察血压、脉搏、呼吸并记录 1 次；直到平稳后，改为每 4 小时 1 次。术后至少每日测量体温、血压、脉搏、呼吸 4 次，直至正常后 3 天。手术后 1 ~ 2 日体温稍有升高，但一般不超过 38℃，此为手术后正常反应。术后持续高热，或体温正常后再次升高，则提示可能有感染存在。

（4）观察尿量　在子宫切除术中，有可能伤及输尿管，术中分离粘连时牵拉膀胱、输尿管将会影响术后排尿功能。为此，术后应注意保持存留尿管通畅，并认真观察尿量及性质。术后病人每小时尿量至少 50ml 以上。通常于术后 24 小时拔除尿管，身体虚弱者可延至 48 小时。每小时尿量少于 30ml，伴血压逐渐下降、脉搏细数、病人烦躁不安，或诉说腰背疼痛，或肛门处下坠感等，应考虑有腹腔内出血。拔除尿管后要协助病人排尿，以观察膀胱功能恢复情况。留置尿管期间，应保持局部清洁，防止发生泌尿系统感染。

（5）缓解疼痛　病人在麻醉作用消失后，会感到伤口疼痛，通常手术后 24 小时内最为明显。持续而剧烈的疼痛会使病人产生焦虑、不安、失眠、食欲不振，甚至保持被动体位，拒绝翻身、检查和护理。护士应牢记：病人只有在不痛的情况下才能主动配合护理活动，进行深呼吸、咳嗽和翻身。为此，需根据病人具体情况，及时给予止痛处理，以保证病人在舒适状态下完成护理活动。按医嘱术后12～24小时内可用哌替啶等止痛药物充分止痛。对于留置止痛泵的病人，可以根据伤口疼痛情况，选择定时或持续开放止痛泵，保证病人得到充分休息。止痛剂的使用应在术后24小时后逐渐减少，否则提示切口血肿、感染等异常情况，需报告医师及时给予处理。

有关伤口的护理、术后饮食及止痛护理等内容与外科术后病人一样，其中要特别注意老年病人的特殊情况。术后进入ICU的病人，经过一段时间的精心护理，病人各种生命体征稳定，已适合转入病房者，需与病房联系将病人转入。

2. 在病房 在病人返回病房之前，护士要做好全面准备。病房护士了解病人在手术室及恢复室的情况后，需重新全面评估病人，继续执行恢复室的观察和护理。逐渐增加病人的活动量，为促进病人尽早康复、预防并发症、增强自理能力制订护理计划。

3. 术后常见并发症及护理 手术后主要的护理目标就是预防并发症。无论手术大小，都有发生术后并发症的危险，术后并发症可直接发生在伤口，也可以在手术位置周围的器官，或远离手术的部位或体腔内。并发症可能在术后立即发生，或迟些时间发生。为了预防术后并发症，护士必须熟知常见并发症的临床表现。

（1）**腹胀** 术后腹胀多因术中肠管受到激惹使肠蠕动减弱所致。病人术后呻吟、抽泣、憋气等可咽入大量不易被肠黏膜吸收的气体，加重腹胀。通常术后48小时恢复正常肠蠕动，一经排气，腹胀即可缓解。如果术后48小时肠蠕动仍未恢复正常，应排除麻痹性肠梗阻、机械性肠梗阻的可能。刺激肠蠕动、缓解腹胀的措施很多，例如采用生理盐水低位灌肠、热敷下腹部等。在肠蠕动已恢复但仍不能排气时，可针刺足三里，或皮下注射新斯的明（0.5mg），或肛管排气等。术后早期下床活动可改善胃肠功能，预防或减轻腹胀。如因炎症或缺钾引起，则分别补以抗生素或钾；形成脓肿者则应及早切开引流。

（2）**泌尿系统感染** 尿潴留是发生膀胱感染的重要原因之一。多数病人因不习惯卧床排尿而致尿潴留；术后留置尿管的机械性刺激，或因麻醉性止痛剂的使用减低了膀胱膨胀感等也是尿潴留的主要原因。为了预防尿潴留的发生，术后鼓励病人定期坐起来排尿，床边加用屏风，增加液体入量；拔除存留尿管前，注意夹管定时开放以训练膀胱恢复收缩力。如上述措施无效，则应导尿。一次导尿量超过1000ml者，宜暂时留置尿管，每3～4小时开放1次。

老年病人、术后必须长期卧床者，以及过去有尿路感染史的病人都容易发生泌尿系统感染。术后出现尿频、尿痛，并有高热等症者，应按医嘱做尿培养，确定是否有泌尿道感染。受术者一般在拔尿管后4～8小时内可自解小便，注意记录尿量和时间。

（3）**伤口血肿、感染、裂开** 多数伤口是清洁封闭创口，能迅速愈合，甚少形成血肿。如果创口上没有引流物，直到拆线都不必更换敷料。创口出血甚多，或切口压痛明显、肿胀，检查有波动感，应考虑为切口血肿。血肿极易感染，常为伤口感染的重要原因。遇到异常情况，护士切忌慌张、失态，应及时报告医师，协助处理。少数病人，尤其年老体弱或过度肥胖者，可出现伤口裂开的严重并发症。护士在通知医师同时，立即用无菌手术巾覆盖包扎，送手术室协助缝合处理。

【出院准备】

早期出院已成为一种趋势，出院前需要为病人提供详尽的出院计划，其目的是使个人自我照顾能力达到最大程度。为此，需要评估病人所拥有的支持系统，如亲属参与照顾的能力和程度；个案学习自我护理的能力，按病人的不同情况提供相应的出院指导，尽可能将家属纳入个案健康教育计划内。健康教育内容应包括自我照顾技巧、生活形态改变后的适应、环境调整及追踪照顾的明确指导；还要提供饮食、药物使用、运动忍受度及可能并发症的指导。为了保证效果，宜列出具体内容的细目单。

【急诊手术护理要点】

遇到急诊手术病人，则要求护士动作敏捷，在最短时间内扼要、重点地了解病史，问清医师准备实施的手术类型，医护密切配合，使工作有条不紊。

1. 提供安全环境　配合医师向家属耐心解说病情，解答提问，并告知一些注意事项，让家属了解目前正为病人进行的各种术前准备工作。未来的发展趋势在条件许可下允许家属陪伴，避免病人初到新环境的孤独感。

2. 迅速完成术前准备　急诊病人通常病情危重，处于极度痛苦、衰竭，甚至休克状态。病人到来后，护士需立即观察病情，记录体温、血压、脉搏、呼吸等。遇到失血性休克病人，除抢救休克外，手术前准备力求快捷。如用肥皂水擦洗腹部；常规备皮后不必灌肠；如情况允许，刚进食者手术可推迟 2～3 小时进行；阴道准备可与手术准备同时进行；麻醉前也不必常规给药等。

总之，在术前准备的全过程中，要保证病人在舒适的环境中获得心理安全感。医护人员要以熟练的专业技巧在最短时间内，完成腹部手术准备，并取得病人和家属的信任，使病人确信自己在接受最佳的处理方案。

【中医病因病机及处理原则】

妇产科腹部手术后病人临床上常表现出腹胀、腹痛、恶心呕吐等胃肠功能紊乱的症状，严重者可发展为术后肠麻痹、肠梗阻。中医学认为，这些症状是由于麻醉、手术金刃所伤及术后的制动，导致病人脾胃呆滞，脾气失运，不能输布水谷精微而升清；胃失和降，不能受纳腐熟水谷而降浊；手术创伤，损伤血络，离经之血留滞腹腔，瘀血壅阻；术中出血，术前、术后禁食，卧床制动，致"久卧伤气"所引起。因此，脾失健运、胃失和降、瘀血内停、气阴两虚为妇产科腹部术后的主要病机。古人云："健脾不在补而在运"，故应以运脾除湿、和胃消胀为主，佐以活血祛瘀、益气生津之法疗之。

第二节　子宫颈癌

子宫颈癌（carcinoma of cervix uteri）是最常见的妇科恶性肿瘤之一，严重威胁妇女的生命。宫颈癌中常见的是鳞状上皮癌，占 80%～85%，其余为腺癌或鳞腺癌，好发年龄为 50 ~ 55 岁，鳞状上皮癌的好发部位为宫颈阴道部鳞状上皮与宫颈管柱状上皮交界处。子宫颈癌的癌前病变称为宫颈上皮内瘤样病变（cervical intraepithelial neoplasia，CIN），其中包括宫颈不典型增生（cervical dysplasia）及宫颈原位癌（cervical carcinoma in situ）。近 40 年，由于政府及有关部门高度重视妇女保健，广泛开展防癌的宣传，普遍应用宫颈细胞学筛查的方法，使宫颈癌和癌前病变得以早期发现和治疗，子宫颈癌的发病率和死亡率明显下降。

中医无此病名，根据其临床表现属"癥瘕"、"恶疮"、"崩漏"、"带下"等病证范畴。最早见于《金匮要略》。

【病因及发病机制】

子宫颈癌的病因尚不清楚。国内外大量临床和流行病学资料表明，早婚、早育、多产、宫颈慢性炎症以及有性乱史者宫颈癌的发病率明显增高。凡有阴茎癌、前列腺癌或前妻曾患宫颈癌者均为高危男子。与高危男子有性接触的妇女易患宫颈癌。此外，宫颈癌发病率还与经济状况、种族和地理因素等有关。近年来还发现，通过性交而传播的某些病毒，如单纯疱疹病毒Ⅱ型（HSV）、人乳头瘤病毒（HPV）、人巨细胞病毒（CMV）等也可能与宫颈癌的发病有关。

中医学认为，宫颈癌的发病以机体正气不足、冲任气血失调为本，湿热瘀毒凝聚为标。正气不足，风寒湿热之邪内侵，或七情郁结、房室不洁、脏腑功能失调，气机阻滞，瘀血、痰饮、湿热或湿毒凝聚不散，停聚胞宫，日久相积而成。

【组织学特征】

宫颈上皮由宫颈阴道部鳞状上皮和宫颈管柱状上皮组成。二者的交界部称为鳞 – 柱交界或称移行带。移行带为宫颈癌的好发部位。在移行带形成过程中，宫颈上皮化生过度活跃，加上外来物质刺激（如人乳头瘤病毒感染、精液组蛋白及其他致癌物质等），发生细胞分化不良、排列紊乱、细胞核异常、有丝分裂增加，形成宫颈上皮内瘤变（CIN）。CIN Ⅰ：轻度不典型增生；CIN Ⅱ：中度不典型增生；CIN Ⅲ：重度不典型增生及原位癌。

【转移途径】

以直接蔓延和淋巴转移为主，血行转移极少见。

1. **直接蔓延**　是最常见的转移途径。癌组织局部浸润，向邻近器官及组织扩散。向下累及阴道壁，向上由宫颈管累及子宫下段及宫体，向两侧扩散可至子宫颈旁、主韧带及阴道旁组织，甚至延伸至骨盆壁；向前、后蔓延，可侵犯膀胱或直肠，甚至造成生殖道瘘。

2. **淋巴转移**　癌组织局部浸润后，侵入淋巴管，形成癌栓，随淋巴液到达局部淋巴结，并在淋巴管内扩散。淋巴转移的发生率与临床期别直接相关。最初受累的淋巴结有宫旁、宫颈旁或输尿管旁、闭孔、髂内髂外组；继而累及骶前、髂总、腹主动脉旁和腹股沟深浅淋巴结。晚期癌还可出现左锁骨上淋巴结转移。

3. **血行转移**　多发生在晚期。癌组织破坏小血管后，可经体循环转移到肺、肾或脊柱等。

【临床分类】

宫颈癌随着病情的发展，可有以下 4 种类型（图 19 - 1）：

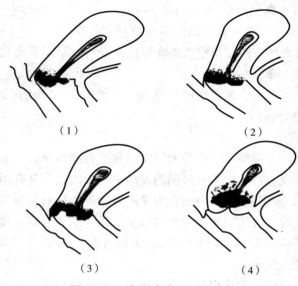

（1） （2）

（3） （4）

图 19 - 1　宫颈癌类型（巨检）

1. **外生型**　最常见，癌灶向外生长呈乳头状或菜花样，组织脆，易出血。癌瘤体积较大，常累及阴道，较少浸润宫颈深层组织及宫旁组织。

2. **内生型**　癌灶向宫颈深部组织浸润，宫颈表面光滑或仅有轻度糜烂，宫颈扩张、肥大变硬，成桶状；常累及宫旁组织。

3. **溃疡型**　上述两型癌组织继续发展合并感染坏死，脱落后形成溃疡或空洞，似火山口状。

4. **颈管型**　指癌灶发生于宫颈管内，常侵入宫颈管及子宫下段供血层或转移至盆腔淋巴结。

【临床分期】

根据国际妇产科协会（Federation International of Gynecology and Obstetrics，FIGO）2009 年修订的标准分期（表 19 - 1，图 19 - 2）。

表 19 - 1　子宫颈癌的临床分期（FIGO，2009 年）

期别	肿瘤范围
Ⅰ 期	癌灶局限在宫颈（包括累及宫体）
ⅠA 期	肉眼未见癌灶，仅在显微镜下可见浸润癌
ⅠA1 期	间质浸润深度≤3mm，宽度≤7mm
ⅠA2 期	间质浸润深度>3mm 至 5mm，宽度≤7mm
ⅠB 期	肉眼可见癌灶局限于宫颈，或显微镜下可见病变 > ⅠA2
ⅠB1 期	肉眼可见癌灶最大直径≤4mm

续表

期别	肿瘤范围
ⅠB2 期	肉眼可见癌灶最大直径 >4mm
Ⅱ期	病灶已超出宫颈，但未达盆壁。癌累及阴道，但未达阴道下 1/3
ⅡA 期	无宫旁浸润
ⅡA1 期	肉眼可见病灶最大径线 ≤4mm
ⅡA2 期	肉眼可见病灶最大径线 >4mm
ⅡB 期	有宫旁浸润
Ⅲ期	癌肿扩展至盆壁和（或）累及阴道下 1/3，导致肾盂积水或无功能肾
ⅢA 期	癌累及阴道下 1/3，但未达盆壁
ⅢB 期	癌已达盆壁，或有肾盂积水或无功能肾
ⅣA 期	癌播散超出真骨盆或癌浸润膀胱黏膜及直肠黏膜
ⅣB 期	远处转移

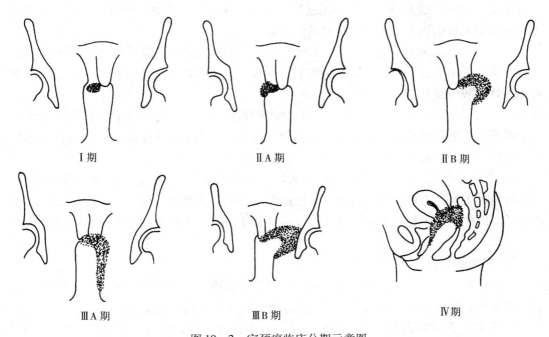

Ⅰ期 ⅡA 期 ⅡB 期

ⅢA 期 ⅢB 期 Ⅳ期

图 19 - 2　宫颈癌临床分期示意图

【临床表现】

早期病人常无症状，也无明显体征，宫颈可光滑或与慢性宫颈炎无区别，病灶位于宫颈管内者，宫颈外观正常易被漏诊或误诊。病变发展后可出现以下症状。

1. **阴道流血**　早期表现为接触性出血，发生在性交后或双合诊检查后。以后可有不规则阴道出血；晚期出血量较多，一旦侵蚀较大血管可能引起致命性大出血。年轻病人也可表现为经期延长、周期缩短、经量增多等；老年病人常诉绝经后不规则阴道流血。子宫颈癌合并妊娠者常因阴道流血而就医。

2. 阴道排液 多数有阴道排液增多，白色或血性，稀薄如水样或米泔样，有腥臭。晚期癌组织坏死继发感染时，则出现大量米汤样或脓性恶臭白带。

3. 疼痛 此为晚期症状，表示宫颈旁已有明显浸润。由于病变累及盆壁、闭孔神经、腰骶神经等，可出现严重持续性腰骶部或坐骨神经痛。当盆腔病变广泛时，可因静脉和淋巴回流受阻，导致下肢肿痛、输尿管梗阻、肾盂积水。晚期病人还可有贫血、恶病质等全身衰竭症状。

【处理原则】

1. 西医 根据临床分期、病人年龄和全身情况等综合分析后确定。常用治疗方法有手术、放疗及化疗等综合应用方案。

（1）**手术治疗** 适用于ⅠA～ⅡA期病人，无严重内外科合并症、无手术禁忌证者。多主张采用子宫根治术和盆腔淋巴结清扫术，卵巢无病变者可将其保留。

（2）**放射治疗** 放射治疗适用于ⅡB期、Ⅲ期、Ⅳ期病人或无法手术者，包括腔内照射及体外照射。目前对早期病例主张以腔内照射为主，体外照射为辅。晚期则以体外照射为主，腔内照射为辅。放疗的优点是疗效高，危险少；缺点是个别病人对放疗不敏感，并能引起放射性直肠炎、膀胱炎等并发症。

（3）**手术及放射综合疗法** 适用于宫颈癌病灶较大者，术前放疗，待癌灶缩小后再行手术。手术后证实淋巴结或宫旁组织有转移、阴道有残留癌灶者，术后可放疗消灭残存癌灶，减少复发。

（4）**化学药物治疗** 适用于晚期或复发转移的宫颈癌病人。近年也有采用化疗作为手术或放疗的辅助治疗，用以治疗局部巨大肿瘤。常用的化疗药物中以顺铂、卡铂、紫杉醇疗效较好，通常主张采用联合化疗方案。

2. 中医 根据病程的久暂、体质的强弱、病性的寒热及病位在气在血等辨证论治。临证时新病多实，宜攻宜破，治或行气破瘀消癥，或清热利湿，化瘀解毒；久病不愈或术后者，以扶正为主辅以驱邪；若正气已复，肿块未除，则应攻补结合。必要时可结合外治法消除癌肿。

【护理评估】

一般认为，子宫颈癌在发生浸润前几乎可以全部治愈，因此在全面评估基础上，力争早期发现、早期诊断、早期治疗，这是提高病人5年存活率的关键。

1. 病史 在询问病史中应注意婚育史、性生活史，特别是与高危男子有性接触的病史。注意未治疗的慢性宫颈炎、遗传等诱发因素。聆听有关主诉，如年轻病人可诉说月经周期和经量异常，老年病人常主诉绝经后不规则阴道流血。详细记录既往妇科检查发现、子宫颈刮片细胞学检查结果及处理经过。

2. 身心状况及辨证 患病初始认为是妇科常见病，没有精神压力和负担。确诊后容易产生恐惧、悲伤心理，担心疾病不能彻底治愈，时常表现出苦闷、压抑、失眠、不思饮食的症状。本病主要是以素体强弱、病程长短、带下异常为辨证要点，一般病程短，带下量多、色黄或赤白、味臭为实证；病程长，带下量多、色白或色青、质稀为虚证。临床常见以下证型：

（1）肝郁气滞型 带下量多，色黄或赤白相兼，有臭味，阴道出血淋沥不断，情志抑郁，烦躁易怒，胸胁少腹胀痛，舌质暗，苔薄，脉弦或弦细。

（2）湿毒瘀结型 带下量多，色赤白相兼，或似洗肉水，或为杂色秽水，气味恶臭，阴道出血淋沥不断，甚者突然大量出血，小腹疼痛，腰背酸楚，食少纳呆，或发热，舌质紫暗或见瘀斑，苔黄厚，脉滑数。

（3）脾肾阳虚型 带下量多，色白，质稀，或阴道出血淋沥不断，或突然下血量多，四肢不温，腰脊冷痛，小腹下坠，神疲倦怠，纳少便溏，舌淡胖，苔白，脉沉细弱。

（4）肝肾阴虚型 带下赤白相兼，质稠，有臭味，或阴道出血淋沥不断，腰膝酸软，形体消瘦，五心烦热，口干便秘，头晕耳鸣，舌红少苔，脉细数。

3. 诊断检查

（1）妇科检查 通过双合诊或三合诊可见不同类型子宫颈癌临床表现中所描述的局部体征。宫旁组织受侵犯时，可扪及宫旁双侧增厚、结节状、质硬；浸润盆腔时，形成冰冻盆腔。

（2）子宫颈刮片细胞学检查 是普查常用的方法，也是目前发现宫颈癌前期病变和早期宫颈癌的主要方法。注意在宫颈移行带区取材并仔细镜检，必要时重复刮片并行宫颈活检，以免漏诊或误诊。防癌涂片用巴氏染色，结果分为 5 级。Ⅰ级正常；Ⅱ级炎症引起；Ⅲ级可疑癌；Ⅳ级高度可疑癌；Ⅴ级癌细胞阳性。Ⅲ级及以上者必须进一步检查，明确诊断。

（3）碘试验 正常宫颈阴道部鳞状上皮含有丰富的糖原，可被碘液染成棕色或深褐色。宫颈管柱状上皮、瘢痕、宫颈糜烂部位均无糖原，故不着色。采用碘试验法，将碘液涂抹宫颈，观察着色情况。若发现碘不着色区，需进行宫颈活组织检查，以提高诊断率。

（4）阴道镜检查 凡宫颈刮片细胞学检查Ⅲ级或以上者，或肿瘤固有荧光检测阳性者，应及时在阴道镜检查下，选择有病变部位进行宫颈活组织检查，提高诊断准确率。

（5）宫颈和宫颈管活体组织检查 是确诊宫颈癌前期病变和宫颈癌的最可靠方法。选择宫颈鳞－柱状上皮细胞交界部 3、6、9 和 12 点处取 4 点活体组织送检，或在碘试验、阴道镜指导下或肉眼观察可疑区，取多处组织进行切片检查。宫颈刮片细胞检查为Ⅲ级或以上者，宫颈活检为阴性时，需用小刮匙搔刮宫颈管，将刮出物送检。

（6）宫颈锥切术 宫颈刮片多次阳性，而宫颈活组织检查阴性；或活检为 CINⅢ级需确诊者，均应做宫颈锥切送病理组织学检查。

【可能的护理诊断】

1. 恐惧 与宫颈癌诊断有关。

2. 排尿异常 与宫颈癌根治术后影响膀胱正常张力有关。

3. 疼痛 与晚期病变浸润或手术创伤有关。

【预期目标】

1. 病人能接受各种诊断、检查和治疗方案。

2. 病人适应术后生活方式，排尿功能正常。

3. 病人疼痛缓解，感觉较舒适。

【护理措施】

1. 一般护理

（1）协助病人接受各种诊治方案 评估病人目前的身心状况及接受诊治方案的反应，利用挂图、实物、宣传资料等向病人介绍有关宫颈癌的医学常识；介绍各种诊治过程、可能出现的不适及有效的应对措施。为病人提供安全、隐蔽的环境，鼓励病人提问。对确诊为 CIN Ⅰ 级者，可按炎症处理，每 3~6 个月随访宫颈刮片检查结果，必要时再次活检；确诊为 CIN Ⅱ 级者，应选用电熨、冷冻等宫颈炎的物理疗法，术后每 3~6 个月随访 1 次；诊断为 CIN Ⅲ 级者，多主张全子宫切除术。对有生育要求的年轻病人，可行宫颈锥形切除术，术后定期随访。与护理对象共同讨论问题，解除其疑虑，缓解其不安情绪，使病人能以积极态度接受诊治过程。

（2）鼓励病人摄入足够的营养 评估病人对摄入足够营养的认知水平、目前的营养状况。注意纠正病人不良的饮食习惯，兼顾病人的嗜好，必要时与营养师联系，以多样化食谱满足病人需要，以增强体质。

（3）指导病人维持个人卫生 协助病人勤擦身、更衣，保持床单位清洁，注意室内空气流通，温湿度适宜，促进舒适。指导病人保持会阴部清洁，每天冲洗会阴两次，便后及时冲洗外阴并更换会阴垫。

（4）以最佳身心状态接受手术治疗 按腹部、会阴部手术护理常规，认真执行术前护理措施，并让病人了解各项操作的目的、时间、可能的感受等，以取得其合作。尤其注意于手术前 3 天选用消毒液消毒宫颈及阴道。菜花型癌病人有活动性出血可能，需用消毒纱条填塞止血，并认真交班嘱按时取出或更换。手术前夜认真做好清洁灌肠，保证肠道呈清洁、空虚状态。发现异常及时与医师联系。

宫颈癌合并妊娠者较少见，对子宫颈癌合并妊娠的病人，应根据肿瘤发展情况及妊娠月份确定其治疗方案。对确定为原位癌者严密随访，至妊娠足月时行剖宫产结束分娩，产后继续随访。对确诊为宫颈浸润癌者，应立即终止妊娠，并接受相应治疗。由于体内高水平雌激素对宫颈移行带区细胞的影响，妊娠期妇女宫颈局部可出现类似原位癌病变，但产后可恢复正常，故不必处理。

（5）协助术后康复 宫颈癌根治术涉及范围广，病人术后反应也较一般腹部手术者大。为此，更要求严格按腹部手术病人护理常规观察并记录生命体征以及液体出入量。注意保持导尿管、腹腔引流管及阴道引流通畅，认真观察引流液性状及量。通常按医嘱于术后 48~72 小时去除引流管，术后 7~14 天拔除尿管。拔除尿管前 3 天开始，定时间断放尿以训练膀胱功能，可每 2 小时开放 1 次促使恢复正常排尿功能。病人于拔管后 1~2 小时排尿 1 次；如不能自解应及时处理，必要时重新留置尿管。指导卧床病人及时进行床上肢体活动，以预防长期卧床并发症的发生。注意渐进性增加活动量，包括参与生活自理。术后需接受放疗、化疗者按有关内容进行护理。

（6）做好出院指导　护士要鼓励病人及家属积极参与出院计划的制订，以保证计划的可行性。凡手术治疗者，必须见到病理报告单才可决定出院与否。如果有淋巴转移，则需继续接受放疗或化疗，以提高5年存活率。对出院病人说明认真随访的重要性，并核实通讯地址。一般认为，第1年内，出院后1个月行首次随访，以后每2~3个月复查1次；出院后第2年，每3~6个月复查1次；出院后第3~5年，每半年复查1次；第6年开始，每年复查1次，如出现症状应及时随访。护士注意帮助病人调整自我，根据病人具体状况提供有关术后生活方式的指导，包括根据机体康复情况逐渐增加活动量和强度，适当参加社会交往活动，或恢复日常工作。性生活的恢复需依术后复查结果而定，护士应认真听取病人对性问题的看法和疑虑，提供针对性帮助。

（7）提供预防保健知识　普及防癌知识，开展性卫生教育，提倡晚婚少育。积极治疗宫颈炎，及时诊治CIN，以阻断宫颈癌的发生。30岁以上妇女到妇科门诊就医时，应常规接受宫颈刮片检查，一般妇女每1~2年普查1次，有异常者应进一步处理。已婚妇女，尤其是绝经前后有月经异常或有接触性出血者，及时就医，警惕生殖道癌的可能。

2. 辨证施护　注意情志疏导，减轻其精神压力和负担，保持健康和乐观的情绪，正确对待疾病。树立战胜病痛的信心，积极配合临床治疗。

（1）肝郁气滞型　宜疏肝解郁，佐以利湿解毒，用丹栀逍遥散（《女科撮要》），水煎温服。

平素服佛手柑粥：佛手柑10~15g、大米50g，将佛手柑加水600ml，煎汤取汁，加大米煮粥服食，1日1次。也可用鹤酱粉：仙鹤草30g、败酱草30g、金银花30g、黄柏30g、苦参30g、冰片3g，共同研成细末，高压消毒后外敷宫颈，每日1次，10次为1疗程。

（2）湿毒瘀结型　宜清热利湿、化瘀解毒，用宫颈抗癌汤（《现代中西医妇科学》），水煎温服。

平素服紫草根汤：紫草根60g，加水500ml，浸泡30分钟，煮沸过滤，每次100ml，每日2次，连服3个月。或用猫眼草100g，加水500ml，煮鸡蛋3个，煮熟后吃鸡蛋喝汤。或服蚕豆茎粥：蚕豆茎15g、糯米50g，将蚕豆茎加水1000ml，煎20分钟后取汁，加入糯米熬成粥服食，每日1次。

（3）脾肾阳虚型　宜温肾健脾、化浊解毒，用肾气丸（《金匮要略》）加薏苡仁、白花蛇舌草，水煎温服。

平素服参茸丸，每次1丸，每日2次。也可服宫颈癌片，每次2~3片，每日3次。

（4）肝肾阴虚型　宜滋阴清热，佐以解毒，用知柏地黄汤（《医宗金鉴》）加紫草、白花蛇舌草，水煎温服。

平素服猪髓粥：猪髓30g、大米50g，将上两味加水500ml，煮粥服食，每日1次。或服补肾养血糖浆，每次10ml，每日3次。或米酒冲鱼鳞胶：鲤鱼鳞30g、米酒适量，将鱼鳞放入锅内，加水300ml，用文火熬成鱼鳞胶，用温米酒兑水适量冲服，每天1次，连服 15 天。

另外可配合用外治法：

①"三品"中药药物锥切，适应于原位癌及宫颈癌ⅠA期。药物组成及制法：将白砒 45g、明矾 60g 分别研细末混合，严格制成白色疏松状物，研细后加雄黄 7.2g、没药 3.6g，混合均匀，压制成一分硬币大小的三品饼及三品杆，饼置于颈管或贴于宫颈部，腐蚀癌灶，用凡士林纱布保护阴道穹隆，再用鹤酱粉棉球压紧以利于固定及消炎制腐，防止阴道壁受药物腐蚀而发生溃疡。

②中药催脱钉，适应于宫颈癌ⅠA期病人。药物组成：山慈菇 18g、炙砒石 9g、雄黄 12g、蛇床子 3g、硼砂 3g、麝香 0.9g、枯矾 18g、冰片 3g，研细末，加适量红米糊，外敷宫颈处。

【结果评价】

1. 病人住院期间能以积极态度配合诊治全过程。
2. 病人能介绍出院后个人康复计划内容。

第三节　子宫肌瘤

子宫肌瘤（myoma of uterus）是女性生殖器官中最常见的良性肿瘤，多见于 30~50 岁妇女，20 岁以下少见。

中医无此病名，根据其临床症状，属"石瘕"、"癥瘕"等病证范畴。最早见于《灵枢·水胀》。

【病因及发病机制】

子宫肌瘤确切的发病因素尚不清楚，一般认为其发生和生长与雌激素长期刺激有关。雌激素能使子宫肌细胞增生肥大，肌层变厚，子宫增大。雌激素还通过子宫肌组织内的雌激素受体起作用，而子宫肌瘤组织中雌激素受体和雌二醇含量较正常肌组织高。此外，由于卵巢功能、激素代谢均受高级神经中枢的调节控制，故有人认为神经中枢活动对肌瘤的发病也可能起作用。

中医学认为，本病的发生主要是机体正气不足，风寒湿邪乘虚侵入，或因七情、房室所伤，脏腑功能失调，气机阻滞，痰湿、瘀血积聚胞宫，日久而成本病。

【分类】

按肌瘤生长部位可分为子宫体部肌瘤和子宫颈部肌瘤。前者尤为常见，约占 90%。根据肌瘤与子宫肌层关系不同，可分为以下 3 类（图 19-3）。

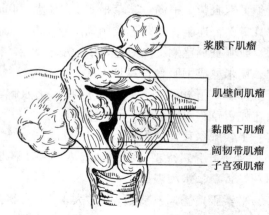

浆膜下肌瘤

肌壁间肌瘤

黏膜下肌瘤

阔韧带肌瘤

子宫颈肌瘤

图 19-3　各型子宫肌瘤示意图

1. **肌壁间肌瘤**（intramural myoma）　肌瘤位于子宫肌层内，周围均为肌层包绕，为最常见的类型，占总数的60%～70%。

2. **浆膜下肌瘤**（subserous myoma）　肌瘤突出于子宫表面，由浆膜层覆盖，约占总数的20%。浆膜下肌瘤继续向腹腔内生长，基底部形成细蒂与子宫相连时为带蒂的浆膜下肌瘤；若肌瘤位于宫体侧壁向宫旁生长突出于阔韧带两叶之间，则称为阔韧带肌瘤。

3. **黏膜下肌瘤**（submucous myoma）　肌瘤向宫腔方向突出，表面由子宫黏膜层覆盖，称为黏膜下肌瘤，占总数10%～15%。

各种类型的肌瘤可以同时发生在同一子宫上，称为多发性子宫肌瘤。当肌瘤生长迅速或有蒂形成后，由于血运供给不足，可发生多种变性。

【临床表现】

1. **月经改变**　浆膜下肌瘤、肌壁间小肌瘤常无明显月经改变；大的肌壁间肌瘤可致宫腔及内膜面积增大，子宫收缩不良或子宫内膜增生过长等，致使月经周期缩短、经期延长、经量增多、不规则阴道流血等。黏膜下肌瘤常表现为月经量过多，随肌瘤逐渐增大，经期延长。肌瘤一旦发生坏死、溃疡、感染时，则有持续性或不规则阴道流血或脓血性排液等。

2. **腹部肿块**　肌瘤较小时在腹部触摸不到肿块，当肌瘤逐渐增大时，病人于下腹部可扪及块状物，尤其膀胱充盈将子宫推向上方时更容易扪及。

3. **白带增多**　肌壁间肌瘤使宫腔及内膜面积增大，内膜腺体分泌增加，并伴盆腔充血致使白带增多；脱出于阴道内的黏膜下肌瘤表面极易感染、坏死，产生大量脓血性排液，或有腐肉样组织排出，伴臭味。

4. **腹痛、腰酸、下腹坠胀**　通常无腹痛，常为腰酸、下腹坠胀，月经期加重。当浆膜下肌瘤发生蒂扭转时，出现急性腹痛；肌瘤红色变时腹痛剧烈，并伴发热、恶心。

5. **压迫症状**　肌瘤增大时可压迫邻近器官，前壁下段肌瘤可压迫膀胱引起尿频、尿急；后壁肌瘤可引起下腹坠胀不适、便秘；阔韧带肌瘤可压迫输尿管，造成输尿管扩张，甚至发生肾盂积水。

6. **不孕或流产**　子宫肌瘤可致宫腔变形、子宫内膜充血等可妨碍孕卵着床，造成不孕或流产。

7. **贫血**　长期月经量过多可引起不同程度的贫血。

【处理原则】

1. **西医**　根据病人年龄、症状和肌瘤大小、数目、生长部位及对生育功能的要求等情况进行全面分析后选择处理方案。

（1）保守治疗　肌瘤小，症状不明显，或已近绝经期的妇女，可每3～6个月定期复查，加强随访观察。肌瘤小于2个月妊娠子宫大小，症状不明显或较轻者，尤其近绝经期或全身情况不能耐受手术者，在排除子宫内膜癌的情况下，可采用药物对症治疗。

（2）手术治疗　年轻又希望生育的病人，术前排除子宫及宫颈的癌前病变后可考虑经腹腔镜或开腹手术剔除肌瘤，保留子宫。肌瘤大于2.5个月妊娠子宫大小，或临床症状明显者，或经保守治疗效果不明显、又无需保留生育功能的病人可行子宫切除术。

2. **中医**   行气活血，祛痰除湿，散结消癥。

【护理评估】

1. **病史**   追溯病史应注意月经史、婚育史及是否有（因子宫肌瘤所致的）不孕或自然流产史。评估并记录是否存在长期使用雌激素的诱发因素；病发后月经变化情况及伴随症状；曾接受的治疗经过、疗效及用药后机体反应。注意排除因妊娠、内分泌失调及癌症所致的子宫出血。

2. **身心状况及辨证**   由于经量增多，经期延长，心悸乏力，且治疗经久不愈，病人多担心病情加重或肌瘤变性，易出现烦躁、焦虑的情绪。本病主要是以包块的大小、性质、部位、病程的长短及月经的量、色、质和伴随症状为辨证要点。一般积块坚硬，固定不移、疼痛拒按者属癥，为血病；积块不坚、推之可移、痛无定处者属瘕，为气病。但二者常难以划分，多并称癥瘕。临床常见以下证型：

（1）气滞血瘀型   小腹部包块，触之有形，月经量多，色暗有块，小腹胀痛或刺痛，经前烦躁易怒，胸胁乳房胀痛，面色晦暗，肌肤甲错，舌质暗，边有瘀点、瘀斑，苔薄，脉弦。

（2）痰湿瘀结型   小腹部包块，触之不坚，固定难移，经行量多，夹有血块，或淋沥不断，小腹疼痛，胸脘痞满，心悸气短，带下量多，舌胖大，或舌边有瘀点、瘀斑，脉弦涩。

（3）肾虚血瘀型   小腹部包块，积块坚硬，固定不移，月经量多，淋沥不断，经色淡暗，质稀，腰膝酸软，小便清长，或夜尿频数，头晕耳鸣，眼眶黧黑，婚后多年不孕，舌质紫暗或边有瘀点，苔薄，脉沉细涩。

3. **诊断检查**

（1）妇科检查   双合诊或三合诊时发现，肌壁间肌瘤者子宫为不规则增大，表面呈单个或多个结节状突起，质硬。黏膜下肌瘤突于宫颈口或阴道内，色红，表面光滑；伴感染时表面则有渗出液覆盖，或形成溃疡。较大的浆膜下肌瘤可于腹部扪及质硬，不规则块物。

（2）辅助检查   体积较小、症状不明显，或诊断有困难者，可借助 B 型超声、子宫输卵管造影及内镜等检查，协助明确诊断。

【可能的护理诊断及合作性问题】

1. **知识缺乏**   与缺乏子宫肌瘤相关知识有关。

2. **潜在并发症**   失血性休克。

【预期目标】

1. 病人能陈述子宫肌瘤的性质，出现症状的诱因。

2. 病人不发生失血性休克。

【护理措施】

1. **一般护理**

（1）提供信息，增强信心   详细评估病人所具备的子宫肌瘤相关知识及错误概念，通过连续性护理活动与病人建立良好的护患关系，讲解有关疾病知识，纠正错误认识。为病人提供表达内心顾虑、恐惧、感受和期望的机会，帮助病人分析住院期间及出院后可被利用的资源及支持系统，减轻无助感。使病人确信子宫肌瘤属于良性肿瘤，并非恶性肿瘤的先兆，通常不会出现其他问题，消除其不必要的顾虑，增强康复信心。

（2）积极处理，缓解不适　出血多需住院治疗者，应严密观察并记录其生命体征变化情况。除协助医师完成血常规及凝血功能检查外，需测血型、交叉配血，以备急用。注意收集会阴垫，评估出血量。按医嘱给予止血药和子宫收缩剂；必要时输血、补液、抗感染或协助刮宫术止血；维持正常血压并纠正贫血状态。巨大肌瘤病人出现局部压迫致尿、便不畅时，应予导尿，或用缓泻剂软化粪便，或番泻叶 2～4g 冲饮，以缓解尿潴留、便秘症状。需接受手术治疗者，按腹部及阴道手术护理。肌瘤脱出阴道内者，应保持局部清洁，防止感染。合并妊娠者应定期接受产前检查，多能自然分娩，不需急于干预，但要预防产后出血；若肌瘤阻碍胎先露下降，或致产程异常发生难产时，应按医嘱做好剖宫产术前准备及术后护理。

（3）鼓励病人参与决策过程　根据病人实际情况，提供疾病的治疗信息，允许病人参与决定自己的护理和治疗方案，并帮助其接受现实的健康状况，充分利用既往解决困难的有效方法，由本人评价自己的行为，认识自己的能力。

（4）提供随访及出院指导　护士要努力使接受保守治疗者明确随访的时间、目的及联系方式，按时接受随访指导，以便根据病情需要修正治疗方案。向接受药物治疗者讲明药物名称、用药目的、剂量、方法、可能出现的副反应及应对措施；选用雄激素治疗者，每月总剂量应控制在 300mg 以内。应该使病人了解术后 1 个月返院检查的内容、具体时间、地点及联系人等。病人的性生活、日常活动恢复均需通过术后复查全面评估身心状况后确定。任何时候出现不适或异常症状，需及时就诊。

2. 辨证施护　平素注意劳逸结合，避免剧烈活动，经期前后忌食生冷寒凉之物，经期量多时应忌食辛辣香燥之品。

（1）气滞血瘀型　宜行气活血、化瘀消癥，用桂枝茯苓丸（《金匮要略》）合香棱丸（《济生方》），水煎温服。

平素服消瘤蛋：鸡蛋 2 枚、壁虎 5 条、莪术 9g，上三味加水 400ml 共煮，待蛋熟后剥壳再煮，弃药食蛋，每晚服 1 次。

（2）痰湿瘀结型　宜祛痰除湿、化瘀消癥，用苍附导痰丸（《叶天士女科诊治秘方》）合桂枝茯苓丸，水煎温服。

平素服益母羊肉汤：羊肉 300g、益母草 50g、生姜 20g、葱 10g、精盐 8g、味精 6g、绍酒 10g、花生油 15g。羊肉洗净斩块，益母草洗净，生姜切片，葱切段；烧锅下油，将羊肉放入锅内炒至干身，铲起待用；烧锅下油，下姜片、羊肉，攒入酒爆香，加入清水、益母草，用慢火煮 40 分钟，放入精盐、味精、葱段即可。该汤可在经前、经后各食 2 天，日食 1 次。也可用红花蒸鲫鱼：红花 10g、鲫鱼 300g、料酒 10g、酱油 6g、姜 5g、葱 10g、盐 3g、味精 2g、鸡精 2g、醋 5g、鸡油 25g。将红花洗净，去杂质；鲫鱼刮鳞去杂洗净，抹上盐、味精、鸡精、醋、酱油，码味半小时，然后将鲫鱼放入蒸盆内，加入红花；葱姜洗净切丝。将盛有鲫鱼、红花的蒸盆放入武火大气蒸笼内，蒸7分钟即成。每日一次，佐餐食用。

（3）肾虚血瘀型　宜补肾活血、化瘀消癥，用归肾丸（《景岳全书》）合桂枝茯苓丸（《金匮要略》），水煎温服。

平素服化癥蛇羹：白蛇肉250g、青鱼250g，上两味先洗净加水1000ml，加调料共煮，食肉喝汤，每日1次。

【结果评价】

1. 病人了解疾病的相关知识。

2. 病人未发生失血性休克。

第四节　子宫内膜癌

子宫内膜癌（endometrial carcinoma）发生于子宫体的内膜层，以腺癌为主。是女性生殖道常见三大恶性肿瘤之一，占女性生殖道恶性肿瘤的20%～30%，多见于老年妇女。腺癌是一种生长缓慢，发生转移也较晚的恶性肿瘤。但是，一旦蔓延至子宫颈，侵犯子宫肌层或子宫外，其预后极差。随着妇女寿命的延长，近年发病率也明显上升。

中医无此病名，根据其临床表现，属"经断复来"、"崩漏"、"带下"等病证范畴。最早见于《素问·阴阳别论》。

【病因及发病机制】

子宫内膜癌的确切病因仍不清楚。长期以来已公认可能与子宫内膜增生过长有关，尤其是缺乏孕激素对抗而长期接受雌激素刺激的情况下，子宫内膜增生过长可能导致子宫内膜癌的发生。实验研究及临床观察结果提示，未婚、少育、未育或家族中有癌症史的妇女，肥胖、高血压、绝经延迟、糖尿病及其他心血管疾病病人发生子宫内膜癌的机会增多。

中医学认为，本病是某些素体易感之人，或年迈体衰，长期七情不遂，或为六淫之邪及湿毒之气入侵，导致气滞血瘀，毒结胞宫，日久而成。

【转移途径】

1. **直接蔓延**　病灶沿子宫内膜生长扩散并向肌层浸润，经子宫浆肌层蔓延至输卵管、卵巢，并可广泛种植于盆腔腹膜、直肠子宫陷凹及大网膜。也可直接向下侵犯子宫颈及阴道。

2. **淋巴转移**　是内膜癌的主要转移途径。当癌肿侵犯至深肌层或扩散到宫颈管，或癌组织分化不良时，易发生淋巴转移。淋巴转移途径与癌灶生长部位有关，按癌灶部位可分别转移至腹股沟的浅、深淋巴结，髂淋巴结及腹主淋巴结，有的可达卵巢，也可通过淋巴逆流至阴道及尿道周围淋巴结。

3. **血行转移**　偶有经血行转移到肺、肝、骨等处。

【临床分期】

子宫内膜癌的分期现采用国际妇产科协会（FIGO）2009年制订的手术–病理分期

（表 19 - 3）。

表 19 - 3　子宫内膜癌手术 - 病理分期（FIGO，2009 年）

期别	肿瘤范围
Ⅰ 期	癌局限于宫体
Ⅰ A	无或 <1/2 肌层浸润
Ⅰ B	≥1/2 肌层浸润
Ⅱ 期	肿瘤累及宫颈间质，未超出子宫
Ⅲ 期	肿瘤局部播散
Ⅲ A	肿瘤累及子宫浆膜和/或附件
Ⅲ B	阴道和/或宫旁受累
Ⅲ C	盆腔和/或腹主动脉旁淋巴结
Ⅲ C1	盆腔淋巴结
Ⅲ C2	腹主动脉旁淋巴结转移
Ⅳ 期	膀胱和/或直肠转移，和/或远处转移
Ⅳ A	膀胱和/或直肠转移
Ⅳ B	远处转移，包括腹腔内转移和/或腹股沟淋巴结转移

【临床表现】

1. **阴道流血**　不规则阴道流血为最常见的症状，量一般不多。绝经后病人表现为持续性或间歇性阴道流血；尚未绝经者主诉经量增多，经期延长，或经间期出血。

2. **阴道排液**　少数病人诉阴道排液增多，早期多为浆液性或血性排液，晚期合并感染则有脓性或脓血性排液，有恶臭。

3. **疼痛**　晚期癌瘤浸润周围组织，或压迫神经时可引起下腹及腰骶部疼痛，并向下肢及足部放射。当癌灶侵犯宫颈，堵塞宫颈管致宫腔积脓时，可出现下腹胀痛及痉挛性疼痛。

【处理原则】

1. **西医**　根据病情及病人具体情况选择手术、放射治疗或药物治疗，可单用或综合应用。

（1）手术治疗　为首选方案，尤其是早期病例。

（2）手术加放射治疗　适用于已有转移或可疑淋巴结转移者，可于术前或术后加用放射治疗，提高疗效。

（3）放射治疗　适用于不能耐受手术或晚期不宜手术的病例。

（4）药物治疗

①孕激素：适用于晚期或癌症复发，不能手术切除者，或年轻、早期、要求保留生育功能者。选用大剂量孕激素，也可获得一定效果。

②抗雌激素制剂：他莫西芬（tamoxifen，TMX）是一类非甾体类抗雌激素药物，适应证与孕激素治疗相同。可与孕激素配合使用，或同时使用可望增加疗效。

③化学药物：适用晚期不能手术或治疗后复发者。常用化疗药物有顺铂、紫杉醇、阿霉素、环磷酰胺等，可单独使用，也可几种药物联合应用，还可与孕激素合并应用。

2. 中医　新病多实，宜攻宜破，或行气破瘀，或清热利湿，或化瘀解毒以消癥；久病多虚，宜守宜补，或益气养血，或健脾和胃，或扶助正气以驱邪。

【护理评估】

子宫内膜癌的早期症状不明显，病程较长，发生转移较晚，早期病例的疗效好，护士在全面评估的基础上，有责任加强对高危人群的指导管理，力争及早发现，增加病人的生存机会。

1. 病史　收集病史时应高度重视病人的高危因素，如老年、肥胖、绝经期推迟、少育、不育以及停经后接受雌激素补充治疗等病史；询问近亲家属的肿瘤病史；高度警惕育龄妇女曾用激素治疗效果不佳的月经失调史。对确诊为子宫内膜癌者，需详细询问并记录发病经过、有关检查治疗及出现症状后机体反应等情况。

2. 身心状况及辨证　阴道长期不规则出血，且见五色带下，或经断后复来，病人易产生极大心理压力，甚至萌生厌世情绪，不配合医生治疗。本病主要是以阴道出血和带下的量、色、质、气味来辨其为瘀毒或为湿毒。一般阴道下血色红有块，下腹痛，带下赤白，多为瘀毒；阴道下血色淡质黏，带下量多，红白相兼，味秽臭者，多属湿毒。临床常见以下证型：

（1）瘀毒壅滞型　经期紊乱，淋沥不断，或绝经多年之后又见阴道出血，量时多时少，色红有块，块下腹痛减轻，带下量多，赤白相兼，精神抑郁，或心烦易怒，胸闷不舒，少腹、乳房胀痛，舌质红暗，或有瘀斑，苔薄白，脉弦或细弦。

（2）湿毒下注型　经期紊乱，或崩或漏，日久不止，或绝经数年又阴道下血，量或多或少，色红，质黏有块，带下量多，色白或红白相兼，质黏稠，味秽臭，眼睑或下肢浮肿，大便黏腻不爽，舌质暗淡，苔白腻，脉滑。

（3）瘀毒走窜型　阴道浊血时沥，带下赤白如脓或浑浊如米泔，味臭秽，形体消瘦，低热不退，口干舌燥，纳差食少，舌红或红紫，苔白少津，或光剥无苔，脉弦细。

3. 诊断检查

（1）妇科检查　早期病人无明显异常。随病程进展，盆腔检查发现子宫大于其相应年龄应有大小，质稍软。偶见癌组织自宫颈口脱出，质脆，触及易出血。宫腔积脓者，子宫明显增大，极软。晚期病例病灶向周围浸润，子宫固定或在宫旁、盆腔内扪及不规则结节状物。

（2）B型超声检查　典型的内膜癌声像图表现为子宫增大或大于绝经年龄，宫腔内见实质不均的回声区，形态不规则，宫腔线消失。有时见肌层内不规则回声紊乱区，边界不清，可提示肌层浸润的程度。

（3）细胞学检查　采用特制的宫腔吸管或宫腔刷放入宫腔，吸取分泌物做细胞学检查，供筛选检查用。

（4）分段诊刮　是目前诊断子宫内膜癌最常用最有价值的方法。通常要求先环刮宫颈管，后探宫腔，再行宫腔搔刮内膜，标本分瓶做好标记，送病理检查。病理检查结果是确诊子宫内膜癌的依据。

（5）宫腔镜检查 可直接观察子宫内膜病灶的生长情况，并在直视下取可疑病灶活组织送病理检查。

【可能的护理诊断】

1. 焦虑 与住院、需接受的诊治手段有关。

2. 知识缺乏 与缺乏术前常规、术后锻炼及活动方面的知识有关。

【预期目标】

1. 住院期间，病人能主动参与诊断性检查过程。

2. 手术前，病人能示范手术后锻炼、呼吸控制等活动技巧。

【护理措施】

1. 一般护理

（1）提供疾病知识，缓解焦虑 评估病人对疾病及有关诊治过程的认知程度，鼓励病人及其家属讨论有关疾病及治疗的疑虑，耐心解答。针对个案需求及学习能力，采用有效形式向病人介绍住院环境、诊断性检查、治疗过程、可能出现的不适以求得主动配合。为病人提供安静、舒适的睡眠环境，减少夜间不必要的治疗程序；教会病人应用放松等技巧促进睡眠，必要时按医嘱使用镇静剂，保证病人夜间连续睡眠 7~8 小时。使病人确信子宫内膜癌的病程发展缓慢，是女性生殖器官恶性肿瘤中预后较好的一种，缓解其焦虑程度，增强治病信心。

（2）协助病人配合治疗 需要手术治疗者，严格执行腹部及阴道手术护理措施；术后 6~7 日阴道残端羊肠线吸收或感染可致残端出血，需严密观察并记录出血情况。此期间病人应减少活动。孕激素治疗的作用机制可能是直接作用于癌细胞，延缓 DNA 复制和 RNA 转录过程，从而抑制癌细胞的生长。常用各种人工合成的孕激素制剂，通常用药剂量大，至少 8~12 周才能评价疗效，病人需要具备配合治疗的耐心。用药的副作用为水钠潴留、药物性肝炎等，但停药后即好转。三苯氧胺（tamoxifen，TMX）用药后的副反应有潮热、急躁等类似绝经综合征的表现，轻度的白细胞、血小板计数下降等骨髓抑制表现，还可有头晕、恶心、呕吐、不规则少量阴道流血、闭经等。晚期病人考虑放疗、化疗者，参考有关护理内容。

（3）出院指导 完成治疗后应定期随访，及时发现异常情况，确定处理方案；同时鉴定恢复性生活的时间及体力活动的程度。随访时间：术后 2 年内，每 3~6 个月 1 次；术后 3~5 年每 6~12 个月 1 次。随访中注意有无复发病灶，并根据病人康复情况调整随访间期。子宫根治术后、服药或放射治疗后，病人可能出现阴道分泌物减少、性交痛等症状，提供局部水溶性润滑剂可增进性生活舒适度。

（4）健康教育 宣传定期进行防癌检查的重要性，普及防癌知识，中年妇女每年应接受一次妇科检查，注意子宫内膜癌的高危因素和人群。严格掌握雌激素的用药指征，加强用药期间的监护、随访措施。督促围绝经期、月经紊乱及绝经后出现不规则阴道流血者，进行必要检查以排除子宫内膜癌的可能，并接受正规治疗。

2. 辨证施护 注意情志疏导，消除精神压力，保持乐观情绪，正确对待疾病。加强医患沟通，鼓励其树立战胜病痛的信心，积极配合临床治疗。

（1）瘀毒壅滞型　宜行气化瘀、解毒散结，用理气化痰汤（《现代中西医妇科学》）加味，水煎温服。

也可针灸气海、关元、太冲、合谷、阴陵泉、丰隆、足三里穴，以达到扶助正气、调理冲任、活血化瘀的目的。

（2）湿毒下注型　宜化痰除瘀、解毒散结，用豁痰解毒汤（《现代中西医妇科学》）加味，水煎温服。

平素可用卤碱块 30g、莪术 30g、白屈菜 30g、蜂蜜 1000g，先将卤碱块冲洗后加水成饱和溶液，加入熬成的药膏（莪术、白屈菜水煎浓缩成膏）及蜂蜜，三者混匀，加 10% 尼泊金 0.6ml 后备用，每日 3 次，每次 30g 内服。或用冬瓜籽饮：冬瓜籽 30g，将冬瓜籽捣烂，加入冰糖，放至碗中，冲入沸水 300ml，用文火隔水炖服，1 日 1 剂。

（3）瘀毒走窜型　宜补气益阴、祛瘀解毒，用扶正化瘀解毒汤（《现代中西医妇科学》），水煎温服。

平素可用鲜独角莲去皮，捣成糊状，敷于肿瘤部位，上盖玻璃纸，包扎固定，24 小时更换 1 次。或用黄药酒：黄药子 300g，白酒 1500ml，将药浸于酒瓶中 24 小时，封瓶口，放在水中加热至 60℃ ~70℃ 时停火，待冷后再入冷水中浸泡 7 日即成，1 日服 100ml。

另外，对于手术后或化疗后体质虚弱的病人，可口服中成药枸杞药酒以滋补肝肾、养血益精，每次 10~20ml，每日 2 次。或服龟芪精，补气养血、安神益智，每次 10ml，每日 2 次。也可用艾条温和灸，灸至皮肤稍有灼热感并已透入皮下为度，每日或隔日 1 次。

【结果评价】

1. 病人主动参与治疗过程，并表现出积极的行为。
2. 病人掌握术后锻炼、呼吸控制等技巧。

第五节　卵巢肿瘤

卵巢肿瘤（ovarian tumor）是妇科常见的肿瘤，可发生于任何年龄。卵巢肿瘤可以有各种不同的性质和形态：单一型或混合型、单侧或双侧、囊性或实质性、良性或恶性。近 40 年来，卵巢恶性肿瘤发病率增加 2~3 倍，并有逐渐上升趋势，是女性生殖器三大恶性肿瘤之一。由于卵巢位于盆腔深部，所以早期病变不易发现，一旦出现症状多属晚期。晚期病变疗效不佳，死亡率高居妇科恶性肿瘤之首，故卵巢癌已成为严重威胁妇女生命和健康的主要肿瘤。

中医无此病名，根据其临床表现，属"肠覃"、"癥瘕"等病证范畴。最早见于《内经》。

【病因及发病机制】

卵巢癌属于激素依赖性肿瘤，20%~25% 卵巢恶性肿瘤病人有家族史。卵巢癌发病的高危因素有遗传、内分泌、环境及其他因素。流行病学调查发现未产、不孕、初潮早、绝经迟等是卵巢癌的危险因素，工业的各种物理或化学产物可能与卵巢癌的发病相关，卵巢癌的发病是否与饮食习惯或成分（胆固醇含量高）相关目前还无定论。

中医学认为，本病的发生多因内伤七情、外感六淫、湿（热）毒内攻，客于胞脉。正气虚弱，邪气稽留，日久气滞血结，或痰湿凝聚，或湿（热）毒壅滞，与血相搏，而致本病。

【常见的卵巢肿瘤及病理特点】

1. 卵巢上皮性肿瘤（epithelial ovarian tumor） 是卵巢肿瘤中最常见的一种，占原发性卵巢肿瘤的50%～70%。有良性、恶性和交界性之分。交界性肿瘤的上皮细胞增生活跃，并有核异型，表现为上皮细胞层次增加，但无间质浸润，是一种低度潜在恶性肿瘤，生长慢，转移率低，复发迟。

（1）**浆液性囊腺瘤（serous cystadenoma）** 较为常见，约占卵巢良性肿瘤的25%。多为单侧，圆球形，大小不等，表面光滑，囊内充满淡黄清澈浆液。分为单纯性及乳头状两型，前者囊壁光滑，多为单房；后者有乳头状物向囊内突起，常为多房性，偶尔向囊壁外生长。镜下见囊壁为纤维结缔组织，内衬单层立方形或柱状上皮，间质见砂粒体。

（2）**浆液性囊腺癌（serous cystadenocarcinoma）** 是最常见的卵巢恶性肿瘤。多为双侧，体积较大，半实质性，囊壁有乳头生长，囊液浑浊，有时呈血性。镜下见囊壁上皮明显增生，复层排列。癌细胞为立方形或柱状，细胞明显异型，并向间质浸润。肿瘤生长速度快，预后差，5年存活率仅20%～30%。

（3）**黏液性囊腺瘤（mucinous cystadenoma）** 约占卵巢良性肿瘤的20%，是人体中生长最大的一种肿瘤。多为单侧多房性，肿瘤表面光滑，灰白色，囊液呈胶冻样。癌壁破裂，黏液性上皮种植在腹膜上继续生长，并分泌黏液，形成腹膜黏液瘤（myxoma peritonei）。镜下见囊壁为纤维结缔组织，内衬单层高柱状上皮，产生黏液。

（4）**黏液性囊腺癌（mucinous cystadenocarcinoma）** 约占卵巢恶性肿瘤的10%，多为单侧。瘤体较大，囊壁可见乳头或实质区，囊液浑浊或为血性。镜下见腺体密集，间质较少，腺上皮超过3层，细胞明显异型，并有间质浸润。5年存活率为40%～50%。

2. 卵巢生殖细胞肿瘤（ovarian germ cell tumor） 占卵巢肿瘤的20%～40%，多发于年轻的妇女及儿童。生殖细胞肿瘤中仅成熟畸胎瘤为良性，其他类型均属恶性。

（1）**畸胎瘤（teratoma）** 由多胚层组织构成，偶见含一个胚层成分。肿瘤组织多数成熟，少数不成熟。肿瘤恶性程度取决于组织分化程度。

成熟畸胎瘤（mature teratoma） 又称皮样囊肿（dermoid cyst），是常见的卵巢良性肿瘤。多为单侧、单房，中等大小，表面光滑，壁厚，腔内充满油脂和毛发，有时可见牙齿或骨质。任何一种组织成分均可恶变、形成各种恶性肿瘤。恶变率为2%～4%，多发生于绝经后妇女。

未成熟畸胎瘤（immature teratoma） 是恶性肿瘤。常为单侧实性瘤，多发生于青少年，体积较大，其转移及复发率均高。5 年存活率约 20%。

（2）无性细胞瘤（dysgerminoma）　属中等恶性的实性肿瘤，主要发生于青春期及生育期妇女。多为单侧，右侧多于左侧，中等大小，包膜光滑。镜下见圆形或多角形大细胞，核大，胞浆丰富，瘤细胞呈片状或条索状排列，间质中常有淋巴细胞浸润。对放疗特别敏感，5 年存活率可达 90%。

（3）内胚窦癌（endodermal sinus tumor）　又名卵黄囊瘤（yolk sac tumor），属高度恶性肿瘤，多见于儿童及青少年。多数为单侧、体积较大，易发生破裂。镜下见疏松网状和内胚窦样结构。瘤细胞扁平、立方、柱状或多角形，并产生甲胎蛋白（AFP），故测定病人血清中 AFP 浓度可作为诊断和治疗监护时的重要指标。内胚窦瘤生长迅速，易早期转移。

3. 卵巢性索间质肿瘤（ovarian gonadal sex cord stromal tumor）

（1）颗粒细胞瘤（granulosa cell tumor）　是最常见的功能性肿瘤，45～55 岁为发病高峰，属于低度恶性肿瘤。肿瘤能分泌雌激素，故有女性化作用。肿瘤表面光滑，圆形或卵圆形，多为单侧性，大小不一。镜下见瘤细胞呈小多边形，偶呈圆形或圆柱形，胞浆嗜淡酸或中性，细胞膜界限不清，核圆，核膜清楚。一般预后良好，5 年存活率达 80% 左右。

（2）卵泡膜细胞瘤（theca cell tumor）　属良性肿瘤，多为单侧，大小不一，质硬，表面光滑。由于可分泌雌激素，故有女性化作用，常与颗粒细胞瘤合并存在。镜下见瘤细胞呈短梭形，胞浆富含脂质，细胞交错排列呈漩涡状。恶性卵泡膜细胞瘤较少见，可见瘤细胞直接浸润邻近组织，并发生远处转移，但预后较一般卵巢癌为佳。

（3）纤维瘤（fibroma）　为较常见的卵巢良性肿瘤，多见于中年妇女。肿瘤多为单侧性，中等大小，表面光滑或结节状，切面灰白色，实性，坚硬。镜下见由胶原纤维的梭形瘤细胞组成，呈编织状排列。偶见纤维瘤病人伴有腹水或胸水，称梅格斯综合征（Meigs syndrome），手术切除肿瘤后，胸腹水自行消失。

（4）支持细胞–间质细胞瘤（sertoli leydig cell tumor）　也称睾丸母细胞瘤（androblastoma），多发生于 40 岁以下妇女，罕见。多为良性，单侧，较小，实性，表面光滑。镜下见由不同分化程度的支持细胞及间质细胞组成。肿瘤具有男性化作用；少数无内分泌功能或呈现女性化，雌激素由瘤细胞直接分泌或由雄激素转化而来。有 10%～30% 呈恶性行为，5 年存活率为 70%～90%。

（5）卵巢转移性肿瘤　体内任何部位的原发性癌均可能转移到卵巢。常见的库肯勃瘤（Krukenberg tumor）是种特殊的转移性腺癌，其原发部位是胃肠道。镜下见典型的印戒细胞，能产生黏液，周围是结缔组织或黏液瘤性间质。恶性程度高，预后极差。

【卵巢瘤样病变】

本病属卵巢非赘生性肿瘤，是卵巢增大的常见原因。有时表现为下腹压迫感，盆腔一侧胀痛，月经不规则等。如果症状不严重，一般追踪观察 1～2 个月，无需特殊治疗，囊肿会自行消失。常见有以下几种：

1. **卵泡囊肿** 在卵泡发育过程中，因停滞以致不成熟或成熟但不排卵，卵泡液潴留而形成。囊壁薄，卵泡液清。囊肿直径常小于5cm。

2. **黄体囊肿** 因黄体持续存在所致，一般少见。直径5cm左右，可使月经后延。

3. **黄素囊肿** 在滋养细胞疾病中出现。由于滋养细胞显著增生，产生大量HCG，刺激卵巢颗粒细胞及卵泡膜细胞，使之过度黄素化所致，直径10cm左右。可为双侧性，表面光滑，黄色。黄素囊肿本身无手术指征。

4. **多囊卵巢** 与内分泌功能紊乱，丘脑下部-垂体平衡失调有关。双侧卵巢均匀增大，为正常卵巢的2~3倍，表面光滑，呈白色，包膜厚，切面有多个囊性卵泡。病人常有闭经、多毛、不孕等多囊卵巢综合征表现。

5. **卵巢子宫内膜异位囊肿** 又称卵巢巧克力囊肿。卵巢组织内因异位的子宫内膜存在，致反复出血形成单个或多个囊肿，直径在5~6cm以下，囊内液为暗褐色糊状陈旧性血液。

【转移途径】

本病主要通过直接蔓延及腹腔种植方式转移。癌细胞可直接侵犯包膜，累及邻近器官，并广泛种植于盆腹膜及大网膜、横隔、肝表面。由于卵巢淋巴回流丰富，瘤栓脱落后可随其邻近淋巴管扩散到髂区及腹主动脉旁淋巴结。因此淋巴道也是重要的转移途径，横膈为转移的好发部位，血行转移者少见，晚期可转移到肺、胸膜及肝。

【临床表现】

1. **卵巢良性肿瘤** 发展缓慢。初期肿瘤较小，多无症状，腹部无法扪及，较少影响月经。常在妇科检查时偶然发现。当肿瘤增长至中等大小时，常感腹胀，或扪及肿块。较大的肿瘤可以占满盆腔并出现压迫症状，如尿频、便秘、气急、心悸等。

2. **卵巢恶性肿瘤** 早期常无症状，出现症状时往往病情已属晚期。由于肿瘤生长迅速，短期内可有腹胀，腹部出现肿块及腹水。症状轻重取决于肿瘤大小、位置、侵犯邻近器官程度、有无并发症及组织学类型。肿瘤若向周围组织浸润或压迫神经则可引起腹痛、腰痛或下肢疼痛；若压迫盆腔静脉，可出现下肢水肿。晚期病人呈明显消瘦、贫血等恶病质现象。

【卵巢肿瘤的并发症】

1. **蒂扭转** 为妇科常见的急腹症。约10%卵巢肿瘤并发蒂扭转，好发于瘤蒂长、活动度大、中等大小、重心偏于一侧的肿瘤，如畸胎瘤。病人体位突然改变或向同一方向连续转动、妊娠期或产褥期由于子宫位置的改变均易促发蒂扭转。卵巢肿瘤的蒂由骨盆漏斗韧带、卵巢固有韧带和输卵管组成（图19-4）。急性蒂扭转者表现为突然发生一侧下腹剧痛，常伴有恶心、呕吐，甚至休克。盆腔检查可触及张力较大的肿块，压痛以瘤蒂处最剧，并有肌紧张。有时扭转可自然复位，腹痛也随之缓解。

2. **破裂** 有外伤性和自发性两种。外伤性破裂可由于挤压、性交、穿刺、盆腔检查等所致；自发性破裂则因肿瘤过速生长所致，多数为恶性肿瘤浸润性生长穿破囊壁引起。症状轻重取决于囊肿破裂口的大小、流入腹腔囊液的性质和数量。轻者仅感轻度腹痛，重者剧烈腹痛、恶心、呕吐，有时导致腹腔内出血、腹膜炎及休克。

3. **感染**　较少见，多因肿瘤扭转或破裂后与肠管粘连引起，也可来源于邻近器官感染，如阑尾脓肿扩散。临床表现为发热、腹痛、肿块、腹部压痛、反跳痛、腹肌紧张及白细胞计数升高等腹膜炎征象。

【处理原则】

1. **西医**　怀疑卵巢瘤样病变者，囊肿直径小于5cm，可进行随访观察。原则上卵巢肿瘤一经确诊，即应手术治疗。恶性肿瘤还需辅以化疗、放疗等综合治疗方案。卵巢肿瘤并发症属急腹症，一旦确诊应立即手术。

2. **中医**　根据肿瘤之善恶辨证论治，良性肿瘤以活血化瘀，软坚散结为主；恶性肿瘤在手术、化疗、放疗等综合治疗方案的基础上，以化瘀解毒或益气养血为主。

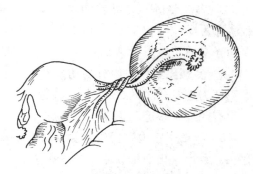

图19－4　卵巢肿瘤蒂扭转

【护理评估】

1. **病史**　早期病史无特殊，通常于妇科普查中发现盆腔肿块而就医。注意收集与发病有关的高危因素。根据病人年龄、病程长短及局部体征初步判断是否为卵巢肿瘤，有无并发症，并对良恶性作出评估。

2. **身心状况及辨证**　由于发现盆腔包块，病人多感惊讶。若为良性包块，且无明显不适，情绪多逐渐平静。若为恶性肿瘤，病情发展较快，出现诸多不适，常有烦躁不安、恐惧焦虑的表现，由于病情较重，难以痊愈，可能出现悲观厌世的情绪。本病主要是以病程之新久，包块之善恶、大小辨其属气滞血瘀或痰湿、湿毒。临床常见以下证型：

（1）气滞血瘀型　下腹部包块，坚硬不移，腹胀腹痛，按之痛剧，面色无华，形体消瘦，肌肤甲错，神疲乏力，二便不畅，舌有瘀斑或暗紫，苔薄黄，脉细涩或细弦。

（2）痰湿凝聚型　下腹部包块，按之坚，推揉不散，胸脘痞满，时有恶心，身倦无力，舌淡胖，苔白腻，脉弦滑。

（3）湿热郁毒型　下腹部包块，腹胀或满或痛，或不规则阴道出血，甚伴有腹水，口干、口苦不欲饮，大便干燥，尿黄灼热，舌质暗红，苔黄厚腻，脉弦滑或滑数。

3. **诊断检查**

（1）妇科检查　随着卵巢肿瘤增大，通过妇科双合诊或三合诊检查通常发现：阴道穹隆部饱满，可触及瘤体下极，子宫体位于肿瘤的侧方或前后方。同时评估卵巢肿块的质地、大小、单侧或双侧、活动度，肿瘤与子宫及周围组织的关系，初步判断有无恶性可能。

（2）B型超声检查　可测知肿瘤的部位、大小、形态及性质，从而对肿块来源作出定位；并能鉴别卵巢肿瘤、腹水和结核性包裹性积液。临床诊断符合率＞90%，但直径＜1cm的实性肿瘤不易测出。

（3）腹腔镜　可直视肿物的大体情况，必要时在可疑部位进行多点活检，但巨大肿块或粘连性肿块者禁忌该项检查。

（4）细胞学检查　腹水或腹腔冲洗液找癌细胞，有助于进一步确定临床分期及选择治疗方案。

（5）穿刺活检　用长细针（直径 0.6mm）经阴道或直肠直接刺入肿瘤，在真空情况下做抽吸，边抽边退出穿刺针。将抽得组织或液体立即做涂片或病理切片检查，明确诊断。

（6）放射学诊断　卵巢畸胎瘤行腹部平片检查，可显示牙齿及骨质等。淋巴造影可判断有无淋巴道转移。

（7）其他　还可以通过免疫学、生物化学等方法测定病人血清中的肿瘤标志物（如 AFP），利用卵巢癌单克隆抗体 OC_{125} 检测卵巢上皮性癌病人血清中癌抗原（CA_{125}）浓度等。此外，还可通过 CT 检查清晰显示肿块。

【可能的护理诊断】

1. 焦虑　与发现盆腔包块有关。

2. 预感性悲哀　与切除子宫、卵巢有关。

【预期目标】

1. 病人能用语言表达对丧失子宫及附件的看法，并积极接受治疗过程。

2. 病人能描述自己的焦虑，并列举缓解焦虑程度的方法。

【护理措施】

1. 一般护理

（1）提供支持，协助病人应对压力　为病人提供表达情感的机会和环境。经常巡视病房，用一定时间（至少 10 分钟）陪伴病人，详细了解病人的疑虑和需求。评估病人焦虑的程度以及应对压力的技巧；耐心向病人讲解病情，解答病人的提问。安排访问已康复的病友，分享感受，增强治愈信心。鼓励病人尽可能参与护理活动，接受病人无破坏性的应对压力方式，以维持其独立性和生活自控能力。鼓励家属参与照顾病人，为他们提供单独相处的时间及场所，增进家庭成员间互动作用。

（2）协助病人接受各种检查和治疗　向病人及家属介绍将经历的手术经过、可能施行的各种检查，取得主动配合。协助医师完成各种诊断性检查。如需放腹水者，备好腹腔穿刺用物，协助医师完成操作过程。在放腹水过程中，严密观察、记录病人的生命体征变化、腹水性质及出现的不良反应；一次放腹水 3000ml 左右，不宜过多，以免腹压骤降，发生虚脱，放腹水速度宜缓慢，后用腹带包扎腹部。发现不良反应及时报告医师。使病人理解手术是卵巢肿瘤最主要的治疗方法，解除病人对手术的种种顾虑。按腹部手术护理内容认真做好术前准备和术后护理，包括与病理科联系快速切片组织学检查事项，以助术中识别肿瘤的性质，确定手术范围；术前准备还应包括应付必要时扩大手术范围的需要。巨大肿瘤病人，需准备砂袋加压腹部，以防腹压骤然下降出现休克。需化疗、放疗者，为其提供相应的护理活动。

（3）做好随访工作　卵巢非赘生性肿瘤直径 <5cm 者，应定期（3~6 个月）接受复查，并详细记录。手术后病人根据病理报告结果，良性者术后 1 个月常规复查；恶性肿瘤常辅以化疗，但尚无统一化疗方案，多按组织类型制定不同化疗方案，疗程多少因

个案情况而异,晚期病例需用药 10 ~ 12 个疗程。护士应督促、协助病人克服实际困难,努力完成治疗计划,以提高疗效。卵巢癌易于复发,需长期进行随访和监测。随访时间:术后 1 年内,每月 1 次;术后第 2 年,每 3 个月 1 次;术后第 3 年,每 6 个月 1 次;3 年以上者,每年 1 次。

(4)加强预防保健意识 大力宣传卵巢癌的高危因素,加强高蛋白、富含维生素 A 的饮食,避免高胆固醇饮食,高危妇女宜预防性口服避孕药。30 岁以上妇女,每年进行一次妇科检查,高危人群不论年龄大小最好每半年接受一次检查,以排除卵巢肿瘤,如能配合辅助检查方法将提高阳性检出率。卵巢实性肿瘤或肿瘤直径 >5cm 者,应及时手术切除。盆腔肿块诊断不清或治疗无效者,宜及早行腹腔镜检查或剖腹探查。凡乳腺癌、子宫内膜癌、胃肠癌等病人,术后随访中应定期接受妇科检查。

2. 辨证施护 注意情志疏导,减轻其精神压力和负担,保持健康和乐观的情绪,正确对待疾病。忌食生冷、滋腻热毒之品。

(1)气滞血瘀型 宜行气活血、软坚消积,用行气化瘀消癥汤(《现代中西医妇科学》),水煎温服。

平素服益母草香附煮鸡蛋:益母草 20g、香附 10g、鸡蛋 1 个,将上 3 味加水 600ml 同煮,蛋熟后去壳再煮片刻,去药渣,吃蛋饮汤。也可服清香梅根茶:梅花根 60g、玫瑰花 3g、桂花 6g,上 3 味加水 1000ml 煮汁代茶饮,可连服。也可服莱菔子皂刺粥:莱菔子(炒)30g、皂刺 30g、粳米 50g,将上 3 味加水 1000ml 煮成稀薄粥,分早晚 2 次服,每天 1 剂。

(2)痰湿凝聚型 宜燥湿豁痰、化瘀消癥,用涤痰消癥饮(《现代中西医妇科学》),水煎温服。

平素服高粱根薏苡仁粥:高粱根 20g、薏苡仁 30g,先将高粱根加水 1000ml 煎 20 分钟后取汁,加薏苡仁煮成粥,食时加少量红糖调味,日服 1 次。也可服海藻核桃:海藻 60g、核桃 4 只打碎(连壳及肉),上两味加水 600ml 共煮,食核桃肉喝汤,每日 1 剂,可连服。

(3)湿热郁毒型 宜清热利湿、解毒散结,用清热利湿解毒汤(《现代中西医妇科学》),水煎凉服。

平素服龙珠砂糖茶:龙葵子 15g、麦饭石 30g,加水 1000ml,煎 20 分钟后取汁,加红糖适量代茶饮,日服 1 剂,可连服。也可服天葵子茶:天葵子 60g,加水 1000ml 煮汁代茶饮,可长期服用。

【结果评价】
1. 病人在住院期间能与同室病友交流,并积极配合各科诊治过程。
2. 病人能描述造成压力、引起焦虑的原因,并表示用积极方式面对现实健康问题。

第二十章 外阴、阴道手术病人的护理

第一节 外阴、阴道手术病人的一般护理

外阴手术是指女性外生殖器的手术，主要有外阴癌广泛切除术、前庭大腺囊肿切开术、处女膜切开术等；阴道手术则包括阴道局部手术及途经阴道的手术，如阴道成形术、阴道前后壁修补术、后穹隆切开术、阴式子宫切除术等。外阴、阴道手术区域血管、神经丰富，组织松软，又具有前临尿道、后近肛门的解剖学特点，病人易出现疼痛、出血、感染等护理问题；由于手术暴露部位涉及身体特别隐私处，在心理上病人常出现自我形象紊乱、自尊低下等护理问题。

【手术前准备】

1. **心理护理** 在了解妇产科腹部手术病人心理特点的基础上，理解外阴、阴道手术病人的心理特点。如会阴部神经丰富，感觉灵敏，病人惧怕疼痛；手术涉及身体隐私部位，担心自我形象受到影响；外阴切除术病人，身体的完整性受到破坏，担心日后的性生活受到影响。护士应在尊重、理解病人并取得病人信任的基础上，让病人表达自己的感受；针对病人的心理特征，帮助病人选择积极的应对措施，缓解心理压力；进行术前准备、检查及手术过程中尽量减少暴露部位，注意使用屏风，请无关人员回避。同时，应做好家属的工作，特别应取得病人丈夫的支持，帮助其理解病人，配合治疗及护理过程。

2. **健康宣教** 根据手术的种类，向病人介绍手术的名称、方式，解释术前准备的目的、方法及主动配合的技巧；向病人讲解疾病的相关知识、术后保持外阴阴道清洁的重要性及方法、拆线时间等；向病人讲解手术过程中及术后维持相应体位的重要性，在护理人员指导下保持必要的体位，促进伤口的愈合；教与病人床上使用便器的方法，并在术前练习，习惯床上排便；教会病人床上肢体锻炼的方法，以预防术后并发症。

3. **皮肤准备** 常在术前 1 日进行，其范围上至耻骨联合上 10cm，向下包括外阴部、肛门周围、大腿内侧上 1/3。

4. **肠道准备** 术前 3 日进无渣半流质饮食，并按医嘱给肠道抗生素。术前 1 日进流质饮食，晚 8 点后禁食，晚 10 点后禁饮水，术前 1 日晚及术日晨行清洁灌肠。也可于手术前 1 日口服番泻叶水或甘露醇替代清洁灌肠。

5. 阴道准备 术前 3 日开始行阴道冲洗，每日 2 次，常用 1∶5000 的高锰酸钾、0.2‰的碘伏或 1∶1000 苯扎溴铵（新洁尔灭）溶液。术日晨用消毒液行阴道局部消毒，应特别注意擦净小阴唇之间黏膜褶皱和阴道穹隆部。

6. 其他准备 除进行药物过敏试验、配血备用等常规术前准备项目外，术前应行留置导尿，使膀胱处于空虚状态，避免术中误伤。根据手术的特殊要求准备好相关物品，如软垫、支托、阴道模型、丁字带、绷带等。

【手术后护理】

外阴、阴道手术术后护理措施与腹部手术术后护理措施相似，以预防感染和减少疼痛为目标，应特别注意：

1. 体位 根据不同手术采取相应的体位。处女膜闭锁及有子宫的先天性无阴道病人，术后应采取半卧位，有利于引流；外阴癌行外阴广泛切除术后的病人则应采取平卧位，双腿外展屈膝，膝下垫软枕，以减少腹股沟及外阴部的张力，有利于伤口的愈合；行阴道前后壁修补或盆底修补术后的病人应以平卧位为宜，禁止半坐卧位，术后 5~7 天方可起床活动，以防伤口裂开或出血。

2. 切口护理 外阴阴道肌肉组织少、张力大，切口不易愈合。注意观察伤口有无渗血、红肿热痛等炎性反应，局部皮肤的颜色、温度、湿度，有无皮肤或皮下组织坏死；并注意阴道分泌物的性状、颜色及气味。行加压包扎或阴道内留置纱条压迫止血的手术病人，外阴包扎或阴道内纱条一般在术后 12~24 小时内取出，取出时注意核对数目。保持外阴清洁，每天外阴擦洗 2 次。术后 3 天可行外阴烤灯，使伤口保持干燥、促进愈合。告诉病人避免增加腹压的动作，如蹲、用力大便等，以免增加伤口局部的张力，影响愈合。

3. 排泄护理 外阴、阴道手术一般留置尿管 5~7 天，注意保持尿管的通畅，观察尿液的量和性状。尿管拔除后，注意观察病人自解小便情况。为防止大便对伤口的污染及排便时对伤口的牵拉，通气后进半流质无渣饮食，应控制首次排便时间，一般将首次排便时间控制在手术 5 天后，避免对伤口的污染。或于术后第 3 天开始口服润肠通便中药或液状石蜡，以保持大便通畅。

4. 疼痛护理 外阴部神经末梢丰富，对疼痛特别敏感。在正确评估病人疼痛的基础上，针对病人的个体差异，采取不同的方法给予止痛，如更换体位减轻切口的张力、应用自控镇痛泵、按医嘱给予止痛剂等，并注意观察用药后的效果。

5. 出院指导 外阴部手术后病人局部伤口愈合较慢，嘱其出院后应保持外阴部的清洁；注意休息，逐渐增加活动量，半年内避免重体力劳动；出院 1 个月后应到门诊检查术后恢复情况，并于术后 3 个月再次复查，经医生检查确定伤口完全愈合后方可恢复性生活。

第二节 外阴、阴道创伤

外阴、阴道创伤多发生在分娩时，主要症状是疼痛和出血。

中医无此病名，根据其临床表现，属"产后血崩"、"阴肿"等病证范畴，最早见于《诸病源候论》。

【病因及发病机制】

分娩是导致外阴、阴道创伤的主要原因。此外，如不慎跌倒或碰撞，外阴骤然触于有棱角的硬物上，伤及外阴、阴道，或穿过阴道损伤尿道、膀胱或直肠；初次性交时处女膜破裂，一般裂口较小，出血较少，偶见裂口延至小阴唇、阴道或伤及穹隆，引起大量阴道流血。

【临床表现】

1. **疼痛** 根据创伤的不同疼痛的程度有差异。病人由于疼痛而坐卧不宁，行走困难，随着局部出血增多、肿块增大，疼痛逐渐加重，甚至出现疼痛性休克。

2. **局部肿胀** 局部受伤后可导致组织液渗出，血管破裂，形成外阴或阴道水肿或血肿，外阴部可见紫蓝色块状突起，如处理不及时可形成大的外阴、阴道血肿。

3. **出血** 局部组织裂伤，血管破裂，鲜血自创伤部位流出。

4. **其他** 如果出血量较多、速度较快，病人可出现头晕、眼花、乏力、心慌等失血性休克的全身症状；合并感染时可有发热和局部红、肿、热、痛等。

【处理原则】

1. **西医** 止血、止痛、抗休克和抗感染。

2. **中医** 活血止血，消肿止痛。

【护理评估】

1. **病史** 了解导致创伤的原因，以判断是因外伤还是分娩创伤所致。

2. **身心状况及辨证** 外阴、阴道创伤涉及身体特别隐私处，病人创伤后常感到害羞、恐惧、自责。本病主要是以局部创伤的大小，肿胀、疼痛的程度，局部有无出血及出血量的多少来辨虚实。临床常见以下证型：

（1）**血虚型** 出血量多，色鲜红，心悸，气短懒言，头晕目眩，面色苍白，舌淡，苔薄白，脉虚数。

（2）**血瘀型** 出血量少或无出血，局部有肿块，色青紫，疼痛拒按，舌淡暗，或有瘀点、瘀斑，脉沉涩。

3. **诊断检查**

（1）**妇科检查** 外阴、阴道肿胀，局部见紫蓝色包块，压痛明显；或见局部伤口有活动性出血；如伤及膀胱、尿道，可见尿液自阴道流出。

（2）**实验室检查** 出血多者红细胞计数及血红蛋白值下降；伤口有感染者，可见白细胞数目增高。

【可能的护理诊断及合作性问题】

1. **急性疼痛** 与外阴、阴道创伤有关。

2. **潜在并发症** 失血性休克。

【预期目标】

1. 病人疼痛感逐渐减轻。

2. 病人不发生失血性休克。

【护理措施】

1. 一般护理

（1）心理护理 由于突然的创伤，使病人感到恐惧，家属担忧，护理人员要用亲切温和的语言安慰病人，鼓励其面对现实，积极配合治疗。

（2）保守治疗病人的护理 血肿 <5cm 应在 24 小时内给予局部冷敷，以减少出血，24 小时后热敷或行外阴部烤灯，改善局部血液循环，促进血肿吸收。也可用棉垫、"丁"形带加压包扎，防止血肿增大。密切观察血肿的大小，血压、脉搏、呼吸等生命体征变化，并准确记录。嘱病人健侧卧位，保持外阴部清洁、干燥，每天外阴冲洗 2~3 次。

（3）手术病人的护理

①手术前护理：伤口较大有活动性出血的病人，应配合医生迅速对其进行缝合止血。提供外阴部手术的术前常规护理，备皮时注意保护血肿部位皮肤，谨防破损。告知病人手术的必要性以取得配合。

②手术后护理：手术后阴道常填塞纱条或行外阴加压包扎，病人疼痛明显，应积极止痛。阴道纱条取出或外阴包扎松解后，应密切观察阴道及外阴伤口有无出血、疼痛有无加剧、阴道或肛门有无坠胀等症状，以防再次形成血肿。保持外阴部清洁、干燥，预防伤口感染。

2. 辨证施护 解除病人的心理顾虑，针对性地讲解本病的治疗情况和对以后生活的影响，消除抑郁、焦虑、自责、恐惧等心理，正确对待疾病。

（1）血虚型 宜养血止血、活血止痛，用升举大补汤（《傅青主女科》）去黄连，加地榆炭，水煎温服。

治疗期间服玉容丹：成熟苹果泥 50g、阿胶 6~9g，将阿胶敲碎加水及黄酒适量先蒸溶，将苹果泥与阿胶液和在一起拌匀，分 2 次服下，连服数日。或服荠菜大枣粥：鲜荠菜 150g、大米 100g、大枣 9 枚、红糖适量，将大米、大枣煮至八成熟时，加入红糖、荠菜末，煮至粥熟即可。

（2）血瘀型 宜活血止血、消肿止痛，用血府逐瘀汤（《医林改错》）加三七，水煎温服。

治疗期间服山楂益母膏：益母草 50g、山楂 50g、红糖 100g，将益母草、山楂煎汁去渣混合，加入红糖煎煮浓缩成膏状，可分数次服食，1~2 日服 1 剂，可连服数剂。

【结果评价】

1. 术后 24 小时病人疼痛感明显减轻。

2. 病人在治疗 24 小时内，生命体征平稳。

第三节 尿 瘘

尿瘘（urinary fistula）是指生殖道和泌尿道之间形成的异常通道，病人常无法自主排尿。根据泌尿生殖瘘发生的部位，分为膀胱阴道瘘、尿道阴道瘘、膀胱尿道阴道瘘、膀胱宫颈阴道瘘及输尿管阴道瘘等（图 20 - 1）。临床上以膀胱阴道瘘最为常见。

中医称本病为"产后小便失禁"，又称"产后遗尿"、"产后小便淋漓"，最早见于《诸病源候论》。

【病因及发病机制】

1. **产伤**　产伤是引起尿瘘的主要原因，多因难产处理不当所致。临床上分坏死型和创伤型两类。坏死型尿瘘是由于骨盆狭窄或头盆不称，产程过长，导致产道软组织受压过久，局部缺血坏死而形成；创伤型是由于剖宫产手术或产科助产手术操作不当直接损伤所致。

2. **妇科手术损伤**　由于手术时组织粘连或操作不当而误伤膀胱、尿道。

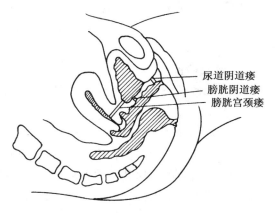

图 20 - 1　泌尿生殖瘘

尿道阴道瘘
膀胱阴道瘘
膀胱宫颈瘘

3. **其他**　晚期生殖道或膀胱癌肿、阴道或膀胱结核、生殖器肿瘤放射治疗、长期放置子宫托等也可导致尿瘘。

中医学认为，本病的发生主要是产时努责伤气，气随血耗；或因产程过长，滞产逼胯，胎儿久压膀胱，致被压部位气亏血少，失于濡润，继而成瘘；或因手术不慎损伤膀胱而成瘘，膀胱失约，致小便失禁。

【临床表现】

1. **漏尿**　尿液自阴道不断流出而不能控制排尿。坏死型尿瘘一般在产后 3 ~ 7 日坏死组织脱落后开始漏尿，手术损伤者术后立即出现漏尿。

2. **外阴皮炎**　由于尿液长期刺激，外阴部、臀部及大腿内侧可见湿疹、皮炎甚至表浅溃疡，病人感到外阴不适、瘙痒、灼痛、行走不便等。

3. **尿路感染**　因泌尿道与生殖道相通，可引起泌尿道逆行感染，出现尿频、尿急、尿痛等症状。

【治疗原则】

1. **西医**　以手术治疗为主。对肿瘤、结核病人应先治疗原发疾病；分娩或手术后 1 周内出现漏尿者，可留置尿管或（和）输尿管导管 4 ~ 6 周行保守治疗，以期瘘孔自然缩小或愈合；年老体弱不能耐受手术者，可以采用尿收集器保守治疗。

2. **中医**　新疾宜益气养血，活血化瘀，生肌补瘘。旧伤宜手术修补。

【护理评估】

1. **病史**　了解既往有无难产及盆腔手术史，有无肿瘤、结核、接受放射治疗等病史。

2. **身心状况及辨证**　由于尿液自行外溢，给出行带来诸多不便，病人易产生懊恼、烦躁的情绪，又常为自身的不洁而羞愧、自卑，不愿与人交往。本病主要是以小便失禁及伴随症状为辨证要点。临床常见以下证型：

（1）气虚型　小便失禁，小腹下坠，倦怠乏力，气短懒言，面色无华，舌质淡，苔薄白，脉缓弱。

（2）肾虚型　小便失禁，夜尿尤多，腰膝酸软，头晕耳鸣，精神不振，舌质淡，苔白滑，脉沉细无力。

（3）损伤型　小便失禁或从阴道漏出，或尿中夹血，有难产、手术助产史，舌质淡，苔薄，脉缓。

3. 诊断检查

（1）妇科检查　尿液自阴道流出，观察瘘孔位置、大小和周围瘢痕情况，外阴部是否有皮疹及破溃。

（2）特殊检查

①亚甲蓝试验：目的在于鉴别膀胱阴道瘘、膀胱宫颈瘘、输尿管阴道瘘，并可协助辨认位置不明的极小瘘孔。将稀释好的 200ml 亚甲蓝溶液经尿道注入膀胱，若见蓝色液体自阴道壁小孔溢出者为膀胱阴道瘘；蓝色液体自宫颈口溢出为膀胱宫颈瘘；如阴道内流出清亮尿液，则为输尿管阴道瘘。

②靛胭脂试验：将靛胭脂 5ml 注入静脉，5～10 分钟后如看见蓝色尿液流入阴道，可确诊输尿管阴道瘘。

③其他：膀胱镜、静脉肾盂造影、排泄性尿路造影也可协助诊断尿瘘。

【可能的护理诊断】

1. 皮肤完整性受损　与长期尿液刺激有关。

2. 长期自尊低下　与长期漏尿，应对无效有关。

【预期目标】

1. 住院期间，病人皮肤完整性得到恢复。

2. 病人自尊增强，逐步恢复正常的人际交往。

【护理措施】

1. 一般护理

（1）心理护理　护理人员不能因异味而疏远病人，应常与其接触，了解其心理感受。告诉病人和家属通过手术能使该病痊愈，让他们对治疗充满信心。

（2）采取恰当的体位　一般采取使瘘孔高于尿液面的体位。

（3）鼓励饮水　由于漏尿，病人往往自行限制饮水量，甚至不饮水，造成尿液酸性，对皮肤的刺激更大。应鼓励病人饮水，一般每日饮水量不少于 3000ml，以增加尿量，达到膀胱自身冲洗的目的。

（4）做好术前准备　除按一般外阴阴道手术病人准备外，术前 3～5 日每日用 1：5000 高锰酸钾溶液或 0.2‰的碘伏溶液坐浴，每日 3 次；外阴部有湿疹者，可在坐浴后行红外线照射，然后涂氧化锌软膏，保持局部干燥；对老年妇女或闭经病人按医嘱术前 1 周口服或阴道局部使用雌激素类药物，促使阴道上皮生长，有利于术后伤口的愈合。

（5）术后护理　术后护理是尿瘘修补术成功的关键。应根据瘘孔的位置决定体位，膀胱阴道瘘如瘘孔在膀胱后底部，应取俯卧位；漏孔在侧面应取健侧卧位，使漏孔居于高位，减少尿液对修补伤口处的浸泡。保留尿管者，应注意保持尿管的通畅，以免膀胱过度充盈影响伤口的愈合。尿管一般留置 7～10 日后拔除，拔管后协助病人每 1～2 小时排尿 1 次，然后逐步延长排尿时间。尽量避免下蹲等增加腹压的动作，积极预防咳嗽和便秘。

（6）出院指导 按医嘱继续服用抗生素或雌激素药物；术后 3 个月内禁止性生活及重体力劳动；对尿瘘修补术后怀孕者应加强孕期检查；如手术失败，应教会病人保持外阴清洁的方法，尽量避免对外阴皮肤的刺激，同时告之下次手术的时间，让病人有信心再次接受手术。

2. 辨证施护 注意局部清洁，勤洗外阴，经期勤换卫生垫。

（1）气虚型 宜益气固摄，用黄芪当归散（《医宗金鉴》）加山茱萸，水煎温服。

平素服补脬汤：黄芪 30g、党参 15g、当归 10g、猪或羊脬 1 只，炖服，每日 1 剂。

（2）肾虚型 宜温阳化气、补肾固脬，用肾气丸（《金匮要略》）加益智仁，水煎温服。

平素服杜仲杞子猪肾汤：枸杞子 10g、杜仲 50g、猪肾 1 对，杜仲、猪肾洗净切成小块，与枸杞子一起入锅，加水煲汤，调味服食。或服覆盆子益智仁羊肉粥：益智仁末 5g、覆盆子末 5g、羊肉 50g、粳米 100g、红糖适量，前四味药入锅煮粥，熟后加红糖服。

（3）损伤型 宜益气养血、生肌补脬，用完胞饮（《傅青主女科》），水煎温服。

平素服猪脬猪肚汤：糯米 100g，猪脬、猪肚各 1 个，将糯米放入猪脬内，再将猪脬放入猪肚内，加调料煮食。

【结果评价】

1. 出院时，病人外阴、臀部及大腿内侧的皮疹消失。

2. 病人自我肯定，做出积极自我评价。

第四节 子宫脱垂

子宫脱垂（uterine prolapse）是指子宫从正常位置沿阴道下降，宫颈外口达坐骨棘水平以下，甚至子宫全部脱出阴道口以外，常伴发阴道前后壁脱垂。

中医称本病为"阴挺"，又称"阴脱"、"阴菌"、"产肠不收"，最早见于《诸病源候论》。

【病因及发病机制】

1. 分娩损伤 分娩损伤是子宫脱垂最主要的病因。在分娩过程中，如宫口未开全产妇就过早屏气用力，经阴道手术助产或第二产程延长者，盆腔筋膜、韧带和肌肉过度伸展，张力降低，甚至撕裂，分娩结束后未进行修补或修补不佳。

2. 产后过早参加重体力劳动 支持子宫的筋膜、韧带在产后尚未复旧时，产妇过早参加重体力劳动，致使腹压增大，而未复旧的子宫轴与阴道轴相一致，过高的腹压将子宫推向阴道，出现脱垂。

3. 长期腹压增加 长期慢性咳嗽、排便困难，久站或久蹲，经常超重负荷以及腹腔的巨大肿瘤等，使腹压增加，致子宫脱垂。

4. 盆底组织退行性变或发育不良 老年妇女由于雌激素水平下降，盆底组织萎缩退化，容易发生子宫脱垂或加重子宫脱垂的程度。子宫脱垂偶见于未产妇，是由先天盆底组织发育不良或营养不良所致。

中医学认为，本病多因素体虚弱，中气不足；或房劳多产，伤精损肾；或分娩时用力太过，损伤胞络；或产后过早操劳持重；或久嗽不止；或年老体弱，便秘努责，致气虚冲任不固，系胞无力，子宫下脱。

【临床表现】

以病人平卧用力向下屏气时子宫下降的程度，将子宫脱垂分为三度（图 20 - 2，图 20 - 3）。

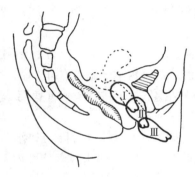

图 20 - 2　子宫脱垂分度

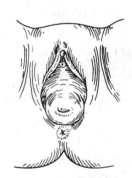

图 20 - 3　子宫脱垂

Ⅰ度：轻型为宫颈外口距处女膜缘 <4cm，但未达处女膜缘；重型为宫颈已达处女膜缘，但未超出，在阴道口可见到宫颈。

Ⅱ度：轻型为宫颈已脱出阴道口，但宫体仍在阴道内；重型为宫颈或部分宫体已脱出阴道口。

Ⅲ度：子宫颈和子宫体全部脱出阴道口。

Ⅰ度子宫脱垂病人多无自觉症状，Ⅱ、Ⅲ度病人主要有以下表现：

1. 下坠感及腰骶酸痛 脱垂子宫对韧带的牵拉，使盆腔充血所致。常在久站、长时间行走、久蹲、重体力劳动后加重，卧床休息后减轻。

2. 肿物自阴道脱出 常在走路、下蹲、排便等用力时，阴道口有一肿物脱出。脱出的宫颈及阴道壁由于长期暴露摩擦，可发生溃疡，甚至有出血及脓性分泌物。

3. 排尿异常 由于膀胱、尿道的膨出，出现排尿困难、尿潴留或尿失禁，常见咳嗽时溢尿症状。可继发泌尿道感染而出现尿频、尿急、尿痛等。合并有直肠膨出的病人可有便秘、排便困难。

【处理原则】

1. 西医 Ⅰ度子宫脱垂或年老不能耐受手术的病人行保守治疗，保守治疗包括子宫托的使用、盆底肌肉锻炼。Ⅱ、Ⅲ度子宫脱垂或经保守治疗无效者，根据病人的年龄、全身状况及生育要求可分别采取阴道前后壁修补术、阴道前后壁修补术加主韧带缩短及宫颈部分切除术（Manchester 手术）、阴道全子宫切除术等不同手术方式。

2. **中医**　益气升提，补肾固脱。

【护理评估】

1. **病史**　询问子宫脱垂发生的时间、不适程度及治疗经过；了解病人孕产情况，有无产程过长、阴道助产及盆底组织撕裂伤等病史；同时还应了解有无慢性咳嗽、盆腹腔肿瘤、便秘等增加腹压的因素。

2. **身心状况及辨证**　由于病人动则子宫脱出，表面易摩擦溃破，给工作、生活带来诸多不便，且病程长，缠绵难愈，久而造成自卑的性格，羞于参加社会交往。本病多为虚证，主要以子宫下脱结合伴随症状为辨证要点。临床常见以下证型：

（1）气虚型　子宫下脱，或见阴道前后壁膨出，小腹下坠，劳则加剧，少气懒言，神疲倦怠，面色少华，带下量多，质清稀，小便频数，或大便不畅，舌淡，苔薄白，脉细无力。

（2）肾虚型　子宫下脱，或见阴道前后壁膨出，头晕耳鸣，腰膝酸软，小腹下坠，尿频尿多，夜间尤甚，带下量多，质清稀，舌淡，苔薄，脉沉细无力。

另外，若子宫脱出阴道口外，摩擦损伤，外阴调护不当，感染湿热之邪，可出现表面红肿，甚或溃疡渗液，色黄秽臭，或小便黄赤、灼热而痛等，亦是继发于本病的一种证型。

3. **诊断检查**

（1）妇科检查　评估子宫的脱垂程度，宫颈、阴道壁有无破溃及溃疡面的大小、深浅等。同时，应注意有无阴道前后壁膨出。

（2）张力性尿失禁的检查　让病人先憋尿，在膀胱截石位下咳嗽，观察有无尿液溢出。如有尿液溢出，检查者用食、中两指分别置于尿道口两侧，稍加压再嘱病人咳嗽，如能控制尿液外溢，证明有张力性尿失禁（图20－4）。

【可能的护理诊断】

1. **焦虑**　与长期的子宫脱垂影响正常生活、不能预料手术效果有关。

2. **慢性疼痛**　与子宫脱垂牵拉韧带、宫颈，阴道壁溃疡有关。

3. **排尿异常**　与脱垂的子宫压迫膀胱有关。

【预期目标】

1. 病人焦虑程度减轻，身心舒适感增加。

2. 病人疼痛程度减轻或消失。

3. 手术后，病人的排尿型态恢复正常。

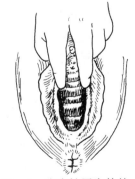

图20－4　张力性尿失禁的
检查方法

【护理措施】

1. **一般护理**

（1）心理护理　子宫脱垂影响病人的生活质量，且一般病程较长，病人常出现自卑、焦虑、烦恼等心理反应。护理人员应理解、鼓励病人说出自己的疾苦。对病人进行子宫脱垂知识的宣教，并做好家属的工作，协助病人早日康复。

（2）改善病人一般情况   加强营养，多休息，避免长期超负荷重体力劳动；教与病人缩肛运动的方法，要求病人每日锻炼 3 次，每次 5 ~ 10 分钟。

（3）指导病人正确使用子宫托   子宫托是一种支持子宫和阴道壁并使其维持在阴道内而不脱出的工具。适用于各型子宫脱垂及阴道前后壁膨出者的治疗，但重度子宫脱垂伴盆底肌肉明显萎缩以及宫颈、阴道壁有炎症、溃疡者不宜使用。子宫托有喇叭形、环形和球形三种。现介绍喇叭形子宫托的使用方法（图 20 – 5）。

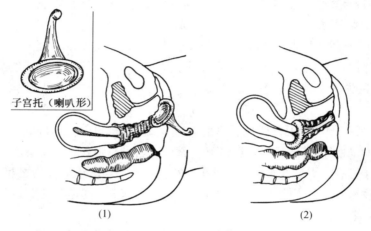

子宫托（喇叭形）

（1）   （2）

图 20 – 5   喇叭形子宫托及其放置

①放托：选择大小适宜的子宫托；病人排尽大小便，洗净双手；下蹲，两腿分开，一手持托柄，使托盘呈倾斜位进入阴道口，将托柄边向内推，边向前旋转，直至托盘达子宫颈；将托柄弯度朝前，正对耻骨弓后面。

②取托：手捏住子宫托柄，上、下、左、右轻轻摇动，待负压消失后向后外方向牵拉，子宫托即可从阴道内滑出。

③注意事项：子宫托应每天早晨放入阴道，睡前取出洗净后备用，避免放置过久导致子宫托嵌顿，压迫生殖道而致糜烂、溃疡，甚至坏死造成生殖道瘘；月经期和妊娠期停止使用；上托以后，每 3 ~ 4 个月到医院检查 1 次。

（4）手术治疗的护理

①术前准备：术前 5 日开始进行阴道准备，Ⅰ度子宫脱垂病人每日坐浴 2 次，选用1：5000 的高锰酸钾或 0.2‰的碘伏液。Ⅱ、Ⅲ度子宫脱垂的病人，特别是有溃疡者，应行阴道冲洗，冲洗后局部涂 40% 紫草油或抗生素软膏。冲洗液温度以 41℃ ~ 43℃ 为宜，防止局部烫伤。冲洗后戴上无菌手套将脱垂的子宫还纳于阴道内，让病人平卧床上半小时。积极治疗局部炎症，按医嘱使用抗生素及含雌激素的软膏。

②术后护理：术后除按一般外阴、阴道手术病人的护理外，应卧床休息 7 ~ 10 日，留置尿管 10 ~ 14 日。避免增加腹压的动作，如用力排便、咳嗽等。每天行外阴冲洗 3

次，并注意观察阴道分泌物的性状。

（5）出院指导　术后一般休息3个月，半年内避免重体力劳动，禁止盆浴。术后2个月复查伤口愈合情况。3个月后再次复查，医生确认完全恢复后方可恢复性生活。

2. 辨证施护　注意休息，勿负重远行，勿过劳累，多食蔬菜水果，忌食辛辣，保持大便通畅。

（1）气虚型　宜补气升提，用补中益气汤（《脾胃论》）加枳壳、杜仲、金樱子，水煎温服。

平素可口服中成药补中益气丸，每次服1丸，1日2次。也可常食升麻鸡蛋：鸡蛋1枚开一小口，将升麻9g研细末放入鸡蛋内搅匀，用白纸贴封小口，蒸熟服用，每日1次。

（2）肾虚型　宜补肾固脱，用大补元煎（《景岳全书》）加黄芪、芡实、紫河车、金樱子，水煎温服。

平素可用针刺治疗，取子宫、气海、足三里、维道、三阴交、百会穴，以补法为主，针前先排空小便，腹部穴位可用长针，使针感达子宫；百会穴可采用隔附片灸法，附片约2cm×2cm×0.4cm，每次灸3~4壮，每日1次，或隔日1次。子宫脱出于外，表面红肿溃破，见脓性分泌物，可用中药煎汤外洗：蒲公英50g、鲜马齿苋100g、枯矾10g，水煎，温洗，每日1~2次，10天为1疗程。或用熏洗法：金银花、紫花地丁、蒲公英、蛇床子各30g，黄连6g，苦参15g，黄柏10g，枯矾10g，煎水熏洗坐浴。

【结果评价】

1. 病人焦虑感减轻，舒适感增加。

2. 病人参与减轻疼痛护理，自述疼痛减轻。

3. 病人无尿潴留或张力性尿失禁。

第二十一章　子宫内膜异位症病人的护理

具有生长功能的子宫内膜组织（腺体和间质）出现在子宫腔以外的其他部位时称子宫内膜异位症（endometriosis，EMT），简称内异症。本病可侵犯全身任何部位，但绝大多数位于盆腔内，以卵巢及宫骶韧带最常见，其次为子宫、直肠子宫陷凹、腹膜脏层、直肠阴道隔等部位，故有盆腔子宫内膜异位症之称（图 21 - 1）。异位内膜侵犯卵巢皮质并在其内反复生长、出血，形成单个或多个囊肿型的典型病变称为卵巢子宫内膜异位囊肿，俗称卵巢巧克力囊肿。子宫内膜腺体及间质侵犯子宫肌层时，称为子宫腺肌病。子宫内膜异位症与子宫腺肌病同属子宫内膜异位性疾病，但两者发病机制及组织发生学、对孕激素的敏感性均有差异。

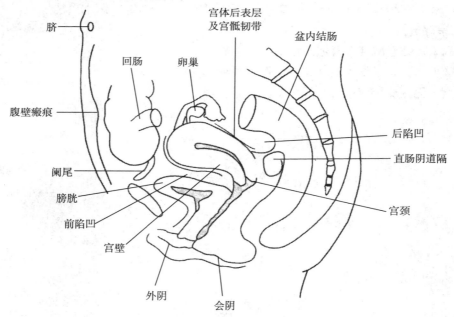

图 21 - 1　子宫内膜异位症的发生部位

本病近年来发病率呈上升趋势，多发于育龄期女性，生育少、生育晚的妇女发病明显高于生育多者。流行病学统计表明，76% 病人发生于 25 ~ 45 岁之间，20% ~ 90% 出现慢性盆腔疼痛及痛经，25% ~ 35% 不孕症病人与此病有关，妇科手术中有 5% ~ 15%

病人被发现有内异症。

中医无此病名，根据其临床表现属"痛经"、"癥瘕"、"月经不调"、"不孕"等病证范畴。最早见于《金匮要略》。

【病因及发病机制】

1. **病因**　本病病因至今未明确，主要有以下几种学说：

（1）子宫内膜种植学说　1921 年 Sampson 首次提出了种植学说，他指出经期时子宫内膜腺上皮和间质细胞可随经血逆流种植于卵巢和盆腔腹膜，并继续生长和蔓延，形成盆腔内异症。多数临床和实验研究均支持这一学说，但其无法解释盆腔外内异症的发生，以及多数育龄女性存在经血逆流但仅少数发病的原因。

（2）淋巴及静脉播散学说　该学说认为子宫内膜组织可通过淋巴和静脉向远处播散，解释了可能的盆腔外内异症发生机制，但其发病率极低。

（3）体腔上皮化生学说及诱导学说　卵巢表面上皮和盆腔腹膜均由体腔上皮分化而来，具有高度化生潜能，Meyer 认为经外在刺激如卵巢激素、经血或炎症刺激后可化生为子宫内膜样组织。该学说尚未能证实。诱导学说是体腔上皮化生学说的延伸，动物实验已证实未分化的腹膜组织在内源性生物化学因素诱导下可发展成为子宫内膜组织。

（4）遗传学说　本病具有家族聚集性，可能存在遗传因素。

2. **病理**　主要病理变化为异位的子宫内膜随卵巢激素变化而发生周期性出血，导致周围纤维组织增生和粘连，形成囊肿，或在病变区出现紫褐色斑点或小泡，最终发展为大小不等的紫褐色实质性结节或包块。典型的异位内膜组织在镜下可见子宫内膜上皮、腺体、内膜间质、纤维素及血液等成分，但异位内膜反复出血后这些组织结构可被破坏而难以发现，出现临床表现极典型而组织病理特征极少的不一致现象。发生部位不同，病理改变也有差异。

卵巢异位症表现为卵巢表面及皮层中可见紫褐色斑点或小泡，反复出血后可形成单个或多个囊肿，囊内含暗褐色陈旧血液如同巧克力样，故称卵巢巧克力囊肿。80% 病人累及一侧，50% 病人双侧同时受累。

发生在宫骶韧带、直肠子宫陷凹、子宫后壁下段者可见紫褐色出血点或颗粒状散在结节，严重者子宫后壁与直肠前壁粘连，较大的异位内膜结节可凸向直肠阴道隔，引起肛门坠胀感。宫颈、输卵管、阑尾、膀胱、直肠等部位很少受累，一旦发生仍为紫褐色斑点或小结节，常与周围组织粘连。

盆腔腹膜异位症可分为色素沉着型和无色素沉着型两种，前者为典型的紫蓝色或黑色结节病灶，后者为无色素的早期病灶，有红色火焰样、息肉样、白色透明变、卵巢周围粘连、黄棕色腹膜斑等类型，需 6 ~ 24 个月发展为典型病灶。

子宫内膜腺体及间质侵入子宫肌层时，称为子宫腺肌病。多见于 40 岁以上经产妇，约 15% 合并内异症。表现为子宫肌壁明显增厚且硬，肌壁间可见粗厚的肌纤维带和微囊腔，腔中偶见陈旧性血液。

3. **中医病因病机**　本病的发生主要是瘀血阻滞胞宫、冲任，日久伤及脏腑、耗伤气血，而致月经不调、积聚癥瘕、痛经等病证发生。瘀久气滞、痰湿内生，呈现瘀血、气滞、痰湿互结，渐成癥瘕的病理改变。

【临床表现】

内异症病人的临床表现与发病部位、病灶大小及数量有密切关系，个体差异也很大，约25%没有明显特征，只是在进行腹部手术或腹腔镜探查时才发现。

1. 症状　常见症状为痛经和下腹痛、月经失调、不孕、性交不适及其他特殊症状等。

（1）**痛经和下腹痛**　继发性痛经、进行性加重是子宫内膜异位症的典型症状。疼痛多位于下腹部及腰骶部，可放射至阴道、会阴、肛门及大腿，常于月经前 1～2 日开始，经期第 1 日最重，以后逐渐减轻，至月经干净时消失。疼痛的程度与病灶大小不一定成正比。粘连严重、卵巢异位囊肿病人可能并无疼痛，而散在的盆腔小病灶可能导致剧烈疼痛。当囊肿破裂时，陈旧的暗黑色黏稠血液流入腹腔可引起突发性剧烈腹痛，伴恶心、呕吐和肛门坠胀，类似于输卵管妊娠破裂的症状，但无腹腔内出血。

（2）**月经失调**　15%～30%病人有经量增多、经期延长或月经淋沥不尽。可能与卵巢实质病变、无排卵、黄体功能不足或合并有子宫腺肌病或子宫肌瘤有关。

（3）**不孕**　内异症病人不孕症发病率可高达40%，重症病人发病率更高。引起不孕的原因复杂，可能与盆腔内器官和组织广泛粘连和输卵管蠕动减弱、影响精卵结合和运送、黄体期功能不足、未破裂卵泡黄素化综合征（LUFS）、自身免疫反应异常等有关。

（4）**性交痛**　直肠子宫陷凹异位症病人因局部粘连使子宫后倾固定，性交时刺激宫颈或子宫收缩上提而引起疼痛，多表现为深部性交痛，月经来潮前更为明显。

（5）**其他特殊症状**　与内异症的发病部位不同有关，在盆腔外任何部位有异位内膜种植生长时均可在局部出现周期性疼痛、出血和肿块，并出现相应症状。如肠道内异症者可出现腹痛、腹泻或便秘、周期性少量便血，甚至使肠管受压出现肠梗阻症状；膀胱肌壁受累者可引起尿痛和尿频，但常因严重痛经症状掩盖而被忽略；异位结节侵犯和压迫输尿管时，可出现一侧腰痛和血尿，但极罕见；剖宫产术后的腹壁子宫内膜异位结节，也可见腹部瘢痕疼痛，包块逐渐增大，腹痛多加剧。

2. 体征　发生于卵巢的内异症病人可在一侧或双侧附件区扪及与子宫或阔韧带粘连的囊性不活动包块，有轻度压痛；盆腔内异症者在盆腔检查时可发现子宫后倾固定，活动度较差，盆底触及痛性结节；巨大的卵巢囊肿破裂后可出现腹膜刺激征；病变累及直肠阴道隔，可在阴道后穹隆处扪及隆起的小结节或包块，甚至有时可直接看到局部隆起的蓝色斑点或结节。

3. 分期　内异症的分期方案很多，多采用 1985 年美国生育协会（AFS）提出的"修正子宫内膜异位症分期法"（表 21－1）。该分期法需在腹腔镜和剖腹探查基础上进行，且不能反应盆腔外和直肠阴道隔病变程度，故临床参考应用。

表 21-1　AFS 修正子宫内膜异位症分期法

病人姓名＿＿＿＿＿＿＿＿＿＿＿＿＿＿＿　日期＿＿＿＿＿＿＿＿＿＿＿＿＿

Ⅰ期（微型）：1~5 分　腹腔镜＿＿＿＿＿＿　剖腹手术＿＿＿＿＿＿　病理＿＿＿＿＿

Ⅱ期（轻型）：6~15 分　推荐治疗＿＿＿＿＿＿＿＿＿＿＿＿＿＿＿＿＿＿＿＿＿

Ⅲ期（中型）：16~40 分　＿＿＿＿＿＿＿＿＿＿＿＿＿＿＿＿＿＿＿＿＿＿＿＿＿

Ⅳ期（重型）：>40 分

总分＿＿＿＿＿＿＿＿＿＿＿　预后＿＿＿＿＿＿＿＿＿＿＿＿＿＿＿＿＿＿＿＿

异位病灶		病灶大小			粘连范围			
		<1cm	1~3cm	>3cm		<1/3 包裹	1/3~2/3 包裹	>2/3 包裹
腹膜	浅	1	2	4				
	深	2	4	6				
卵巢	右浅	1	2	4	薄膜	1	2	4
	右深	4	16	20	致密	4	8	16
	左浅	1	2	4	薄膜	1	2	4
	左深	4	16	20	致密	4	8	16
输卵管	右				薄膜	1	2	4
					致密	4	8	16
	左				薄膜	1	2	4
					致密	4	8	16
直肠子宫陷凹		部分封闭　4			全部封闭　40			

注：若输卵管全部被包裹，应为 16 分。

【处理原则】

1. **西医**　根据病人年龄、症状、病变部位、病变范围以及有无生育要求来确定个体化治疗方案，包括期待疗法、药物治疗、手术治疗、药物与手术联合治疗及不孕治疗五方面。

2. **中医**　活血化瘀，散结止痛。

【护理评估】

1. **病史**　评估既往有无痛经史、剖宫产史、流产史、多次分娩史、多次刮宫史，有无宫颈管狭窄或阴道闭锁经血排出不畅等病史，评估这些因素与本病发生的时间关系。

2. **身心状况及辨证**　经期下腹坠痛，且呈周期性、进行性加重，严重者因疼痛出现面色苍白、乏力、心悸、月经改变。尚未生育者担心影响生育，药物治疗者担心出现男性化特征，且常影响正常的生活和工作，因此病人会出现焦虑、烦躁、对疾病的治愈缺乏信心等心理问题。本病病位在下焦冲任、胞宫，主要是以经期腹痛，结合全身和局部症状及舌脉为辨证要点。临床常见以下证型：

（1）**寒凝血瘀型**　经前或经期小腹冷痛拒按，痛有定处，得热痛减，经血量少，色暗有块，畏寒肢冷，面色青白，舌质紫暗，苔白，脉沉紧或弦。

（2）气滞血瘀型　经前或经期小腹胀痛拒按，甚或前后阴坠胀欲便，经血或多或少，经色紫暗有块，块下痛减，经前胸胁乳房胀痛或胸闷不舒，舌质紫暗，或有瘀点，苔薄，脉弦涩或弦细。

（3）湿热瘀阻型　经期小腹灼痛拒按，痛连腰骶，经量多或经期长，经色紫红，质稠或有血块。平素腰腹胀痛，带下量多，黄稠臭秽，或伴低热，心烦易怒，口干口渴，小便黄赤，大便溏或秘结，舌红苔黄腻，舌边尖有瘀点，脉滑数或濡数。

（4）肾虚血瘀型　经前或经期小腹冷痛，喜按喜温，痛有定处，经期出血量多时加重。平时形寒肢冷、腰膝酸软、腰腹恶寒喜暖，带下质稀色白，小便清长，夜尿频数，面色晦暗，舌淡，苔薄，脉沉迟细。

（5）气虚血瘀型　经期小腹隐痛喜按，月经量少，色淡质稀。平素神疲乏力，头晕心悸，失眠多梦，面色㿠白，食少纳呆，舌淡，苔薄，脉细弱。

3. 诊断检查　凡育龄期妇女有继发性痛经且表现为进行性加重或不孕，妇科检查扪及盆腔内有触痛性结节或子宫旁有不活动的囊性包块时，可初步诊断为子宫内膜异位症，但临床还需借助下列辅助检查，腹腔镜检查和组织活检才能确诊和确定分期。

（1）B超检查　B超下可清晰显示卵巢巧克力囊肿的大小、数量、位置、形状；内容物多为囊性，囊壁一般较厚，且粗糙不平，与周围器官特别是子宫粘连较紧；偶能发现盆腔检查时未能扪及的包块。

（2）CA125值测定　子宫内膜异位症病人监测血清 CA125 值可帮助了解病情的动态变化，还可借以与卵巢癌相鉴别，但缺乏特异性。内异症病人 CA125 值可能升高，但一般不超过 200IU/L；内异症药物或手术治疗后 CA125 值可下降，但复发后又会上升。

（3）腹腔镜检查　腹腔镜检查是目前诊断该病的最佳方法，既可发现盆腔检查和B型超声检查漏诊病例，还能同时对可疑病变进行活检进一步确诊，并在直视下确定临床分期。

【可能的护理诊断】

1. 疼痛　与慢性盆腔疼痛及痛经有关。

2. 焦虑　与不孕、疗程长、药物副反应、担心手术效果有关。

3. 知识缺乏　与病人缺乏疾病相关知识有关。

【预期目标】

1. 病人盆腔痛及痛经症状缓解，身心舒适感增加。

2. 病人能主动配合进行检查及治疗，焦虑程度减轻。

3. 病人了解子宫内膜异位症的基本知识。

【护理措施】

1. 一般护理

（1）期待治疗及护理　适用于病变轻微、症状较轻者，每数月随访1次。建立良好的护患关系，向病人详细解释痛经发生的原因；月经来潮前1周热敷下腹部；保持会阴部清洁，每天用温开水清洗会阴1~2次；保持愉快心情，加强营养，劳逸结合；避免经期吃酸、冷、辣等刺激性食物；采取听音乐、看书、参加文娱活动等放松术，转移、分散注意力。

（2）**缓解症状及护理**　腰腹部疼痛严重者可遵医嘱使用前列腺素合成酶抑制剂，如吲哚美辛、双氯芬酸钠、萘普生或布洛芬等对症治疗。

（3）**药物治疗及护理配合**　内异症病人异位的子宫内膜随卵巢激素变化而发生周期性出血，妊娠和闭经可使异位内膜萎缩退化，因此通过性激素类药物促使闭经或抑制卵巢排卵，可促进该病的治愈。临床常选择的药物有：口服避孕药、丹那唑、内美通、促性腺激素释放激素激动剂（GnRH-α）、他莫昔芬、合成孕激素（炔异诺酮、炔诺酮或安宫黄体酮）等。药物治疗期间，告知病人用药注意事项、定期复查肝功、可能出现的副反应（如恶心、乏力、食欲不振、体重增加、肝功异常、闭经等）及坚持按医嘱用药和定期复查的重要性和必要性。有生育要求者，排卵治疗促使尽早受孕并于分娩后延长哺乳时间以缓解症状，使病变组织萎缩坏死甚至完全消失，且不再复发。

（4）**手术治疗及护理配合**

1）**手术治疗**　内膜异位症的手术治疗适用于：①药物治疗后症状不缓解，局部病变加剧或生育功能仍未恢复者。②卵巢内膜异位囊肿直径>5cm，特别是迫切希望生育者。③需确诊和进行手术分期者。根据手术范围的不同，可分为保留生育功能、保留卵巢功能和根治性手术3类。

保留生育功能手术：适用于药物治疗无效、年轻有生育要求者。在腹腔镜或剖腹直视下尽量切净或破坏病灶，但要保留子宫和双侧、一侧或至少部分卵巢组织。腹腔镜微创术是治疗内异症的首选方法，既可帮助确诊，又可直接清除病灶、分离粘连、剔除卵巢囊肿、实施卵巢成形术以及卵巢切除术等，同时还可在腹腔镜引导下直接穿刺囊肿抽出陈旧性血液后注无水乙醇，破坏异位的子宫内膜防止再发生出血。剖腹手术用于广泛粘连、巨大卵巢巧克力囊肿者。

保留卵巢功能手术：适用于Ⅲ、Ⅳ期病人，症状明显且年龄45岁以下无生育要求者。术中将彻底清除盆腔内病灶及切除子宫，但要保留至少一侧卵巢或部分卵巢以维持功能。

根治性手术：适用于45岁以上重症病人，将子宫、双侧附件及盆腔内所有内异症病灶予以切除和清除。

药物与手术联合治疗：为尽可能缩小手术范围和便于操作，可于手术治疗前先药物治疗3~6个月，使病灶缩小软化，再行腹腔镜微创手术，术后再继续药物治疗以使残留病灶萎缩退化，降低术后复发率。

2）**护理配合**　术前配合医生完善各项准备，术后按妇科手术护理常规提供护理；严密观察病人病情、意识、面色，监测生命体征，保持安静的休养环境；倾听病人的主诉，注意伤口及阴道的出血、渗血情况；有引流管者观察引流液的颜色、性状，引流管是否通畅，有无打折、弯曲、受压、高于出口，并防止脱出；遵医嘱采取措施；加强巡视，及时满足病人需求。

（5）**不孕治疗**　年轻有生育要求的病人应手术治疗，术后尽快选用促排卵或辅助生殖技术等，以使尽快受孕。

(6) 健康教育　指导病人加强体育锻炼；有生殖道梗阻者如先天性生殖道畸形、闭锁、狭窄和继发性宫颈粘连、阴道狭窄等需及早治疗；初潮年龄早和月经周期短的病人出现临床症状时及时就诊；经期避免剧烈运动、性交、妇科检查、盆腔手术操作，尤应尽量避免多次宫腔内操作；采取口服避孕药避孕，减少经血逆流的机会，降低发病率。

2. 辨证施护　平素应注意经期卫生，避免经期同房，经期前后忌食生冷寒凉及辛辣刺激之品。

(1) 寒凝血瘀型　宜温经散寒、活血祛瘀、散结止痛，用少腹逐瘀汤（《医林改错》）加桃仁、莪术、瞿麦、土鳖虫、炒穿山甲等，水煎温服。

平素服山楂益母膏：取山楂 50g、益母草 50g，煎汁去渣混合后入红糖 100g 煎煮浓缩成膏状，分数次服食。也可热敷小腹或腰骶部，或艾灸小腹正中及小腹两侧，隔日 1 次，每次 20 分钟，促进瘀血的吸收。

(2) 气滞血瘀型　宜疏肝理气、活血祛瘀、消积止痛，用柴胡疏肝散（《景岳全书》）和天台乌药散（《医学发明》）加浙贝母、炙鳖甲、生龙牡、夏枯草、莪术、三棱、紫草等软坚散结之品，水煎温服。

平素服佛手粳米粥：取佛手柑 15g 煎汤去渣备用，粳米 100g 加水适量为粥，粥成入佛手汁及冰糖微沸即可，每日 1 次。

(3) 湿热瘀阻型　宜清热除湿、化瘀止痛、软坚散结，用苍附导痰丸（《叶天士女科诊治秘方》）合桂枝茯苓丸（《金匮要略》）加红藤、败酱草、薏苡仁、夏枯草，水煎温服。

平素服蚕豆糯米粥：取蚕豆茎 15g 加水 1000ml，煎 20 分钟后取汁，加入糯米 50g 熬成粥服食，每日 1 次。也可取高粱根 20g 加水 1000ml 煎 20 分钟后取汁，加薏苡仁 30g 煮粥，加少量红糖调味，日服 1 次。

(4) 肾虚血瘀型　宜补益肝肾、填精养血、散瘀止痛，用桃红四物汤加味（《医宗金鉴》），水煎温服。

平素服益智粳米粥：取覆盆子末 5g、益智仁末 5g、羊肉 50g、粳米 100g，将四味药入锅煮粥，熟后加红糖服用。也可取杜仲 50g、猪肾 1 对洗净切成小块，与枸杞子 10g 一起入锅加水煲汤，调味服食。

(5) 气虚血瘀型　宜补气养血、健脾和中、化瘀止痛，用八珍汤（《正体类要》）合通瘀煎（《景岳全书》），水煎温服。

平素服糯米黄芪粥：糯米 30g、黄芪 15g、山楂 15g、水煎温服，每日 2 次。

【结果评价】

1. 病人疼痛症状减轻，并能够简单描述减轻疼痛的应对措施。
2. 病人焦虑的行为表现减少，能配合医生完善相关检查及治疗。
3. 病人了解本病的相关知识。

第二十二章 不孕症妇女的护理

第一节 不孕症

凡婚后有正常性生活、未避孕、同居 1 年以上而未曾受孕者，称为不孕症（infertility）。有统计资料表明，婚后 1 年的初孕率为 87.7%，婚后 2 年的初孕率达 94.6%。按照曾否受孕，不孕症可以分为原发性不孕和继发性不孕。婚后未避孕且从未妊娠者称原发性不孕；曾有过妊娠而后未避孕连续 1 年未再受孕者称继发性不孕。按照不孕是否可以被纠正分为绝对不孕和相对不孕。夫妇一方因某种因素阻碍受孕，导致暂时不孕，一旦纠正仍能妊娠者称相对不孕；夫妇双方有先天或后天解剖生理方面缺陷，无法纠正而不能受孕者称绝对不孕。

中医亦称本病为"不孕症"，并将原发性不孕称为"全不产"，继发性不孕称为"断续"，最早见于《内经》。

【病因及发病机制】

受孕是一个复杂的生理过程，导致不孕的原因中，女方因素约占 60%，男方因素约占 30%，男女双方因素约占 10%。

1. 女方因素 任何与女性受孕有关的疾病或器官异常，均会影响受孕过程，以输卵管因素为多见。

（1）排卵障碍 各种原因导致的卵巢功能紊乱。包括中枢神经系统性无排卵，下丘脑、垂体性无排卵，卵巢性无排卵。

（2）输卵管因素 是引起不孕症最常见的原因。输卵管的功能是运送精子、摄取卵子和把受精卵送进宫腔内，同时也是精子和卵子结合的场所。任何影响输卵管功能的病变均可导致不孕，如输卵管原发性（淋菌、结核菌）或继发性（阑尾炎、产后及手术后）炎症；输卵管过度细长弯曲，管壁肌肉薄弱，纤毛运动及管壁蠕动功能丧失等。

（3）子宫因素 子宫发育不良、子宫黏膜下肌瘤、非特异性子宫内膜炎、子宫内膜结核、子宫内膜多发性息肉、宫腔粘连及子宫内膜分泌反应不良等可导致不孕、孕卵不能着床或着床后早期流产。

（4）宫颈因素 宫颈管是精子上行的通道，其解剖结构和宫颈黏液的分泌性状与生育存在着密切的关系。当体内雌激素水平低下或患宫颈管炎时，子宫颈黏液的性质和量发生改变，可影响精子的活力和进入宫颈的数量；而宫颈息肉、宫颈肌瘤、宫颈口狭窄等均可导致精子穿过障碍而引起不孕。

（5）阴道因素　先天性无阴道、阴道横膈、处女膜闭锁及各种原因引起的阴道损伤后粘连、瘢痕性狭窄都可影响性生活并阻碍精子进入阴道；严重阴道炎症时，大量炎性细胞消耗精液中的能量物质，降低精子活力，缩短其生存时间而致不孕；有些妇女不孕的原因在于体内的免疫因素破坏阴道内精子细胞，阻止精子进入而不能受精。

2. 男方因素

（1）生精障碍　指无精子产生或精子数量过少，活力减弱，形态异常。常见原因有全身性疾病如长期较严重营养不良、慢性消耗性疾病、慢性中毒等可影响精子的产生；先天发育异常如双侧隐睾导致精曲小管萎缩、先天性睾丸发育不全等，可妨碍精子产生或不产生精子；精神过度紧张、性生活过频者可使精子产生异常或精液量及精子数过少；腮腺炎、睾丸结核等使睾丸组织破坏甚至萎缩，影响精子的产生及精子的质量。

（2）输精障碍　指虽然男性体内可以产生足够的精子，但是由于某些原因导致精子不能排离男性或不能进入女性阴道内。如附睾及输精管结核等炎症使输精管阻塞，妨碍精子通过；外生殖器发育不良、阳痿、早泄病人不能将精子射入女性阴道。此外，尿道畸形如尿道下裂、尿道上裂可以阻碍精子进入宫颈口，过度肥胖同样可以导致精子输送障碍。

（3）免疫因素　男性体内产生对抗自身精子的抗体可造成男性不育，射出的精子产生自身凝集而不能穿过女性宫颈黏液而致不孕。

（4）内分泌因素　男性内分泌受下丘脑 – 垂体 – 睾丸轴的调节，如果此轴调节功能紊乱，或甲状腺、肾上腺功能障碍均可导致不孕。

3. 男女双方因素

（1）双方缺乏性生活基本知识　夫妇双方因为不了解生殖系统的解剖和生理结构而致不正确的性生活。

（2）精神因素　男女双方盼孕心切，造成精神心理异常，此外，工作压力、经济负担、家人患病、抑郁、疲乏等都可以导致心理障碍而致不孕。

（3）免疫因素　女性体内产生自身抗体，阻止精卵结合或导致受精卵不能着床。

中医学认为，男女双方在肾气盛、天癸至、任通冲盛的条件下，女子月事以时下，男子精气溢泻，两性相合，便可媾成胎孕。若肾气不足、冲任气血失调，痰湿内盛、闭阻胞宫，或瘀血阻滞胞脉，皆不能摄精成孕。

【临床表现】

婚后 1 年未避孕而未孕。不同的原因可引起不同的症状。排卵功能障碍所致者，多有月经紊乱，甚或闭经；盆腔炎、输卵管炎所致者，多见下腹痛、白带增多等。

【处理原则】

1. 西医　针对不孕症的病因进行处理；根据具体情况选择辅助生育技术。

2. 中医　温养肾气，填精益血，调补冲任。

【护理评估】

1. 病史　首先了解妇女的月经史，包括初潮年龄、周期、经期、经量以及伴随月经来潮的症状。然后询问婚育史和避孕情况，了解夫妇双方结婚年龄（如非初婚者，要了解既往生育情况）、是否两地分居、性生活情况，包括性交频率、姿势等，是否采用过避孕措施，所采用的方法及持续时间。再了解既往病史。对于继发不孕者，需了解以往的怀孕经过，有无感染、大出血等病史。也要了解男方健康状况。

2. 身心状况及辨证　婚后多年不孕，在巨大的家庭和社会压力下易产生自卑心理，甚或厌世，或做出一些过激行为。本病主要是以不孕，月经的量、色、质、周期变化，带下多少，形体肥瘦为辨证要点。临床常见以下证型：

（1）肾虚型

①肾气虚：婚久不孕，月经不调，经量或多或少，头晕耳鸣，精神疲倦，腰酸腿软，小便清长，舌淡，苔薄，脉沉细，两尺尤甚。

②肾阳虚：婚久不孕，月经后期，量少色淡，甚则闭经，带下量多，色白，质清稀，面色晦暗，腰痛如折，腹冷肢寒，性欲淡漠，小便频数，舌淡，苔白，脉沉细而迟或沉迟无力。

③肾阴虚：婚久不孕，月经错后，量少色淡，头晕耳鸣眼花，心悸失眠，皮肤不润，面色萎黄，腰酸腿软，舌淡，苔少，脉沉细。

（2）肝郁型　婚久不孕，月经延期，量多少不定，精神抑郁，或烦躁易怒，经前乳房胀痛，胸胁不舒，小腹胀痛，舌红，苔薄，脉弦。

（3）痰湿型　婚久不孕，形体肥胖，经行延后，甚或闭经，带下量多，色白质黏无臭，头晕心悸，胸闷泛恶，面色白，苔白腻，脉滑。

（4）血瘀型　婚久不孕，月经后期，量少或多，色紫黑，有血块，甚或漏下不止，经行不畅，少腹疼痛拒按，舌紫暗，或舌边有瘀点，脉弦涩。

3. 诊断检查　通过对男女双方全面而有序的检查不但可明确原因，而且能估计预后，并指导选择恰当的处理方案。

（1）女方检查

①妇科检查：了解第二性征及内生殖器官发育情况，评估异常症状及体征。

②卵巢功能检查：方法有基础体温测定、宫颈黏液结晶状态检查、阴道脱落细胞涂片检查、B型超声动态监测卵泡的发育及有无排卵、月经来潮前或行经6小时内子宫内膜活组织检查，女性激素检测等，了解有无排卵以及黄体功能状态。

③输卵管功能检查：常用的方法有输卵管通液术、子宫输卵管碘油造影及B型超声下输卵管通液术，了解输卵管通畅情况。

④性交后精子穿透力试验：当夫妇双方经上述检查未发现异常时应进行此项检查。试验前3日禁止性交，避免阴道用药或冲洗，根据基础体温表选择在预测的排卵期性交，受试者于性交后2~8小时内受检。

⑤宫颈黏液、精子相合试验：在预测的排卵期，在玻片上先放一滴新鲜液化的精液，再取一滴宫颈黏液放在精液旁边，两者相距2~3mm，轻摇玻片使两滴液体相互接

近，置于光镜下观察精子的穿透力。若精子能穿过黏液并继续向前运行，则证明精子活力和宫颈黏液性状正常，宫颈黏液中无抗精子抗体存在。

⑥腹腔镜检查：经上述检查未发现异常而不孕者，可行腹腔镜检查。借助腹腔镜可直接观察子宫、输卵管、卵巢有无病变或粘连，并可结合输卵管亚甲蓝通液术，在直视下确定输卵管通畅与否，必要时在病变区取活检。根据统计，约20%的病人通过腹腔镜可发现术前未能诊断的病变。

⑦宫腔镜检查：了解宫腔情况，如宫腔粘连、黏膜下肌瘤、子宫内膜息肉、子宫各种畸形等。

⑧免疫检查：判断免疫性不孕是男方自身抗体因素还是女方抗精子抗体因素。

（2）男方检查　精液常规检查，禁欲3~5天后，手淫取出精液。正常精液量为2~6ml，当<1.5ml时为异常；pH值为7.0~7.8；室温下放置5~30分钟内完全液化；精子总量>8000万/ml，活动数>50%，正常形态精子占70%以上。同时还要了解外生殖器发育情况及有无病变存在。

【可能的护理诊断】

1. **焦虑**　与强烈的情感需求有关。

2. **知识缺乏**　缺乏生育与不孕的相关知识。

3. **社交孤立**　与缺乏家人的支持、不愿与他人沟通有关。

【预期目标】

1. 病人焦虑感减轻，性生活和谐。

2. 夫妇双方能陈述不孕的主要原因，并积极配合进行各项检查。

3. 病人及家庭能面对现实，以坦然乐观的态度积极配合，坚持治疗。

【护理措施】

1. **一般护理**

（1）提供信息，消除错误观念　引起不孕的原因相当复杂，一般认为不孕只是女方的问题，而实际上男女双方因素均可导致不孕。护理人员应详尽评估夫妇双方目前所具有的不孕相关知识，鼓励他们表达自己内心的真实看法、认识和顾虑。通过深入浅出的讲解使他们对生育与不孕有正确认识，消除大男子主义及对女方的歧视，增强病人战胜疾病的信心和勇气，纠正错误观念，取得家属的理解和配合。与此同时，向他们宣传性生活的基本知识，教会他们通过基础体温测定等预测排卵期的方法，使他们掌握性交的适当时机，如在排卵前2~3日或排卵后24小时内进行性交以增加受孕机会，性交次数适当（每周2~3次），避免过频或过稀。夫妇双方注意生活规律，戒烟酒，注意饮食均衡，加强营养，适当体育锻炼，增强身体素质，避免精神紧张，保持健康心态等。

（2）提供心理支持，减轻心理压力　由于封建意识的长期影响，不孕夫妇中，女方可能承受着来自自身、家庭、社会的巨大精神压力，乃至家庭破裂的痛苦，常常表现出自卑、孤独无助，甚至有些人失去生活下去的勇气。护理人员应对她们表示理解，和她们交朋友，取得她们的信任，给予心理疏导和支持，使她们能正确对待生活和生育问题，并缓解消极情绪，从其他方面体现人身价值。对于盼子心切、精神高度紧张者，更应重视心理护理的作用，力求使因大脑皮质功能紊乱所致的排卵异常得到纠正而受孕。

（3）协助医生实施检查治疗方案　由于引起不孕的原因多而复杂，检查持续时间长，因此说服病人及其家属应有耐心，遵医嘱有序检查。护理人员应根据不同的治疗方案，提供支持和帮助。在进行每项检查前，应向夫妇双方说明其目的、意义、注意事项，以取得配合。如患慢性盆腔炎致输卵管部分阻塞者，在提供信息的基础上，鼓励病人坚持接受较为长期的综合治疗；绝对不孕病人，帮助他们度过悲伤期，同时提供相关信息，使其面对现实，根据自身条件接受相应的治疗方案，如人工授精、体外受精－胚胎移植等；生殖器肿瘤、生殖器官畸形等需手术治疗者，做好术前、术时、术后护理；对需诱发排卵、补充黄体或改善宫颈黏液性状者，需向夫妇双方讲明各种激素的使用量、方法、副反应等。

（4）提示不孕症的结局　不孕症治疗可能的两个结局：①治疗失败，妊娠丧失。如果妊娠丧失是因为异位妊娠，妇女往往因失去一侧输卵管而感到悲伤。一些不孕夫妇因为经济、年龄、心理压力等因素放弃治疗，可能会领养一个孩子。护理人员应对她们的选择给予支持。帮助不孕症妇女和其家人进行沟通，提高自我评价，正确应对不孕现实。②治疗成功，发生妊娠。此时她们的焦虑并没有减少，常常担心在分娩前会出现不测。护理人员应指导孕妇采用放松方式如适当的运动、加强营养、解答疑惑等减轻心理压力。

2. 辨证施护　病人因多年不孕，心情不舒，感情较脆弱，要充分了解病人的心理变化，做好情志护理，消除不良精神刺激，使其有一个良好的家庭环境、和睦的夫妻关系。

（1）肾虚型

①肾气虚：宜补肾益气、填精益髓，用毓麟珠（《景岳全书》），水煎温服。

平素服山药枸杞子粥：山药20g、枸杞子20g，加糯米适量，共同煮粥食用。

②肾阳虚：宜温肾助阳、化湿固精，用温胞饮（《傅青主女科》），水煎温服。

平素服参茸炖鸡肉：鸡肉100g、人参10g、鹿茸3g，取鸡胸肉或鸡腿肉去皮切块，人参切片，同鹿茸片洗净，三者一起放入炖锅内，加开水适量，加盖，文火炖3小时，调味服。忌食生冷之品。

③肾阴虚：宜滋肾养血、调补冲任，用养精种玉汤（《傅青主女科》），水煎温服。

平素服首乌肝片：何首乌20g、鲜猪肝250g、油菜100g。先将何首乌加水300ml，煮20分钟后取汁，将猪肝切小片，用素油煸炒猪肝、油菜；炒至将熟加何首乌汁入锅，加少许佐料，炒熟后服食，每日1次。

（2）肝郁型　宜疏肝解郁、理气调经，用百灵调肝汤（《百灵妇科》），水煎温服。

平素服莱菔子粥：莱菔子20g、大米100g，上两味加水600ml，煮粥服食，每日1次，可连服。

（3）痰湿型　宜燥湿化痰、理气调经，用启宫丸（经验方），水煎温服。

平素服二陈化痰粥：法半夏15g、橘皮15g、茯苓15g、胆南星10g、枳壳10g、甘草10g、粳米100g。将上药洗净后水煎两次，每次加水300ml，煎20分钟，两次混合去渣，收取浓汁；待粳米熬成粥后，将药汁倒入粥中，早晚两次空腹温服。体形肥胖者，应忌服甜食或少食膏粱厚味，注意锻炼身体，控制体重增长，适当瘦身。

（4）血瘀型 宜活血化瘀、温经通络，用少腹逐瘀汤（《医林改错》），水煎温服。

平素服红花孕育蛋：取鸡蛋1枚，打一个口，放入藏红花15g，搅匀蒸熟即成；月经来潮的第1天开始服红花孕育蛋，一天吃1个，连吃9个，然后等下一个月经来潮的第1天再开始服，持续服3~4个月经周期。或服桃仁墨鱼汤：桃仁6g，墨鱼15g，姜、葱、盐适量，将鲜墨鱼去骨、皮洗净，与桃仁同入锅内，加水500ml，炖到墨鱼熟透即成，食墨鱼、桃仁，喝汤，每日1次。

【结果评价】

1. 护理对象能保持乐观愉快情绪。

2. 夫妇双方在诊治过程中解除顾虑，表现为积极主动配合。

3. 不孕夫妇能面对现实，并寻求解决问题的途径。

第二节 辅助生育技术及护理

辅助生育技术（assisted reproductive techniques，ART）也称为医学助孕，以治疗不孕夫妇达到生育为目的，是生育调节的主要组成部分。在近20年来迅速发展，使不孕症的治疗得到极大改进，即使过去所谓的"绝对不孕"病人也获得受孕的机会，对妇女的身心健康和家庭稳定起到了重要作用。但通过ART妊娠者，流产率、异位妊娠和多胎妊娠发生率高，母婴并发症多，因此对医护人员的要求也更高。辅助生育技术包括人工授精、体外受精和胚胎移植、配子输卵管移植以及在这些技术基础上派生的各种新技术。

【辅助生育技术】

1. 人工授精技术 人工授精技术（artificial insemination，AI）是用器械将精液或处理过的精子悬液注入宫颈管内、宫腔内或输卵管内取代性交使女方妊娠的方法。

（1）人工授精的分类

1）根据其精液来源分为：①丈夫精液人工授精（artificial insemination with husband's semen，AIH）：适用于男方有性功能障碍性疾病（如阳痿、早泄、逆行射精、尿道下裂等）及女方宫颈性不孕者。②供精者精液人工授精（artificial insemination with donor's semen，AID）：适用于男方无精症或遗传性疾病以及双方血型不合或免疫性不孕者。因为采用供精者的精液进行人工授精的方法有造成后代近亲结婚可能的弊端，带来遗传性疾病传播和法律问题，所以不能滥用。③混合精液人工授精（artificial insemination with mixed semen，AIM）：适用于丈夫少精症或精子质量差者，有心理治疗意义。

2）根据是否用冷冻贮存的精液进行人工授精分为：①鲜精液人工授精（artificial insemination with fresh semen）是指精液离体后即进行处理，进行人工授精，仅适用于AIH。②冷精液人工授精（artificial insemination with frozen semen）是指精液离体后采用一种特殊的办法进行超低温冷冻保存（一般保存在 -196℃ 液氮罐中），当需要时，可将冷冻精液复温后进行人工授精。

（2）人工授精技术的主要操作步骤

①收集及处理精液：用干净无菌取精杯经自慰取精。根据世界卫生组织的标准，在 Makler 精子计数器上计算精子的浓度和活动度。

②促进排卵或预测自然排卵的规律：排卵障碍者可促排卵治疗，单用或联合用药。预测排卵的方法包括月经周期史、基础体温测定、宫颈黏液、B 型超声卵泡监测等。

③选择人工授精的最佳时间：即排卵前后的 3 ~ 4 天，或促排卵监测有 2 个以上的卵泡直径大于 18mm 或 HCG 注射 34 ~ 36 小时。

④方法：嘱妇女采取膀胱截石位抬高臀部，消毒外阴后暴露宫颈，将宫颈口的黏液拭净，用 1ml 注射器连接管道，将优化后的精液进行阴道内授精、宫颈管内授精、宫腔内授精、输卵管内授精、腹腔内授精或卵泡内授精等。注意注射完毕后继续抬高臀部 0.5 ~ 1 小时。

2. 体外受精与胚胎移植 体外受精与胚胎移植（in vitro fertilization and embryo transfer，IVF - ET）是现代新助孕技术中最基本的技术。其基本原理是从要求受孕妇女的体内取出卵子，在试管内培养并与精子结合成受精卵，待发育至有 8 ~ 16 个细胞的早期囊胚时，移植入该母体宫腔内，使其着床、发育成长为胎儿。经 IVF - ET 出生的婴儿即为试管婴儿。

（1）适应证 ①输卵管堵塞性不孕症（原发性和继发性）：为最主要的适应证。如患有输卵管炎、盆腔炎致使输卵管堵塞、积水等。②男性轻、中度少精、弱精症。③免疫性不孕及原因不明性不孕者。④子宫内膜异位症经治疗长期不孕者。⑤输卵管结扎术后准备怀孕者，或输卵管吻合术失败者。⑥多囊卵巢综合征经保守治疗长期不孕者。

（2）术前准备 详细了解和记载月经史及近期月经情况、妇科常规检查、B 型超声检查、基础体温测定、女性内分泌激素测定、自身抗体检查及抗精子抗体检查、诊断性刮宫、输卵管造影、宫腔镜或腹腔镜、男方精液检查、男女双方染色体检查以及肝肾功能检查、血尿常规检查、血栓止血等。

（3）主要操作步骤 病人准备好后，主要进行下列技术操作：①控制性超促排卵：由于采用自然周期的卵母细胞进行 IVF - ET，每个周期只有一个成熟卵泡，常出现取卵失败，使妊娠率低。目前采用克罗米酚、促性腺激素等药物诱发控制超促排卵，以获得多个成熟卵细胞供使用，提高妊娠率。②监测卵泡发育：采用阴道 B 型超声测量卵泡的直径，同时动态监测血清雌二醇、血清或尿中的黄体生成素。③取卵：在取卵前 34 ~ 36 小时，应给妇女肌内注射 HCG 以使卵泡最后成熟并形成黄体。在卵泡发育成熟尚未破裂时，普遍采用在阴道 B 型超声引导下经阴道穹隆，用细穿刺针抽吸所有卵泡。在显微镜下找出卵细胞，放入培养液中。④精子的处理：在去除了精液中的有害成分后，收集活动力良好的精子，并使精子获能具备受精能力。⑤体外受精与培养：卵母细胞培养 3 ~ 6 小时后，与经过处理的精子混合共同培养 1 ~ 2 小时，受精 16 ~ 30 小时后，观察受精情况。⑥胚胎移植：受精卵发育到 8 ~ 16 个细胞时，将 2 ~ 3 个胚泡通过移植管送入母体子宫底部。⑦移植后处理：胚泡移植后通常卧床休息 6~24 小时，用黄体酮或 HCG 支持黄体功能；移植后 14 日测血或尿 HCG，若为阳性，2~3 周后行 B 型超声检查，以确诊妊娠。在 IVF－ET 治疗中，可将受精后多余的胚胎冷冻保存，供再次移植，也可用于卵巢功能早衰等女方而非男方因素所致不孕者，行赠卵体外受精与胚胎移植。

3. **配子移植技术**　配子移植技术（gamete transfer，GT）：人类配子是指男性的精子和女性的卵子，当这两种配子结合受精后即成为合子——孕卵，进一步发育成一个新个体，将受精卵于配子期移植进入女性体内的技术，称配子移植技术。

4. **卵细胞浆内单精子显微注射**　卵细胞浆内单精子显微注射（intracytoplasmic sperm injection，ICSI）是将单个精子直接注入卵母细胞质内，使其受精。ICSI 正常受精率及妊娠率明显高于其他显微受精技术，此为第二代试管婴儿技术。

【辅助生育技术孕产期并发症】

1. **卵巢过度刺激综合征**（ovarian hyper stimulation syndrome，OHSS）　是 ART 的严重并发症，由于使用 GnRH 超促排卵引起。OHSS 一般发生于注射后 3~10 日，月经来潮后缓解。如妊娠则病情加重，可持续 6 周左右；如胚胎停止发育或流产，则病情逐渐减轻。

2. **卵巢反应不足**　与 OHSS 相反，卵巢反应不足（poor response）表现为卵巢在诱发超排卵下卵泡发育不良，卵泡数量或大小或生长速率不能达到用药的预期要求。

3. **自然流产**　ART 妊娠后流产率为 18.4%~30%，明显高于自然妊娠的流产率。ART 妊娠流产率增高与多胎妊娠、控制性超促排卵、体外培养过程中对卵子纺锤体的影响，器械操作可能中断了母体－胚胎的某种联系以及母亲年龄有关。

4. **异位妊娠**　ART 妊娠者中，异位妊娠的发生率为 3.2%~5%，明显高于自然妊娠者。其原因可能与药物超促排卵、各种器械操作、多个胚胎移植及病人子宫内膜有缺陷有关。

5. **卵巢或乳腺肿瘤**　由于使用大剂量的促性腺激素，使病人反复大量排卵及较长时间处于高雌激素和孕激素的内分泌环境，使卵巢和乳腺肿瘤的发病机会增多。

6. **其他**　ART 引起的多胎妊娠发生率可高达 30% 以上，另外还在一定程度上引起胎儿畸形。

【护理措施】

1. **一般护理**

（1）治疗操作前　对于要求实施 ART 的夫妇进行认真而全面的评估，了解其不孕的原因，判断是否适合行 ART 操作以及实施何种方法最恰当。同时做好心理护理，要求实施 ART 的夫妇往往经历了漫长的检查治疗过程，对妊娠急切盼望，对 ART 常抱有过分依赖和恐惧心理。护理工作人员应通过与其沟通，准确掌握他们的心理状态，向他们介绍所采取方法的程序、并发症、成功率、注意事项，以取得他们的配合和解除恐惧。

（2）治疗过程中　对采用 IVF－ET 的妇女，要严格按医嘱给予超促排卵药物；协助医师监测卵泡发育；做好精液处理、取卵、体外受精和培养、胚胎移植的各项准备工作并配合实施；胚胎移植后嘱病人卧床休息 6~24 小时，按医嘱给予黄体酮或 HCG；移植后 14 日，留取尿或血标本检测 HCG。如经 B 型超声检查确定已妊娠者，应按高危妊娠进行监护处理。对采用配子输卵管内移植、配子宫腔内移植、卵细胞浆内单精子显微注射等技术的夫妇，应按医嘱做好各项准备工作，并积极配合医生具体实施。

（3）治疗成功后　对 ART 技术成功、孕早期 B 型超声检查发现为多胎妊娠者，应协助医生进行减胎术；妊娠期及分娩期按多胎妊娠进行监护处理。ART 妊娠者在妊娠早期流产率和异位妊娠发生率高，应向病人及家属交代随时注意有无阴道流血和腹痛，如出现异常，及时到医院就诊。

（4）积极采取预防措施　①预防 OHSS：注意超促排卵药物应用的个体化原则，严密监测卵泡的发育，根据卵泡数量适时减少或终止 HMG 及 HCG 的应用，提前取卵。对有 OHSS 倾向者，于取卵日给予静脉滴注白蛋白，必要时可以放弃该周期，取卵后行体外受精，但不行胚胎移植，而是将所获早期胚胎进行冷冻保存，待自然周期再进行胚胎移植。②预防卵巢反应不足：增加外源性 FSH 剂量，提前使用 HMG 等。③预防自然流产：合理用药；避免多胎妊娠；充分补充黄体功能；移植前进行胚胎染色体分析，防止异常胚胎的种植；预防相关疾病。

（5）并发症观察　ART 超促排卵 HCG 注射后，嘱家属和病人注意有无恶心、呕吐、腹胀等症状，一旦出现应及时就诊。一般病人可在门诊严密随访，指导病人留血、尿标本进行相关检查，协助行 B 型超声检查了解卵巢情况。一旦发生 OHSS，嘱病人卧床休息，定期访视了解病人情况，及时报告医生。重度 OHSS 者应建议住院治疗，严格遵医嘱给药，严密观察病情；监测生命体征、体重、腹围，记录液体出入量；留取血、尿标本检查肝、肾功能，凝血功能、血液黏稠度、电解质等；协助病人行 B 型超声检查了解胸、腹水及卵巢情况；必要时做好终止妊娠或放腹水的准备工作。

2. 辨证施护

（1）起居有常　不过度劳逸，避免伤精耗阴。

（2）卫生防护　此时身体虚弱，邪气易乘虚而入，应预防感冒，保持外阴清洁。同时禁房事，避免游泳、盆浴，以防生殖道炎症的发生，影响妊娠。

（3）戒烟戒酒　因为吸烟可以干扰或破坏卵巢的正常功能，乙醇对身体特别是对妊娠期前后的妇女有许多害处，如孕前对精子和卵子都会有一定的影响，孕后会增加流产及胎儿畸形的机会。

（4）饮食调理　中医认为药食同源，合理适当的膳食对不同体质及不同原因的不孕症病人有一定帮助。对于营养不良、贫血、各种维生素缺乏的病人，在应用辅助生育技术和药物治疗的同时，更应注意膳食的搭配。针对总体情况，合理膳食，补充营养，并应适当锻炼身体，增进食欲。此外要保持心情平和，积极配合治疗，则康复有期。

第二十三章　计划生育妇女的护理

计划生育（family planning）是指采用科学的方法，有计划地生育子女，科学地控制人口数量，提高人口素质。实行计划生育是我国的基本国策，使人口增长与国民经济发展、资源及社会发展计划相适应。根据我国国情，计划生育的具体内容包括：①晚婚：按国家法定年龄推迟3年以上结婚；②晚育：按国家法定年龄推迟3年以上生育；③节育：国家提倡一对夫妇只生育一个孩子，育龄夫妻应采用安全、有效、合适的节育方法达到短期避孕或长期不生育的目的；④优生优育：通过计划生育避免先天性缺陷代代相传，防止后天因素影响后天发育，以提高人口质量。

第一节　计划生育妇女的一般护理

计划生育措施包括避孕方法、绝育手术及避孕失败后的补救措施。其中需通过手术方式完成的计划生育措施占有相当比重，是开展计划生育工作的重要内容。做好避孕工作知情选择，是做好计划生育优质服务的根本；手术的质量直接关系到妇女一生的健康和家庭幸福，因此，计划生育工作是一项政策性和科学性很强的工作。医护人员在开展这一工作时，除要加强责任心、不断提高技术水平外，还应针对每个人的社会心理状况，提供相应的护理。

【护理评估】

1. **病史**　通过询问欲采用计划生育措施妇女的现病史、既往史、婚育史、月经状况等，了解既往采取节育措施的自我评价，充分评估受术者对其所选计划生育措施的认知、心理承受程度及其家属配合情况，排除禁忌证。

2. **身心状况**　接受计划生育措施的妇女，绝大多数身体健康，无特殊症状或体征，也有部分妇女因健康问题而选择治疗性绝育或避孕。计划生育工作者于手术前需认真评估受术者的身心状况，如有无发热，妇科检查了解内外生殖器官有无异常，核实所选择计划生育措施的适应证。由于计划生育国策深入人心，多数妇女具备不同程度的相关知识，但仍有相当数量的受术者由于受传统观念影响，缺乏相关知识，在寻求有效避孕方法时显得无助并心存顾虑（如选用药物避孕者尤其是未生育者，担心会影响生育），在出现副反应时束手无策或焦虑不安。况且多数为健康个体，本无通过手术解除病痛的需要，因而容易出现恐惧疼痛、担心手术后遗症、怕失去女性特征、担心影响性生活及将来生育等复杂心理活动。为此，术前必须全面评估受术者的生理及心理状态，针对个体的不同特点，为其提供良好的心理支持和最佳的医疗服务。

3. 诊断检查

（1）妇科检查　观察白带性状、颜色、量，检查阴道黏膜、宫颈、子宫及附件情况，排除炎症、肿瘤等异常情况。

（2）实验室检查　目的在于排除相关手术禁忌证。包括血、尿常规及凝血全套等；妊娠早期早孕反应较重者，注意检查尿酮体情况。

（3）其他　根据病史及体格检查情况，按需选择相应的特殊检查，如肝功能、肾功能、心电图、超声波、人类免疫缺陷病毒及肝炎病毒检查、阴道清洁度、阴道分泌物检查或细菌培养等。

【可能的护理诊断】

1. **焦虑**　与住院手术有关。

2. **知识缺乏**　缺乏计划生育的医学常识。

3. **感染的危险**　与手术有关。

【预期目标】

1. 病人焦虑感减轻，能积极配合医疗护理措施。

2. 护理对象能陈述所选用计划生育措施的名称及注意事项，并能正确面对。

3. 计划生育受术者未发生感染。

【护理措施】

1. **协助选择计划生育措施**　计划生育工作者应协助每对夫妇根据具体情况和需求选择最佳避孕或节育措施，以落实计划生育措施。

（1）新婚夫妇，因未生育，原则上应选择使用方便、不影响生育的避孕方法。可选用男用阴茎套，还可选用女用外用避孕药、薄膜，必要时加用紧急避孕法。

（2）有一个子女的夫妇，原则上应选择长效、安全、可靠的避孕方法，以减少因非意愿性妊娠而进行手术所带来的痛苦。可选用宫内节育器。

（3）有两个或以上子女的夫妇宜采用绝育措施。

（4）哺乳期妇女，原则上选择不影响乳汁质量和婴儿健康的避孕方法。阴茎套是哺乳期选择的最佳避孕方式，也可选择宫内节育器。

（5）绝经过渡期妇女一般选用阴茎套或外用避孕药物。

（6）探亲夫妇可选择男用避孕套或女用探亲避孕药。

育龄夫妇对避孕节育方法有知情选择权，计划生育工作者对于采用各种计划生育方法者，应耐心针对其思想顾虑及具体问题给予相应疏导、解释及支持，尤其是动员其配偶参与并提供支持。

2. **减轻症状、预防感染**　医护人员需与受术者共同讨论、分析引起不适的原因，并寻找缓解症状的方法。术后为其提供安静舒适、光线柔和的休息环境。根据手术需要及受术者身体状况，可卧床休息 2~24 小时，适时下床活动，渐进性增加活动量。术后严密观察受术者阴道出血、腹痛等情况。住院期间为受术者定时测量生命体征，注意观察、及时识别腹部伤口的感染征象，督促其保持外阴清洁。遵医嘱给予镇静、止痛、解痉、抗生素等药物，以缓解疼痛、预防感染，促进康复。告知其一旦出现因宫内节育器引起的疼痛及其他异常情况，需及时就医，寻求帮助。

3. 健康指导

（1）宫内节育器放置、取出术及人工流产手术均可在门诊进行，术后稍经休息受术者便可返回家中休养。医护人员应告知受术者一旦出现阴道流血多、持续时间长、腹痛严重等情况，需及时就诊。放置或取出宫内节育器术后 2 周禁止性生活和盆浴，人工流产术后 1 个月内禁止性生活。

（2）接受输卵管结扎术者需住院，术后应休息 3~4 周，禁止性生活 1 个月。经腹腔镜手术者，术后应静卧数小时后才可下床活动。术后应严密观察有无腹痛、腹腔内出血或腹腔脏器损伤等征象；术后注意勿使腹压增高，如有咳嗽等宜用腹带包扎。

（3）钳刮术需住院进行。根据受术者的具体情况，术后休息 2~4 周，保持外阴清洁，1 个月内禁性生活及盆浴。术后 1 个月门诊复查。嘱其如有腹痛、阴道流血多，随时就诊。协助受术者落实避孕措施。

（4）采用其他工具避孕及药物避孕者，要教会其正确的使用方法，告知如何识别其副反应和一般应对措施，并提供随时咨询服务的联系方法。

【结果评价】

1. 受术者焦虑程度减轻，表现为术前、术中、术后情绪稳定，积极配合手术。
2. 受术者无感染症状与体征。

第二节　避孕方法及护理

采用科学的方法使妇女暂时不受孕，称避孕（contraception），是计划生育的重要组成部分。理想的避孕方法应符合安全、有效、简便、经济、实用的原则，对性生理和性生活无不良影响，且为男女双方均能接受并乐意持久使用。常用的方法有工具和药物避孕。

一、工具避孕

工具避孕法是利用工具阻止精子和卵子结合或通过改变宫腔内环境以达到避孕目的的方法。

（一）阴茎套

阴茎套（condom）也称避孕套，为男用避孕工具，性生活时套在阴茎上，使精液排在套内，不进入阴道而达到避孕目的。

阴茎套为筒状优质薄型乳胶制品，筒径有 29、31、33、35mm 四种型号，顶端呈小囊状，排精时精液潴留于囊内，容量为1.8ml。使用前选择合适阴茎套型号，吹气检查证实确无漏孔（图23-1），排去小囊内空气后使用。排精后在阴茎尚未软缩时，即捏住套口，连同阴茎一起抽出。事后必须检查阴茎套有无破裂，如有破裂，需采取紧急避孕措施。坚持每次性生活开始即用，并更换新套，最好在阴茎套外涂些避孕药膏以起润滑作用，同时还可使避孕效果更佳。现采用甲基硅油作为隔离剂，以增加润滑性，并减轻使用时的异物感。每次用完，应即剪破丢弃，不再重复使用，这样副作用少，又具有防止性传播疾病的作用。

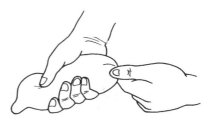

图23-1 阴茎套检查方法

（二）宫内节育器

宫内节育器（intrauterine device，IUD）是一种安全、有效、简便、经济、可逆、广大妇女易于接受的节育器具，目前已成为我国育龄妇女的主要避孕措施。

1. 种类 国内外已有数十种不同类型和形状的宫内节育器（图23-2），大致分为两大类。

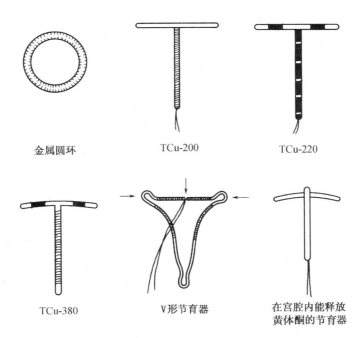

金属圆环	TCu-200	TCu-220
TCu-380	V形节育器	在宫腔内能释放黄体酮的节育器

图23-2 国内常用的宫内节育器

（1）**惰性宫内节育器** 为第一代IUD，是由惰性材料如金属、塑料、硅胶等制作而成。国内主要为不锈钢圆环及其改良品。上环后出血及疼痛副反应轻，但其带器妊娠率和脱落率高，已于1993年停止生产使用。

（2）**活性宫内节育器**　为第二代 IUD，内含活性物质如金属铜离子、激素、药物及磁性物质等，借以提高避孕效果，减少副作用。近期国内专家推荐 TCu200B、TCu200C 等活性宫内节育器。

1）**带铜宫内节育器**　是我国目前应用最广泛的 IUD。在宫内持续释放具有生物活性、有较强的抗生育能力的铜离子而起到避孕作用。按形态分为 T 形、V 形、宫形等多种类型。①带铜 T 形宫内节育器（TCu - IUD）：是我国目前临床首选的宫内节育器。带有尾丝，便于检查和取出。其以塑料为支架，铜丝因易断裂且放置年限较短（一般为5～7年），现多改用铜套，在纵杆或横臂上套以铜管，可放置10～15年，其中 TCu - 200 应用最广。TCu - 380A 的铜丝内有银芯，能延长使用年限，是目前国际公认性能最佳的宫内节育器，我国已着手引进。②带铜 V 形宫内节育器（VCu - IUD）：是我国常用的宫内节育器之一，有尾丝，放置年限5～7年。其带器妊娠、脱环率较低，但出血率较高，故因症取出率较高。此外，还有母体乐 IUD、宫铜 IUD、含铜无支架 IUD（又称吉妮）等。

2）**药物缓释宫内节育器**　含孕激素 T 形宫内节育器采用 T 形聚乙烯为支架，释放药物贮存在纵杆药管中，管外包有聚二甲基硅氧烷膜控制药物释放。孕激素可使子宫内膜发生变化不利于受精卵着床，宫颈黏液变稠不利于精子穿透，并使子宫肌处于不敏感状态，故带器者妊娠率较低，脱落率也低，但易发生突破性出血。目前研制用左炔诺孕酮代替黄体酮，并以中等量释放（每日 20μg），带有尾丝，放置时间为5年。其带器妊娠率低，且月经量少，并可致闭经及点滴出血，取出 IUD 后不影响月经的恢复和妊娠。含其他活性药物的宫内节育器，包括含锌、磁、前列腺素合成酶抑制剂吲哚美辛及抗纤溶药物等的节育器，均处于研究阶段。目前，正在研究第三代 IUD，其特点是体积偏小，质地柔韧及放置容易，并且出血和疼痛等副作用少。

2. 避孕原理　宫内节育器的避孕机理较复杂，目前尚未完全明了。

（1）**惰性宫内节育器的避孕原理**　一般认为其抗生育作用是多方面的。①主要是子宫内膜长期受 IUD 压迫、刺激引起无菌性炎症反应，炎性细胞增多并毒害胚胎，同时产生大量巨噬细胞覆盖于子宫内膜，致使受精卵不能着床，并吞噬精子和影响胚胎发育。②子宫内膜因长期异物刺激而出现损伤及慢性炎症反应，产生前列腺素，从而改变输卵管蠕动，使受精卵的运行与子宫内膜发育不同步而影响受精卵着床。③子宫内膜长期受压缺血及吞噬细胞作用，激活纤溶酶原，使局部纤溶活性增强，致使囊胚溶解吸收，而致不孕。此外，宫内节育器可使血中免疫球蛋白增加，对抗机体对囊胚着床的免疫耐受性，达到抗着床的效果。

（2）**活性宫内节育器的避孕原理**　具有与惰性宫内节育器相同的作用机制，而且所致异物反应更重。①带铜的宫内节育器可持续少量向宫腔释放铜离子，干扰子宫内膜锌酶系统活性（如碱性磷酸酶和碳酸酐酶），不利于受精卵着床及胚胎发育。②铜离子具有使精子头尾分离的毒性作用，影响精子获能，从而增强避孕效果。③含孕激素宫内节育器可缓慢向宫腔释放孕激素，使子宫内膜腺体萎缩和间质蜕膜化，不利于受精卵着床，同时使宫颈黏液变稠不利于精子的穿透，并可使少部分妇女抑制排卵。

3. 宫内节育器放置术

（1）适应证　凡育龄妇女无禁忌证自愿要求放置者。

（2）禁忌证　①妊娠或妊娠可疑者；②人工流产、中期妊娠引产、分娩或剖宫产后疑有妊娠组织物残留、子宫收缩不良、出血较多或感染可能者；③生殖道急性炎症者；④生殖器官肿瘤者；⑤子宫畸形者，如双角子宫、子宫纵隔等；⑥宫颈内口过松、重度陈旧性宫颈裂伤或子宫脱垂者；⑦严重全身性疾病者；⑧宫腔＜5.5cm或＞9.0cm者（足月分娩后、大月份引产后或放置含铜无支架IUD除外）；⑨有铜过敏史者（不放置带铜IUD）；⑩近3个月内出现月经频发过多或不规则出血者。

（3）放置时间　①月经干净后3～7日无性交；②产后42天会阴伤口已愈合，恶露已净，子宫恢复正常；③剖宫产术后半年；④人工流产术后（出血少、宫腔深度小于10cm、刮宫完全者）立即放置；⑤哺乳期排除早孕；⑥自然流产者待自然转经后放置，药物流产者待2次正常月经后放置；⑦含孕激素IUD在月经第3日放置；⑧放置期限已满取器后可立即更换新的IUD。

（4）放置方法　双合诊检查子宫大小、位置及附件情况。外阴部常规消毒铺巾，阴道窥器暴露宫颈后，再次消毒阴道、宫颈及宫颈管，以宫颈钳钳夹宫颈前唇（子宫过度前倾前屈者可钳夹后唇），用子宫探针顺子宫屈向探测宫腔深度，宫颈管较紧者应以宫颈扩张器顺序扩张至6号。用放环器将节育器推送至宫腔底部，带有尾丝者在距宫口2cm处剪断。观察无出血即可取出宫颈钳及窥器，术毕。

（5）护理要点

1）术前准备　①节育器的选择及消毒：T形节育器按其横臂宽度（mm）分为26、28、30号三种。根据受术者宫腔深度选择适当大小节育器（一般宫腔深度≤7cm者用26号，＞7cm者用28号）。②准备手术器械：阴道窥器1个，消毒钳2把，纱布钳1把，宫颈钳1把，探针1个，弯盘1个，放环器1个，剪刀1把，节育器1个。③准备敷料：长方包布1块，洞巾1块，方纱布3块等。

此外还应准备手套1副，长棉签2支，大棉球若干。术前应再次核实适应证，并耐心向受术者介绍手术步骤、避孕原理、可靠性及注意事项，解除其思想顾虑，取得合作。受术者排空膀胱，取膀胱截石位。常规冲洗外阴及阴道。

2）术中配合　严格无菌操作，防止感染。放置节育器前，让受术者看清所放节育器的类型，以便脱落时能识别。陪伴受术者，尊重其感受，注意观察受术者的反应，了解有无情绪变化；并配合术者顺利完成手术。

3）术后护理及健康指导　①术后受术者应在观察室观察休息2小时，无异常者方可回家；②术后休息3天，1周内避免重体力劳动，2周内禁性生活及盆浴；③3个月内每次行经或大便时注意有无节育器脱落；④术后1个月、3个月、半年、1年各复查1次，以后每年复查1次；⑤保持外阴清洁；⑥术后可能有少量阴道流血及下腹不适，如出现腹痛、发热、出血多或持续时间超过7天时应随时就诊。

4. 宫内节育器取出术

（1）适应证 ①因副反应经治疗无效或出现并发症者；②拟改用其他避孕措施或绝育者；③带器妊娠者；④计划再生育或不需避孕（如离异或丧偶等）者；⑤放置期限已满需更换者；⑥围绝经期月经紊乱者；⑦绝经1年者。

（2）禁忌证 ①急性生殖道炎症者治愈后再取出；②全身情况不良或疾病急性期，待病情好转后再取出。

（3）取器时间 ①一般于月经干净后3～7天；②子宫不规则出血或出血多者随时取出；③带器早期妊娠者于人工流产时取出；④带器异位妊娠者于术前诊断性刮宫时或术后出院前取出。

（4）取器方法 取器前需经B型超声或X线检查确定宫腔内是否存在节育器及其类型。手术体位、消毒方法、所需器械及敷料与放置节育器基本相同，仅需将放环器换为取环钩。带尾丝者，用血管钳夹住尾丝后轻轻牵引取出。无尾丝者，先用子宫探针查清节育器位置后，再用取环钩钩住环下缘缓缓牵引取出。取器发生困难时应分析原因，如宫颈管过紧，应扩张宫颈；子宫屈度过大者，需将其矫正成水平位后再取；也可暂停手术，待下次月经干净后在B超监护下操作，必要时可在宫腔镜下取出。

（5）护理要点 手术后休息1天，禁止性生活和盆浴2周。根据具体情况提供避孕措施的相关咨询指导。

5. 宫内节育器的副反应及处理

（1）阴道流血 表现为月经量增多、经期延长或不规则出血。常发生于放置IUD后6个月内，最初3个月内尤甚，一般不需处理。出现月经过多者除建议其注意休息、增加营养、严密观察出血的量和持续时间外，应指导病人严格按医嘱使用止血剂。

根据出血情况，中医按以下证型进行处理：①阴虚血瘀型：宫内置环后出现经行时间延长，或经量多于以往月经量，经色暗红，有血块或经行不畅，颧红潮热，咽干口燥，手足心热，舌红，苔少，脉细数。宜滋阴化瘀止血，用二至丸（《医方集解》）合失笑散（《太平惠民和剂局方》），水煎温服。②气虚血瘀型：宫内置环后出现经行时间延长，或经量多于以往月经量，经色暗红，有血块或经行不畅，神疲体倦，面色白，气短懒言，小腹空坠，舌淡，苔薄，脉缓弱。宜益气化瘀止血，用当归补血汤（《内外伤辨惑论》）合失笑散（《太平惠民和剂局方》），水煎温服。疗效不佳时，可考虑更换节育器或改用其他措施。

（2）腰酸腹胀 节育器与宫腔大小或形态不符时，可致子宫频繁收缩而引起腰酸或下腹坠胀。轻症不需处理，重症经休息并按医嘱给予解痉药物治疗无效者，应考虑更换合适的节育器。

6. 宫内节育器的并发症及处理

（1）感染 多因放置节育器时无菌操作不严或节育器尾丝过长导致上行感染，特别是生殖器官本身存在感染灶时，易导致急性或亚急性盆腔炎发作。一旦发生感染，应按医嘱给予足量抗生素，并取出节育器。

（2）节育器嵌顿或断裂 多因节育器放置时损伤宫壁或放置时间过长引起，也可因节育器过大或表面不光滑，放置后引起宫壁损伤，致部分器体嵌入子宫肌壁或发生断裂，一经确诊应及时取出。取出困难者应经 X 线定位、在 B 型超声下或宫腔镜下取出。完全嵌入肌层者，则需行腹腔镜手术或剖腹切开子宫肌层方可取出。为防止节育器嵌顿，术前注意选择与宫腔大小相适应、表面光滑的节育器。

（3）子宫穿孔、节育器异位　多因子宫位置异常操作不当致子宫穿孔，误将节育器放置于宫腔外，其发生率虽低，但危害极大。哺乳期子宫薄而软，术中易发生穿孔。确诊后根据其所在部位，经腹或阴道将节育器取出。对有子女者，建议在手术同时行输卵管结扎术。

当发生上述任何一种并发症时，护理人员应在征得医生的同意下，向病人及其家属通报情况，进行解释，告知他们处理的方法，取得他们的配合；严格按医嘱用药；做好各种手术准备。

（4）宫内节育器脱落及带器妊娠　①节育器脱落：可见于放器时操作不规范，未将节育器放至子宫底部；节育器与宫腔大小、形态不符致子宫收缩，促使节育器排出；节育器制作材料的支撑力小，受术者宫颈内口过松、子宫过度敏感或月经过多、体力劳动强度过大等。节育器的脱落多发生于带器后 1 年内，约半数发生在最初 3 个月内，且常在经期脱落，因此，放器 1 年内应定期随访。②带器妊娠：多见于节育器下移、脱落或节育器嵌顿、异位等情况。一旦确诊，应行人工流产同时取出 IUD。

二、药物避孕

国内女用避孕药为人工合成的甾体激素避孕药，其特点为安全、有效、经济、简便。

（一）甾体激素避孕药的作用机制

1. 抑制排卵　通过抑制下丘脑释放 GnRH，使垂体分泌的 FSH 和 LH 减少；直接影响垂体对 GnRH 的反应，不出现排卵前 LH 高峰，从而抑制排卵。

2. 改变宫颈黏液性状　受孕激素影响，宫颈黏液量减少而黏稠度增加，拉丝度降低，不利于精子穿透。

3. 改变子宫内膜形态与功能　由于孕激素成分对雌激素的干扰，使子宫内膜增殖期变化受抑制；孕激素作用使腺体及间质提早发生类分泌期变化，使子宫内膜与胚胎发育不同步，不适于受精卵着床。

4. 改变输卵管的功能　在雌、孕激素作用下，输卵管上皮纤毛功能、肌层蠕动频率及输卵管分泌均受到影响，改变了受精卵在输卵管内的正常运送，干扰受精卵着床。

（二）适应证

该类药物适用于育龄健康妇女，排除禁忌证者。

（三）禁忌证

1. 严重心血管疾病，如原发性高血压、冠心病者。

2. 急、慢性肝炎或肾炎者。

3. 血液病或血栓性疾病者。

4. 内分泌疾病如糖尿病、甲状腺功能亢进者。

5. 恶性肿瘤、癌前期病变、子宫或乳房肿块者。

6. 哺乳期、产后未满半年或月经未来潮者。

7. 精神病生活不能自理者。

8. 有严重偏头痛，反复发作者。

9. 年龄大于 35 岁严重吸烟者。

（四）药物副反应

1. 类早孕反应 少数妇女服药后出现头晕、乏力、食欲不振、呕吐等是由于雌激素刺激胃黏膜所致。轻症无需处理，较重者可按医嘱服维生素 B_6 20mg、维生素 C 100mg 及山莨菪碱 10mg，每日 3 次，连服 1 周。中药可根据病人的症状，服用降逆止呕之香砂六君子汤（《太平惠民和剂局方》）加陈皮、清半夏、竹茹，每日 1 剂，水煎温服。亦可用针灸疗法，取内关、足三里穴，每日 1 次；或在穴位上用指压法，每日 1 ~ 2 次。一般坚持 1 ~ 3 个周期后上述状况可自行缓解或消失。

2. 月经变化 一般服药后月经变得规则、经期缩短、经血量减少、痛经症状减轻或消失。但少数妇女可发生下列情况：闭经，因药物对下丘脑 - 垂体轴抑制过度而致，此时应停药，并按闭经处理。突破性出血，是指服药期间发生的不规则少量出血，多发生在漏服药后，少数人虽未漏服也可发生；若在服药的前半周期出血，系雌激素不足以维持内膜的完整性所致，可每晚加服炔雌醇 0.005 ~ 0.015mg，与避孕片同时服至第 22 日停药。若出血发生于服药后半期，多为孕激素不足引起，可每晚增服避孕药 0.5 ~ 1 片，同服至第 22 日停药；若出血量多如月经，应停药，待出血第 5 日再开始下一周期用药。中药治疗参考月经失调病人的护理。

3. 体重增加 可能因避孕药中孕激素成分的弱雄激素活性促进体内合成代谢引起，也可能是雌激素成分致水钠潴留所致。可服用中药白术散（《全生指迷方》）治疗。

4. 色素沉着 少数妇女的颜面部皮肤出现淡褐色色素沉着如妊娠期妇女所见，停药后多数能自然消退。

5. 其他 长期服避孕药者，为避免药物影响，以停药 6 个月后再受孕为妥。有关研究资料表明，长期服用避孕药并不增加生殖器官恶性肿瘤的发生率，且对子宫内膜癌、卵巢癌有一定预防作用。

（五）甾体激素避孕药的种类

甾体激素避孕药包括短效及长效口服避孕药、长效避孕针、缓释系统避孕药和避孕贴剂。常用药物见表 23 - 1。

表 23-1　国内女性用甾体类避孕药

药物类别			药物名称	药物成分		剂型	给药途径
				雌激素含量（mg）	孕激素含量（mg）		
口服避孕药	短效片	单相片	复方炔诺酮片（避孕片1号）（1/4量）	炔雌醇 0.035	炔诺酮 0.6	薄膜片	口服
			复方甲地孕酮片（避孕片2号）（1/4量）	炔雌醇 0.035	甲地孕酮 1.0	片	口服
			复方左炔诺孕酮片	炔雌醇 0.03	左炔诺孕酮 0.15	片	口服
			复方去氧孕烯片（妈富隆）	炔雌醇 0.03	去氧孕烯 0.15	片	口服
			敏定偶（minulet）	炔雌醇 0.03	孕二烯酮 0.075	片	口服
			优思明（yasmin）	炔雌醇 0.03	屈螺酮 3.0	片	口服
		三相片	左炔诺孕酮三相片				
			第一相（1~6片）	炔雌醇 0.03	左炔诺孕酮 0.05	片	口服
			第二相（7~11片）	炔雌醇 0.04	左炔诺孕酮 0.075	片	口服
			第三相（12~21片）	炔雌醇 0.03	左炔诺孕酮 0.125	片	口服
	长效片		复方炔雌醚片	炔雌醚 3.0	氯地孕酮 12.0	片	口服
			复方炔诺孕酮二号片（复甲2号）	炔雌醚 2.0	炔诺酮 10.0	片	口服
			三合一炔雌醚片	炔雌醚 2.0	氯地孕酮 6.0 炔诺酮 6.0	片	口服
	探亲避孕药		炔诺酮探亲避孕片		炔诺酮 5.0	片	口服
			甲地孕酮探亲避孕片1号		甲地孕酮 2.0	片	口服
			炔诺孕酮探亲避孕片		炔诺酮 3.0	片	口服
			C53号抗孕片		双炔失碳酯 7.5	片	口服
长效针	单方		庚炔诺酮注射液		庚炔诺酮 200.0	针	肌注
			醋酸甲羟孕酮避孕针（迪波普拉维）		甲羟孕酮 150.0	针	肌注
	复方		复方己酸孕酮	戊酸雌二醇 2.0	己酸孕酮 250.0	针（油剂）	肌注
			复方甲地孕酮避孕针	17β-雌二醇 5.0	甲地孕酮 25.0	针（混悬剂）	肌注
			复方甲羟孕酮注射针	环戊丙酸雌二醇 5.0	醋酸甲羟孕酮 25.0	针	肌注
缓释避孕药	皮下埋植剂		左炔诺孕酮硅胶囊Ⅰ型		左炔诺孕酮 36×6	根	皮下埋植
			左炔诺孕酮硅胶囊Ⅱ型		左炔诺孕酮 75×2	根	皮下埋植
	缓释阴道避孕环		甲硅环		甲地孕酮 200.0 或 250.0		阴道放置
	微球或微囊避孕针		庚炔诺酮微球针		庚炔诺酮 65.0 或 100.0	针	皮下注射
			左旋诺孕酮微球针剂		左旋炔诺孕酮 50.0	针	皮下注射
			肟高诺酮微囊针剂		肟高诺酮 50.0	针	皮下注射
避孕贴剂			OvthEvra	炔雌醇 0.75	17-去酰炔肟酯 6.0	贴片	皮肤外贴

1. 短效口服避孕药　由雌激素和孕激素配伍而成，是应用最广且问世最早的避孕药物。只要按规定服用，避孕成功率按国际妇女年计算可达 99.95%。在我国，根据在整个周期中雌、孕激素的剂量和比例变化有单相片和三相片两种。整个周期中雌、孕激素的剂量固定为单相片；三相片中的第一相（第 1~6 片，共 6 片）含低剂量雌激素与孕激素，第二相（第 7~11 片，共 5 片）雌激素及孕激素剂量均增加，第三相（第 12~21 片，共 10 片）孕激素剂量再增加，雌激素减至第一相水平。与单相片相比较，三相片配方合理，炔雌醇剂量与单相片基本相同，但左炔诺孕酮剂量减少 30%~40%，突破性出血和闭经发生率显著低于单相片，出现恶心、呕吐等副反应也少。选用三相片者逐年增多。

用法及注意事项：①单相片：自月经周期第 5 天起，每晚 1 片，连服 22 天不间断。若漏服必须于次晨补服。一般于停药后 2~3 天出现撤药性出血，类似月经来潮，于月经第 5 天，开始下一个周期用药。若停药 7 天尚无阴道出血，于当晚或第 2 天开始第 2 周期服药。若服用两个周期仍无月经来潮，则应该停药并就医诊治。②三相片：第 1 周期于月经周期第 1 天开始服药，按顺序每天 1 片，连服 21 天不间断，第 2 周期及以后改为月经周期第 3 天开始服药，每天 1 片，连服 21 天不间断。若停药 7 天尚无撤药性出血，于次日开始服下一个周期三相片。

2. 长效口服避孕药　主要由长效雌激素和人工合成的孕激素配伍制成。胃肠道吸收长效的炔雌醚后，储存在脂肪组织内缓慢释放起长效避孕作用，因副反应较多，已较少应用。

3. 速效避孕药（探亲避孕药）　探亲避孕药有非孕激素制剂、孕激素制剂和雌孕激素复合制剂。常用的探亲避孕药除 C53 号抗孕药（含双炔失碳酯）外，均为后两种制剂。探亲避孕药不受月经周期时间的限制，在任何一天开始服用均能发挥避孕作用，避孕有效率达 98% 以上。主要是改变子宫内膜形态和功能，并能够使宫颈黏液变黏稠，不利于精子穿透和受精卵着床。

用法及注意事项：孕激素制剂和雌孕激素复合制剂的服用方法是在探亲前 1 天或当天中午服用 1 片，以后每晚服 1 片，连续服用 10~14 天。若已服 14 天而探亲期未满，可改服短效口服避孕药至探亲结束。C53 号抗孕药的服用方法是在第 1 次性交后即刻服 1 片，次日早晨加服 1 片，以后每次性交后即服 1 片。

4. 长效避孕针　目前有单纯孕激素和雌孕激素复合制剂两种。单纯孕激素类长效避孕针容易并发月经紊乱，因不含雌激素，适用于哺乳期妇女避孕。雌孕激素复合制剂发生月经紊乱较少。

用法及注意事项：首月应于月经周期第 5 天和第 12 天各肌内注射 1 支，第 2 个月起于每次月经周期第 10~12 天肌注 1 支，一般于注射后 12~16 天行经。每月肌注 1 次，避孕 1 个月，避孕有效率达 98%。应用长效避孕针前 3 个月内，可能出现月经周期不规则或经量过多，可应用止血药，或用雌激素或短效口服避孕药调整。月经频发或经量过多者不宜选用长效避孕针。

5. 缓释避孕药　避孕药缓释系统是将避孕药（主要是孕激素）与具备缓释性能的

高分子化合物制成多种剂型，使避孕药缓慢释放，以维持恒定的血药浓度，达到长效避孕效果。

（1）皮下埋植剂　我国研制的皮下埋植避孕剂为左炔诺孕酮（LNG）Ⅰ型和Ⅱ型。埋植后，Norplant 硅胶囊（棒）恒定缓慢地向血循环中释放左炔诺孕酮，释放量为 $30\mu g/24h$。皮下埋植剂不含雌激素，不影响乳汁质量，可用于哺乳期妇女。因能随时取出，使用方便，取出后恢复生育功能迅速。皮下埋植剂避孕时间为 5 年，平均年妊娠率为 0.3%。

用法及注意事项：月经周期第 7 天在上臂内侧作皮下扇形插入，埋植后 24 小时即可发挥避孕作用。副反应主要有不规则阴道少量流血或点滴出血，少数闭经。一般 3～6 个月后能逐渐减轻，甚或消失。可用止血中药治疗。

（2）缓释阴道避孕环　通过载体携带甾体激素避孕药，制成环状放入阴道，阴道黏膜上皮直接吸收药物，产生避孕作用。国内研制的硅胶阴道环，也称甲硅环，每天可释放甲地孕酮 $130\mu g$，有效率达 97.3%。

用法：缓释阴道避孕环取、放方便，于月经干净后自行放入阴道后穹隆或套在宫颈上，有效期为 1 年。

（3）微球和微囊避孕针　是一种新型缓释系统避孕针，用有生物降解作用的高分子聚合物与甾体激素避孕药混合或包裹制成微球或微囊，将其注入皮下，缓慢释放避孕药，高分子聚合物能够在体内降解、吸收，无需取出。

用法：皮下注射微球及微囊避孕针，一次注药可避孕 3 个月。

6. 避孕贴剂　是一种外用的缓释系统避孕药。贴剂中含有人工合成的雌激素及孕激素储药区，粘贴于皮肤后，可按一定的药物浓度和比例释放，通过皮肤吸收，发挥避孕作用，效果同口服避孕药。

用法：美国研制的 OrthoEvra 贴剂含有炔雌醇和 17-去酰炔肟脂，月经周期第 1 天使用，每周 1 帖，使其粘附于皮肤，连用 3 周，停药 1 周。

三、其他避孕方法

（一）紧急避孕

在无防护性措施情况下性生活后或避孕失败后一定时间内（几小时或几日内）为防止妊娠而采取的补救避孕方法，称为紧急避孕（emergency contraception）。此种方法只能对一次性无防护性生活起保护作用，避孕有效率明显低于常规避孕方法。一个月经周期只能用一次，故不应作为常规避孕方法。紧急避孕是通过阻止或延迟排卵，干扰受精或阻碍着床来达到避孕目的。

1. 适应证与禁忌证　无防护性生活 72～120 小时内可使用紧急避孕方法的对象有：①未采用任何避孕方法者；②避孕失败者（如阴茎套破裂、滑脱、过早取出，IUD 脱落，避孕药漏服等）；③遭到性强暴者。对于已确定妊娠的妇女不再用此方法。

2. 紧急避孕方法
（1）宫内节育器　为带铜宫内节育器，适合于希望长期避孕且符合放置节育器条件者。放置时间为无防护性措施性交 120 小时内的妇女。

（2）紧急避孕药 有两大类：①激素类：如复方左炔诺孕酮片，于无防护性生活后 72 小时内服 1 片，相隔 12 小时再服 1 片；或用 53 号避孕药，性交后立即服 1 片，次晨加服 1 片。②非激素类：如米非司酮，在无防护性生活 120 小时内服用 1 片（每片 10mg 或 25mg）即可。激素类药物可有恶心、呕吐、不规则阴道出血等副反应，米非司酮副反应少而轻。

（二）安全期避孕

成熟卵子自卵巢排出后可存活 1 ~ 2 日，而其受精能力最强的时间是在排卵后 24 小时内，精子进入女性生殖道可存活 2 ~ 3 日，因此，排卵前后 4 ~ 5 日内为易受孕期，其余时间不易受孕，被视为安全期。采用安全期内进行性交而达到避孕目的，称为安全期避孕。由于其单靠避开易受孕期性交而不用其他药具避孕，故又称自然避孕法。护理人员必须教会采取安全期避孕者确定安全期，通常通过基础体温测定、宫颈黏液检查或根据月经周期规律监测。月经规律者推测其排卵时间为下次月经前 14 日左右，排卵日及其前 5 日、后 4 日以外的时间则为安全期。但妇女排卵时间可受情绪、健康状况或外界环境等多因素影响而提前或退后，偶可发生额外排卵，因此安全期避孕法并不十分可靠，失败率达 20%。

（三）黄体生成激素释放激素类似物避孕

黄体生成激素释放激素类似物（LHRH - a）的作用具有双相性。生理情况下，下丘脑释放的 GnRH 可促进 FSH、LH 的合成与分泌，进而促使卵泡发育和排卵，并释放性激素，但当外源性非脉冲式投给大剂量 LHRH - a 时，由于其持续的作用使垂体内的 LHRH 受体失去敏感性，不再对 LHRH - a 产生反应，因此阻碍卵泡发育和排卵。有学者认为，自产后 6 周始，每日给予 LHRH - a300μg 鼻腔内滴入，直至哺乳期结束作为哺乳期间避孕方法，效果满意。停药后 4 ~ 8 周卵巢功能恢复。

（四）免疫避孕法

目前正在研究利用单克隆抗体将抗生育药物导向受精卵或滋养层细胞，引起抗原抗体免疫反应，抗着床和抑制受精卵发育，以达到避孕目的。

第三节 女性绝育方法及护理

绝育（sterilization）是指通过手术或药物以达到永久不生育的目的，是一种安全、永久性节育措施。最常用的女性绝育方法为经腹输卵管结扎术、腹腔镜下输卵管绝育术及输卵管黏堵术。黏堵术因输卵管复通困难，输卵管再通率低，现在很少应用。

一、经腹输卵管结扎术

该术是目前应用最广的绝育方法，其优点为操作简易、切口小、组织损伤小、安全方便等。

【适应证】

1. 自愿接受绝育术且无禁忌证者。

2. 患有严重全身性疾病不宜生育者。

3. 有严重遗传性疾病、有高风险生育先天缺陷儿不宜生育者。

【禁忌证】

1. 各种疾病的急性期。

2. 全身状况不佳、不能胜任手术者，如心力衰竭、血液病、产后失血性休克等。

3. 腹部皮肤感染或急、慢性盆腔炎者。

4. 严重的神经官能症病人。

5. 24小时内2次体温达37.5℃或以上者。

【手术时间的选择】

1. 非孕妇女应选择月经干净后3~4日。

2. 人工流产、中期妊娠引产、分娩后宜在48小时内实施手术，剖宫产、剖宫取胎术同时进行；宫内节育器取出后可立即手术。

3. 自然流产月经复潮后。

4. 哺乳期或闭经妇女排除早孕后。

【术前准备】

1. 评估受术者的认知水平、对手术的接受程度，耐心解答提问，讲解手术的原理、简要经过，使其了解手术简单、时间短、效果可靠，解除其思想顾虑，轻松愉快地接受手术，并积极配合。

2. 详细询问病史，进行全面评估，包括全身检查、妇科检查、实验室检查（肝肾功能、凝血功能、传染病检查，血常规及阴道分泌物、心电图检查）等，并注意各项检查结果是否正常，排除禁忌证，核实手术时间。

3. 测量受术者体温。

4. 按腹部手术要求准备皮肤，做普鲁卡因皮试。

5. 准备无菌手术器械及敷料，包括甲状腺拉钩2个，中号无齿镊2把，短无齿镊1把，弯蚊式钳4把，12cm弯钳2把，巾钳2把，鼠齿钳2把，持针器1个，弯头无齿卵圆钳1把，消毒皮肤用钳1把，输卵管钩（或指板）1个，弯剪刀1把，刀片、刀柄各1把，刀片2个，弯盘1个，酒杯2个，5ml注射器1支，9×24弯三角针1枚，9×24弯圆针1枚，6×4弯圆针1枚，0号及4号线各1团，双层方包布1块，双层特大包布1块，腹单1块，治疗巾5块，手术衣2件，细纱布10块，粗纱布2块，消毒手套2副。

【麻醉方式】

采用局部浸润麻醉或硬膜外麻醉。

【手术步骤及配合】

1. 受术者排空膀胱，取仰卧位，手术野按常规消毒、铺巾。

2. 切口：一般在下腹正中耻骨联合上方 3～4cm（2 横指）处做约 2cm 长纵切口或横切口，产后则在宫底下 2～3cm 处做纵切口，逐层进入腹腔。

3. 寻找提取输卵管：术者左手食指伸入腹腔，沿宫底后方滑向一侧宫角处，到达卵巢或输卵管，摸到输卵管后，右手持卵圆钳将输卵管夹住，轻轻提至切口外，即为卵圆钳取管法。亦可用指板法或吊钩法提取输卵管。

4. 辨认输卵管：用鼠齿钳夹持输卵管，再以两把无齿镊交替使用依次夹取输卵管直至暴露出伞端，确定为输卵管无误，并检查卵巢有无异常。

5. 结扎输卵管：目前国内多采用抽心包埋法结扎输卵管，其特点为并发症少、血管损伤少、成功率高等。操作方法：用两把鼠齿钳夹持输卵管，在输卵管峡部背侧浆膜下无血管区注入 0.5% 利多卡因 1ml，用尖刀切开膨胀的浆膜层，再用弯蚊式钳轻轻游离该段输卵管，再用两把弯蚊式钳钳夹两端，剪除其间输卵管 1cm，用 4 号丝线分别结扎两断端，之后用 1 号丝线连续缝合浆膜层，将近端包埋于输卵管系膜内，远端留在系膜外。检查无出、渗血后，将输卵管送回腹腔。同法处理对侧输卵管（图 23－3）。此外还有输卵管银夹法、折叠结扎切除法。

6. 清点纱布、器械等无误，逐层关闭腹腔，手术结束。

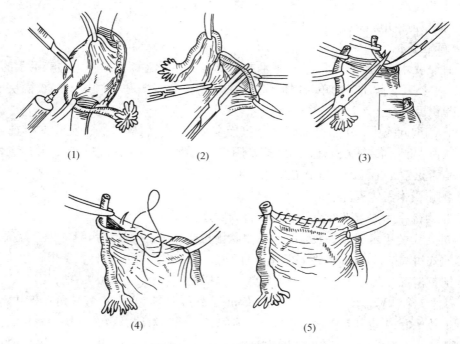

(1)　　　　(2)　　　　(3)

(4)　　　　(5)

图 23－3　输卵管近端包埋法

【术后并发症及防治措施】

一般不易发生术后并发症。

1. **出血、血肿**　多因过度牵拉、钳夹损伤输卵管或其系膜血管所致，也可因创面血管漏扎或结扎不紧引起出血，导致腹腔内积血或血肿。因此，术时应操作轻柔，避免损伤血管，彻底止血。一旦发现出血或血肿，协助医生及时处理。

2. 感染 体内原有病灶未经处理，可致术后创面发生内源性感染。手术器械、敷料消毒不严或无菌操作规程不严，可导致外源性感染。因此，术前严格掌握手术指征，术中严格无菌操作。一旦发生感染，按医嘱及时应用抗生素治疗。

3. 脏器损伤 多因手术者操作不熟练、解剖关系辨认不清或操作粗暴而导致膀胱及肠管损伤。因此，手术操作应认真仔细，一旦发现损伤应及时修补，并注意术后观察。

4. 绝育失败（输卵管再通） 由于绝育措施本身的缺陷或技术误差，致绝育术后再孕的情况偶有发生。多为宫内妊娠，还应警惕异位妊娠情况。操作时术者应注意力高度集中，严防误扎或漏扎输卵管，导致输卵管再通，其发生率为 1% ~2% 。

【护理要点】

1. 术前护理 认真做好术前评估，判断适应证，排除禁忌证，选择恰当手术时间，充分做好术前准备及护理。

2. 术中护理

（1）陪伴受术者，提供心理支持。

（2）术中严密观察受术者的生命体征及反应，有异常情况及时报告医生。

（3）配合医生完成手术过程。

3. 术后护理

（1）术后密切观察体温、血压、脉搏等生命体征及有无腹痛等，及时发现并发症并报告医生，协助医生进行防治。

（2）严格执行医嘱。

（3）保持伤口敷料清洁干燥，并注意观察伤口的恢复情况。

（4）鼓励早日下床活动，减少腹部和肺部并发症的发生，促进身体恢复。

（5）除硬膜外麻醉外，术后不需禁食。

（6）嘱受术者术后 4~6 小时自主排尿。

（7）术后休息 3~4 周，禁止性生活 1 个月。

（8）术后 5 天左右拆线，如无异常，1 周内可出院。

（9）术后 1 个月复查。若有发热、腹痛等应及时就医。

二、经腹腔镜输卵管绝育术

经腹腔镜行输卵管绝育术简单易行、安全、手术时间短、恢复快、效果好，近年来我国各大城市已逐渐推广使用。

【适应证】

同经腹输卵管结扎术。

【禁忌证】

主要为心肺功能不全、腹腔粘连、膈疝等，其他同经腹输卵管结扎术。

【术前准备】

1. 术前晚行肥皂水灌肠，术时取头低臀高仰卧位。

2. 物品准备：内镜、Verres 气腹针、弹簧夹或硅胶环 2 个、CO_2 气体、刀片和刀柄各 1 把、细齿镊 2 把、持针器 1 把、组织镊 1 把、剪刀缝线、缝针、棉签、棉球、纱布、敷贴等。

3. 余同经腹输卵管结扎术。

【手术步骤】

采用静脉全身麻醉或硬膜外麻醉。于脐孔下缘做 1~1.5cm 的小切口，将 Verres 气腹针插入腹腔，充 CO_2 气体 2~3L，然后换置腹腔镜。在腹腔镜直视下将弹簧夹（Hulka clip）或硅胶环（Falope ring）钳夹或环套于输卵管峡部，以阻断输卵管通道，还可采用双极电凝烧灼输卵管峡部 1~2cm，检查无出血、绝育部位无误后取出腹腔镜，缝合腹壁切口。有统计表明机械性绝育术较电凝术损毁组织少，可能为以后输卵管再通提供更高成功率。

【术后护理】

术后静卧 4~6 小时后即可下床活动，严密观察受术者的生命体征及有无发热、腹痛、腹腔内出血或脏器损伤的征象。

第四节　终止妊娠方法及护理

一、早期妊娠终止方法

早期终止妊娠有人工流产和药物流产两种方法，临床上常用于避孕失败、因严重疾病或患遗传性疾病不宜继续妊娠、检查发现胚胎异常者。

（一）人工流产术

人工流产术（artificial abortion operation）是指妊娠 14 周以内用手术方法终止妊娠者，可分为负压吸引术（妊娠 10 周内）和钳刮术（妊娠 11~14 周）两种。

【适应证】

1. 因避孕失败要求终止妊娠者。

2. 因各种疾病等因素不宜继续妊娠者。

【禁忌证】

1. 各种疾病的急性期或严重的全身性疾病者。

2. 生殖器官急性炎症者。

3. 妊娠剧吐酸中毒尚未纠正者。

4. 术前相隔 4 小时 2 次体温在 37.5℃ 或以上者。

【术前准备及手术操作】

无菌手术器械及敷料与放置宫内节育器相同，另加宫颈扩张器 1 套、不同号的吸管各1个、刮匙1把、小头卵圆钳1把、有齿卵圆钳1把，并备人流负压电吸引器。

1. 负压吸引术　适用于妊娠10周以内者。

（1）术前准备　①详细询问病史，并进行全身检查、妇科检查及实验室检查（如阴道分泌物、血常规、传染病检查等），排除禁忌证；②根据HCG测定或B型超声检查确诊早孕；③术前测量体温、血压及脉搏；④加强沟通，解除受术者的思想顾虑；⑤嘱受术者排空膀胱。

（2）手术步骤　受术者取膀胱截石位。常规消毒外阴、阴道，铺消毒洞巾。行双合诊检查了解子宫位置、大小及附件情况。阴道窥器扩张阴道暴露宫颈并消毒，用棉签蘸1%丁卡因或利多卡因溶液置于宫颈管内3~5分钟。宫颈钳夹持宫颈前或后唇，用子宫探针探测子宫屈向和深度，以执笔式持宫颈扩张器顺子宫方向扩张宫颈管，自小号开始逐号扩张至比选用的吸管大半号或1号（扩张时注意用力适度，切忌强行伸入）。将吸引管连接于负压吸引器上，进行负压吸引试验无误后，按孕周选择吸管号及负压大小。孕7周以下者用5~6号吸管，负压为400mmHg；孕7~9周用6~7号吸管，负压为400~500mmHg；孕9周以上用7~8号吸管，负压为500~550mmHg，所用负压不宜超过600mmHg。一般按顺时针方向吸引宫腔1~2周，当感觉子宫缩小，子宫壁粗糙，吸头紧贴宫壁上下移动受阻时，可将橡皮管折叠取出吸管，仅见少量血性泡沫而无出血时，表示已吸净。若术前曾行B超定位，则将吸管开口处对准胎盘附着处吸引，可迅速吸出胎囊及胎盘组织，使出血量减少。吸引结束后，用小号刮匙轻刮宫腔一周，特别是宫底和两宫角处。取下宫颈钳，用棉球拭净宫颈及阴道血迹，观察无活动性出血，取出窥器，术毕。将全部吸出物用纱布过滤，仔细检查有无绒毛及胚胎组织，肉眼观察发现异常者，即送病理检查。

2. 钳刮术　适用于妊娠11~14周者。为保证钳刮术顺利进行，应先做扩张和软化宫颈准备，如术前将艾司唑仑（舒乐安定）丁卡因栓置于宫颈管内口处；或于术前3~4小时将前列腺素制剂塞入阴道或行肌内注射；也可于术前12小时将16号或18号导尿管慢慢插入宫颈管，直至宫腔深度的1/2以上处，露于阴道内的一段导管用消毒纱布包裹，置于后穹隆，次日取出。用以上方法软化、扩张宫颈后，用卵圆钳钳夹胎儿及胎盘。因胎儿较大且骨骼已经形成，操作较危险，容易造成并发症（如出血多、宫颈裂伤、子宫穿孔等），故应尽量避免大月份钳刮。

【人工流产并发症及处理】

1. 子宫穿孔　发生率低，却是人工流产最严重的并发症。多见于哺乳期子宫、瘢痕子宫、子宫过度倾或屈、子宫畸形的情况下，由于术者技术不熟练所致。术中一旦出现无宫底感觉或手术器械进入的深度已超过原来测得深度，提示子宫穿孔，应立即停止手术，并观察生命体征、腹痛情况。穿孔小、无脏器损伤及明显内出血症状，流产已净者，可卧床休息，并给宫缩剂和抗生素，待病情稳定后出院。胚胎组织尚未吸净者，可在B超或腹腔镜监护下清宫；尚未进行吸宫操作者，可以观察1周后再清除妊娠物；破口大、有内出血或怀疑脏器损伤者，应立即剖腹探查，根据情况行相应处理。

2. 人工流产综合征　是指手术时因疼痛或局部刺激使受术者在术中或手术结束时

出现心动过缓、心律不齐、血压下降、面色苍白、大汗、胸闷甚至发生昏厥和抽搐等症状。其发生除与受术者精神紧张有关外，主要是子宫体、宫颈受机械性刺激导致迷走神经兴奋所致。因此，术前做好受术者的精神、心理护理，术前充分扩张宫颈、术中动作轻柔；吸宫时注意掌握负压适度，进出宫颈口时关闭负压，吸净后勿反复吸刮宫壁等均有利于预防人工流产综合征的发生。受术者一旦出现上述症状，应立即停止手术，并给予吸氧，一般可以自行恢复；严重者静脉注射阿托品 0.5～1mg，即可有效控制。亦可在术前 5 分钟用 4 号毫针针刺合谷、内关穴，留针，并在手术进行过程中捻转刺激，以减轻或缓解症状。对于畏惧针刺疗法的病人，可在施术过程中取内关、合谷穴，用指压法以缓解症状。

3. 吸宫不全　指人工流产术后有部分妊娠组织残留于宫腔，是人工流产术常见的并发症。多见于子宫体过度屈曲、妊娠合并子宫肌瘤、术者技术不熟练。术后阴道流血超过 10 日，血量多，或流血暂停后又有多量出血者，应考虑为吸宫不全，经 B 超可确诊。无明显感染征象者，应尽早行刮宫术，刮出物送病理检查，术后给予抗生素预防感染；如同时伴有感染，应控制感染后再行刮宫术。亦可用中药桃红四物汤（《医宗金鉴》）加川牛膝、益母草、炒蒲黄，每日 1 剂，水煎温服，促使残留组织排出。

4. 漏吸　确定为宫内妊娠，但术中未吸到妊娠物。常与孕周过小、子宫过度屈曲、子宫畸形（双子宫）及术者操作技术不熟练等有关。因此，术后检查吸出物未发现妊娠物时，应复查子宫大小及位置，重新探测宫腔及时发现问题，必要时重新吸宫。将吸出物送病理检查，还有助于排除异位妊娠的可能。

现在多采用超导可视无痛人流术，是通过内窥镜的引导，在可视的情况下定位孕囊，帮助医生完成手术，故以上手术并发症较少出现。

5. 术中出血　多因妊娠月份大，妊娠物不能迅速排出而影响子宫收缩所致。术中扩张宫颈后，宫颈注射缩宫素促使子宫收缩，同时尽快钳取或吸出妊娠物。

6. 术后感染　多数因吸宫不全或流产后过早恢复性生活，器械、敷料消毒不严或操作无菌观念不强所致。感染初为子宫内膜炎，治疗不及时可以扩散至子宫肌层、附件、腹膜，严重时可导致败血症。此时病人需要卧床休息，为其提供全身性支持疗法，并积极抗感染。宫腔内有残留妊娠物者，应按感染性流产处理。中药治疗可参考产褥感染章节。

7. 羊水栓塞　少见，行钳刮术时，偶可发生羊水栓塞。主要因扩张宫颈不当致宫颈裂伤、胎盘剥离血窦开放，为羊水进入母体提供了条件，若此时应用缩宫素可促使其发生。孕早、中期羊水中有形成分少，即使发生羊水栓塞，病人的症状及严重性均不及晚期妊娠者凶险，死亡率较低。

8. 其他　宫颈粘连、宫腔粘连、月经失调、慢性盆腔炎、继发性不孕等。

【护理要点】

1. 认真做好术前准备和护理，严格掌握手术适应证及禁忌证。

2. 做好术中配合：①加强与受术者沟通，了解其感受；同时要关心体贴受术者，给予心理支持，指导其术中配合技巧。②术中严密观察受术者的一般情况（如面色、脉搏等），对精神紧张者给予安慰，使其建立信心；有异常情况时随时报告术者，并积极协助治疗。③术中根据情况遵医嘱应用缩宫素。④术后协助检查吸出物，注意有无绒毛组织及胚胎组织是否完全、与孕周是否相符。

3. 术后护理：①术后在观察室休息 1~2 小时，注意观察腹痛及阴道流血情况，无异常方可回家。②吸宫术后休息 2 周；钳刮术后休息 2~4 周。③嘱其腹痛或出血多随时就诊。④嘱受术者保持外阴清洁，1 个月内禁止盆浴、性生活。⑤指导夫妇双方采用安全可靠的避孕措施。

（二）药物流产

药物流产（medical abortion）是用药物终止早孕的一种方法。目前临床上应用米非司酮（RU486）和米索前列醇配伍，完全流产率达 90% 以上。

米非司酮（mifepristone，RU486）是一种合成类固醇，化学结构类似炔诺酮，具有抗孕激素、抗糖皮质激素和轻度抗雄激素的作用。其对子宫内膜孕激素受体的亲和力比黄体酮高 5 倍，因而能和黄体酮竞争受体取代黄体酮与蜕膜的孕激素受体结合，从而阻断黄体酮活性而终止妊娠；同时由于蜕膜坏死，内源性前列腺素释放而使宫颈软化、子宫收缩，促使妊娠物排出。

【适应证】

1. 妊娠 49 天以内、年龄小于 40 岁、自愿要求使用药物流产的健康妇女。

2. 尿 HCG 阳性、B 型超声确诊为宫内妊娠者。

3. 瘢痕子宫、畸形子宫、哺乳期、宫颈发育不良、严重的骨盆畸形等人工流产术高危人群者。

4. 有多次人工流产史，对手术流产有恐惧和顾虑者。

【禁忌证】

1. 有米非司酮使用禁忌证者，如内分泌疾病、血液疾病、妊娠期皮肤瘙痒史、血栓性疾病、肝肾功能受损等。

2. 有米索前列醇使用禁忌证者，如心血管疾病、哮喘、青光眼、癫痫、结肠炎等。

3. 过敏体质者。

4. 其他：带器妊娠、疑为宫外孕、妊娠剧吐，长期应用抗结核药、抗抑郁药、抗癫痫药、抗前列腺素药等。

【药物用法及用量】

目前国内自制并广泛应用于临床的抗早孕药物是米非司酮和前列腺素类似物米索前列醇（或卡孕栓）。用法：①分次小量用药法：空腹或进食 2 小时后口服米非司酮 25mg，每日 2 次（可于上午 9 时、晚 9 时服药），连用 3 日，第 4 日上午到门诊服米索前列醇 0.6mg 或阴道放置卡孕栓 1mg，观察 6 小时，检查胚囊是否排出。②于第 1、2 日上午服米非司酮 50mg，下午服 25mg，第 3 日上午到门诊如上法用米索前列醇或卡孕栓。③一次大剂量用药法：米非司酮 200mg 顿服，第 4 日晨如上法用米索前列醇或卡孕栓。使用卡孕栓者必须卧床 2 小时，以免药物脱出。

【护理要点】

1. 用药前详细评估病史及身心状况，核实适应证，排除禁忌证。

2. 向孕妇说明用药方法、注意事项及可能的副反应，例如服药期间忌用拮抗前列腺素的药物，如吲哚美辛（消炎痛）等，最好用凉开水服药。告知孕妇服药后，一般会较早出现阴道出血，部分妇女流血时间较长，少数早孕妇女服用米非司酮后即发生自然流产；80%妇女在使用米索前列醇（或卡孕栓）后，6小时内排出胚囊；约10%的孕妇在服药后1周内排出妊娠物。

3. 使用药物流产失败者，或因不全流产发生阴道大量流血者，必须做人工流产术或清宫术。为避免不全流产的发生，亦可在服用米索前列醇的同时，服用中药生化汤（《傅青主女科》）加减，促其完全流产。

4. 服药过程中少数孕妇出现早孕反应加重情况，或用前列腺素后腹泻、腹痛，或出现心动过缓、出冷汗等迷走神经兴奋现象，轻者无需特殊处理，严重者应到医院就诊。

5. 要求服药者于流产后第8、15、43天到门诊复查。

药物流产方法简单，不需宫腔操作，为无创伤性流产，完全流产率达90%～95%。其副反应较轻，近期副反应主要表现为阴道流血时间较长和出血量较多，此外还有恶心、呕吐、下腹痛、乏力等。远期反应还需进一步观察。

二、中期妊娠终止方法

妊娠13周至不足28周之间用人工方法终止妊娠称为中期妊娠终止。常用方法如下：

（一）依沙吖啶（利凡诺）引产

依沙吖啶是一种强力杀菌剂，当将其注入羊膜腔内、羊膜外宫腔内引产时，可使胎盘组织变性、坏死而增加前列腺素合成，引起宫颈软化、扩张及子宫收缩，促使胎儿及其附属物排出；同时药物被胎儿吸收后，致胎儿中毒死亡。依沙吖啶引产用量的范围大（每次不超过100mg），安全性高，其引产成功率约为90%。

【适应证】

1. 中期妊娠，要求终止而无禁忌证者。

2. 因患各种疾病，不宜继续妊娠者。

3. 孕期接触导致胎儿畸形的有毒因素者。

4. 检查发现胎儿畸形者。

【禁忌证】

1. 急、慢性肝肾疾病及严重心脏病、高血压、血液病者。

2. 各种疾病的急性期、慢性疾病急性发作期及生殖器官急性炎症者。

3. 剖宫产术或肌瘤挖除术2年内者。

4. 术前体温2次超过37.5℃者。

5. 前置胎盘或局部皮肤感染者。

6. 有依沙吖啶过敏史者。

【术前准备】

1. 器械、敷料

（1）羊膜腔内注入法　无齿卵圆钳 2 把，7 号或 9 号腰椎穿刺针 1 个，5ml 注射器 2 个，弯盘 1 个，孔巾，纱布，消毒手套。

（2）宫腔内羊膜腔外注入法　窥阴器 1 个，宫颈钳 1 把，无齿长镊子 1 把，敷料镊 2 把，5ml 及 20ml 注射器各 1 个，橡皮导尿管 1 根，孔巾，药杯，纱布及 10 号丝线。

2. 孕妇准备

（1）全面评估受术者身心状况，严格掌握适应证及禁忌证。

（2）B 型超声行胎盘定位及穿刺点定位，并了解羊水量。

（3）术前 3 天禁止性生活，每日冲洗阴道 1 次。

（4）常规准备局部皮肤。

【操作步骤】

1. 羊膜腔内注入法

（1）受术者排空膀胱后取平卧位，常规消毒铺巾。

（2）用腰椎穿刺针从 B 超选定或术时选定的穿刺点垂直进针，经过 2 次落空感后即进入羊膜腔（图 23 - 4）。拔出针芯，见羊水溢出，之后接上装有依沙吖啶的注射器，回抽羊水确定药液无外溢后，将依沙吖啶 50 ~ 100mg 注入羊膜腔。

（3）插入针芯后拔出穿刺针，局部用消毒纱布 2 ~ 3 块压迫数分钟后胶布固定，观察 15 分钟无异常方可回病室。

2. 宫腔内羊膜腔外注入法

（1）受术者排空膀胱后取截石位，常规消毒铺巾。

（2）窥阴器扩开阴道，暴露宫颈后，阴道宫颈再次消毒，宫颈钳钳夹宫颈前唇，用敷料镊将导尿管送入子宫壁与胎囊间，将稀释的依沙吖啶液由导尿管缓慢注入宫腔（图 23 - 5）。折叠并结扎外露的导尿管，无菌纱布包裹后放入阴道穹隆部，24 小时后取出阴道填塞纱布及导尿管。

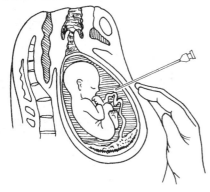

图 23 - 4　中期妊娠羊膜腔穿刺术

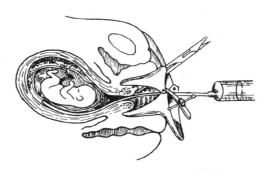

图 23 - 5　宫腔内羊膜腔外给药法

【术中注意事项】

1. 给药量不得超过 100mg。

2. 宫腔内羊膜腔外注药，必须稀释，浓度不能超过 0.4%。

3. 如从穿刺针向外溢血或针管抽出血液时应向深部进针或向后退针略改变方向后进针，如仍有血，则应更换穿刺部位，但不能超过 3 次。

4. 所有操作应严格无菌。

5. 操作过程中，用药剂量要准确，以免发生危险或引产失败。

【并发症】

1. **全身反应**　偶有体温升高，常在用药后 24～48 小时内发生，一般不超过 38℃，胎儿排出后恢复正常。

2. **产后出血**　约有 80% 受术者有出血，量不超过 100ml，极少数可超过 400ml。

3. **产道损伤**　少数受术者可因软产道弹性欠佳或扩张不充分而有不同程度的软产道损伤。

4. **胎盘胎膜残留**　发生率较低，但为避免组织残留，多主张胎盘排出后即行清宫术。

5. **感染**　发生率不高，但严重者可致死亡。

【护理要点】

1. 术前护理：术前做好各种准备工作，向受术者介绍手术的经过、注意事项，解除其顾虑，利于术中的配合。

2. 术中护理：为受术者提供安静舒适的环境，并在术中陪伴，随时注意观察其心理变化，及时给予开导、精神支持、鼓励，使其积极配合；术中协助术者完成操作。在注药过程中，注意受术者有无呼吸困难、发绀等羊水栓塞症状。

3. 术后护理：用药后定时测量生命体征，严密观察并记录宫缩出现的时间及强度、胎心和胎动消失的时间及阴道流血等情况。引产期间，孕妇应尽量卧床休息，以防突然破水等。产后仔细检查软产道及胎盘的完整性，通常待组织排出后常规做清宫术。注意观察产后宫缩、有无感染征象、阴道流血及排尿功能的恢复情况。产后即刻采取回奶措施，可用中药炒麦芽 120g，水煎服，每日 1 剂，连用 3 天。术后 6 周内禁止性生活及盆浴，并保持外阴清洁，为产妇提供避孕措施的指导。

4. 对不同原因需采用中期引产终止妊娠者，应为其提供表达内心顾虑、恐惧、孤独和自我贬低等情感的机会，给予同情、宽慰、鼓励和帮助，减轻病人的无助感，使病人积极配合，获得最佳效果。

5. 给药 5 天后仍未出现宫缩者即为引产失败，通报医生和家属，协商再次给药或改用其他方法。

（二）水囊引产

水囊引产是将事先制备好并消毒备用的水囊置于子宫壁和胎膜之间，再向囊内注入一定量的生理盐水，刺激子宫诱发宫缩，使妊娠物排出的引产方式。

【适应证】

1. 中期妊娠要求终止妊娠者。

2. 依沙吖啶过敏者。

3. 肝肾疾患稳定期且要求中期引产者。

4. 因患各种疾病不宜继续妊娠者。

【禁忌证】

除同依沙吖啶引产外，尚有子宫瘢痕、宫颈或子宫发育不良、前置胎盘者。

【术前准备】

受术者的准备、器械及敷料准备同依沙吖啶宫腔内羊膜腔外注入引产。用阴茎套制备水囊，将消毒后的两个阴茎套套在一起排除双层之间的空气，再将 18 号橡皮导尿管送入阴茎套内，其顶端留 2cm，挤出套内空气，用丝线将囊口缚扎于导尿管上。排空囊内空气后将导尿管末端扎紧，消毒备用。

【操作步骤】

1. 孕妇排空膀胱取截石位，常规消毒铺巾。

2. 术者复查子宫位置及大小，窥阴器扩开阴道暴露宫颈，常规消毒阴道及宫颈，并用宫颈扩张器扩张宫颈口达 8 ~ 10 号。

3. 宫颈钳夹持宫颈前唇，稍向外牵引，用敷料镊将水囊送入子宫腔内胎膜和宫壁之间，直到整个水囊全部放入。在放水囊过程中切勿触碰阴道壁，以防感染。如遇到阻力或出血（碰到胎盘），应调换方向，从子宫另一侧重新放入。

4. 缓慢将 300 ~ 500ml 生理盐水注入水囊中，注入完毕，将导尿管末端折叠扎紧使其不漏水，再用无菌纱布包裹后放入阴道后穹隆部。

5. 取下宫颈钳及阴道窥器，测宫底高度，无异常后送回病房。

【注意事项】

1. 水囊注水量按每孕月 100ml 计算，但最多不超过 500ml。

2. 水囊最好只放一次，再次放置应在无感染情况下于前次取出水囊后 72 小时进行。

【并发症】

同依沙吖啶宫腔内羊膜腔外注入引产法。

【护理要点】

基本内容同依沙吖啶引产。在水囊内注入无菌的生理盐水，并加入数滴亚甲蓝以利识别羊水或注入液。放置水囊后定时测体温、脉搏，观察宫缩，注意有无阴道流血或发热等情况，待出现规律宫缩时应取出水囊。不论有无宫缩，水囊放置的时间最长不超过 48 小时。如宫缩过强、出血较多或体温超过 38℃，则应提前取出，并设法结束妊娠。如果出现宫缩乏力，取出水囊后无宫缩或有较多阴道出血时，应加用缩宫素静脉点滴。

除依沙吖啶、水囊引产外，根据不同情况中期妊娠引产还可采用前列腺素、天花粉结晶蛋白、甘遂、芫花类药物甚至剖宫取胎术。

附录一　妇产科常用中医护理技术

一、中药煎服法

将中药放入砂锅（搪瓷锅）内，加冷水浸过药面，浸泡半小时，用武火煎沸后改用文火煎煮，约20～30分钟，取汁250ml。再加冷水适量，煎法同上，取汁250ml，两次药汁混合后，分早晚两次口服。

二、会阴擦洗/冲洗

用药水擦洗或冲洗会阴的方法。

【适应证】会阴部病变，如瘙痒、湿疹、肿胀等。

【使用方法】将所用药物放在砂锅内煮沸20～30分钟，浓煎，澄清药液后，倾入专用消毒的器皿内，温度适中。病人取膀胱截石位，由医护人员夹持棉球蘸药水擦洗外阴，或将药液注入冲洗器内，冲洗会阴部。

【禁忌证】局部溃烂者。

【注意事项】药物选用要结合病人体质，不宜使用过于刺激的药物。

三、阴道灌洗

用药水冲洗阴道的方法。

【适应证】阴道及宫颈的病变，如滴虫性阴道炎、霉菌性阴道炎、非特异性阴道炎、急慢性宫颈炎等。

【使用方法】将所用药物包煎，煮沸20～30分钟。待药水温度适宜时，置阴道冲洗器内进行冲洗。亦可用擦洗阴道法，可夹持棉球蘸药水擦洗阴道。

【禁忌证】无性生活史者。

【注意事项】水温宜掌握在37℃左右，避免水温过高烫伤阴道黏膜。

四、会阴湿热敷（贴敷法）

将外治用的水剂、散剂或膏剂用无菌纱布贴敷于患处的方法。

【适应证】外阴病变，如外阴水肿、血肿（24小时后）、伤口硬结等。

【使用方法】水剂时可将无菌纱布浸满药水，贴敷于患处；散剂时可直接将药粉撒布破溃之创面上；膏剂时可将药膏涂于无菌纱布上，贴敷于患处。然后覆盖纱布固定。每日或隔日换药1次，至痊愈为止。

【禁忌证】外阴脓肿者。

【注意事项】在伤口部位做湿热敷时，应按无菌技术操作进行，敷后按换药法处理伤口。热敷时，应随时观察皮肤颜色、感觉，防止烫伤。

五、阴道和宫颈上药（纳药法）

将外用药物放置于阴道穹隆和子宫颈部位的方法。

【适应证】用于宫颈及阴道的病变，如慢性子宫颈炎、子宫颈癌、滴虫性阴道炎、霉菌性阴道炎、非特异性阴道炎、老年性阴道炎等。

【使用方法】将外治药物按需要制成栓剂、膏剂或粉剂等，消毒后备用。待外阴清洁处理后，栓剂可放置于阴道后穹隆；膏剂可涂于无菌纱布上；粉剂可以蘸在带线棉球上，由医务人员按常规操作法，将药物置于阴道和宫颈处。每日或隔日换药 1 次。

【禁忌证】阴道流血者。

【注意事项】应针对病变的不同形式，分别给以相应的处理，不可盲目用药。

六、坐浴（熏洗法）

用药水熏洗和洗涤外阴局部的方法。

【适应证】用于外阴病变，如瘙痒、湿疹、肿胀、溃疡等。

【使用方法】将所用药物包煎，煮沸 20～30 分钟。将药水倾入专用盆内，趁热熏洗阴部，先熏后洗，待温度适中可洗涤外阴或坐盆，每次 10 分钟。

【禁忌证】①经期或阴道异常出血者。②急性盆腔炎病人。③妊娠晚期者。

【注意事项】根据病人对热感程度的不同反映，做适当的温度调整，不可灼伤皮肤。在病人坐浴时，应观察脸色、脉搏有无异常，如有异常，立即停止坐浴并进行处理。

七、保留灌肠

从肛门灌入药物，保留在直肠或结肠内，通过肠黏膜吸收，达到治疗目的的一种方法。

【适应证】女性生殖系统病变，如子宫内膜炎、输卵管炎、急慢性盆腔炎、卵巢囊肿、陈旧性宫外孕、子宫内膜异位症等。

【使用方法】将所用药物放在砂锅内煮沸 20～30 分钟浓煎，澄清药液后，倾入专用消毒的器皿内，待温度冷至 37℃～40℃。令病人取侧卧位，使臀部移近床沿，将导尿管用软皂水润滑，插入肛门 10～15cm，用针管取 100ml 药液，缓缓推注入肛门。药液在直肠内应保留两小时以上。

【禁忌证】妊娠及消化道出血者。

【注意事项】掌握灌肠液的温度、浓度、流速、压力和药量；灌肠过程中注意观察病人的反应，若出现面色苍白、出冷汗、剧烈腹痛、脉速、心慌气急，应立即停止灌肠。

八、小腹部（穴位）药敷

将药物加热或炒热，布包敷于少腹部，达到治疗目的的一种方法。

【适应证】痛经、产后身痛、产后腹痛、产后排尿异常、妇人腹痛等。

【使用方法】将所选药物粉碎，装于布袋加热，至适宜温度时敷于少腹部或神阙穴；亦可用所煎内服药渣或大盐炒热，装入布袋敷用。每天 1～3 次，每次 20～30 分钟。并用拇、食指适当按压关元、三阴交穴。

【禁忌证】急性腹部疼痛尚未明确诊断者。

【注意事项】敷药时，应注意药物的温度，防止烫伤。

九、穴位封闭

用针刺和药物相结合来治疗疾病的一种方法。

【适应证】各种妇科疾病，如痛经、输卵管炎、急慢性盆腔炎症、卵巢囊肿等。

【使用方法】根据所患疾病，结合经络循行、按诊法以选取穴位和阳性反应点，在穴位局部消毒后，注射器快速刺入穴位或阳性反应点，然后将针缓慢推进，达一定深度后产生得气感应，如无回血，便可将药液注入。

【禁忌证】孕妇的下腹部、腰骶部和三阴交、合谷穴等不宜用。

【注意事项】注意药物的性能、药理作用、配伍禁忌、副作用、过敏反应等，凡能引起过敏反应的药物，必须先做皮试。副作用强的药物使用要谨慎。

附录二 妇产科诊疗技术

一、生殖道细胞学检查

女性生殖道细胞是指源于阴道、宫颈管、子宫及输卵管的上皮细胞,是阴道脱落细胞的主要来源,受卵巢激素的影响而发生周期性变化。生殖道细胞学检查既可以了解体内激素水平的变化情况,又是生殖器肿瘤的筛选方法。该检查简便、经济、实用,缺点是发现恶性细胞不能定位,需进一步检查确诊。

【适应证】

1. 检查卵巢或胎盘功能。

2. 宫颈炎症、宫颈癌筛选或怀疑宫颈管、宫颈内恶性病变。

【禁忌证】

月经期、生殖器官急性炎症期禁止行阴道及宫颈脱落细胞学检查。

【物品准备】

宫颈刮片2个,阴道窥器1个,装有95%乙醇固定液的小瓶1个,玻片2张,棉签、棉球等。

【操作方法】

1. **阴道涂片** 方法:①有性生活妇女。病人取膀胱截石位,用阴道窥器扩张阴道(窥器上不涂润滑剂,以免影响检查结果),在阴道侧壁上1/3处用干燥无菌刮板轻轻刮取分泌物少许,然后将分泌物薄而均匀地涂于玻片上,放入装有95%乙醇固定液的小瓶内。②无性生活女性。将卷紧的无菌棉签蘸少许生理盐水润湿后伸入阴道,在侧壁上1/3处轻轻卷取细胞,缓慢取出棉签,横放在玻片上向一个方向滚涂后放入装有95%乙醇固定液的小瓶中。此方法棉签接触于阴道口,可能会影响涂片准确性。

2. **宫颈刮片** 是筛查早期宫颈癌的重要方法。方法:在宫颈外口鳞-柱状上皮交界处,以宫颈外口为圆心,用木质刮片轻轻刮取一周(附图2-1),注意白带过多应先用无菌棉签轻轻擦净黏液,还应避免损伤组织出血而影响检查结果,然后均匀地涂布于玻片上。该方法简便易行、结果可靠,但是获取的细胞数目较少,制片也较粗略,目前临床应用逐渐减少。

3. **宫颈管涂片** 可了解宫颈管内情况。方法:先拭净宫颈表面分泌物,然后将小型刮板放入宫颈管内,轻轻刮取一圈作涂片。目前使用"细胞刷"(cyto-brush)获取宫颈管上皮细胞的方法效果更好,将"细胞刷"置宫颈管内到宫颈外口上方10mm

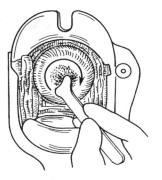

附图2-1 宫颈刮片取标本法

左右，在宫颈管内旋转360°后取出，旋转"细胞刷"将附着于小刷子上的标本立即固定或洗脱于保存液中。该方法用于了解怀疑宫颈癌或绝经后妇女宫颈管的情况。

4. 子宫腔吸引涂片 对怀疑有宫腔内恶性病变者，从宫腔内吸取标本进行检查，此法较阴道涂片及诊刮阳性率高。方法：妇科检查确定子宫大小、位置，消毒外阴、阴道及宫颈口并用探针探测宫腔方向，将一端连于干燥无菌注射器的吸管放入宫腔，上下左右移动吸取标本并制作涂片。此方法标本中可能含有输卵管、卵巢或盆腹腔上皮细胞，应注意鉴别诊断。

【检查结果及临床意义】

1. 测定雌激素的影响程度 分别计算涂片中底层细胞、中层细胞及表层细胞数的百分比，以判断雌激素对阴道上皮细胞的影响程度。正常情况下，涂片上看不见底层细胞，全部为表层细胞。早期卵泡期或接受少量雌激素治疗时，表层细胞占20%以下，为雌激素轻度影响；卵泡中期或接受中等量雌激素治疗时，表层细胞占20%~60%，为雌激素中度影响；病人接受大量雌激素治疗或患有卵巢颗粒细胞瘤时，超过正常排卵期水平，表层细胞占60%以上，为雌激素高度影响。卵巢功能低落时则出现底层细胞。轻度低落者底层细胞占20%以下；中度低落者底层细胞占20%~40%；高度低落者则占40%以上。

2. 宫颈细胞学诊断标准及临床意义（巴氏染色结果与意义） 将刮取的标本进行巴氏染色，结果分为I~V级。I级：正常。涂片显示正常阴道细胞。II级：炎症。细胞核增大，核染色质较粗，但染色质分布较均匀，一般属良性改变或炎症。III级：可疑癌。主要是核异质，表现为核大深染，核型不规则或双核。IV级：高度可疑癌。细胞具有恶性改变。V级：癌。具有大量的典型癌细胞。

【护理要点】

1. 检查前沟通 向病人讲解各操作的意义及步骤，并将用物准备齐全，协助病人排空膀胱后摆好体位（常规为膀胱截石位）。

2. 检查前准备 所用器械必须消毒、干燥，未吸附任何化学药品或润滑剂，所用的玻片应行脱脂处理，必要时可用生理盐水湿润阴道窥器。

3. 检查注意事项 为避免损伤组织引起出血，取标本时，检查动作应轻、稳、准。为避免混淆，玻片上应标记好病人姓名和取材部位。白带较多时，先用无菌干棉球轻轻拭去，再刮取标本。涂片应顺一个方向均匀涂抹，不可来回涂抹，以免破坏细胞。嘱病人及时将检查结果反馈给医生，以免耽误治疗。

二、宫颈活组织检查

宫颈活组织检查（简称"宫颈活检"）是取宫颈病灶的小部分组织进行病理学检查，以确定其病变性质的一种临床常用的方法。

【适应证】

1. 肉眼见宫颈有溃疡或赘生物等。

2. 宫颈脱落细胞学检查巴氏染色III级及以上。

3. 慢性特异性炎症（如宫颈结核、尖锐湿疣、阿米巴等）。

4. 临床有异常的阴道出血或可疑宫颈癌。

【禁忌证】

1. 生殖道急性或亚急性炎症。

2. 月经期。

3. 患血液病有出血倾向者。

【物品准备】

阴道窥器1个，碗盘1个，活检钳1把，宫颈钳1把，尖刀片1个，刮匙1把，干棉球数个，棉签数根，消毒液，装有固定液的标本瓶4~6个。

【操作步骤】

1. 点切法

（1）阴道窥器暴露宫颈并消毒宫颈和阴道，用活检钳于宫颈鳞－柱上皮交界区或特殊病变处取小块病变组织。

（2）如疑为宫颈癌者，可用小刮匙搔刮宫颈管并在宫颈3、6、9、12点处用活检钳各取组织一块。将所取组织立即分装于标本瓶内，并做好标记。为提高取材准确性，可在阴道镜检查指引下行定位活检，或在宫颈阴道部涂碘溶液，于碘不着色区取材。

（3）用带有线尾的宫颈棉球压迫钳取部位，并将尾端留在阴道口外，嘱病人24小时后自行取出。

2. 锥形切除法

（1）阴道窥器暴露宫颈并消毒宫颈和阴道，用宫颈钳夹住宫颈前唇，用尖刀在宫颈范围内、并深入宫颈约1~2cm做锥形切除（附图2-2），残端止血。切下的组织放入标本瓶中，送病理检查。

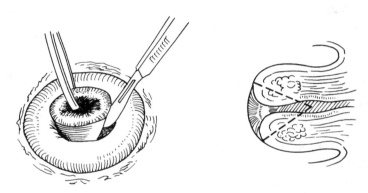

附图2-2　宫颈锥形切除

（2）用无菌纱布卷填塞创面，压迫止血，24小时后自行取出。

【护理要点】

1. 术前护理　向病人讲解手术的临床意义、目的、操作方法，以取得病人的配合。注意活检应避开近月经期、月经期，生殖器急性炎症者也不宜行活检术。

2. 术中配合　为医生提供所需物品，并陪伴在病人身边给予心理支持等。

3. 术后护理　嘱术后24小时自行取出阴道内棉球及纱条，如出血多，及时就诊。术后保持会阴清洁，1个月内禁止盆浴及性生活。

三、诊断性刮宫术

诊断性刮宫术（简称"诊刮"）是刮取子宫内膜或内膜病灶做病理检查的手术方法，其目的是明确诊断及指导治疗。若同时有宫颈管疾病者，宜行分段诊刮。

【适应证】

1. 子宫异常出血或阴道排液者，排除子宫内膜癌、颈管癌或其他病变。

2. 月经失调，如功能失调性子宫出血、闭经，需了解其子宫内膜的变化及对性激素的反应情况。

3. 不孕症需了解有无排卵及明确有无子宫内膜病变。

4. 怀疑宫内组织残留为达诊断治疗目的。

5. 怀疑子宫内膜结核。

【禁忌证】

1. 急性阴道炎、宫颈炎。

2. 急性或亚急性盆腔炎。

3. 急性严重全身性疾病。

4. 手术前体温＞37.5℃。

【物品准备】

人工流产包1个，抢救药品、吸氧设备1套，输血、输液用具1套，标本瓶2个。

【操作步骤】

1. 病人排空膀胱后取膀胱截石位，常规消毒铺巾，双合诊查清子宫的位置、大小及双附件情况。暴露宫颈，清除阴道分泌物，并消毒宫颈及颈管，然后钳夹宫颈，探测宫腔。

2. 按子宫屈向，用宫颈扩张器逐号扩张宫颈后将刮匙送入达子宫底部，自子宫前壁、侧壁、后壁、子宫底部刮取组织。目的不同，刮宫的部位和刮宫的时期也不同。

3. 动作轻柔，根据具体情况将刮出的组织送检。如行分段刮宫者，应先用小细刮匙自宫颈内口至外口顺序刮取宫颈管一周，再刮取宫腔内组织，分别装标本瓶、固定并送病检。

【护理要点】

1. **术前护理** 向病人讲解诊断性刮宫的目的、意义、手术过程，消除病人的恐惧情绪，使之配合手术。预约时应告诉病人在手术前3天禁止性生活。

2. **术中配合** 术中陪伴病人，协助医生刮取组织，并将组织放入标本瓶内立即送病检，并做好记录。

3. **术后护理** 遵医嘱口服抗生素，保持外阴清洁，避免感染；禁性生活和盆浴2周；1周后门诊复查及了解病理检查结果。

四、经阴道后穹隆穿刺术

经阴道后穹隆穿刺术指在无菌条件下以长穿刺针从阴道后穹隆刺入盆腔取得标本的穿刺方法。

直肠子宫陷凹是盆腔最低部位，与阴道后穹隆接近，腹腔中的渗出液、脓液、游离血液、肿瘤破碎物等常积聚于此。此穿刺术可了解直肠子宫陷凹有无积液，是妇产科常用的辅助诊断方法。抽出液常规送化验、病检，以了解积液的性质。当肠管和后壁粘连时，禁止做阴道后穹隆穿刺术。若内出血少、血肿位置高或与周围组织粘连时，阴道后穹隆穿刺可能抽不出血液，此时不能完全除外异位妊娠。

【适应证】

1. 妇科检查直肠子宫陷凹饱满，怀疑内出血，如异位妊娠、黄体破裂等。

2. 盆腔积脓在抽取脓液后可注入抗生素治疗。

3. 各种助孕技术时，在B超引导下经阴道后穹隆穿刺取卵。

【禁忌证】

1. 盆腔严重粘连，直肠子宫陷凹被较大肿块完全占据，并已凸向直肠者。

2. 疑有肠管与子宫后壁粘连者。

3. 临床高度怀疑恶性肿瘤者。

4. 异位妊娠准备采用非手术治疗者。

【物品准备】

阴道窥器 1 个，碗盘 1 个，宫颈钳 1 把，18 号腰麻针或 8 号注射针头 1 个，10ml 注射器 1 副，孔巾 1 块，无菌试管，纱布等。

【操作方法】

1. 病人排空膀胱后取膀胱截石位，常规消毒外阴、阴道后铺孔巾。阴道窥器暴露宫颈与阴道穹隆。

2. 用宫颈钳夹持宫颈后唇向前提拉，充分暴露阴道后穹隆，再次消毒。将针头与针管连接后，检查针头有无堵塞，在后穹隆中央部或稍偏病侧，宫颈阴道黏膜交界下方 1cm 处与宫颈平行方向刺入，当针穿过阴道壁，有落空感时（进针深度约 2cm），提示进入直肠子宫陷凹，调整针头偏向病侧，边抽边退。

3. 吸取完毕后拔针，局部用无菌纱布或棉球压迫，血止后取出宫颈钳和阴道窥器。

【护理要点】

1. 术前沟通　向病人介绍经阴道后穹隆穿刺的操作步骤、临床意义，鼓励病人配合，减轻操作的不适。

2. 术中观察　穿刺过程中注意观察病人生命体征、面色，了解病人的感受。操作者注意进针方向、深度，防止伤及直肠。

3. 抽出物处理　如抽出物为血液，放置 10 分钟左右观察是否凝固，若凝固多考虑穿刺入血管，若不凝固多考虑为腹腔内出血。如抽出物为脓液，送细菌培养、涂片检查及做药物敏感试验等。

五、经腹壁腹腔穿刺术

经腹壁腹腔穿刺术指在无菌条件下，将穿刺针经过腹壁进入腹腔抽取内容物的手术方法。目的是通过对抽取内容物的生化测定、细胞病理检查，以协助诊断、治疗和判断预后。对盆腔恶性肿瘤病人采用穿刺、留置导管等方法，可以放出腹水减轻临床症状，并注入化疗药物进行治疗。

【适应证】

1. 腹水原因不明，或疑有内出血。

2. 需腹腔内注药，或腹水浓缩后再输入。

3. 腹水过多需抽取腹水、减轻腹腔内压力，或抽出腹水后腹腔注药。

4. 鉴别贴近腹壁的肿瘤性质。

【禁忌证】

1. 疑有腹腔内严重粘连者，特别是晚期卵巢癌、广泛盆、腹腔转移致肠梗阻者。

2. 疑为巨大卵巢囊肿者。

【物品准备】

无菌腹腔穿刺包 1 个，必要时准备导管和橡皮管、麻醉药。对卵巢癌抽腹水者应备引流袋或 50ml 注射器 1 副、腹带、橡皮单及所需化疗药物。

【操作方法】

1. 进行腹部检查，查明移动性浊音界，嘱病人排空膀胱后取坐位或侧卧位（条件允许时可经腹部 B 超引导下穿刺，需充盈膀胱；经阴道 B 超引导下穿刺，应排空膀胱）。

2. 选好穿刺点，常规消毒铺孔巾。穿刺点一般选择在左下腹，脐与耻骨联合连线的中点偏左或偏右 1.5cm 处，或脐与左髂前上棘连线中、外 1/3 交界处。囊内穿刺点宜在囊性感明显部位。

3. 0.5% 利多卡因局麻后用穿刺针从选定的穿刺点垂直刺入，有突破感时表明通过腹壁，应停止进入，拔出针芯，有液体流出后连接注射器或引流袋，按需要量抽取液体或注入药物。

4. 拔出针头后再消毒局部，盖上无菌纱布，压迫片刻并用胶布固定。若针眼有腹水溢出可稍加压迫。

【护理要点】

1. 术前沟通 向病人讲解腹腔穿刺术的目的、方法。

2. 术中陪护 穿刺时陪伴在病人床旁以提供信息及心理等支持。

3. 抽液注意事项 对大量腹水病人放腹水时应缓慢流出，每小时不超过1000ml，每次放液不超过4000ml，以防腹压骤减，造成腹腔充血、全身有效循环血量减少，导致病人虚脱。放液过程中，注意观察引流管是否通畅，及时调节体位。同时，密切观察病人的生命体征，防止并发症发生。

4. 提取标本送检 取少量抽出液注明标记及时送检，脓性液体还应做细菌培养和药物敏感试验。

5. 术毕处理 术毕压沙袋、束紧腹带，增加腹腔压力。因气腹造影而行穿刺者，摄片完毕，应穿刺将气体排出。

六、经腹壁羊膜腔穿刺术

经腹壁羊膜腔穿刺术（amniocentesis）是在妊娠中晚期抽取羊水用来判断胎儿的成熟度、有无遗传性疾病、有无发育异常等的检查方法，可判断胎儿宫内安危。先天异常的排除性产前诊断需做经腹壁羊膜穿刺术时，一般选择在孕16～20周进行。

【适应证】

1. 35岁以上高龄孕妇及有染色体异常、不良孕产史者。

2. 性连锁遗传病家族史需确定胎儿性别。

3. 高危妊娠需判定胎儿成熟度及胎盘功能。

4. 疑为母儿血型不合，检查羊水中血型物质、胆红素、雌三醇，以判定胎儿血型及预后。

5. 胎儿生长受限，通过羊膜腔内注入白蛋白、氨基酸等促进胎儿生长发育。

6. 羊水过少未合并胎儿畸形，为预防胎盘和脐带受压，减少胎儿窘迫及胎肺发育不良，间断向羊膜腔内注入适量生理盐水。

7. 羊水过多未合并胎儿畸形，为改善孕妇症状及延长孕周提高胎儿存活率，可放出适量腹水。

8. 胎儿异常或死胎需做羊膜腔内注药引产终止妊娠。

【禁忌证】

1. 术前24小时内两次体温 >37.5℃。

2. 孕妇有流产先兆时，不宜用于产前诊断。

3. 有心、肝、肾功能严重异常，或各种疾病的急性阶段，不宜进行羊膜腔内注射药物流产。

4. 穿刺部位皮肤感染者。

【物品准备】

孔巾1块，22号腰穿针1枚，20ml注射器1副，标本瓶1个，纱布2块，消毒液，棉签等。

【操作步骤】

1. 孕妇排空膀胱取仰卧位，腹部常规消毒铺巾。B超定位穿刺部位，穿刺点一般选在胎儿肢体侧或胎头与胎背间的颈下部。

2. 用22号腰穿针垂直刺入腹壁，经过腹壁及子宫壁两次阻力突然阻力消失，进入羊膜腔内。拔出针芯即有羊水溢出，用20ml注射器抽取羊水适量或直接注入药物。

3. 将针芯插入穿刺针内，迅速拔针后压迫穿刺点5分钟，腹壁加压包扎，或沙袋压迫。

【护理要点】

1. 术前沟通　穿刺前向孕妇及家属说明检查的必要性及步骤，以取得孕妇及家属的配合，缓解紧张心理。

2. 术中注意事项　手术应严格遵守无菌操作规程，避免感染。术前 B 超进行胎盘定位，勿伤及胎盘。若在操作过程中抽不出羊水可变动穿刺针方向、深度，然后抽吸。若抽出液体内含有血液时应立即拔针，压迫穿刺点、加压包扎腹部，密切监视母儿情况。若胎心无明显改变，可一周后再穿刺。

3. 术后护理　受术者必须住院观察，术后当天孕妇应减少活动，注意穿刺点和阴道有无流液或流血。观察胎动、胎心情况，如有异常立即通知医生。

七、会阴切开缝合术

会阴切开缝合术（episiotomy）是为了避免分娩造成会阴严重裂伤及减轻分娩阻力所采用的一种产科常见手术。常用的方式有会阴斜（侧）切开术和会阴正中切开术。

【适应证】

1. 初产妇需产钳助产、胎头吸引及足月臀位助产。

2. 需缩短第二产程，如妊娠期高血压疾病、妊娠合并心脏病、胎儿宫内窘迫、宫缩乏力、会阴坚韧等。

3. 防止早产儿颅内出血。

【物品准备】

会阴切开包 1 个。内有会阴侧切剪 1 把、20ml 注射器 1 副、长穿刺针头 1 个、弯止血钳 4 把、巾钳 4 把、持针器 1 把、圆针 2 枚、三角针 2 枚、治疗巾 4 块、纱布 10 块、1 号丝线 1 团、0 号肠线 1 支或 2/0 可吸收性缝线 1 根、0.5% 普鲁卡因 20ml。

【麻醉方式】

可用阴部神经阻滞麻醉（附图 2 - 3）或局部皮下浸润麻醉（附图 2 - 4）。

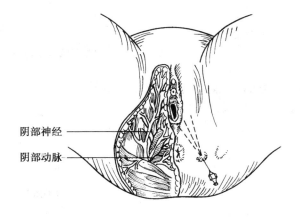
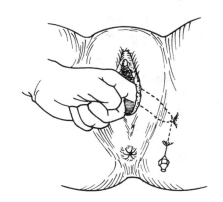

阴部神经 ——

阴部动脉 ——

附图 2 - 3　阴部神经阻滞麻醉　　　　　　附图 2 - 4　皮下浸润麻醉

【操作步骤】

1. 会阴侧切缝合术

（1）**会阴切开**　左手食、中两指伸入胎先露和阴道侧后壁之间，以保护胎儿并指示切口的位置，右手持剪刀自会阴后联合处向左下方与正中线呈 45°~60°（会阴越膨隆角度越大），在宫缩时剪开皮肤及阴道黏膜，长 3~5cm（附图 2 - 5）。

（2）**止血**　渗血时用纱布压迫止血，小动脉出血时结扎小动脉。

（3）**会阴缝合**　胎盘完整娩出后阴道内填塞纱条1根，检查阴道其他部位有无撕裂及充分暴露手术野。用0号或1号肠线自切口顶端前0.5～1cm处开始连续或间断缝合阴道黏膜，至处女膜外缘打结。然后用0号或1号肠线间断缝合肌层和皮下组织，1号丝线间断缝合皮肤。按解剖关系缝合，做到对合整齐、松紧适宜、不留死腔。

（4）**检查肛门**　缝合完毕后取出阴道内纱条，常规进行肛门检查，了解有无缝穿直肠黏膜和有无阴道血肿。

2. 会阴正中切开缝合术　沿会阴后联合中线向肛门方向垂直切开2～3cm（附图2－6）。

缝合方法同会阴侧切缝合术。此法出血少、易缝合，但分娩过程中应注意避免会阴切口延长，造成会阴重度撕裂。

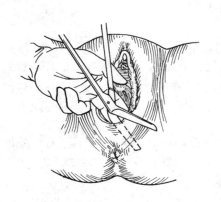

附图2－5　会阴侧切

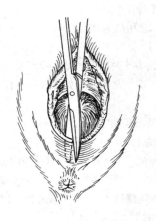

附图2－6　会阴正中切

【护理要点】

1. 术前沟通　向产妇讲解会阴切开术的目的、意义，取得产妇的配合。

2. 准备与陪护　准备好会阴切开用物，密切观察产程进展，协助医生在最佳时机切开会阴。指导产妇正确屏气用力，于宫缩间歇期休息。

3. 术后护理　术后保持外阴部清洁、干燥，每天外阴冲洗2次，大便后清洗会阴。注意观察外阴伤口有无渗血、红肿、脓性分泌物及硬结等，发现异常及时报告医生。会阴伤口缝线一般于术后5天拆除。

八、胎头吸引术

胎头吸引术是使用胎头吸引器（vacuum extractor），产生一定负压吸住胎头，通过牵引协助娩出胎儿的手术。

【适应证】

1. 需缩短第二产程，如产妇合并心脏病、妊娠期高血压疾病、临产后宫缩乏力或胎儿宫内窘迫。

2. 有剖宫产史或子宫有瘢痕不宜过分用力。

3. 持续性枕后位、持续性枕横位胎头内旋转受阻，徒手旋转不成功，需要旋转牵出胎头。

【禁忌证】

1. 胎儿不能或不宜从阴道分娩，除头先露以外的其他异常头位。

2. 宫口未开全或胎膜未破，胎头先露未达阴道口。

3. 严重胎儿窘迫。

【物品准备】

胎头吸引器 1 个，50ml 注射器 1 副，止血钳 1 把，治疗巾 2 块，无菌纱布 4 块，氧气，新生儿吸引器 1 台，一次性吸引管 1 根，吸氧面罩 1 个，抢救药品等。

【操作步骤】

1. 检查吸引器有无损坏，漏气，橡皮套是否松动，并将橡皮管接在吸头器的空心管柄上，连接负压装置。

2. 阴道检查了解胎膜破裂情况、宫口是否开全、双顶径及大小囟门位置等。

3. 产妇取膀胱截石位，消毒外阴并铺消毒巾，导尿排空膀胱。初产妇会阴过紧者应先行会阴侧切。

4. 放置胎头吸引器，以左手食、中指撑开阴道后壁，右手持吸引器沿阴道后壁送入；再以左手食、中指掌面向外拨右侧阴道壁，使开口端侧缘滑入阴道内；然后手指向上撑起阴道前壁，使胎头吸引器前壁滑入，再以右手食、中指撑起左侧阴道壁，整个胎头吸引器进入阴道内，使边沿与胎头紧贴，避开囟门。以右手食指沿吸引器检查一周，了解吸引器是否紧贴头皮、有无阴道壁及宫颈组织夹入吸引器及胎头之间，检查无误后调整吸引器横柄与胎头矢状缝方向一致，作为旋转胎头的标记。

5. 调节负压吸引器使负压在 200～300mmHg 或用注射器抽出吸引器内空气 150～180ml，用血管钳夹住橡皮连接管，使吸引器与胎头吸牢。子宫收缩产妇屏气时，顺骨盆轴方向，按正常胎头分娩机制牵引，使胎头俯屈、仰伸、旋转娩出。在胎头娩出过程中保护好会阴。

6. 胎头一经娩出，即应拔出橡皮管或放开气管夹，消除吸头器内的负压，取下吸引器。

【护理要点】

1. **术前沟通** 向产妇讲解胎头吸引术的目的是尽快使胎儿脱离缺氧环境，以取得产妇的配合。

2. **负压注意事项** 注意吸引器的压力，压力过大易使胎儿头皮受损。胎头娩出阴道口时，立即放松负压以便取下吸引器。牵引时间不宜过长，以 20 分钟为宜。如因阻力过大或负压不足发生吸引器滑脱，可重新放置，不宜超过 2 次。

3. **术后护理** 术后密切观察新生儿头皮产瘤位置、大小、有无头皮血肿、颅内出血、头皮损伤的发生。认真进行 Apgar 评分，注意观察新生儿面色、反应、肌张力等。新生儿处理好后，给予维生素 K_1 10mg 肌内注射，防止出血。

术后认真检查产妇软产道，有撕裂伤应立即缝合。产妇在分娩过程中消耗了大量体力，产后应及时补充高热量、易消化、维生素及微量元素丰富的食物。

九、产钳术

产钳术（forceps operation）是应用产钳牵拉胎头以娩出胎儿的手术。

【产钳的构造】

目前常用的产钳为短弯型，由左叶和右叶组成，每叶又分钳匙（钳叶）、钳胫、钳锁及钳柄四个部分（附图 2-7）。为适应产道弯曲，减少对胎头和产妇产道的损伤，钳匙设计有两个弯度，一为头弯，一为盆弯，头弯曲环抱胎头，盆弯曲以适应产道弯曲。

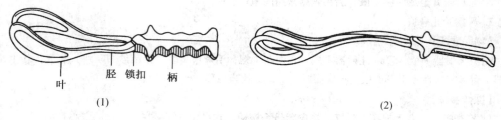

$$(1) \qquad\qquad\qquad (2)$$

附图 2－7 产钳

【适应证】

1. 同胎头吸引术。

2. 胎头吸引术失败。

3. 臀位分娩后出头困难。

4. 剖宫产出头困难或既往剖宫产史须缩短第二产程。

【禁忌证】

同胎头吸引术。

【操作步骤】

1. 同胎头吸引术 2、3。

2. 放置产钳：检查器械，先放置钳的左叶，后放右叶。术者左手持左叶钳柄，沿右手掌面伸入手掌与胎头之间，在右手引导下将钳叶缓缓向胎头左侧及深部推进。将钳叶置于胎头左侧，钳叶与钳柄处于同一水平面上，由助手持钳柄固定。术者右手持右叶钳柄，左手四指伸入阴道右壁与胎头之间，同法放置右叶。

3. 合拢产钳：产钳右叶在上，左叶在下，两钳叶柄平行交叉，扣合锁扣，钳柄对合。阴道检查了解钳叶与胎头之间有无软组织及脐带夹入、胎头矢状缝是否在两钳叶正中并注意胎心变化。

4. 牵拉产钳：宫缩时术者握住钳柄向外、向下牵拉，当胎头着冠时逐步将钳柄上提，使胎头仰伸娩出。

5. 取出产钳：胎头额部外露、双顶径越过骨盆出口时，松开产钳，先取下右叶，再取下左叶，钳叶顺胎头缓缓滑出，娩出胎体。

【护理要点】

1. **术前准备** 备好所需器械，严密观察宫缩及胎心，及时给产妇吸氧，并补充能量。

2. **术中护理** 产程长的产妇，可做局部按摩，协助伸展下肢，指导产妇正确使用腹压。

3. **术后护理** 产后常规检查产妇软产道，并注意子宫收缩、阴道流血及排尿情况。检查新生儿有无产伤，并及时处理。新生儿其他护理同胎头吸引术。

十、剖宫产术

剖宫产术（cesarean section）是经腹切开子宫取出胎儿的手术。手术应用恰当可使母婴转危为安。

【适应证】

1. 产妇方面

（1）产道异常如骨盆狭窄或畸形、软产道阻塞（如肿瘤、畸形）者。

（2）产力异常如子宫收缩乏力、发生滞产经处理无效者。

（3）妊娠合并症及并发症，如妊娠合并心脏病、严重妊娠期高血压疾病、前置胎盘、胎盘早剥者。

（4）高危初产妇盼儿心切、瘢痕子宫、生殖道修补术后者。

2. 胎儿方面

（1）胎儿宫内窘迫或母体存在严重胎盘功能减退者。

（2）脐带脱垂，估计短时间内不能经阴道分娩者。

（3）巨大儿伴相对头盆不称或妊娠合并糖尿病或过期妊娠者。

【禁忌证】

死胎及胎儿畸形，不应行剖宫产术终止妊娠。

【麻醉方式】

以持续硬膜外麻醉为主，特殊情况下可用全麻。

【物品准备】

剖宫产手术包 1 个。内有 25cm 不锈钢盆 1 个，弯盘 1 个，卵圆钳 12 把，4 号、7 号刀柄各 1 把，解剖镊 2 把，小无齿镊 2 把，大无齿镊 2 把，18cm 弯止血钳 6 把，10cm、12cm、14cm 直止血钳各 4 把，鼠齿钳 4 把，巾钳 1 把，持针器 3 把，吸引器头 3 个，阑尾拉钩 2 个，腹腔双头拉钩 1 个，刀片 3 个，手术刀柄 3 个，双层剖腹单 1 块，手术衣 6 件，治疗巾 10 块，纱布垫 6 块，纱布 20 块，手套 10 副，1、4、7、10 号丝线团各 1 个，可吸收缝线 2 根。

【护理要点】

1. 术前准备 向病人及其家属讲解剖宫产的必要性、手术过程中可能发生的情况，消除病人的恐惧心理，以取得病人及其家属的配合。腹部和外阴部按一般妇科手术备皮范围准备，做好配血和普鲁卡因、青霉素等药物过敏试验。术前置保留尿管，产妇送去手术室前听诊胎心并记录。

2. 术中护理 嘱产妇取仰卧位，必要时稍倾斜手术台或侧卧位，配合医生顺利完成手术。注意观察病人生命体征，遵医嘱用药或输血。密切监测胎心并记录。胎儿娩出后协助医生抢救新生儿。

3. 术后护理 按一般腹部手术后常规进行护理，术后 24 小时取半卧位，以利恶露排出。术后 24 小时拔尿管，观察产妇排尿情况。术后 6 小时可进食流质，并逐步过渡到半流、普食，以保证病人营养，有利于乳汁的分泌。注意观察产妇子宫收缩及阴道流血情况，遵医嘱用药。鼓励产妇做深呼吸、勤翻身、早下床活动。

4. 出院指导 指导产妇保持外阴清洁，坚持做产后保健操，鼓励母乳喂养；产后 6 周禁性生活，产后 6 周门诊复查；剖宫产术后避孕 2 年。

十一、人工剥离胎盘术

人工剥离胎盘术（manual removal of placenta）是用手剥离并取出滞留于子宫腔内胎盘的手术。

【适应证】

1. 胎儿娩出后，胎盘部分剥离引起子宫大量出血，经按摩宫底或用宫缩剂等处理，胎盘不能完全排出者。

2. 胎儿娩出后 30 分钟，胎盘仍未剥离排出者。

【禁忌证】

植入性胎盘。

【麻醉方式】

一般不需麻醉，可适量给予镇静剂。当宫颈内口收缩较紧，可肌注射阿托品 0.5mg 及哌替啶 100mg，必要时可全身麻醉。

【操作步骤】

1. 产妇取膀胱截石位，导尿后再次消毒外阴，术者更换手术衣及手套，换消毒巾。

2. 术者一手放在腹部向下推压宫体，另一手手指并拢呈圆锥形，循脐带伸入宫腔，找到胎盘边缘。如胎盘已剥离但被宫颈嵌顿者，可将胎盘握住，顺一个方向，旋转取出。若胎盘尚未剥离，术者手背紧贴宫壁，掌面向胎盘的母体面，以手掌的尺侧缘慢慢将胎盘自宫壁分离，等全部胎盘剥离后握住全部胎盘，在宫缩时用手牵引脐带协助胎盘娩出。

3. 术后肌注宫缩剂，检查胎盘胎膜是否完整。如有缺损，应重新伸手入宫腔，取出残留物，手取不净时，可用大钝头刮匙刮宫。

【护理要点】

1. **术前准备** 注意产妇一般情况、生命体征，术前备血，如失血多，应迅速输血。

2. **术中护理** 严格执行无菌操作规程，注意动作轻柔，避免暴力强行剥离或用手抓挖子宫壁导致穿破子宫。尽量减少宫腔内操作次数，必要时按医嘱给予抗生素。

3. **术后护理** 确认宫内无胎盘组织残留，必要时 B 型超声检查确认。

十二、内镜检查术

内镜检查是近年来广泛用于妇产科疾病诊断及治疗的常用技术，包括阴道镜、宫腔镜、腹腔镜等检查术。

（一）阴道镜检查

阴道镜检查是应用阴道镜将观察部位放大 10～40 倍，在强光源的照射下，观察外阴、阴道及宫颈异常上皮细胞、异型血管及早期癌变，以便准确地选择可疑部位做宫颈活体组织检查。对宫颈癌及癌前病变的早期发现、早期诊断有一定的临床意义，也用于外阴皮肤、阴道黏膜等病变的观察。

【适应证】

1. 子宫颈有接触性出血，肉眼观察子宫颈有可疑恶变。

2. 子宫颈刮片细胞学检查巴氏染色Ⅲ级及以上。

3. 协助诊断阴道及外阴部的病变。

4. 随访子宫颈、阴道及外阴病变的发展过程和治疗前后的改变。

【物品准备】

弯盘 1 个，阴道窥器 1 个，宫颈钳 1 把，卵圆钳 1 把，活检钳 1 把，尖手术刀片、刀柄各 1 把，标本瓶 4～6 个，纱布 4 块，棉球数个及棉签数根。

【操作步骤】

检查前 24 小时内，避免阴道操作（包括冲洗、性交、检查等）。

1. 病人取膀胱截石位，用阴道窥器充分暴露阴道、子宫颈及后穹隆。用生理盐水纱球擦净阴道、宫颈分泌物。

2. 调整阴道镜和检查台高度，接通阴道镜光源，调好焦距，一般物镜距宫颈为 15～20cm，距外阴约 5cm。先将物镜扩大 10 倍观察，然后再增大倍数循视野观察。

3. 必要时在子宫颈表面涂辅助药物，如 3% 醋酸溶液，使组织净化、肿胀，拭净后再涂复方碘液，协助确定病变范围。对血管作精确观察时，宜加绿色滤光镜片。

4. 检查时发现的可疑部位，结合临床决定处理措施，如定位活组织检查、刮子宫颈管或随访观察等。

【护理要点】

1. 术前护理 向病人讲解阴道镜检查的目的及方法，消除病人的顾虑。指导病人在检查前 24 小时内，避免阴道操作和接触。阴道窥器上不涂抹润滑剂，以免影响观察结果。

2. 术中护理 术中配合医生调整光源，及时传递所需用物。

3. 术后处理 安置病人休息。若取活体组织，协助填好申请单及时送检。

（二）腹腔镜检查

腹腔镜检查是将腹腔镜自腹壁插入腹腔内观察病变的形态、部位，必要时取有关组织做病理学检查，明确病变或诊断的方法。

【适应证】

1. 诊断不清的盆腔包块，如肿瘤、炎症、异位妊娠、子宫内膜异位症等。

2. 不明原因的腹痛。

3. 可疑盆腔脏器穿孔。

4. 不孕症及内分泌疾病。

5. 内生殖器发育异常。

6. 不明原因的盆腔积液。

7. 恶性肿瘤手术或化疗后的效果评价。

【禁忌证】

1. 严重心、肺疾病、凝血系统功能障碍或膈疝。

2. 腹腔有广泛粘连者。

3. 脐部周围有感染灶者。

4. 腹部巨大肿瘤及过度肥胖者。

【物品准备】

阴道窥器 1 个，宫颈钳 1 把，卵圆钳 1 把，敷料钳 1 把，子宫腔探针 1 根，细齿镊 2 把，刀柄 1 把，组织镊 1 把，持针器 1 把，小药杯 2 个，缝线、缝针、刀片、棉球、棉签、纱布、内镜，CO_2 气体，2ml 注射器 1 副，局麻药等。

【操作步骤】

1. 人工气腹 充气气体一般为 CO_2，腹腔压力达 15mmHg。

2. 套管针穿刺 同腹腔穿刺术，腹腔镜的套管较粗，刺入部位一般选择脐下 1cm。拔出针芯，将腹腔镜自套管插入盆腔，连接好 CO_2 气腹机。

3. 观察盆腔情况 打开冷光源观察盆腔、子宫、输卵管、卵巢、直肠子宫陷凹等处。根据具体情况，可进一步行输卵管通液、病灶组织取活检等。

4. 取出腹腔镜 检查确认无出血及脏器损伤后，取出腹腔镜。先排出 CO_2 后再拔除套管，缝合切口，覆以无菌干纱布。

【护理要点】

1. 术前准备 全面评估病人身心状况并向病人及家属讲解腹腔镜检查的目的、操作步骤、术中配合及注意事项等，使其消除疑虑，配合手术。指导病人排空膀胱，取膀胱截石位。

2. 术中配合 随 CO_2 气体进入腹腔，将病人改为臀高头低位并倾斜 15°～25°，遵医嘱更换至所需体位。观察病人生命体征，发现异常及时处理。

3. 术后护理 术后卧床休息半小时，密切观察病人生命体征、脐部伤口情况，鼓励病人尽早下床活动，尽快排除腹腔气体，遵医嘱给予抗生素。2周内禁止性生活，如有发热、出血、腹痛等及时到医院就诊。

（三）宫腔镜检查

宫腔镜检查是采用宫腔介质扩张宫腔，用特制的内窥镜在直视下观察宫颈管、宫颈内口、子宫内膜及输卵管开口情况，必要时可行手术操作的一种检查方法。

【适应证】

1. 子宫异常出血、原发或继发不孕。

2. 输卵管粘连的治疗。

3. 子宫内膜增生，怀疑子宫内膜癌。

4. 宫内节育器并发症，如嵌顿、变形、断裂、取环困难。

5. 宫腔内异物的取出，如内膜息肉、黏膜下肌瘤、子宫纵隔、子宫内膜切除等。

【禁忌证】

1. 生殖道急性或亚急性炎症者。

2. 经期、孕期、活动性子宫出血者。

3. 严重心、肺或血液系统疾病病人。

4. 近期有子宫手术或损伤史者。

5. 宫颈恶性肿瘤者。

6. 子宫颈难以扩张者。

【物品准备】

阴道窥器1个，宫颈钳1把，卵圆钳1把，敷料钳1把，宫腔探针1根，宫腔刮匙1把，4~8号宫颈扩张器各1根，小药杯1个，弯盘1个，纱球2个，中号纱布2块，棉签数根，5%葡萄糖液500ml，庆大霉素8万U，地塞米松5mg。

【操作步骤】

1. 病人取膀胱截石位，常规冲洗外阴，消毒外阴、阴道后用阴道窥器暴露宫颈，以宫颈钳夹持。探测宫腔的深度和屈度，扩张宫颈至镜管能进入。

2. 将镜管顺宫腔方向送入宫颈内口，维持宫腔压力在80~160mmHg，注入5%葡萄糖液至宫颈，冲洗宫腔至流出液清亮为止。糖尿病病人可用5%甘露醇代替。

3. 继续注入5%葡萄糖液约50~100ml宫腔扩张，子宫内膜清晰可见时移动镜管，按顺序检查宫腔内各部。边检查宫颈内口、宫颈管情况边退出镜管。

4. 简单的手术操作可在确诊后立即进行。其他的手术宜在做好相关准备后进行。

【护理要点】

1. **术前护理** 术前全面评估病人情况，排除禁忌证。一般于月经干净后3~7日内进行检查。

2. **术中护理** 观察病人的生命体征、有无腹痛等，发现异常应及时处理。

3. **术后护理** 继续监测病人生命体征，遵医嘱使用抗生素3~5天；保持会阴清洁；若阴道出血多，静脉注射或静脉滴注缩宫素；术后2周内禁止性交和盆浴。

十三、输卵管通畅术

输卵管通畅术是检查输卵管是否通畅的方法，主要有输卵管通液术、通气术及造影术，常用于女性各种原发性、继发性不孕症的检查、诊断和治疗。因输卵管通气术有发生气体栓塞的危险，且准确率仅为 45% ~50% ，目前已逐渐被其他方法取代。

【适应证】

1. 原发性或继发性不孕症怀疑有输卵管阻塞。

2. 输卵管再通术后经宫腔注药或通气，防止吻合部粘连。

3. 检验和评价输卵管绝育术、输卵管再通术或输卵管成形术的效果。

【禁忌证】

1. 生殖器官急性炎症、慢性盆腔炎急性发作者。

2. 月经期或子宫异常出血者。

3. 有严重的心、肺疾病，不能耐受手术者。

4. 可疑妊娠者。

【物品准备】

1. **输卵管通液术** 子宫导管 1 根，阴道窥器 1 个，弯盘 1 个，卵圆钳 1 把，宫颈钳 1 把，子宫探针 1 根，长镊子 1 把，2 ~4 号宫颈扩张器各 1 根，纱布 6 块，治疗巾、孔巾各 1 块，棉签、棉球数个，氧气，抢救用品，20ml 注射器 1 支、生理盐水 20ml、庆大霉素 8 万 U、地塞米松 5mg。

2. **输卵管造影** 在通液术用物的基础上加 10ml 注射器 1 支、造影剂 1 支。

【护理要点】

1. **术前准备** 遵医嘱准备好相关物品，向病人讲解输卵管通畅术的目的、步骤及配合要点，以取得病人的合作。输卵管通液术所用生理盐水应加温至接近体温；输卵管造影术者，询问病人过敏史并进行皮试。

2. **术中护理** 操作中子宫颈导管必须贴紧宫颈，以免漏液。通畅过程中观察病人下腹部疼痛的情况，发现异常及时处理。

3. **术后护理** 嘱病人术后禁性生活及盆浴 2 周，酌情给予抗生素预防感染。

附录三　常用的护理诊断名称

有关 155 个护理诊断在《健康评估》一书中已有详细介绍，本附录仅将在妇产科领域中常用的护理诊断列举如下，以便需要时进行参考。

1. 营养失调：高于机体需要量　imbalanced nutrition：more than body requirements
2. 营养失调：低于机体需要量　imbalanced nutrition：less than body requirements
3. 有营养失调的危险：高于机体需要量　risk for imbalanced nutrition：more than body requirements
4. 有感染的危险　risk for infection
5. 有体温失调的危险　risk for imbalanced body temperature
6. 体温过低　hypothermia
7. 体温过高　hyperthermia
8. 便秘　constipation
9. 有便秘的危险　risk for constipation
10. 腹泻　diarrhea
11. 排便失禁　bowel incontinence
12. 排尿障碍　impaired urinary elimination
13. 压力性尿失禁　stress urinary incontinence
14. 反射性尿失禁　reflex urinary incontinence
15. 急迫性尿失禁　urge urinary incontinence
16. 功能性尿失禁　functional urinary incontinence
17. 完全性尿失禁　total urinary incontinence
18. 尿潴留　urinary retention
19. 体液过多　excess fluid volume
20. 有急迫性尿失禁的危险　risk for urge urinary incontinence
21. 有受伤的危险　risk for injury
22. 有外伤的危险　risk for trauma
23. 组织完整性受损　impaired tissue integrity
24. 口腔黏膜受损　impaired oral mucous membrane
25. 皮肤完整性受损　impaired skin integrity
26. 有皮肤完整性受损的危险　risk for impaired skin integrity
27. 社交障碍　impaired social interaction
28. 社交孤立　social isolation

29. 有孤独的危险　risk for loneliness

30. 父母不称职　altered parenting

31. 有父母不称职的危险　risk for altered parenting

32. 有亲子依恋受损的危险　risk for impaired parent/infant/child attachment

33. 性功能障碍　sexual dysfunction

34. 父母角色冲突　parental role conflict

35. 无效性性生活型态　ineffective sexuality patterns

36. 急性疼痛　acute pain

37. 慢性疼痛　chronic pain

38. 功能障碍性悲哀　dysfunctional grieving

39. 躯体活动障碍　impaired physical mobility

40. 有围术期体位性受伤的危险　risk for perioperative-positioning injury

41. 活动无耐力　activity intolerance

42. 疲乏　fatigue

43. 有活动无耐力的危险　risk for activity intolerance

44. 睡眠型态紊乱　sleep pattern disturbance

45. 持家能力障碍　impaired home maintenance management

46. 长期悲伤　chronic sorrow

47. 母乳喂养无效　ineffective breastfeeding

48. 母乳喂养中断　interrupted breastfeeding

49. 母乳喂养有效　effective breastfeeding

50. 无效性婴儿喂养型态　ineffective infant feeding pattern

51. 如厕自理缺陷　toileting self-care deficit

52. 有婴儿行为紊乱的危险　risk for disorganized infant behavior

53. 婴儿行为紊乱　disorganized infant behavior

54. 知识缺乏（具体说明）　knowledge deficit（specify）

55. 预感性悲哀　anticipatory grieving

56. 创伤后综合征　post-trauma syndrome

57. 强暴－创伤综合征　rape-trauma syndrome

58. 焦虑　anxiety

59. 恐惧　fear

60. 恶心　nausea

附录四 妇产科常用方剂

一 画

一贯煎（《续名医类案》）　北沙参　麦冬　当归身　生地黄　川楝子　枸杞子

二 画

二至丸（《医方集解》）　女贞子　旱莲草

十全大补汤（《太平惠民和剂局方》）　熟地黄　当归　白芍　川芎　党参　茯苓　甘草　白术　肉桂　黄芪

十补丸（《济生方》）　炮附子　茯苓　泽泻　山茱萸　山药　丹皮　肉桂　熟地　鹿茸　五味子

八正散（《太平惠民和剂局方》）　瞿麦　萹蓄　滑石　木通　车前子　炙甘草　栀子仁　大黄　灯心草

八珍汤（《正体类要》）　熟地　白芍　当归　川芎　党参　白术　茯苓　甘草

人参养荣汤（《太平惠民和剂局方》）　黄芪　党参　白术　茯苓　熟地黄　当归　炙甘草　远志　白芍　五味子　大枣　生姜　陈皮　肉桂

三 画

下乳涌泉散（《清太医院配方》）　当归　川芎　花粉　白芍　生地　柴胡　青皮　漏芦　桔梗　通草　白芷　穿山甲　甘草　王不留行

大黄䗪虫丸（《金匮要略》）　大黄　黄芩　甘草　桃仁　杏仁　白芍　干地黄　干漆　虻虫　水蛭　蛴螬　䗪虫

大补元煎（《景岳全书》）　人参　山药　熟地　杜仲　当归　山茱萸　枸杞　炙甘草

大补阴丸（《丹溪心法》）　知母　黄柏　熟地黄　龟板　猪脊髓

小营煎（《景岳全书》）　当归　熟地　白芍　山药　枸杞　炙甘草

四 画

天王补心丹（《摄生秘剖》）　生地　天冬　麦冬　枣仁　柏子仁　当归　人参　五味子　茯苓　远志　玄参　丹参　朱砂　桔梗

天台乌药散（《医学发明》）　乌药　青皮　木香　小茴香　良姜　槟榔　川楝子

五味消毒饮（《医宗金鉴》）　金银花　野菊花　蒲公英　紫花地丁　紫背天葵

止带方（《世补斋》）　茯苓　猪苓　车前子　泽泻　茵陈　赤芍　丹皮　黄柏　栀子　牛膝

少腹逐瘀汤（《医林改错》）　小茴香　干姜　延胡索　没药　当归　川芎　肉桂　赤芍　蒲黄　五灵脂

内补丸（《女科切要》）　鹿茸　沙菀蒺藜　白蒺藜　菟丝子　紫菀茸　黄芪　桑螵蛸　肉桂　肉苁蓉　制附子

牛黄清心丸（《痘疹世医心法》）　牛黄　朱砂　黄连　黄芩　山栀　郁金

升举大补汤（《傅青主女科》）　黄芪　白术　陈皮　人参　炙草　升麻　当归　熟地　麦冬　川芎　白芷　黄连　黑芥穗

长胎白术散（《叶氏女科证治》）　炙白术　川芎　川椒　干地黄　炒阿胶　黄芪　当归　牡蛎　茯苓

化瘀止崩汤（《中医妇科学》）　炒蒲黄　五灵脂　益母草　沙参　当归　川芎　三七粉

化阴煎（《景岳全书》）　生地　熟地　牛膝　猪苓　泽泻　生黄柏　生知母　绿豆　龙胆草　车前子

丹栀逍遥散（《女科撮要》）　丹皮　炒栀子　当归　白芍　柴胡　白术　茯苓　炙甘草

丹溪治湿痰方（《丹溪心法》）　苍术　白术　半夏　茯苓　滑石　香附　川芎　当归

丹参饮（《时方歌括》）　丹参　檀香　砂仁

六味地黄丸（《小儿药证直诀》）　熟地黄　山药　茯苓　丹皮　泽泻　山茱萸

双柏散（《经验方》）　侧柏叶　大黄　黄柏　薄荷　泽兰

五　画

玉女煎（《景岳全书》）　熟地　牛膝　石膏　知母　麦冬

右归丸（《景岳全书》）　熟地　山药　山茱萸　枸杞　鹿角胶　菟丝子　杜仲　当归　肉桂　制附子

左归丸（《景岳全书》）　熟地　山药　山茱萸　枸杞　川牛膝　菟丝子　鹿角胶　龟板胶

龙胆泻肝汤（《医宗金鉴》）　龙胆草　山栀子　黄芩　车前子　木通　泽泻　生地　当归　柴胡　甘草

平胃散（《和剂局方》）　苍术　厚朴　陈皮　甘草

归肾丸（《景岳全书》）　熟地　山药　山茱萸　茯苓　当归　枸杞子　杜仲　菟丝子

归脾汤（《济生方》）　白术　茯神　黄芪　龙眼肉　酸枣仁　人参　木香　炙甘草　当归　远志

四物汤（《和剂局方》）　熟地　当归　川芎　白芍

生化汤（《傅青主女科》）　当归　川芎　桃仁　炙甘草　炮姜

生脉散（《内外伤辨惑论》）　人参　麦冬　五味子

失笑散（《太平惠民和剂局方》）　蒲黄　五灵脂

仙方活命饮（《校注妇人良方》）　白芷　贝母　防风　赤芍　当归尾　皂角刺　穿山甲　天花粉　乳香　没药　金银花　陈皮　甘草

白术散（《全生指迷方》）　白术　陈皮　茯苓　生姜皮　大腹皮

加减一阴煎（《景岳全书》）生地　芍药　麦冬　熟地　知母　地骨皮　炙甘草

加味五淋散（《医宗金鉴》）　黑栀子　赤茯苓　当归　白芍　甘草梢　车前子　黄芩　生地　泽泻　滑石　木通

圣愈汤（《医宗金鉴》）　人参　黄芪　熟地　当归　川芎　白芍

六 画

百灵调肝汤（《百灵妇科》） 当归 赤芍 牛膝 通草 川楝子 瓜蒌 皂刺 枳实 青皮 甘草 王不留行

夺命散（《妇人大全良方》） 没药 血竭

当归补血汤（《内外伤辨惑论》） 黄芪 当归

血府逐瘀汤（《医林改错》） 当归 生地 桃仁 红花 枳壳 赤芍 柴胡 甘草 桔梗 川芎 牛膝

行气化瘀消癥汤（《现代中西医妇科学》） 当归 三棱 莪术 郁金 乌药 青皮 龙葵 生牡蛎 水蛭 干蟾 生黄芪

阳和汤（《外科证治全生集》） 麻黄 熟地 炮姜炭 甘草 肉桂 鹿角胶 白芥子

七 画

寿胎丸（《医学衷中参西录》） 菟丝子 桑寄生 续断 阿胶

芫花散（《妇科玉尺》） 芫花 吴茱萸 秦艽 白僵蚕 柴胡 川乌 巴戟

苍附导痰丸（《叶天士女科诊治秘方》） 茯苓 半夏 陈皮 甘草 苍术 香附 南星 枳壳 生姜 神曲

苏叶黄连汤（《温热经纬》） 苏叶 黄连

苏合香丸（《和剂局方》） 苏合香 龙脑（冰片） 麝香 安息香 青木香 香附 白檀香 丁香 沉香 荜茇 熏陆香（乳香） 白术 诃黎勒 朱砂 水牛角

两地汤（《傅青主女科》） 生地 玄参 白芍 麦冬 阿胶 地骨皮

杞菊地黄丸（《医级》） 熟地黄 山药 茯苓 丹皮 泽泻 山茱萸 枸杞子 菊花

扶正化瘀解毒汤（《现代中西医妇科学》） 人参 龟板 鳖甲 白术 生黄芪 枸杞子 首乌 沙参 紫草 紫河车 石上柏 全蝎 蜈蚣

牡蛎散（《证治准绳》） 煅牡蛎 川芎 熟地黄 白茯苓 龙骨 续断 当归 炒艾叶 人参 五味子 地榆 甘草

完带汤（《傅青主女科》） 白术 人参 山药 白芍 车前子 苍术 甘草 陈皮 柴胡 黑芥穗

完胞饮（《傅青主女科》） 人参 白术 茯苓 生黄芪 当归 川芎 桃仁 红花 益母草 白及 猪、羊胞

沉香散（《医宗必读》） 沉香 石韦 滑石 当归 王不留 瞿麦 赤勺 白术 冬葵子 炙甘草

启宫丸(经验方) 半夏 香附 苍术 陈皮 神曲 茯苓 川芎

补肾固冲丸（《中医学新编》） 菟丝子 续断 阿胶 鹿角霜 巴戟 杜仲 当归 枸杞 党参 白术 砂仁 熟地 大枣

补中益气汤（《脾胃论》） 人参 黄芪 白术 当归 陈皮 甘草 柴胡 升麻

张氏助产汤（《中西医结合妇产科学》） 太子参 熟地 菟丝子 牛膝 当归 川芎 红花 白术 枸杞 枳壳 车前子 炙甘草

八 画

青竹茹汤（《济阴纲目》） 鲜竹茹 橘皮 生姜 白茯苓 半夏

苓桂术甘汤（《金匮要略》） 茯苓 桂枝 白术 炙甘草

肾气丸（《金匮要略》） 干地黄 山药 山茱萸 茯苓 丹皮 桂枝 泽泻 附子

固本止崩汤（《傅青主女科》） 熟地 人参 黄芪 白术 当归 黑姜

固冲汤（《医学衷中参西录》） 白术 黄芪 海螵蛸 茜草根 煅龙骨 煅牡蛎 山萸肉 白芍 棕榈炭 五倍子

知柏地黄丸（《医宗金鉴》） 熟地 山药 茯苓 丹皮 泽泻 山茱萸 知母 黄柏

育阴汤（《百灵妇科》） 熟地 白芍 续断 桑寄生 杜仲 山茱萸 山药 海螵蛸 龟板 牡蛎 阿胶

参苓白术散（《太平惠民和剂局方》） 人参 白术 扁豆 茯苓 甘草 山药 莲子肉 桔梗 薏苡仁 砂仁

参芪启宫汤（《中西医结合妇产科学》） 黄芪 党参 当归 牛膝 血余炭 川芎 炙龟板 王不留行 玄参 麦冬 甘草

参附汤（《正体类要》） 人参 炮附子

九 画

荆防四物汤（《医宗金鉴》） 当归 白芍 川芎 地黄 荆芥 防风

茵陈蒿汤（《伤寒论》） 茵陈 栀子 大黄

茯苓导水汤（《医宗金鉴》）木香 木瓜 槟榔 大腹皮 白术 猪苓 茯苓 泽泻 桑白皮 苏梗 陈皮 砂仁

枳实薤白桂枝汤（《金匮要略》） 枳实 厚朴 薤白 桂枝 瓜蒌

香棱丸（《济生方》）木香 丁香 三棱 莪术 枳壳 青皮 川楝子 小茴香

香砂六君子汤（《名医方论》） 人参 白术 茯苓 甘草 半夏 陈皮 木香 砂仁 生姜 大枣

保阴煎（《景岳全书》） 生地 熟地 白芍 山药 续断 黄芩 黄柏 甘草

胎元饮（《景岳全书》） 人参 当归 杜仲 白芍 熟地 白术 陈皮 甘草

独参汤（《十药神书》） 人参

养精种玉汤（《傅青主女科》） 熟地 山茱萸 白芍 当归

宫外孕Ⅰ号方（山西医学院附属第一医院） 赤芍 丹参 桃仁

宫外孕Ⅱ号方（山西医学院附属第一医院） 赤芍 丹参 桃仁 三棱 莪术

宫颈抗癌汤（《现代中西医妇科学》） 黄柏 茵陈 薏苡仁 土茯苓 赤芍 牡丹皮 蒲公英 半枝莲 黄药子 白花蛇舌草 败酱草 紫草

十 画

泰山磐石散（《景岳全书》） 人参 黄芪 当归 续断 黄芩 川芎 白芍 熟地 白术 炙甘草 砂仁 糯米

桂枝茯苓丸（《金匮要略》） 桂枝 茯苓 芍药 丹皮 桃仁

桃红四物汤（《医宗金鉴》） 桃仁 红花 熟地 当归 川芎 白芍

逐瘀止血汤（《傅青主女科》） 生地 大黄 赤芍 丹皮 归尾 枳壳 桃仁 龟板

逍遥散（《太平惠民和剂局方》） 柴胡 白术 茯苓 当归 白芍 薄荷 煨姜 甘草

消渴方（《丹溪心法》） 黄连末 天花粉末 生地黄汁 藕汁 人乳汁 姜汁 蜂蜜

消癥散（经验方） 千年健 续断 川椒 追地风 五加皮 白芷 桑寄生 艾叶 羌活 透骨

草 独活 赤芍 归尾 血竭 乳香 没药

涤痰消癥饮（《现代中西医妇科学》） 苍术 陈皮 茯苓 胆南星 山慈菇 夏枯草 赤芍 郁金 半夏 瓦楞子 薏苡仁 海藻 厚朴

润燥汤（《万氏妇人科》） 人参 甘草 归身 生地 枳壳 火麻仁 桃仁泥 槟榔汁

调肝汤（《傅青主女科》） 山药 阿胶 当归 白芍 山茱萸 巴戟 甘草

通乳丹（《傅青主女科》） 人参 黄芪 当归 麦冬 木通 桔梗 猪蹄

十一画

理气化痰汤（《现代中西医妇科学》） 柴胡 郁金 水蛭 紫草 穿心莲 王不留行 急性子 露蜂房 香菇 夏枯草

理冲汤（《医学衷中参西录》） 生黄芪 党参 于术 生山药 天花粉 知母 三棱 莪术 生鸡内金

黄芪当归散（《医宗金鉴》） 黄芪 当归 人参 白术 白芍 甘草 猪尿脬

黄芪建中汤（《金匮要略》） 黄芪 芍药 桂枝 生姜 大枣 饴糖 炙甘草

萆薢渗湿汤（《疡科心得集》） 萆薢 薏苡仁 黄柏 赤茯苓 丹皮 泽泻 通草 滑石

救母丹（《傅青主女科》） 人参 当归 川芎 益母草 赤石脂 炒芥穗

银甲汤（《王渭川妇科经验选》） 金银花 鳖甲 连翘 升麻 红藤 蒲公英 紫花地丁 生蒲黄 椿根皮 大青叶 桔梗 茵陈 琥珀末

脱花煎（《景岳全书》） 当归 川芎 肉桂 车前子 牛膝 红花

羚角钩藤汤（《重订通俗伤寒论》） 羚羊角 钩藤 桑叶 川贝 白芍 菊花 生地 茯神 鲜竹茹 甘草

清经散（《傅青主女科》） 丹皮 地骨皮 白芍 熟地 青蒿 茯苓 黄柏

清热安胎饮（《证治准绳》） 山药 石莲 黄芩 椿根白皮 侧柏炭 阿胶 甘草

清热利湿解毒汤（《现代中西医妇科学》） 半枝莲 龙葵 白花蛇舌草 白英 川楝子 车前草 土茯苓 瞿麦 败酱草 鳖甲 大腹皮 水蛭

清热固经汤（《简明中医妇科学》） 黄芩 焦栀子 生地 地骨皮 地榆 生藕节 阿胶 棕榈炭 炙龟板 牡蛎粉 生甘草

清热调血汤（《古今医鉴》） 当归 川芎 白芍 生地 黄连 香附 桃仁 红花 丹皮 延胡索 莪术

十二画

温经汤（《妇人大全良方》） 人参 当归 川芎 白芍 肉桂 莪术 丹皮 甘草 牛膝

温胞饮（《傅青主女科》） 巴戟天 补骨脂 菟丝子 杜仲 白术 山药 芡实 肉桂 附子 人参

犀角地黄汤（《备急千金要方》） 水牛角 生地黄 丹皮 芍药

十三画

解毒活血汤（《医林改错》） 连翘 葛根 柴胡 枳壳 当归 赤芍 生地 红花 桃仁 甘草

十四画

蔡松汀难产方（经验方） 黄芪 当归 茯神 党参 龟板 白芍 枸杞 川芎

酸枣仁汤（《金匮要略》）　酸枣仁　茯苓　知母　川芎　甘草

毓麟珠（《景岳全书》）　鹿角霜　川芎　白芍　白术　茯苓　川椒　人参　当归　杜仲　炙甘草　菟丝子　熟地

膈下逐瘀汤（《医林改错》）　桃仁　红花　当归　川芎　延胡索　赤芍　枳壳　五灵脂　牡丹皮　乌药　制香附　甘草

十五画

增液汤（《温病条辨》）　生地　玄参　麦冬

十六画

橘皮竹茹汤（《金匮要略》）　橘皮　竹茹　大枣　人参　生姜　甘草

十七画

豁痰解毒汤（《现代中西医妇科学》）　夏枯草　生牡蛎　海藻　白术　水蛭　川芎　穿心莲　石上柏　胆南星　全蝎　蜈蚣

主要参考书目

1. 乐杰. 妇产科学. 第 7 版. 北京：人民卫生出版社，2010.

2. 郑修霞. 妇产科护理学. 第 4 版. 北京：人民卫生出版社，2009.

3. 张玉珍. 中医妇科学. 第 2 版. 北京：中国中医药出版社，2008.

4. 陈锐深. 现代中医肿瘤学. 北京：人民卫生出版社，2003.

5. 尤昭玲. 中西医结合妇产科学. 北京：中国中医药出版社，2001.

6. 刘敏如，谭万信. 中医妇产科学. 北京：人民卫生出版社，2001.

7. 胡秀荣. 中医妇科护理学. 北京：学苑出版社，2001.

8. 李宁［译］. 护理诊断手册. 北京：科学技术文献出版社，2001.

9. 马宝璋. 中医妇科学. 上海：上海科学技术出版社，1997.

10. 连利娟. 林巧稚妇科肿瘤学. 第 3 版. 北京：人民卫生出版社，2000.

11. 罗元恺. 实用中医妇科学. 上海：上海科学技术出版社，1994.

12. 罗元恺. 中医妇科学. 上海：上海科学技术出版社，1986.

13. 罗元恺. 中医妇科学（教参丛书）. 北京：人民卫生出版社，1988.

14. 张天. 中医内妇儿科护理. 上海：上海科学技术出版社，1985.

15. 夏桂成. 妇科学及护理. 济南：山东科学技术出版社，1988.